医用化学

姜慧君　周　萍　主　编

东南大学出版社
SOUTHEAST UNIVERSITY PRESS
·南京·

内容提要

全书共分23章,第1～8章为化学基础知识部分,主要介绍溶液和胶体分散系、化学反应速率和化学平衡、电解质溶液、缓冲溶液、多相离子平衡、原子结构和共价键、氧化还原和电极电势、配位化合物等基础理论和基本概念。第9章为现代仪器分析技术简介。第10～23章为有机化学部分,按官能团分类法划分章节,主要介绍链烃、环烃、对映异构、卤代烃、醇酚醚、醛酮醌、羧酸、取代羧酸和羧酸衍生物、含氮有机化合物、杂环化合物和生物碱、糖类化合物、脂类化合物、氨基酸和核酸等,主要介绍各类化合物的结构和化学性质。

全书内容丰富、重点突出,编写内容注重与医学、生命科学、药学、环境科学等学科的交叉,每章增加与本章知识点相关的阅读资料,供学生自学以拓展知识面。为适应临床检验中大量分析仪器的使用,增加现代仪器分析技术简介一章,各校可根据本校的实际情况采用多种形式处理。

本书可作为高等医学院校临床医学、预防医学、口腔医学、护理、生物工程、生物医学、康复、眼视光、检验、影像、基础医学等专业医用化学教学用书。

图书在版编目(CIP)数据

医用化学 / 姜慧君,周萍主编. —南京:东南大
学出版社,2017.6(2023.8 重印)
　ISBN 978 - 7 - 5641 - 5622 - 0

Ⅰ. ①医… Ⅱ. ①姜…②周… Ⅲ. ①医用化学-高
等学校-教材 Ⅳ. ①R313

中国版本图书馆 CIP 数据核字(2017)第 100321 号

医用化学

主　　编	姜慧君　周　萍
责任编辑	陈潇潇
出版发行	东南大学出版社
出 版 人	江建中
社　　址	南京市四牌楼 2 号(邮编:210096)
网　　址	http://www.seupress.com
电子邮箱	cxx@seupress.com
印　　刷	南京玉河印刷厂
开　　本	787mm×1092mm　1/16
印　　张	20.75
字　　数	530 千字
版　　次	2017 年 6 月第 1 版　2023 年 8 月第 5 次印刷
书　　号	ISBN　978 - 7 - 5641 - 5622 - 0
定　　价	42.00 元
经　　销	新华书店
发行热线	025 - 83790519　83791830

＊本社图书若有印装质量问题,请直接与营销部联系,电话:025-83791830。

《医用化学》

编写委员会

主　编：姜慧君　周　萍

副主编：朱　荔　蔡　政

编　　委（按拼音为序）：

蔡　政　程宝荣　顾伟华

何广武　姜慧君　居一春

史丽英　杨　静　杨旭曙

张振琴　周　萍　朱　荔

前　言

　　"医用化学"是高等医学院校各专业学生必修的一门公共基础课。为适应高等院校对医学人才知识结构和创新能力培养的要求,本书在编写过程中注重基础理论知识的覆盖,使学生能够更好地掌握医用化学的基本理论、基础知识和基本技能,培养学生严谨的科学态度,提高学生分析问题、综合解决问题和创新思维的能力,为后继课程的学习及将来的工作奠定基础。

　　全书共分23章,由基础化学和有机化学两大部分组成。为了帮助学生更好地学习,每章含有教学要求,以阐明本章的学习重点和掌握程度,并配有一定量的习题,方便学生复习巩固之用。

　　全书内容适量、简明扼要、重点突出,在每一章节之后增加了与生物、医药、卫生、健康等相关的阅读材料。这些知识紧扣当前科学发展的热点,突出医用化学与医学、生物学、药学、营养学、环境科学等的有机联系,有利于学生开阔眼界,扩大知识面,同时提高学生的学习兴趣。为了适应现代临床实践中大量分析仪器的使用,本书还特别增加现代仪器分析技术简介一章,介绍常用的分析仪器的原理、构造、相关的谱图及其应用,各院校可根据自己的实际教学情况选用。

　　本书可作为高等医学院校临床、预防、口腔、护理、生物工程、生物医学、康复、眼视光、检验、影像等专业医用化学教学用书,理论课参考学时为70~80学时。

　　本书由南京医科大学药学院化学系全体教师参与编写:程宝荣(第一章)、蔡政(第二章)、周萍(第三、八章)、顾伟华(第四、五章)、杨旭曙(第六章)、史丽英(第七章)、杨静(第九章)、姜慧君(第十、十五、二十二章)、朱荔(第十一、十二章)、张振琴(第十三、十四、十八章)、居一春(第十六、二十、二十一章)、何广武(第十七、十九、二十三章),黄长高老师对全书进行了文字校对。

　　书中难免有一些问题,希望使用本书的老师、同学能多提宝贵意见。

编　者

2017 年 3 月

目　　录

第一章　溶液和胶体分散系

学习要求

掌握：溶液的组成标度及相关计算；渗透现象、渗透方向、渗透压、渗透浓度的概念及计算；等渗、低渗、高渗溶液的判断；渗透压在医学上的意义。分散系的分类；溶胶的性质；胶团的结构、溶胶的相对稳定性及电解质对溶胶的聚沉作用。

熟悉：范特霍夫定律的计算；质量分数、体积分数的概念及计算；皱缩与溶血。高分子溶液、高分子溶液对溶胶的保护作用；表面活性剂、乳状液。

了解：晶体渗透压与胶体渗透压；表面张力、表面能、表面吸附。

分散系是一种或几种物质以粒子形式分散到另一种物质中所形成的混合体系。其中被分散的物质称为分散相，容纳分散相的物质称为分散介质。系统中物理和化学性质完全一致的部分称为一相。若整个分散系为一相，称为均相分散系。反之，则为多相或非均相分散系。各种分散系的分类见表1-1。

表1-1　分散系统的分类

分散相粒子大小	分散系类型		分散相粒子	性质	举例
$<10^{-9}$ m	（真）溶液		小分子或离子	均相、稳定系统；分散相粒子扩散快	NaCl 水溶液、乙醇水溶液等
$10^{-9}\sim$ 10^{-7} m	胶体分散系	溶胶	胶粒（分子、离子、原子聚集体）	非均相、亚稳定系统；分散相粒子扩散较慢	$Fe(OH)_3$、As_2S_3 溶胶及 Au、S 等单质溶胶等
		高分子溶液	高分子	均相、稳定系统；分散相粒子扩散慢	蛋白质、核酸水溶液，橡胶的苯溶液等
$>10^{-7}$ m	粗分散系（悬浊液、乳浊液）		粗分散粒子	非均相、不稳定系统；易聚沉或分层	泥浆、乳汁等

动物和人的机体是由溶液分散系、胶体分散系（溶胶、高分子溶液及凝胶等）和粗分散系组成的复杂分散系统。这些分散系统被不同的生物膜分隔开，既独立地发挥各自的生理功能，又彼此相互平衡，构成统一的有机整体，维持正常的生命活动。生物组织和器官的许多生理功能都与界面现象和分散系统有关，而系统中某些胶体性质发生改变则会引起机体生理平衡发生紊乱，从而导致疾病的发生。因此，掌握溶液及胶体分散系的性质很有必要。

"胶体"一词首先由英国科学家格雷哈姆（T. Graham）在19世纪60年代初提出。他在研究中发现，有些物质如某些无机盐、糖等，在水中扩散很快，容易透过半透膜，蒸干后形成晶体析出,称之为晶体物质。而另一些物质如蛋白质、明胶等在水中扩散慢,蒸干后得到无定形胶状物质,称之为胶体物质。

但这种分类并没有说明胶体的本质。40 多年后,俄国化学家韦曼对 200 多种物质进行了实验,结果表明:任何物质既可制成晶体也可制成胶体。例如氯化钠是典型的晶体物质,它在水中形成真溶液,但在苯中形成胶体;硫磺在乙醇中形成真溶液,但在水中却形成胶体。韦曼认为,晶体和胶体并不是不同的两类物质,而是物质两种不同的存在状态。

现代科学家则认为:胶体是一种高度分散的系统,是分散相粒子粒径约在 $1\sim100$ nm 之间的分散系。

第一节　溶液的组成标度

溶液(solution)是由溶质(solute)和溶剂(solvent)组成的均相体系。溶液的某些性质取决于溶质的本性(如溶液的颜色、导电性、酸碱性等),而有些性质只与溶液中溶质和溶剂的相对含量有关(如溶液的渗透压),因此,给患者用药或输液时,必须严格遵守药液的组成标度及用量的有关规定,药液过稀或过浓均不会产生好的疗效,严重时甚至危及患者的生命。

溶液的组成标度表示在一定溶液或溶剂中所含溶质的量。

一、物质的量浓度

物质的量(amount of substance)是表示微观物质数量的基本物理量。物质 B 的物质的量用符号 n_B 表示。基本单位是摩尔,符号为 mol。摩尔的定义是"摩尔是一系统的物质的量,该系统中所包含的基本单元数与 0.012 kg ^{12}C 的原子数目相等"。0.012 kg ^{12}C 的原子数目与阿伏加德罗常数数值一样多,阿伏加德罗常数 $N_A \approx 6.022\,6 \times 10^{23}$ mol^{-1}。只要系统中基本单元 B 的数目为 $6.022\,6 \times 10^{23}$,B 的物质的量就是 1 mol。

注意,摩尔是物质的量的单位,不是质量的单位。质量的单位是千克,单位符号为 kg。"物质的量"是一个整体的专用名词,文字上不能分开。

在使用物质的量时,必须要指明基本单元,可以用粒子符号、物质的化学式或它们的特定组合来指明基本单元——原子、分子、离子、电子及其他粒子,或这些粒子的特定组合。例如,我们说 H、H_2、H_2O、$\frac{1}{2}H_2O$、$\frac{1}{2}SO_4^{2-}$、$(2H_2+O_2)$ 等的物质的量都是可以的。但是,如果说硫酸的物质的量,含义就不清了,因为没有用化学式指明基本单元,基本单元可能是 H_2SO_4 或是 $\frac{1}{2}H_2SO_4$。我们说 1 mol 的 H_2SO_4 具有的质量是 98 g,1 mol 的 $\frac{1}{2}H_2SO_4$ 具有的质量是 49 g,1 mol 的 $\left(H_2+\frac{1}{2}O_2\right)$ 具有的质量是 18.015 g 都是正确的。

物质 B 的物质的量 n_B 可以通过 B 的质量和摩尔质量(molar mass)求算,即

$$n_B = \frac{m_B}{M_B} \tag{1-1}$$

式中:m_B 为物质 B 的质量,单位是 g;M_B 为 B 的摩尔质量,单位是 g · mol^{-1}。某原子的摩尔质量的数值等于其相对原子质量 A_r,某分子的摩尔质量的数值等于其相对分子质量 M_r。相对原子质量和相对分子质量的单位是 1。

物质的量浓度（amount-of-substance concentration）c_B 定义为溶质的物质的量除以溶液的体积，即

$$c_B = \frac{n_B}{V} \tag{1-2}$$

式中：c_B 为 B 的物质的量浓度；n_B 是物质 B 的物质的量；V 是溶液的体积。

物质的量浓度的 SI 单位是 $mol \cdot m^{-3}$。由于立方米单位太大，物质的量浓度的单位常以 $mol \cdot dm^{-3}$ 代替。医学上常用单位有 $mol \cdot L^{-1}$、$mmol \cdot L^{-1}$ 及 $\mu mol \cdot L^{-1}$ 等。

物质的量浓度可简称为浓度（concentration）。使用时必须指明物质的基本单元。如 $c(H_2SO_4) = 1 \ mol \cdot L^{-1}$，$c\left(\frac{1}{2}Ca^{2+}\right) = 4 \ mmol \cdot L^{-1}$ 等。括号中的化学式符号表示物质的基本单元。

【例 1-1】　市售浓硫酸密度为 $1.84 \ kg \cdot L^{-1}$，H_2SO_4 的质量分数为 96%，计算 $c(H_2SO_4)$ 和 $c\left(\frac{1}{2}H_2SO_4\right)$，单位用 $mol \cdot L^{-1}$。

【解】　H_2SO_4 的摩尔质量为 $98 \ g \cdot mol^{-1}$，$\frac{1}{2}H_2SO_4$ 的摩尔质量为 $49 \ g \cdot mol^{-1}$。

$$c(H_2SO_4) = \frac{96 \times 1.84 \times 1\,000}{98 \times 100} = 18 \ mol \cdot L^{-1}$$

$$c\left(\frac{1}{2}H_2SO_4\right) = \frac{96 \times 1.84 \times 1\,000}{49 \times 100} = 36 \ mol \cdot L^{-1}$$

医学上应推广使用物质的量浓度。世界卫生组织提议凡是已知相对分子质量的物质在体液内的含量均应用物质的量浓度表示。例如人体血液葡萄糖含量的正常值，过去习惯表示为 $(70 \sim 100) \ mg/100 \ mL$，意为每 $100 \ mL$ 血液含葡萄糖 $70 \sim 100 \ mg$，按法定计量单位应表示为 $c(C_6H_{12}O_6) = 3.9 \sim 5.6 \ mmol \cdot L^{-1}$。对于相对分子质量未知的物质 B 的组成标度则可用质量浓度表示。

二、质量浓度

物质 B 的质量浓度（mass concentration）ρ_B 定义为

$$\rho_B = \frac{m_B}{V} \tag{1-3}$$

式中：m_B 为 B 的质量；V 是溶液的体积。质量浓度的 SI 单位为 $kg \cdot m^{-3}$，医学上常用的单位为 $g \cdot L^{-1}$、$mg \cdot L^{-1}$、$\mu g \cdot L^{-1}$ 等，质量单位可变，但体积单位不变。质量浓度多用于溶质为固体配制的溶液，此时可不写出质量浓度符号 ρ_B，例如 NaCl 溶液可直接写为"NaCl 溶液 $9 \ g \cdot L^{-1}$"或"$9 \ g \cdot L^{-1}$ NaCl 溶液"。又如输液用等渗葡萄糖 $C_6H_{12}O_6$ 的标签上过去标为 5%，现在应同时标明质量浓度和物质的量浓度"$50 \ g \cdot L^{-1} \ C_6H_{12}O_6$、$0.28 \ mol \cdot L^{-1} \ C_6H_{12}O_6$"。

物质的量浓度与质量浓度有如下换算关系：

$$c_B \cdot M_B = \rho_B \tag{1-4}$$

【例 1-2】　输液用葡萄糖 $C_6H_{12}O_6$ 的浓度为 $c(C_6H_{12}O_6) = 0.278 \ mol \cdot L^{-1}$，问其质量浓度（$g \cdot L^{-1}$）为多少？

【解】　$\rho_B = c_B \cdot M_B = 0.278 \times 180 = 50.0 \ g \cdot L^{-1}$

三、质量分数

质量分数(mass fraction)的符号为 w_B,单位是 1,定义为

$$w_B = \frac{m_B}{m} \tag{1-5}$$

式中:m_B 为溶质 B 的质量;m 为溶液的质量。

如 100 g 溶液中含有 10 g NaCl,其 $w(NaCl) = 0.1$。

四、体积分数

体积分数(volume fraction)的符号为 φ_B,单位是 1,定义为

$$\varphi_B = \frac{V_B}{\sum\limits_i V_i} \tag{1-6}$$

式中:V_B 是纯物质 B 在某温度和压力下的体积,$\sum\limits_i V_i$ 是混合物中各组分的纯物质在该温度和压力下的体积之和。

体积分数常用于溶质为液体的溶液,近似计算时忽略混合过程中产生的体积变化,用溶质的体积除以溶液的体积。

第二节　溶液的渗透压

一、渗透现象和渗透压

人在淡水中游泳,会觉得眼球胀痛;施过化肥的农作物需要立即浇水,否则化肥会"烧死"植物;淡水鱼和海水鱼不能互换生活环境;因失水而发蔫的花草,浇水后又可重新复原等等,这些现象都和细胞膜的渗透现象有关。

许多天然或人造的薄膜对于物质的透过有选择性,它们只允许某种或某些物质透过,而不允许另外一些物质透过,这类薄膜称为半透膜(semi-permeable membrane)。人和动物的细胞膜、肠衣、毛细血管壁,人工制备的羊皮纸、火棉胶膜等等都具有半透膜的性质。理想的半透膜只允许溶剂分子透过而不允许溶质分子透过。若用半透膜把蔗糖溶液和纯溶剂水隔开[图 1-1(a)],由于膜两侧单位体积内溶剂分子数不等,因此在单位时间内由纯溶剂进入溶液中的溶剂分子数要比由溶液进入纯溶剂的多,其结果是溶液一侧的液面升高[图 1-1(b)],这称为渗透现象。溶液液面升高后,静水压增大,驱使溶液中的溶剂分子加速透过半透膜,当静水压增大至一定值后,单位时间内从膜两侧透过的溶剂分子数相等,溶液液面停止升高,达到动态渗透平衡。

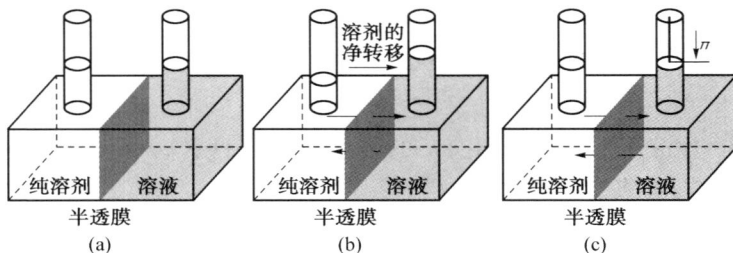

图 1-1　渗透现象和渗透压

半透膜的存在和膜两侧单位体积内溶剂分子数不相等是渗透现象产生的两个必要条件。净渗透的方向总是溶剂分子从纯溶剂一方往溶液一方;若半透膜隔开的是浓度不等的两个非电解质溶液,净渗透的方向则是溶剂分子从稀溶液一方往浓溶液一方进行,从而缩小膜两边溶液的浓度差。

如图 1-1(c)所示,为使渗透现象不发生,必须在溶液液面上施加一超额的压力。国家标准规定:为维持只允许溶剂通过的膜所隔开的溶液与溶剂之间的渗透平衡而需要的超额压强等于溶液的渗透压(osmotic pressure)。渗透压的符号为 Π,单位为 Pa 或 kPa。

若半透膜隔开的是浓度不等的两个非电解质溶液,为了防止渗透现象发生,在浓溶液液面上施加的超额压强并不等于任一溶液的渗透压,而是两溶液渗透压之差。

若选用一种高强度且耐高压的半透膜把纯溶剂和溶液隔开,此时如在溶液上施加的外压大于渗透压,则溶液中将有更多的溶剂分子透过半透膜进入溶剂一侧。这种使渗透作用逆向进行的过程称为反向渗透(reverse osmosis)。反向渗透常用于从海水中快速提取淡水,还可用于环境保护,除去废水中的有毒有害物质。

二、溶液的渗透压与浓度及温度的关系

1866 年,荷兰化学家范特霍夫(van't Hoff)指出:非电解质稀溶液的渗透压与浓度及温度的关系是

$$\Pi V = n_B RT \tag{1-7}$$

即

$$\Pi = c_B RT \tag{1-8}$$

式中:Π 为溶液的渗透压(kPa);n_B 为溶液中非电解质的物质的量(mol);V 为溶液的体积(L);c_B 为物质的量浓度(mol·L^{-1});T 为热力学温度(K)。式(1-8)称为 van't Hoff 定律。它表明一定温度下,稀溶液渗透压的大小仅与单位体积溶液中溶质质点数的多少有关,而与溶质的本性无关。有趣的是,公式与理想气体方程相似,常数 R 在数值上也与气体常数值一样,为 8.314 J·K^{-1}·mol^{-1}(或 8.314 kPa·L·K^{-1}·mol^{-1})。

在一定温度下,对于 c_B 相同的任何两种非电解质溶液,如 0.30 mol·L^{-1} 的葡萄糖溶液($C_6H_{12}O_6$)与 0.30 mol·L^{-1} 蔗糖溶液($C_{12}H_{22}O_{11}$),它们的渗透压相等。

对于电解质溶液来说,情况就不同了。如相同浓度的 NaCl 溶液和葡萄糖溶液,由于 NaCl 在水中完全解离,单位体积 NaCl 溶液中溶质的粒子(离子)数是葡萄糖溶液中的溶质粒子(分子)数的 2 倍,其渗透压几乎是葡萄糖溶液的 2 倍。因此,在计算电解质溶液的渗透压时,应引入校正系数 i,即

$$\Pi = i c_B RT \tag{1-9}$$

对于强电解质稀溶液,i 值可近似地认为 1 mol 强电解质解离产生的离子的物质的量。如 KCl、NaHCO$_3$ 的 i 值近似为 2,MgCl$_2$、CaCl$_2$ 的 i 值近似为 3。

【例 1-3】 求下列溶液在 37 ℃时的渗透压:

(1) 2.00 g 蔗糖($C_{12}H_{22}O_{11}$)溶于水,配成 50.0 mL 溶液;

(2) 0.15 mol·L^{-1} KCl 溶液。

【解】 (1) 蔗糖属于非电解质,$C_{12}H_{22}O_{11}$ 的摩尔质量为 342 g·mol^{-1},则

$$c(C_{12}H_{22}O_{11}) = \frac{n(C_{12}H_{22}O_{11})}{V} = \frac{2.00}{342 \times 0.050\ 0} = 0.117 \text{ mol·L}^{-1}$$

$$\Pi = c_{B}RT = 0.117 \times 8.314 \times (273+37) = 302 \text{ kPa}$$

(2) KCl 是强电解质,故应使用公式(1-9),$i=2$。

$$\Pi = ic_{B}RT = 2 \times 0.15 \times 8.314 \times (273+37) = 773 \text{ kPa}$$

三、渗透浓度

根据 van't Hoff 定律,当温度一定时,溶液的渗透压与溶液中分子、离子总的物质的量浓度成正比。溶液中产生渗透效应的溶质粒子(分子、离子)统称为渗透活性物质。既然渗透压与渗透活性物质的物质的量浓度成正比,那么就可以用渗透活性物质的物质的量浓度来衡量溶液渗透压的大小。医学上常用渗透浓度(osmolarity)来比较溶液渗透压的大小,定义为渗透活性物质的总的物质的量除以溶液的体积,符号为 c_{os},单位为 $\text{mmol} \cdot \text{L}^{-1}$。表 1-2 列出了正常人血浆、组织间液和细胞内液中各种渗透活性物质的渗透浓度。

表 1-2　正常人血浆、组织间液和细胞内液中各种渗透活性物质的渗透浓度/$\text{mmol} \cdot \text{L}^{-1}$

	血浆	组织间液	细胞内液
Na^{+}	144	137	10
K^{+}	5	4.7	141
Ca^{2+}	2.5	2.4	
Mg^{2+}	1.5	1.4	31
Cl^{-}	107	112.7	4
HCO_{3}^{-}	27	28.3	10
HPO_{4}^{2-}、$H_{2}PO_{4}^{-}$	2	2	11
SO_{4}^{2-}	0.5	0.5	1
磷酸肌酸			45
肌肽			14
氨基酸	2	2	8
肌酸	0.2	0.2	9
乳酸盐	1.2	1.2	1.5
三磷酸腺苷			5
一磷酸己糖			3.7
葡萄糖	5.6	5.6	
蛋白质	1.2	0.2	4
尿素	4	4	4
总计 c_{os}	303.7	302.2	302.2

在非电解质溶液中,渗透活性物质是分子,渗透浓度就等于物质的量浓度;而在强电解质溶液中,渗透活性物质是离子,渗透浓度等于溶液中离子的总浓度,渗透浓度与其物质的量浓度的关系必须考虑校正系数 i。渗透浓度是一个总浓度的概念,是所有能产生

渗透效应的微粒(分子、离子)浓度的总和。

【例 1-4】　分别计算医院补液用的 $50.0 \text{ g} \cdot \text{L}^{-1}$ 葡萄糖溶液($C_6H_{12}O_6$)和 $9 \text{ g} \cdot \text{L}^{-1}$ 生理盐水(NaCl)的渗透浓度。

【解】　$C_6H_{12}O_6$ 是非电解质,葡萄糖的摩尔质量为 $180 \text{ g} \cdot \text{mol}^{-1}$,$50.0 \text{ g} \cdot \text{L}^{-1} C_6H_{12}O_6$ 溶液的渗透浓度为:

$$c_{os} = \frac{50.0 \times 1\,000}{180} = 278 \text{ mmol} \cdot \text{L}^{-1}$$

NaCl 是强电解质,在水溶液中完全解离,渗透活性物质为 Na^+ 和 Cl^-,所以 $i=2$,NaCl 的摩尔质量为 $58.5 \text{ g} \cdot \text{mol}^{-1}$,因此,$9 \text{ g} \cdot \text{L}^{-1}$ NaCl 溶液的渗透浓度为:

$$c_{os} = \frac{9 \times 1\,000}{58.5} \times 2 = 308 \text{ mmol} \cdot \text{L}^{-1}$$

四、等渗、高渗和低渗溶液

溶液渗透压的高低是相对的,半透膜两边溶液渗透压高的称为高渗溶液(hypertonic solution),相对较低的称之为低渗溶液(hypotonic solution),而膜两侧渗透压相等的溶液互称为等渗溶液(isotonic solution)。医学上的等渗、高渗和低渗溶液则是以正常人血浆的渗透压为标准确定的。由表 1-2 可知,正常人血浆的渗透浓度为 $303.7 \text{ mmol} \cdot \text{L}^{-1}$。临床上规定渗透浓度在 $280 \sim 320 \text{ mmol} \cdot \text{L}^{-1}$ 的溶液为等渗溶液,如例 1-4 的计算结果说明生理盐水为等渗溶液。此外,$12.5 \text{ g} \cdot \text{L}^{-1}$ 的 $NaHCO_3$ 也是临床上常用的等渗溶液。渗透浓度 c_{os} 大于 $320 \text{ mmol} \cdot \text{L}^{-1}$ 的称为高渗溶液,c_{os} 小于 $280 \text{ mmol} \cdot \text{L}^{-1}$ 的称为低渗溶液。在实际应用时,略低于(或略超过)此范围的溶液,在临床上也看作等渗溶液,如 $50.0 \text{ g} \cdot \text{L}^{-1}$ 的葡萄糖溶液($c_{os}=278 \text{ mmol} \cdot \text{L}^{-1}$)。

给伤病员大量补液时,应用等渗溶液是一个基本原则。原因是在正常情况下,血浆的渗透压与人体红细胞内液的渗透压是等渗的,这对维持红细胞的形态至关重要。将红细胞置于 $9.0 \text{ g} \cdot \text{L}^{-1}$ NaCl(生理盐水)中,在显微镜下观察,看到红细胞的形态没有什么改变[图 1-2(a)]。这是因为生理盐水与红细胞内液的渗透浓度相等,细胞内、外液处于渗透平衡状态。若静脉补液时,大量输入高渗溶液(如 $15 \text{ g} \cdot \text{L}^{-1}$ NaCl 溶液),将使血浆渗透浓度大于红细胞内液的渗透浓度,红细胞内的水分子透过细胞膜进入血浆,细胞皱缩,这种现象称为胞浆分离[图 1-2(b)],其结果导致红细胞失去带氧能力,甚至聚结成团从而栓塞血

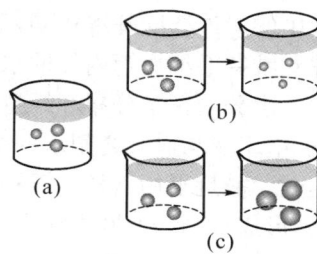

(a) 在生理盐水中

(b) 在较浓的 NaCl 溶液中

(c) 在较稀的 NaCl 溶液中

图 1-2　红细胞形态示意图

管。若大量输入低渗溶液(如 $3 \text{ g} \cdot \text{L}^{-1}$ NaCl 溶液),则使血浆渗透浓度下降,水分子透过细胞膜进入红细胞内部,使得红细胞逐渐胀大,进而破裂[图 1-2(c)],这在医学上称为溶血。在医疗实践中,不仅大量补液时要注意溶液的渗透压,就是小剂量的注射也要考虑注射液的渗透压:对于剂量较小浓度较稀的溶液,可添加 NaCl、葡萄糖等调制成等渗溶液,或将药物溶于生理盐水或 $50 \text{ g} \cdot \text{L}^{-1}$ 的葡萄糖溶液中使用,以免引起红细胞破裂;对于急需增加血液中葡萄糖的患者(如虚脱病人),用高渗液作静脉注射时,用量不能太大,注射速度不可太快,当高渗溶液缓缓注入人体内时,可被大量体液稀释成等渗溶液,否则

易造成局部高渗而引起红细胞皱缩。

五、晶体渗透压与胶体渗透压

血浆等生物体液是电解质(如 NaCl、KCl、NaHCO₃ 等)、小分子物质(如葡萄糖、尿素、氨基酸等)和高分子物质(蛋白质、糖类、脂质等)溶解于水而形成的复杂混合物。在医学上,习惯把电解质、小分子物质统称为晶体物质,由它们产生的渗透压称为晶体渗透压(crystalloid osmotic pressure);而把高分子物质称为胶体物质,由它们产生的渗透压称为胶体渗透压(colloidal osmotic pressure)。血浆中高分子胶体物质的质量浓度约为 70 g·L⁻¹,小分子晶体物质约为 7.5 g·L⁻¹。虽然高分子胶体物质含量高,但由于它们的相对分子质量大,单位体积血浆中的质点数少,产生的渗透压小,37 ℃仅为 2.9~4.0 kPa;小分子晶体物质含量虽小,但由于它们的相对分子质量小,有的还可解离成离子,单位体积血浆中的质点数多。因此,人体血浆的渗透压主要来源于晶体渗透压(约占 99.5%),胶体渗透压只占极少一部分。

由于人体内的半透膜(如毛细血管壁和细胞膜)的通透性不同,晶体渗透压和胶体渗透压在维持体液的正常分布方面有着不同的功能。

细胞膜是一种生物半透膜,功能极其复杂,它将细胞内液和外液隔开。细胞膜不仅不允许蛋白质等高分子自由通过,也不允许 Na⁺、K⁺ 等晶体物质自由通过。由于晶体渗透压远大于胶体渗透压,因此,晶体渗透压是决定细胞间液和细胞内液水分转移的主要因素。如果人体由于某种原因而缺水时,细胞外液中晶体物质的浓度将相对升高,晶体渗透压增大,将使细胞内液的水分子通过细胞膜向细胞外液渗透,造成细胞失水。反之,如果细胞外液水含量增加,则使细胞外液晶体物质浓度降低,晶体渗透压减小,细胞外液的水分子向细胞内液中渗透,导致细胞胀大,严重时可产生水中毒。

间隔着血液与组织间液的毛细血管壁的通透性与细胞膜不同,除了不允许蛋白质等高分子胶体通过,小分子和离子等晶体物质均能通过。因此,晶体物质在血浆和组织间液中的渗透浓度基本相同,毛细血管内外的晶体渗透压是相等的,血浆晶体渗透压虽大,它对维持毛细血管内外的水分平衡不起作用。血浆胶体渗透压虽小,但在调节毛细血管内外水分的正常分布和维持血容量(人体血液总量)方面却有着重要的作用。正常情况下,组织液与血浆之间水的交换保持着动态平衡,这种平衡维持了血浆与组织液量的恒定性。一旦平衡破坏,若进入组织液的水多于回渗入血浆的水,就会引起组织间液体增多,形成水肿。如肝炎病人,因肝细胞受损,合成蛋白质的能力下降,使血浆中的蛋白质浓度减小,致胶体渗透压下降。因而组织液回渗入血的量减少,引起浮肿、腹水等症状。临床多给病人输入白蛋白或血浆,以提高血浆胶体渗透压,水肿等症状随之缓解或消失。

第三节　表面现象和表面活性剂

密切接触的两相之间的过渡区(约几个分子的厚度)称为界面,如果其中一相为气体,这种界面通常称为表面。界面的类型形式上可以根据物质的三态即固、液、气来划分,如气—液、气—固、液—液、液—固和固—固等界面。

一个相的界面分子与内部分子性质的差异以及由此引起的界面上的一系列现象称为表面现象,也称界面现象。表面现象在自然界普遍存在,胶粒的带电、硅胶能吸水、炭粉能脱色、肥皂能去污等均属表面现象。

一、表面张力和表面能

任何处在两相界面上的分子与相内部的分子所处的环境不一样。以气—液界面为例,液体表面层分子的受力情况与液体内部分子的受力情况不同,液体内部每个分子所受周围分子引力合力为零,而液体表面层分子受液体内部分子引力较大,而受液体上部气体分子的引力较小,故存在一个指向液体内部的合力,使液体表面有自发向内收缩的趋势。在恒温恒压下,沿着液体表面作用于单位长度表面上的该种作用力,称为表面张力(surface tension),用 σ 表示,单位为 $N \cdot m^{-1}$。表面张力是分子间相互作用的结果,不同的物质分子间作用力不同,表面张力也不同。例如 20 ℃时水的表面张力为 $7.28 \times 10^{-2} N \cdot m^{-1}$,液体苯的表面张力则为 $2.89 \times 10^{-2} N \cdot m^{-1}$。

如果要扩展液体的表面,即把处在内部的分子迁移到表面上,就必须克服向内的表面张力做功,所做的功转化为迁移到表面分子的势能,称为表面能(surface energy)。表面能是表面分子比它们处于液体内部时多出的能量。实验表明,表面能 G 等于表面张力与表面积 A 的乘积:

$$G = \sigma \cdot A \tag{1-10}$$

表面能不仅存在于液体表面,也存在于固体表面,只要有界面存在,就一定有表面能。

由于表面能与表面积成正比,所以物质的分散度越大,表面积就越大,其表面能也就越大。例如质量为 1 g 的水滴,其表面积为 $4.84 \times 10^{-4} m^2$,表面能为 $3.5 \times 10^{-5} J$;如果将其分散为直径为 10^{-9} m 的微滴时,其总表面积增至 6 000 m^2,表面能相应增至 433 J。这种微滴与溶胶胶粒的大小相当,由此推知溶胶系统具有极大的表面能。能量越高系统越不稳定,因而表面能越高,系统越不稳定,自发降低表面能的趋势越大。

降低表面能可通过两种手段来实现:一是降低表面积。比如失重状态下的水滴、荷叶上的露珠,之所以是球形,就是因为相同体积的液体,球形表面积最小,表面能最小。溶胶是一个亚稳定系统,就是因为胶粒微小,表面积巨大,表面能很高,它有自发通过小颗粒聚集为大颗粒,从而降低表面积与表面能的趋势,可以称为溶胶的聚集不稳定性。二是降低表面张力。对那些表面积难以自动缩小的体系来说,往往通过吸附(adsorption)或加入表面活性剂来改变表面的组成,从而减小表面张力达到降低表面能的目的。

二、吸附现象

吸附是物质在相界面上的浓度自动发生变化的过程,可发生在任何两相界面上。

(一)固体表面的吸附

由于表面积无法自动减小,固体常常吸附其他物质以降低表面能。具有吸附能力的物质叫吸附剂(adsorbent)。疏松多孔的固体,如活性炭、硅胶、活性氧化铝、铂黑等都是良好的吸附剂。1 g 良好的活性炭的微孔面积可达 1 000~1 600 m^2,当它与有毒气体接触时,气体很快被吸附在其表面上,降低的表面能以热能放出,所以常用作防毒剂、除臭剂、脱色剂。硅胶、活性氧化铝是色谱分析中常用的吸附剂。

(二)液体表面的吸附

液体表面也会由于溶质的加入而产生吸附,液体的表面张力因此发生相应的改变。鉴于系统有自发降低表面能的要求,使水的表面张力降低的物质溶于水后,溶质分子自动富集于表面层(使表面张力降低),造成表面层的浓度大于其在内部的浓度,这种吸附称为正吸附;反之,使水的表面张力增大的物质溶于水后,表面层的浓度小于其在内部的浓度(表面张力尽可能少增加),这种吸附称为负吸附。

三、表面活性剂

(一)表面活性剂的结构特点及性能

能使相间的表面张力显著降低,产生正吸附的物质称为表面活性剂(surface active agent, surfactant)。如高级脂肪酸、肥皂、烷基苯磺酸钠等。表面活性剂分子结构上的特征都是既含有亲水的极性基团(如—OH、—COOH、—NH$_2$、—SH、—SO$_3$H 等)又含有疏水的非极性基团(如一些直链的或带侧链的有机烃基)(图1-3)。

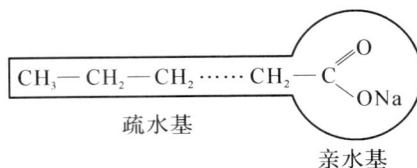

图 1-3 表面活性剂的疏水基团和亲水基团

在水中加入少量表面活性剂,即被吸附在水相表面定向排列,亲水基团受极性水分子的吸引而朝向水,疏水基团受极性水分子的排斥而向上最终形成薄膜。但当逐步增大表面活性剂的浓度,在水相表面膜形成的同时,内部表面活性剂逐步相互聚集,把疏水基团靠拢在一起,形成疏水基团向内、亲水基团伸向水相的缔合体,称为胶束(micelle)。通常胶束粒子的大小也处于胶体分散系范围。胶束的形成减小了疏水基团与水相的接触面积,从而形成稳定的系统。胶束有球状、层状以及柱状等。

表面活性剂可将疏水性强的油脂等有机物包裹在胶束中,以增加其在系统中的含量,称为增溶。药物制剂中常用表面活性剂提高难溶药物的溶解度。

(二)表面活性剂的应用——乳状液

将一种液体以小液滴的形式分散在另一种与之不相溶的液体中所形成的分散系称为乳状液(emulsion),这个过程称为乳化作用(emulsification)。分散系其中一相是水,另一相统称为油(包括极性小的有机溶剂,如苯)。

乳状液多属于不稳定的粗分散系。例如将苯剧烈振摇高度分散在水中,但由于系统中相界面间存在着很大的表面积,表面能很高。在分散的液滴相互碰撞时,会自动地结合起来,最终苯上浮,两液体又分成两层,表面积最小,降低了整个体系的表面能。如果向油、水不相混溶的系统中加入表面活性剂,然后充分振荡,则可形成较为稳定的乳状液。表面活性剂在乳状液中,亲水的极性基团朝向水相,而疏水的非极性基团朝向油相。这样就在油和水两相界面上作定向排列,形成一层把分散液滴包裹起来的薄膜。这些定向排列的表面活性剂分子,一方面降低了两相界面的张力,另一方面又由于形成一层具有机械强度的膜层,阻止它们在相互碰撞时的聚集,形成稳定的乳状液。使乳状液趋于稳定的表面活性剂称为乳化剂(emulsifying agent)。

乳状液的类型有两类,油分散在介质水中形成水包油型(O/W)乳状液;水分散在油介质中形成油包水型(W/O)乳状液(图1-4)。

确定乳状液类型通常有稀释法、染色法和电导率法。稀释法是将水加入乳状液中,若与分散介质互溶则为 O/W 型,若分层则为 W/O 型。染色法是将脂溶性染料苏丹Ⅲ加入乳状液,若分散相呈红色

水包油乳状液　　　油包水乳状液

图 1-4 两种不同类型乳状液示意图

则是 O/W 型,若分散介质呈红色则是 W/O 型;也可用次甲基蓝等水溶性染料试验,结果与上述相反。电导率法则是依据水溶液的电导率通常大于脂溶性溶剂,故 O/W 型乳状

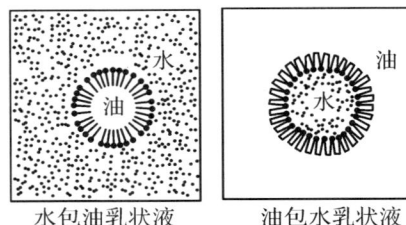

液的电导率也通常大于 W/O 型乳状液。

乳状液和乳化作用在生物学和医学上都具有重要的意义。例如在消化过程中,食物中的脂肪经过胆酸盐和胆固醇(表面活性剂)的乳化,形成乳状液,不仅便于在体内通过血液运输,而且加速了消化油脂的脂肪酸水解反应速率。

第四节 溶 胶

溶胶(sol)是胶体分散系的典型代表。溶胶的分散相是大量原子、离子或分子组成的集合体,在分散相与分散介质之间存在着相界面,形成高度分散的多相亚稳定系统。按照分散介质的不同,溶胶可分为液溶胶、气溶胶和固溶胶。

一、溶胶的制备

任何固、液态物质在一定介质中用适当的方法分散,并使分散相粒子的大小在胶体分散系的范围之内都能制备成溶胶。制备溶胶的方法一般可分为两类:

一类是用物理破碎的方法使大颗粒物质分散成胶粒的分散法。例如利用球磨机、胶体磨等装置将物质研磨至胶体颗粒范围,再以适当的分散剂和稳定剂制成溶胶。一些纳米药物制剂的制备,首先是将原药破碎制备溶胶。

另一类是用化学反应使分子或离子聚集成胶粒的凝聚法。例如:将 $FeCl_3$ 溶液缓慢滴加到沸水中,反应为 $FeCl_3 + 3H_2O \Longrightarrow Fe(OH)_3 + 3HCl$,生成的许多 $Fe(OH)_3$ 分子凝聚在一起,形成透明的红褐色溶胶。

二、溶胶的性质

(一)溶胶的光学性质

在暗室或黑暗背景下,用一束强光照射在溶胶上,从光束的垂直方向观察,可以清晰地看到一条光带(如图 1-5),这种现象被称为丁铎尔现象(Tyndall effect)。在夜空中所能看到远处探照灯射出的光柱就是气溶胶的丁铎尔现象。

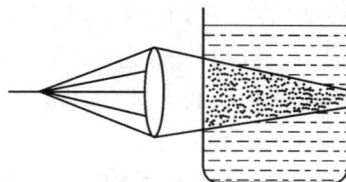

图 1-5 丁铎尔现象

丁铎尔现象是光发生散射的结果。当分散粒子的大小和光的波长接近或略小时,如溶胶粒径在 1~100 nm 之间,光波被分散粒子散射,因此可从垂直方向观察到散射光带;若粒径大于波长,则光波以一定的角度从粒子表面反射出来,如粗分散系无论悬浊液或乳浊液,由于分散颗粒很大,不仅形成强烈的反射光,而且阻挡了光的继续传播,故看不到散射光带;溶液分散系粒径远小于光波的波长,光的传播不受阻挡,以透射和吸收为主。高分子溶液的散射光很弱,因此,利用丁铎尔现象可以区别溶胶和其他分散系。

(二)溶胶的动力学性质——布朗运动

在超显微镜下可观察到溶胶粒子不停地在做无规则运动(图 1-6)。英国植物学家布朗(Brown)

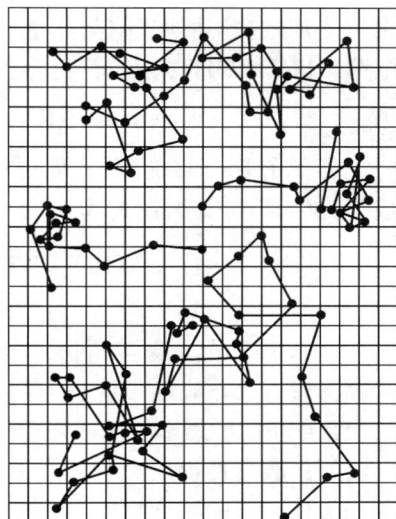

图 1-6 布朗运动

在显微镜下观察悬浮在水中的花粉时,发现花粉微粒不停地作无规则的运动,称为布朗运动(Brownian movement)。

布朗运动产生的原因是分散介质分子本身在做无规则的热运动,使得溶胶粒子不停地受到分散介质分子的碰撞,这些碰撞的合力的大小和方向不断改变,从而不断改变溶胶粒子运动方向和位置,成为无规则的运动。

胶粒质量越小,温度越高,溶胶的黏度越小,粒子运动速度越大,布朗运动越剧烈。溶胶粒子因布朗运动自发地从高浓度区域向低浓度区域扩散,同时使溶胶粒子不易下沉,故具有动力学稳定性。

（三）溶胶的电学性质——电泳和电渗

用惰性电极在溶胶两端施加直流电场,可观察到胶粒向某一电极方向运动。这种在电场作用下,带电粒子在介质中的定向运动称为电泳(electrophoresis)。

如图1-7所示,在U形管中注入有色溶胶,在U形管两臂溶胶上面小心地注入无色电解质溶液(起导电作用),使溶胶与电解质溶液间保持清晰的界面,并使两液面基本水平。接通直流电场,片刻可见U形管一臂的有色溶胶有色界面上升而另一臂有色界面下降。电泳实验说明溶胶粒子是带电的,由电泳的方向可以判断胶粒所带电荷的性质。大多数金属硫化物、硅酸、金、银等溶胶的胶粒带负电,称为负溶胶;大多数金属氢氧化物的胶粒带正电,称为正溶胶。电泳技术已广泛用来分离氨基酸、蛋白质及核酸等。

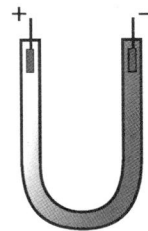

图 1-7　电泳示意图

若将溶胶吸附于多孔陶瓷、活性炭、黏土或性质类似的高分子多孔膜中限制其跟随介质流动,在外加电场作用下,由于胶粒带电,整个溶胶系统又是电中性的,介质必然显现与胶粒相反的表观电荷。由于胶粒被固定,自由流动的介质却能在电场中向与介质表观电荷相反的电极方向移动。这种在外电场作用下分散介质的定向移动现象称为电渗(electroosmosis)。

三、胶粒带电的原因与胶团结构

电泳实验证明胶粒带电,带电的主要原因是选择性吸附。溶胶的胶核(原子、分子的聚集体)能选择性地吸附与其组成类似的某种离子,使得胶粒表面带有一定数量的相同电荷。以 $Fe(OH)_3$ 溶胶为例:将 $FeCl_3$ 溶液缓慢滴加到沸水中并加热,反应为:

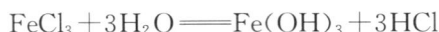

$$FeCl_3 + 3H_2O = Fe(OH)_3 + 3HCl$$

若干个 $Fe(OH)_3$ 分子聚集为胶核(colloidal nucleus),部分 $Fe(OH)_3$ 与 HCl 作用生成 FeOCl,FeOCl 再解离为 FeO^+ 和 Cl^-。

$$Fe(OH)_3 + HCl = FeOCl + 2H_2O$$
$$FeOCl = FeO^+ + Cl^-$$

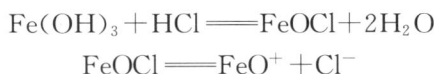

$Fe(OH)_3$ 分子聚集所形成的胶核在溶胶中选择性吸附一定数量的组成与它相似的 FeO^+,使得胶核表面带上正电荷。电荷与之相反的 Cl^- 称为反离子。反离子一方面受胶核表面的 FeO^+ 离子的静电吸引而靠近胶核,另一方面大量反离子本身无规则热运动所形成的扩散又使得反离子从高浓度向低浓度方向迁移,当两个方向达成平衡时,就形成了一个反离子的浓度梯度,越靠近胶核表面,反离子浓度越高;越远离胶核表面,反离子浓度越小,直至溶液本体。大多数情况下,距离胶核表面较近的小部分反离子,因为受到

的静电吸引力较强,结合较紧,在电场作用下与胶核一起运动。我们把这部分反离子与选择性吸附的离子所共同形成的带电层称为吸附层。通常将胶核与吸附层合称为胶粒(colloidal particle)。分布在胶粒外围的反离子形成符号与吸附层相反的另一个带电层——扩散层。扩散层中的反离子距离胶核表面较远,静电作用较小,电场作用下与胶粒的迁移方向相反,这样由吸附层和扩散层构成了电性相反的双电层。胶粒与扩散层合称为胶团(colloidal micell),溶胶就是指所有胶团和胶团间液构成的整体(图 1-8)。

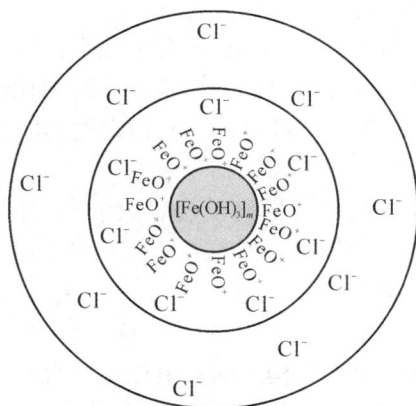

图 1-8　Fe(OH)₃ 胶团示意图

胶团的结构用胶团结构式表示如下:

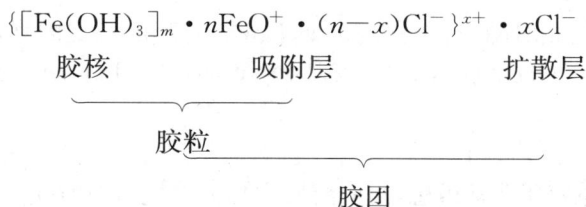

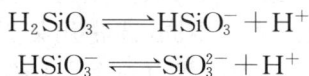

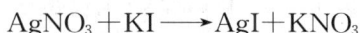

除胶核表面的选择性吸附外,胶核表面分子的解离也可造成胶粒带电。例如硅酸($SiO_2 \cdot H_2O$,即 H_2SiO_3)溶胶的表面分子解离为 SiO_3^{2-} 和 H^+:

$$H_2SiO_3 \rightleftharpoons HSiO_3^- + H^+$$

$$HSiO_3^- \rightleftharpoons SiO_3^{2-} + H^+$$

胶核表面的 $HSiO_3^-$、SiO_3^{2-} 使胶粒带负电荷。

【例 1-5】　利用 $AgNO_3$ 溶液和 KI 溶液制备 AgI 溶胶的反应为:

$$AgNO_3 + KI \longrightarrow AgI + KNO_3$$

若将 24.0 mL 0.020 0 mol·L⁻¹的 KI 溶液和 100 mL 0.050 0 mol·L⁻¹ $AgNO_3$ 溶液混合,制备 AgI 溶胶,写出该溶胶的胶团结构式,并判断其在电场中的电泳方向。

【解】　$n(KI) = 0.020\ 0 \times 0.024\ 0 = 4.80 \times 10^{-4}$ mol

$n(AgNO_3) = 0.050\ 0 \times 0.100 = 5.00 \times 10^{-3}$ mol

由计算结果可知,$AgNO_3$ 过量,故 AgI 胶核选择性吸附过量的 Ag^+ 而带正电荷,反离子则为 NO_3^-。胶粒带正电荷,在电场中向负极泳动。其胶团结构式为

$$[(AgI)_m \cdot nAg^+ \cdot (n-x)NO_3^-]^{x+} \cdot xNO_3^-$$

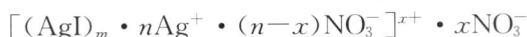

注意:胶核优先吸附与其组成类似的离子而在胶核表面形成双电层结构。制备结构类似于 AgI 的这一类溶胶时,改变两种反应物的用量,可使制备的溶胶带有不同符号的电荷。当 KI 过量时,AgI 胶核选择性吸附过量的 I^- 而带负电荷,此时反离子是 K^+;反之,当 $AgNO_3$ 过量时,AgI 胶核则吸附过量的 Ag^+ 而带正电荷。

四、溶胶的相对稳定性和聚沉

(一)溶胶的相对稳定性

相对于溶液,溶胶是非均相亚稳定系统,具有聚集不稳定性,即溶胶分散相粒子有自发聚集成较大粒子,从而发生聚沉的趋势。但事实上,经纯化的溶胶相当稳定,法拉第制备的金溶胶甚至几十年后才聚沉。溶胶具有相对稳定性的原因有三个:

1. 胶粒带电

胶核因选择性吸附与其组成相似的离子而表面带有相同符号的电荷。由于相同电荷的排斥作用,阻止了胶粒碰撞聚集变大,增强了相对稳定性。因此,胶团的双电层结构是决定溶胶稳定性的主要因素。

2. 溶胶表面的水合膜

包围着胶粒的吸附层和扩散层所构成的双电层是水合离子的双电层,如同在胶粒外面包裹了膜,这层水合膜也可在一定程度上起到阻碍粒子聚集的作用。

3. 布朗运动

胶粒剧烈的布朗运动能克服重力影响使胶粒不易聚沉,使其稳定性增加。

(二)溶胶的聚沉

溶胶的稳定性是相对的、有条件的。如果减弱溶胶的稳定因素,胶粒就会聚集成较大颗粒沉降下来,从而形成沉淀,这个过程称为聚沉(coagulation)。促使聚沉的主要方法有下列几种:

1. 加入电解质

溶胶对外加的电解质非常敏感,当向溶胶中加入一定量电解质,电解质中与溶胶所带电荷相反的离子起作用,迫使反离子进入吸附层,使扩散层变薄,降低了溶剂化膜的保护作用;同时,反离子进入吸附层,使得胶粒所带的净电荷减少,甚至被中和,这又使胶粒之间的斥力减小,从而使胶粒发生碰撞,聚集成较大颗粒沉降的可能性增大,溶胶的稳定性降低。

不同的电解质对溶胶的聚沉能力不同,通常用临界聚沉浓度(critical coagulation concentration)来衡量电解质对溶胶聚沉能力的大小。临界聚沉浓度是指使一定量溶胶在一定时间内发生完全聚沉所需电解质溶液的最低浓度。电解质的临界聚沉浓度越小,表示该电解质的聚沉能力越强。实验结果表明:对溶胶聚沉起主要作用的是电解质中的反离子。电荷相同的反离子,聚沉能力几乎相等;而反离子的电荷越高,聚沉能力也急剧增强。对于负溶胶,外加电解质中阳离子的电荷越高,其聚沉能力越强;对于正溶胶,外加电解质中阴离子的电荷越高,其聚沉能力越强。

【例 1-6】 将等体积的 $0.008\ 0\ mol \cdot L^{-1}$ KI 和 $0.010\ mol \cdot L^{-1}\ AgNO_3$ 混合制备 AgI 溶胶。现将同浓度等体积的 $MgSO_4$、$K_3[Fe(CN)_6]$ 及 $AlCl_3$ 3 种电解质溶液分别滴加入上述溶胶,试判断三种电解质对溶胶聚沉能力的大小顺序。

【解】 $AgNO_3$ 过量,胶核吸附过量的 Ag^+ 而带正电荷,电解质负离子起主要聚沉作用,负离子所带电荷越多,聚沉能力越强。

三种电解质溶液对溶胶聚沉能力的大小顺序为

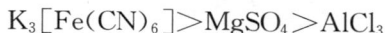

$$K_3[Fe(CN)_6] > MgSO_4 > AlCl_3$$

2. 溶胶的相互聚沉作用

将带有相反电荷的两种溶胶混合,也会发生聚沉。聚沉的程度与两者的量有关。当正、负溶胶按适当比例混合致使胶粒所带电荷恰被互相抵消时,就可完全聚沉。我国自古以来沿用的明矾净水法是一典型实例。明矾[$KAl(SO_4)_2 \cdot 12H_2O$]加入水中后,其中Al^{3+}水解成$Al(OH)_3$正溶胶,与水中带负电荷的胶体杂质发生相互聚沉。

此外,提高溶胶的温度或浓度也会促使溶胶聚沉。

第五节　高分子化合物溶液

一、高分子化合物的概念

高分子(polymer)化合物指相对分子质量大于 1 万的化合物。人体内的蛋白质、核酸、糖原以及胃蛋白酶、催产素等药物制剂均属于高分子化合物。

高分子化合物是由一种或几种简单化合物(单体)缩合或聚合而成。如蛋白质分子是由若干氨基酸单体按一定方式连接而成,纤维素分子的单体是葡萄糖分子。因为单体的数量不确定,只是一个范围,所以高分子化合物大多没有精确的相对分子质量,通常用平均相对分子质量表示。

高分子的形状多种多样,大多数高分子是有支链或无支链的线型结构。例如纤维素是无支链的线型结构,支链淀粉分子呈有支链的分支状。常态时链状分子具有弯曲状,在拉力作用下被伸直,但伸直的链具有自动恢复原来状态的趋势,这意味着高分子化合物通常具有一定的弹性。

二、高分子溶液的性质

高分子化合物在液态分散介质中形成的单相分子、离子分散系统称为高分子化合物溶液。高分子化合物溶液的分散相粒径在 1～100 nm 的胶体分散系范围内,所以也有一些胶体分散系共有的性质。高分子化合物溶液和溶胶的性质比较如表 1-3。

表 1-3　高分子化合物溶液和溶胶的性质比较

性　质	高分子化合物溶液	溶　胶
分散相粒径	粒径 1～100 nm	粒径 1～100 nm
分散相组成	单个水合分子均匀分散	胶团由胶核与吸附层、扩散层组成
均一性	单相系统	多相系统
稳定性	稳定系统	亚稳定系统
通透性	不能透过半透膜	不能透过半透膜
扩散速度	慢	较慢
黏度	大	小
丁铎尔现象	丁铎尔现象微弱	丁铎尔现象明显
外加电解质离子的影响	不敏感,但加入大量电解质离子会脱水合膜造成盐析	敏感,加入少量电解质反离子会抵消胶粒电荷而聚沉

高分子溶液有自己的特性,主要有以下几点:

(一)稳定性强

高分子化合物在形成溶液时,溶剂分子首先缓慢进入盘曲的高分子化合物分子链空隙中去,使高分子化合物链舒展开来,最后达到完全溶解。许多高分子化合物例如生物体内大量存在多糖、蛋白质、核酸等具有较多的亲水基团(—OH、—COOH、—NH$_2$),它们与水分子有较强的亲和力,在高分子化合物周围形成一层水合膜,这是高分子化合物溶液具有稳定性的主要原因。

(二)黏度大

溶胶的黏度几乎与分散介质没有区别,而高分子溶液即使浓度较低,其溶液的黏度比一般溶液或溶胶大得多。这是因为高分子化合物互相接近,形成链状、枝状、网状结构,结合后的高分子流动时受到的阻力较大。支状、网状结构牵制着分散介质,使之减少流动性,故表现为高黏度。人体内的正常血液循环要求血液黏度保持在合适的水平上,血液流变学的检验具有临床意义:血液黏度增高会导致微循环障碍,引起血栓,常见于缺血性脑中风、心肌梗死和冠心病等。

(三)盐析

在高分子溶液中加入大量易溶性强电解质使高分子溶质溶解度降低而析出,这种现象称为盐析(salting out)。盐析的原因主要是强电解质离子的强烈水化作用破坏了高分子化合物的水合膜,使高分子化合物析出。同属于胶体分散系的溶胶的聚沉则只需要少量电解质,这是因为溶胶稳定的主要因素是胶粒带电,少量电解质就可以降低胶粒所带电荷,使之聚沉;而高分子化合物稳定的原因是形成很厚的水合膜,破坏这层水合膜需要加入大量的电解质。作用机制不同,沉淀所需的电解质的量也不同。

易溶强电解质离子化合物的盐析能力主要与离子的种类有关,负离子起主要作用。电解质离子所带的电荷多少并不重要。

除无机易溶强电解质离子化合物外,在蛋白质溶液中加入可与水强烈结合的有机溶剂(如乙醇、甲醇、丙酮、乙腈等)也能使蛋白质沉淀出来。这是因为乙醇、丙酮等与水分子结合后,降低了蛋白质的水合程度,蛋白质因脱水而沉淀,这些有机溶剂常用作生物样品分析测定前处理过程的去蛋白试剂。

(四)高分子溶液对溶胶的保护作用

在溶胶中加入适量高分子化合物溶液,可以显著地增加溶胶的相对稳定性,这种现象称为高分子化合物溶液对溶胶的保护作用。一般认为高分子化合物保护作用的机理是,高分子化合物分子将溶胶胶粒包裹起来,并在胶粒表面形成保护膜,因而大大削弱了胶粒聚结的可能性,提高了溶胶对电解质的稳定性。保护作用在生命体中非常重要。微溶电解质如 $MgCO_3$ 或 $Ca_3(PO_4)_2$ 等,在血液中的浓度比在体外纯水中的浓度高了近 5 倍,这是因为它们在血液中被蛋白质保护的缘故。当保护蛋白质减少时,这些溶胶状态的微溶物就会因聚沉而形成结石。

三、凝胶

在一定条件下,使高分子或溶胶粒子相互聚合连接的线形或分枝结构相互交联,形成立体空间网状结构,溶剂小分子充满在网状结构的空隙中,失去流动性而成为半固体状的凝胶(gel)。动物的皮肤、肌肉、脑髓、软骨等都属于凝胶。偏硅酸钠(水玻璃)溶液加入适量酸,可形成硅酸凝胶。将热的琼脂高分子溶液冷却后便形成凝胶(溶剂含量多的也称为胨)。琼脂凝胶是一种常用的细菌培养基。

凝胶的网状结构中,溶剂不能自由流动,而高分子或溶胶粒子相互交联成的网状骨架的弹性,使凝胶成为弹性半固体。皮肤、软骨、指甲、毛发以及植物细胞壁等高分子凝胶经干燥后体积虽大幅度缩小,却仍能保持弹性,称为弹性凝胶。

弹性凝胶和溶剂接触时,会自动吸收溶剂而膨胀,称为膨润或溶胀(swelling)。而凝胶较久静置后,部分溶液也可自动地从凝胶分离出来,使凝胶本身的体积缩小,称为离浆(syneresis),即高分子化合物之间进一步的交联作用将溶液从网状结构中排出。例如未抗凝的血浆凝块静置后表面会有液体离出。

阅读材料

反渗透技术的应用

反渗透(reverse osmosis)又称为逆渗透,是利用半透膜只能透过溶剂而截留离子物质和小分子物质的选择透过性,以膜两侧静压差为推动力而实现的对液体混合物分离的膜过程。20世纪70年代由于高效率芳香聚酰胺中空纤维的诞生,促进了膜技术的发展,使反渗透法成为一种引人注目的水处理技术。

(1) 海水及苦咸水淡化　反渗透海水淡化工艺设备投资省、能耗低、建设周期短,正日益成为海水淡化的主导技术。目前,世界各国对海水及苦咸水淡化脱盐所采用的方法中约有30%用反渗透技术来实现,能过反渗透可除去海水中99%以上的盐离子,得到可饮用的淡水。我国最大的反渗透海水淡化站位于大连市长海县,日产淡水可达1 000 t。

(2) 放射性废水的处理　随着核工业的发展,放射性废水的数量也日益增多,这些废水量大但放射性密度低,用反渗透-超滤可将废水显著浓缩。我国于20世纪70年代末开始研究核电站废水的膜处理方法,用荷电超滤膜与离子交换树脂联合处理放射性废水,各核素的去除率达96%以上。

反渗透技术还广泛应用于工业废水、城市污水的处理。

习　题

1. "1 mol 硫酸的质量是 98.0 g",对吗?

2. 计算下列常用试剂的物质的量浓度

(1) 浓硝酸,含 HNO_3 的质量分数为 0.700,密度为 1.42 g·mL^{-1}。

(2) 浓氨水,含 NH_3 的质量分数为 0.280,密度为 0.900 g·mL^{-1}。

3. 某患者需补充 Na^+ $5.0×10^{-2}$ mol,应补充 NaCl 的质量是多少? 若用生理盐水补充[ρ(NaCl)=9.0 g·L^{-1}],应需生理盐水的体积是多少?

4. 某患者需用 100 g·L^{-1} 的葡萄糖($C_6H_{12}O_6$,M_r=180)溶液,应在 500 mL 50 g·L^{-1} 的葡萄糖溶液中加入多少毫升 500 g·L^{-1} 的葡萄糖溶液?

5. 欲使半透膜隔开的同温度的 A、B 两种稀溶液间不发生渗透,应使两溶液(A、B 中的基本单元均以溶质的"分子"化学式表示)　　　　　　　　　　　　　　　　(　　)

　　A. 质量分数相同　　　　　　　　　　B. 物质的量浓度相同

　　C. 质量浓度相同　　　　　　　　　　D. 渗透浓度相同

6. 试排出在相同温度下下列溶液渗透压由大到小的顺序：

    A. $c(C_6H_{12}O_6) = 0.2\ mol \cdot L^{-1}$ B. $c[(1/2)Na_2CO_3] = 0.2\ mol \cdot L^{-1}$

    C. $c[(1/3)Na_3PO_4] = 0.3\ mol \cdot L^{-1}$ D. $c(NaCl) = 0.25\ mol \cdot L^{-1}$

7. 治疗脱水、电解质失调与中毒的静脉滴注的林格氏（Ringer）液的处方是：在 1 L 注射用水中溶有 8.5 g NaCl（$M_r = 58.5$）、0.3 g KCl（$M_r = 74.55$）、0.33 g CaCl$_2 \cdot$2H$_2$O（$M_r = 147.0$），林格氏液的渗透浓度是多少？它与人体血浆是等渗溶液吗？

8. 胶粒为何会带电？何种情况带正电荷？何种情况带负电荷？

9. 对于硫化砷溶胶（As$_2$S$_3$，负溶胶）聚沉能力最强的是   （   ）

    A. K$_2$SO$_4$ B. CaCl$_2$ C. AlCl$_3$ D. Na$_3$PO$_4$

10. 将 12.50 mL 0.002 0 mol $\cdot$ L^{-1} 的 KCl 溶液和 100 mL 0.005 0 mol $\cdot$ L^{-1} 的 AgNO$_3$ 溶液混合以制备 AgCl 溶胶，写出胶团的结构式，并指出胶粒的电泳方向。

11. 设有未知带何种电荷的溶胶 A 和 B 两种，A 种只需加入少量的 BaCl$_2$ 或多量的 NaCl，就有同样的聚沉能力；B 种加入少量的 Na$_2$SO$_4$ 或多量的 NaCl，也有同样的聚沉能力，问 A 和 B 两种溶胶原带有何种电荷？

（程宝荣）

第二章 化学反应速率与化学平衡

学习要求

掌握:化学反应速率的表示方法;元反应与复合反应、活化能、反应级数;标准化学平衡常数的概念和表达。

熟悉:一级反应的特征(浓度与时间的关系式、半衰期、速率常数的单位);温度对化学反应的影响——阿伦尼乌斯方程式。

了解:催化剂对化学反应速率的影响;浓度、温度和压力对化学平衡移动的影响。

研究一个化学反应时,需知道两个重要的问题:一个是在特定的条件下反应能否发生;另一个是反应如果能发生,反应进行的快慢如何。前一个问题属于热力学范畴,可以通过热力学计算来预测反应能否进行,也就是反应进行的可能性。而后一个问题属于动力学范畴,即使一个反应从热力学角度计算是可以进行的,但是在实际反应过程中如果反应很慢,也没有现实的意义。

本章将初步研究两个问题:一是化学反应速率,以及影响反应速率快慢的因素;另一是反应最终能进行的程度,即在一定条件下,反应物向生成物的转化问题——化学平衡。

本章内容对认识生命的进程、疾病的发生和药物的作用都有极其重要的意义。例如可以知道如何减慢衰老的速率、如何使用长效药物来治疗慢性病等。

第一节 化学反应速率的表示方法

提到速率,大家首先会想到行驶中的汽车,在单位时间内汽车移动的距离表示了汽车速度的快慢。同样化学反应中反应进行的快慢也可以用反应速率来表示。化学反应速率(rate of chemical reaction)通常用单位时间内反应物浓度的减少或生成物浓度的增加来表示。

反应速率分为平均速率和瞬时速率。

平均速率(average rate)是在一个时间间隔内反应中某组分浓度的改变量。

$$\bar{v} = -\frac{\Delta c_{反应物}}{\Delta t} \quad 或 \quad \bar{v} = \frac{\Delta c_{生成物}}{\Delta t} \tag{2-1}$$

式中:v 的单位为[浓度]·[时间]$^{-1}$,浓度单位通常用 mol·L^{-1},时间单位可以用秒(s)、分钟(min)、小时(h)、天(d)、年(a)等。反应物浓度随着反应的进行越来越小,$\Delta c_{反应物}$ 是负值,所以用反应物浓度在单位时间内的变化表示反应速率时要加负号。

图 2-1 是 H_2O_2 分解的浓度—时间曲线，反应式为：

$$2H_2O_2(aq) == 2H_2O(l) + O_2(g)$$

反应进行的前 20 min 内，反应的平均速率为

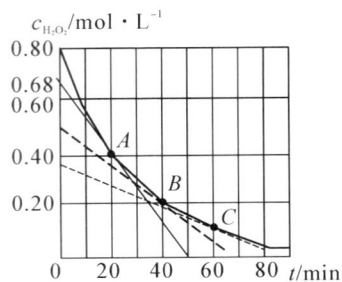

$$\bar{v} = -\frac{\Delta c_{反应物}}{\Delta t} = -\frac{0.40 - 0.80}{20 - 0}$$

$$= 2.0 \times 10^{-2} \text{ mol} \cdot L^{-1} \cdot min^{-1}$$

以后的每个 20 min 的平均速率依次为

1.0×10^{-2} mol·L^{-1}·min^{-1}、5.0×10^{-3} mol·L^{-1}·min^{-1}、

2.5×10^{-3} mol·L^{-1}·min^{-1}。

图 2-1 H_2O_2 分解的
浓度—时间曲线

瞬时速率(instantaneous rate)是无限缩短时间间隔，令 Δt 趋近于零时平均速率的极限值。

$$v = \lim_{\Delta t \to 0} \frac{-\Delta c_{反应物}}{\Delta t} = -\frac{dc_{反应物}}{dt} \quad 或 \quad v = \lim_{\Delta t \to 0} \frac{\Delta c_{生成物}}{\Delta t} = \frac{dc_{生成物}}{dt} \quad (2-2)$$

实际应用时，瞬时速率可以通过作图法求出。如求 H_2O_2 分解反应在 20 min 时的瞬时速率，可以在浓度—时间曲线图上找到 20 min 时对应的浓度 A 点，作 A 点的切线（图 2-1），切线的斜率去掉负号即是：

$$-\frac{dc_{H_2O_2}}{dt} = -\frac{(0.40 - 0.68)}{(20 - 0)} = 1.4 \times 10^{-2} \text{ mol} \cdot L^{-1} \cdot min^{-1}$$

同理，反应 40 min 时、60 min 时的瞬时速率也是用作切线求斜率的方法得到的。

不同的反应物或产物的浓度在单位时间改变量可能是不同的，对于反应 $aA + bB == eE$ 而言，其化学反应速率存在如下关系：

$$\frac{dc_E}{edt} = -\frac{dc_A}{adt} = -\frac{dc_B}{bdt} \quad (2-3)$$

以浓度为基础的化学反应速率 v 的数值，对于同一反应系统，与选用何种物质为基准无关，只与化学反应计量方程式有关。

【例 2-1】 反应 $3H_2(g) + N_2(g) \rightleftharpoons 2NH_3(g)$，若用每秒 NH_3 浓度的改变量来表示反应速率，其瞬时速率为 $v = \frac{dc_{NH_3}}{dt} = 2.0 \times 10^{-4}$ mol·L^{-1}·s^{-1}。若用每秒 N_2、H_2 浓度的改变量来表示，反应速率各为多少？

【解】 从化学方程式的化学计量数看出，物质的量的关系有：

$$-\Delta n_{N_2} = \frac{1}{2} \Delta n_{NH_3}$$

所以，$v = -\frac{dc_{N_2}}{dt} = \frac{dc_{NH_3}}{2dt} = 1.0 \times 10^{-4}$ mol·L^{-1}·s^{-1}

同理，$v = -\frac{dc_{H_2}}{dt} = \frac{3dc_{NH_3}}{2dt} = 3.0 \times 10^{-4}$ mol·L^{-1}·s^{-1}

第二节 化学反应速率理论简介

化学反应速率千差万别,有的瞬间完成,如酸碱中和反应、血红蛋白与一氧化碳结合造成中毒的反应;有的慢到难以察觉,如葡萄糖生成反应:

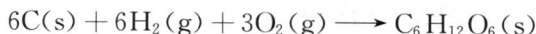

$$6C(s) + 6H_2(g) + 3O_2(g) \longrightarrow C_6H_{12}O_6(s)$$

因此无法用此方法制备葡萄糖。化学反应速率理论提出活化能的概念,成功地解释了化学反应或快或慢的原因。

一、有效碰撞理论

1918年英国科学家路易斯(W. C. M. Lewis)提出有关反应速率的有效碰撞理论。

化学反应发生的必要条件是反应物分子(或原子、离子)之间的相互碰撞。但是在反应物分子的无数次碰撞中,绝大多数的碰撞是"无效的",称之为"弹性碰撞";只有少数分子的碰撞才能发生反应,这种能够发生化学反应的碰撞称为有效碰撞(effective collision)。显然,有效碰撞次数越多,反应速率越快。能发生有效碰撞的分子和普通分子的主要区别是它们所具有的能量不同。只有那些能量足够高的分子有可能发生有效碰撞,从而发生反应。这种分子称为活化分子(activated molecule)。活化分子具有的最低能量与反应系统中所有分子的平均能量之差称为反应的活化能(activation energy),用符号E_a表示。

活化能可以理解为反应物分子在反应时所必须克服的一个"能垒"。因为分子之间必须相互靠近才能进行反应,当分子靠得很近时,分子的价电子云之间存在着强烈的静电排斥力。因此,只有能量足够高的分子,才能在碰撞时以足够高的动能去克服它们价电子之间的排斥力,而导致原有化学键的断裂和新化学键的形成,组成生成物分子。

活化能的大小与反应速率关系很大。在一定温度下,反应的活化能越大,能够达到活化能的活化分子的分数就越少,反应就越慢;反应的活化能越小,则活化分子的分数就越大,反应就越快。

分子通过碰撞发生化学反应,能量只是其中的一个必要条件,但不充分。只有当活化分子采取适合的方向进行碰撞时,反应才能发生。例如:

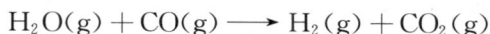

$$H_2O(g) + CO(g) \longrightarrow H_2(g) + CO_2(g)$$

碰撞时可以有不同的方向,如图 2-2 所示,既可以沿着 C、O 原子的方向,也可以沿着 C、H 原子的方向。实验证明只有当高能量 CO 中的 C 原子与高能量 H_2O 中的 O 原子靠近,并且沿着 O—C···O—H 直线方向碰撞,才能发生反应。

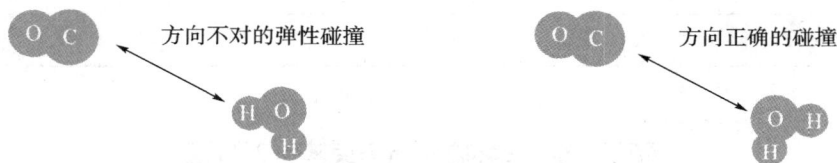

方向不对的弹性碰撞   方向正确的碰撞

图 2-2 分子间取向不同的碰撞

因此真正的有效碰撞还要考虑到碰撞的方向。当能量和方向的条件都满足了,有效碰撞才能发生,反应物分子才能转化为产物分子。

二、过渡态理论

1935 年美国科学家艾林(H. Eyring)根据量子力学和统计力学提出了过渡态理论(transition state theory)。这个理论考虑了反应分子的内部结构及运动状态,从反应的微观过程更为深刻地解释了化学反应的速率快慢的本质。对于反应 A+BC $\rightleftharpoons$ AB+C,其反应过程势能变化见图 2-3。过渡态理论认为:

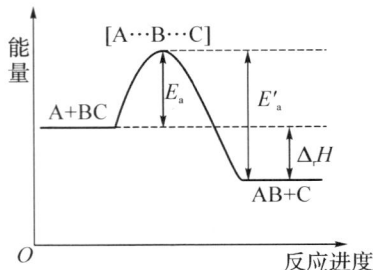

图 2-3　反应过程的能量变化

反应物分子在相互靠近时,分子的形状和结构发生变化,分子的动能逐渐转变为分子内的势能。分子 BC 中旧键削弱,A 和 B 间新键逐渐形成,生成活化络合物(activated complex)即[A⋯B⋯C]。该络合物能量较高,不稳定。活化络合物的能量与反应物分子平均能量的差值称为活化能。活化能是反应物与产物间的一个势能垒,反应物分子必须具有足够的能量才能越过能垒形成产物分子。反应的活化能越大,能垒越高,能越过能垒的反应物分子比例越少,反应速率越慢。

正反应的活化能为 E_a,逆反应的活化能为 E'_a。若正反应的活化能 E_a 低于逆反应的活化能 E'_a,正反应为放热反应,逆反应为吸热反应;若 E_a 高于 E'_a,正反应为吸热反应,逆反应为放热反应。在可逆反应中,吸热反应的活化能大于放热反应的活化能。化学反应的等压反应热(ΔH)等于正反应的活化能与逆反应的活化能之差。

有效碰撞理论和过渡态理论从不同的角度提出了活化能的概念,但都指出活化能越大,化学反应速率越慢这一规律。一般化学反应的活化能在 40～400 kJ·mol^{-1} 之间,活化能小于 40 kJ·mol^{-1} 的反应,速率极快,瞬间完成;活化能大于 400 kJ·mol^{-1} 的反应,反应速率则非常慢。表 2-1 列举了一些反应的活化能。活化能的大小主要取决于反应物的本性,即与反应的物种和反应的历程有关。

表 2-1　一些反应的活化能

反　　应	活化能 E_a/kJ·mol^{-1}
$CH_3COOC_2H_5 + NaOH \rightleftharpoons CH_3COONa + C_2H_5OH$	47.3
$C_2H_5ONa + CH_3I \rightleftharpoons CH_3OC_2H_5 + NaI$	81.6
$C_{12}H_{22}O_{11} + H_2O \rightleftharpoons C_6H_{12}O_6(果糖) + C_6H_{12}O_6(葡萄糖)$	107.1
$H_2 + I_2 \rightleftharpoons 2HI$	165.3
$2H_2O \rightleftharpoons 2H_2 + O_2$	244.8
$3H_2 + N_2 \rightleftharpoons 2NH_3$	334.7

第三节　影响反应速率的因素

反应速率除取决于反应本性即活化能外,还与反应物的浓度(或分压)、温度和催化剂有关,若为多相反应还与固体的分散情况有关。

一、浓度对化学反应速率的影响

(一)反应速率方程式和反应级数

物质燃烧反应在纯氧中要比在空气中猛烈得多,是浓度影响反应速率的典型例子。根据有效碰撞理论,当反应物浓度增大时,单位体积内反应物分子总数增多,活化分子的数目也相应增多,于是单位时间有效碰撞次数增多,反应速率加快。

一定温度下,元反应(elementary reaction)——一步完成的反应,其反应速率与各个反应物浓度的幂次方乘积成正比,其中各浓度的幂指数就是反应式中各相应物质化学式前的化学计量数,这就是质量作用定律(law of mass action)。对于元反应:

$$aA + bB = eE + fF$$

可以直接根据反应物的化学计量数写出反应速率方程式(rate equation),即

$$v = kc_A^a c_B^b \tag{2-4}$$

式中:k 称为速率常数(rate constant),它的物理意义是:当反应物浓度为单位浓度时反应的速率。其数值与反应物本性、温度、催化剂有关,而与反应物浓度无关。在同样条件下,k 越大,表示反应的速率越快。

【例 2-2】 下列反应均为元反应,写出这两个反应的速率方程。

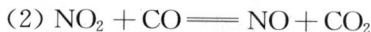

(1) $SO_2Cl_2 = SO_2 + Cl_2$

(2) $NO_2 + CO = NO + CO_2$

【解】 因为这两个反应都是元反应,所以可以直接根据反应物的化学计量数写出反应速率方程式:

(1) $v = kc_{SO_2Cl_2}$

(2) $v = kc_{NO_2}c_{CO}$

实际化学反应大多为复合反应——分几步完成的反应,复合反应的每一步都是元反应,其中最慢的一步称为速率控制步骤。对于复合反应:

$$aA + bB = eE + fF$$

其速率方程可表示为:

$$v = kc_A^\alpha c_B^\beta \tag{2-5}$$

式中:α 为反应物 A 的级数;β 为反应物 B 的级数。整个反应的级数(reaction order)为 $n = \alpha + \beta$。反应级数可以是零、简单的正数和负数以及分数。这里 α 不一定等于 a,β 也不一定等于 b。α 与 β 的值必须通过实验来确定。

【例 2-3】 在 $-10\,^\circ\!C$ 下研究反应 $2NO(g) + Cl_2(g) = 2NOCl(g)$,得到下列数据:

实验序号	初始浓度 c/mol·L^{-1}		反应速率 v /mol·L^{-1}·min^{-1}
	NO(g)	Cl$_2$(g)	
1	0.10	0.10	0.18
2	0.10	0.20	0.36
3	0.20	0.20	1.44

问:(1) 该反应对 NO(g)是几级,对 Cl$_2$(g)是几级?

（2）写出该反应的速率方程式。

（3）用第 1 组数据求出反应速率常数 k（写出单位）。

【解】　（1）比较 1、2 两组数据，NO(g) 的浓度不变，$Cl_2(g)$ 的浓度变为原来的 2 倍，$\dfrac{c_{Cl_2,2}}{c_{Cl_2,1}}=\dfrac{0.2}{0.1}=2$，反应速率增大为原来的 $\dfrac{v_2}{v_1}=\dfrac{0.36}{0.18}=2$ 倍，所以 Cl_2 浓度与反应速率成正比关系，该反应对 $Cl_2(g)$ 是一级。

比较 2、3 两组数据，$Cl_2(g)$ 的浓度不变，NO(g) 的浓度变为原来的 2 倍，$\dfrac{c_{NO,3}}{c_{NO,2}}=\dfrac{0.2}{0.1}=2$，反应速率增大为原来的 $\dfrac{v_3}{v_2}=\dfrac{1.44}{0.36}=4$ 倍，所以 N_2 浓度与反应速率成平方关系，该反应对 NO(g) 是二级。

（2）该反应的速率方程式为：

$$v = kc_{NO}^2 c_{Cl_2}$$

该反应是三级反应。

（3）将第一组数据代入反应速率方程，即可得反应速率常数为：

$$k_1 = \frac{v}{c_{NO}^2 c_{Cl_2}} = \frac{0.18\ mol \cdot L^{-1} \cdot min^{-1}}{(0.10\ mol \cdot L^{-1})^2 \times 0.10\ mol \cdot L^{-1}}$$
$$= 180 (mol \cdot L^{-1})^{1-3} \cdot min^{-1} = 180\ L^2 \cdot mol^{-2} \cdot min^{-1}$$

从这里看出，反应速率常数 k 的单位与反应级数有关，为（浓度）$^{1-n}$ ·（时间）$^{-1}$。

（二）一级反应的浓度与时间的关系

反应速率与反应物浓度一次方成正比的反应称为一级反应（reaction of the first order）。即

$$v = kc_A$$

放射性同位素的蜕变反应及许多药物在体内的吸收、代谢和排泄反应，一些物质的水解反应，分子内的重排反应等都是一级反应。

任何一个一级反应，其浓度与时间的关系式为

$$\ln \frac{c}{c_0} = -kt \tag{2-6}$$

式中：c_0 为反应物的起始浓度；c 为反应时间为 t 时刻的反应物浓度。

一级反应中，反应物浓度的对数 $\ln c$ 与时间 t 成线性关系。如图 2-4 所示。直线的斜率为 $-k$。注意，一级反应 k 的单位为［时间］$^{-1}$。

当反应物的浓度降到起始浓度的一半时，反应经历的时间称为半衰期（half-life），记作 $t_{1/2}$。由式（2-6）可得

$$t_{1/2} = -\frac{1}{k}\ln \frac{c}{c_0} = \frac{\ln 2}{k} = \frac{0.693}{k} \tag{2-7}$$

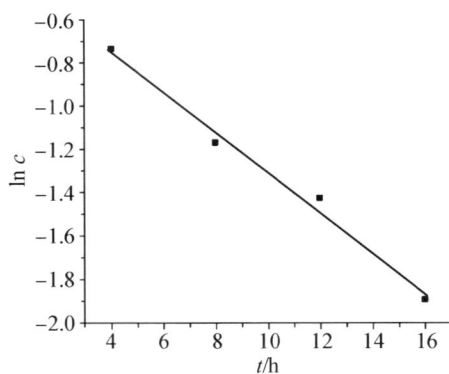

图 2-4　一级反应 $\ln c$ 与 t 的关系

对于一个指定的一级反应，在一定温度下，半衰期 $t_{1/2}$ 是一个常数，它与反应物的起始浓度无关。

【例 2 - 4】 已知 37 ℃某药物的分解反应的速率常数 k 为 0.069 3 h^{-1}。问该药物经过多长时间可分解 50%？若分解 90%需时多长？

【解】 从 k 的单位 h^{-1} 可知，该反应为一级反应。

(1) 药物分解 50% 的时间为半衰期 $t_{1/2}$，即

$$t_{1/2} = \frac{0.693}{k} = \frac{0.693}{0.069\ 3} = 10\ h$$

(2) 该药物分解 90% 时，还没有分解的药物浓度 c 为

$$c = (100\% - 90\%)c_0 = 10\%c_0$$

药物分解 90% 时所需的时间为 t，则

$$\ln \frac{c}{c_0} = \ln \frac{10\%c_0}{c_0} = -kt = -0.069\ 3t$$
$$t = 33.2\ h$$

(三) 二级反应的浓度与时间的关系

反应速率与反应物浓度二次方成正比的反应称为二级反应(reaction of the second order)。二级反应通常有两种类型：

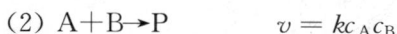

(1) $2A \rightarrow P$ $\qquad v = kc_A^2$

(2) $A+B \rightarrow P$ $\qquad v = kc_A c_B$

类型(2)中若 A 和 B 的起始浓度相等，且在反应过程中始终按等计量反应，则等同于类型(1)。

反应浓度与时间的关系为：

$$\frac{1}{c} - \frac{1}{c_0} = kt \qquad\qquad (2-8)$$

二级反应中，反应物浓度的倒数 $\frac{1}{c}$ 与时间成线性关系，直线的斜率为 k。k 的单位为 $[浓度]^{-1} \cdot [时间]^{-1}$。

反应的半衰期为：

$$t_{1/2} = \frac{1}{kc_0} \qquad\qquad (2-9)$$

(四) 零级反应的浓度与时间的关系

反应速率与反应物浓度无关的反应称为零级反应(reaction of the zero order)。反应浓度与时间的关系为：

$$c_0 - c = k \qquad\qquad (2-10)$$

零级反应中，反应物的浓度 c 与时间成线性关系，斜率为 $-k$。k 的单位为 $[浓度] \cdot [时间]^{-1}$。

反应的半衰期为：

$$t_{1/2} = \frac{c_0}{2k} \qquad\qquad (2-11)$$

近年来，一些缓释长效药物逐渐发展起来。这类药物采用特殊的制剂手段，控制药物在体内的释放，以保证释药速率在相当长的时间范围内相对恒定，达到在体内长时间维持有效的药物浓度的目的。这类药物在体内的释放就属于零级反应。例如用于缓解轻至中度疼痛的常规药布洛芬，现在已制成布洛芬缓释胶囊，可以避免频繁口服。

二、温度与化学反应速率的关系

温度能显著影响反应速率，对大多数生物体外的化学反应，不管是放热还是吸热反应，其反应速率都随温度的升高而加快。1884 年荷兰科学家范特霍夫(van't Hoff)提出，温度每升高 10 ℃，化学反应速率增大为原来的 2～4 倍。

根据有效碰撞理论，温度升高，反应物分子运动速率增大，单位时间内分子间碰撞次数增加，但这不是引起反应速率加快的主要原因。主要原因是温度升高可导致有更多的分子获得能量成为活化分子，即增加了活化分子分数(图 2-5)，因而使反应速率大大加快。

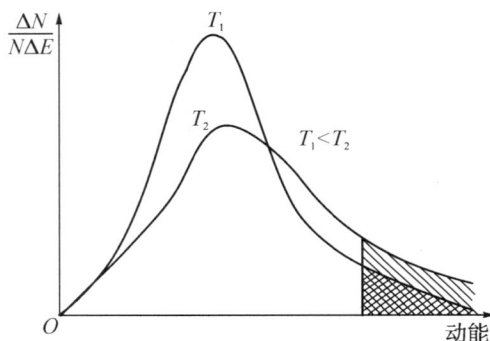

图 2-5 温度与活化分子分数间的关系

1889 年瑞典化学家阿仑尼乌斯(Arrhenius)经过对许多反应实验数据的处理，提出了速率常数 k 与温度 T 成指数关系的阿仑尼乌斯方程式，即

$$k = Ae^{-\frac{E_a}{RT}} \tag{2-12}$$

$$\ln k = -\frac{E_a}{RT} + \ln A \tag{2-13}$$

式中：A 为指数前因子或频率因子，它与单位时间内反应物分子的碰撞频率及碰撞时分子取向的可能性有关，对给定反应为特性常数；E_a 为反应活化能，单位 J·mol^{-1}；R 为摩尔气体常数(8.314 J·K^{-1}·mol^{-1})；T 为热力学温度，单位 K；e 为自然对数的底数。

阿仑尼乌斯方程式说明：

(1) 对反应温度相同、A 值相近的几个反应，反应速率 k 与活化能呈负相关；

(2) 对某一个反应，温度变化不大时，E_a 可视为常数，反应速率常数 k 与温度成正相关；

(3) 活化能较大的反应，其反应速率常数 k 受温度的影响也较大。如在一个可逆反应中，正向反应为吸热反应，逆向反应为放热反应，且吸热反应比放热反应的 E_a 大，当温度升高时,吸热反应的速率增大较多,所以使得化学平衡向吸热反应方向移动。

从公式(2-13)可推导出:

$$\ln \frac{k_2}{k_1} = \frac{E_a}{R}\left(\frac{1}{T_1} - \frac{1}{T_2}\right) \tag{2-14}$$

式中:T_1 和 T_2 为热力学温度;k_1、k_2 分别为 T_1、T_2 时的速率常数,$\dfrac{k_2}{k_1}$ 表示温度从 T_1 升高至 T_2 时,反应速率与原来反应速率的比值。

【例 2-5】 已知两个反应活化能分别为 104.6 kJ·mol^{-1} 和 125.5 kJ·mol^{-1},温度为 10 ℃时,速率常数分别为 2.0×10^{-4} s^{-1} 和 1.0×10^{-4} s^{-1},求当温度升高 10 ℃后,反应速率常数各为多少?

【解】 根据式(2-14)计算。

对于 $E_a = 104.6$ kJ·mol^{-1} 的反应,根据阿仑尼乌斯方程可得

$$\ln \frac{k_2}{2.0 \times 10^{-4}} = \frac{104.6 \times 10^3}{8.314} \times \left(\frac{1}{283} - \frac{1}{293}\right)$$

$$k_2 = 9.12 \times 10^{-4} \, \text{s}^{-1}$$

对于 $E_a = 125.5$ kJ·mol^{-1} 的反应,根据阿仑尼乌斯方程可得

$$\ln \frac{k_3}{1.0 \times 10^{-4}} = \frac{125.5 \times 10^3}{8.314} \times \left(\frac{1}{283} - \frac{1}{293}\right)$$

$$k_3 = 6.18 \times 10^{-4} \, \text{s}^{-1}$$

从计算结果可知,活化能较大的反应,速率常数受温度的影响较大。

三、催化剂与化学反应速率的关系

(一)催化剂和催化作用

为了加快化学反应速率可以增加反应物浓度和提高温度。但浓度增加受到溶解度或压力的限制,加快反应速率的效率降低;提高温度虽然能增加活化分子的分数,但高温有时会给反应带来不利影响,尤其对于生物体内的反应,温度升高,使反应物或产物失去活性。而使用催化剂则是改变化学反应速率的好方法,例如在过二硫酸铵与碘化钾反应中加入少量硝酸铜作为催化剂,可大大加快反应速率。

催化剂(catalyst)是能显著改变反应速率,而本身质量及化学性质在反应前后保持不变的物质。能提高反应速率的催化剂称为正催化剂,能减慢反应速率的催化剂叫负催化剂。催化剂能提高化学反应速率的原因在于它能改变反应历程,降低反应的活化能,见图 2-6 所示:图中 E_a 为非催化反应活化能,E_a' 为催化反应活化能。表 2-2 列出了一些反应在加入催化剂前后活化能变化的情况。

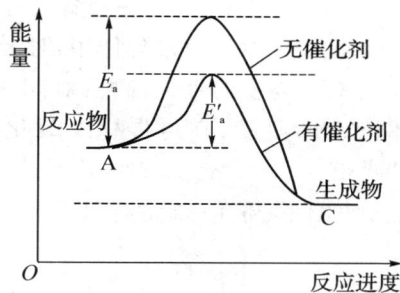

图 2-6　催化剂降低反应活化能示意图

表 2-2 非催化反应和催化反应活化能比较

反应体系	催化剂	非催化反应活化能 $E_a/kJ \cdot mol^{-1}$	催化反应活化能 $E'_a/kJ \cdot mol^{-1}$
$2H_2O_2 \Longrightarrow 2H_2O+O_2$	Pt	75.3	49.0
$2HI \Longrightarrow H_2+I_2$	Au	184.1	104.6
$2SO_2+O_2 \Longrightarrow 2SO_3$	Pt	251.0	62.76
蔗糖在 HCl 中分解	转化酶	107.1	39.3

催化剂具有如下基本特点：

（1）具有选择性，即某一催化剂只对某个特定的反应具有催化作用。对同一反应，不同催化剂对反应速率影响不同。

（2）催化剂可同时催化可逆反应中正反应速率与逆反应速率，但不改变平衡常数，不能改变生成物的产率，即催化剂能加快化学平衡的到达，但不能改变化学平衡移动的方向。

（3）催化剂参与了整个反应过程，但反应前后其质量、化学组成及化学性质不发生变化，只有物理性质会发生变化。

在现代化学工业中，催化剂非常重要，约占 85% 的反应使用催化剂。如合成氨、硝酸、硫酸的生产，石油裂解加工和生物制药等。在生命过程中，催化剂更起着不可替代的作用。

（二）生物催化剂——酶

生物体内几乎所有重要的生化反应都是由各种各样的天然催化剂——酶来完成的。可以说，没有酶，就没有生命的活动。

大多数的酶（enzyme）是蛋白质，在体内有特殊的空间构型。被酶催化的物质称为底物（substrate）。底物（S）与酶（E）可根据相应的空间构型，相互嵌合形成中间活性络合物（ES），从而发生催化作用，最终生成产物（P）并释放出酶，即：

$$E+S \Longrightarrow ES \longrightarrow E+P$$

酶除了具有一般催化剂的特点外，还有以下特征：

（1）高度专一性：一种酶只对一种或一种类型的生化反应起催化作用。例如淀粉酶只对淀粉的水解有催化作用，对蛋白质和脂肪的水解则不起催化作用。

（2）高度的催化活性：对同一反应，酶的催化能力常常比非酶催化高 $10^6 \sim 10^{10}$ 倍。例如碳酸酐酶，它可催化二氧化碳的水合作用，反应速率比非催化反应的速率快约 10^{10} 倍。

（3）酶需在一定的 pH 范围内和一定的温度范围内才能有效地发挥作用。

第四节　化学平衡

一、可逆反应和化学平衡

在研究物质的变化时，人们不仅关注反应的方向和反应的速率，而且关注化学反应可以完成的程度。例如反应：

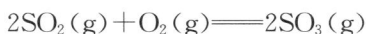

$$2SO_2(g)+O_2(g) \Longrightarrow 2SO_3(g)$$

实际反应发生时,当 2 mol SO$_2$ 与 1 mol O$_2$ 反应,得到产物 SO$_3$ 的量不是按计量方程显示的为 2 mol,即 SO$_2$ 的转化率不能达到 100％转化。在指定的条件下,反应物可以转变成产物的最大限度是什么,这就是化学平衡的问题。

多数化学反应在同一条件下既能正向进行又能逆向进行,这种反应称为可逆反应(reversible reaction)。例如在给定条件下,氢气和碘反应生成碘化氢:

$$H_2(g)+I_2(g)\longrightarrow 2HI(g)$$

在同样条件下,碘化氢也能分解成氢气和碘:

$$2HI(g)\longrightarrow H_2(g)+I_2(g)$$

可逆反应可用双箭头表示:

$$H_2(g)+I_2(g)\rightleftharpoons 2HI(g)$$

可逆程度极微小的反应称为不可逆反应(irreversible reaction),如在二氧化锰存在下氯酸钾的加热分解反应:

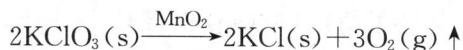

$$2KClO_3(s)\xrightarrow{MnO_2} 2KCl(s)+3O_2(g)\uparrow$$

对于一定条件下的可逆反应,如反应 H$_2$(g)+I$_2$(g)$\rightleftharpoons$2HI(g),刚开始时,系统中只有氢气和碘的正向反应。当有碘化氢生成,立即有其分解反应发生。随着反应的进行,氢气和碘的浓度逐渐减少,碘化氢的浓度逐渐增加。正向反应的速率逐渐减慢,逆向反应的速率逐渐加快。一段时间后,正、逆反应的速率相等,单位时间内正反应消耗多少氢气和碘,逆反应就分解产生多少氢气和碘。正、逆反应的速率相等的系统所处的状态称为化学平衡(chemical equilibrium)。

达到化学平衡时,系统内各组分的浓度不随时间的改变而变化,宏观上看,反应处于静止状态,实际上,正、逆反应仍在进行,只不过正、逆反应的速率相等而已,化学平衡是一种动态平衡,这是化学平衡的第一个特征。

化学平衡的第二个特征是,化学平衡只是相对的,有条件的,一旦维持平衡的条件发生变化(如温度、压力的变化),平衡就会发生移动,原有的平衡被破坏,新的平衡将重新建立。

二、标准平衡常数

平衡常数是化学反应的一个重要参数。不论反应开始时各反应物和产物的浓度如何,到达平衡时,只要温度一定,平衡常数就是一个定值。平衡常数是化学反应在给定条件下反应所能达到的限值的标志。

给出一个化学反应的平衡常数值时,一定要给出对应的计量方程,根据反应方程式写出平衡常数的表达式。

对于溶液中可逆反应

$$aA+bB\rightleftharpoons dD+eE$$

当反应达到平衡状态后,溶液中各物质平衡浓度符合以下关系式:

$$K^{\ominus}=\frac{\left(\dfrac{[D]}{c^{\ominus}}\right)^d\left(\dfrac{[E]}{c^{\ominus}}\right)^e}{\left(\dfrac{[A]}{c^{\ominus}}\right)^a\left(\dfrac{[B]}{c^{\ominus}}\right)^b} \tag{2-15}$$

$K^{\ominus}$ 称为标准平衡常数(standard equilibrium constant)。式(2-15)中[A]、[B]和

[D]、[E]是平衡时反应系统中各物质的平衡浓度，$c^{\ominus}$ 为标准浓度 1 mol·L^{-1}。"[X]/$c^{\ominus}$"称为相对浓度，因此单位是 1。指数项的 a、b、d、e 对应于反应方程式里的各物质的化学计量系数。

对于气体反应

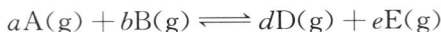

$$aA(g) + bB(g) \rightleftharpoons dD(g) + eE(g)$$

当反应达到平衡状态后，各物质平衡分压符合以下关系式：

$$K^{\ominus} = \frac{\left(\dfrac{p_D}{p^{\ominus}}\right)^d \left(\dfrac{p_E}{p^{\ominus}}\right)^e}{\left(\dfrac{p_A}{p^{\ominus}}\right)^a \left(\dfrac{p_B}{p^{\ominus}}\right)^b} \tag{2-16}$$

式中：p_A、p_B、p_D 和 p_E 分别表示反应物和产物的平衡分压；$p^{\ominus}$ 是标准压力，$p^{\ominus} = 100$ kPa。"$p/p^{\ominus}$"称为相对压力。

【例 2 - 6】 写出下列反应的标准平衡常数。

(1) 醋酸 HAc 的质子转移平衡：$HAc(aq) + H_2O(l) \rightleftharpoons Ac^-(aq) + H_3O^+(aq)$。

(2) 多相离子平衡：$AgCl(s) \rightleftharpoons Ag^+(aq) + Cl^-(aq)$。

【解】 (1) 该质子转移平衡的标准平衡常数为：

$$K^{\ominus} = \frac{\left(\dfrac{[H_3O^+]}{c^{\ominus}}\right)\left(\dfrac{[Ac^-]}{c^{\ominus}}\right)}{\left(\dfrac{[HAc]}{c^{\ominus}}\right)}$$

由于 $c^{\ominus} = 1$ mol·L^{-1}，因此常常将上式简写成

$$K^{\ominus} = \frac{[H_3O^+][Ac^-]}{[HAc]}$$

(2) 该多相离子平衡的标准平衡常数为：

$$K^{\ominus} = \left(\frac{[Ag^+]}{c^{\ominus}}\right)\left(\frac{[Cl^-]}{c^{\ominus}}\right)$$

常简写成： $\qquad K^{\ominus} = [Ag^+][Cl^-]$

书写标准平衡常数时要注意以下几点：

①纯溶剂 H_2O 的浓度不写进标准平衡常数的表达式。

②固体物质的浓度不写进标准平衡常数的表达式。

③对于某一反应 $K^{\ominus}$ 的数值在一定温度下，不因其物质的浓度不同而发生改变，它的意义在于，$K^{\ominus}$ 数值的大小标志着在特定条件该反应所能达到的最大限度。反应平衡常数数值越大，正反应的趋势越强，生成物在平衡体系中所占比例越大，反应的平衡点倾向于生成物一边。

④平衡常数与化学反应计量方程要一一对应。即使是同一化学反应，计量方程的系数不同，则对应的平衡常数也不同。对于合成氨反应，有以下三种不同的写法，平衡常数的表达式也各不相同：

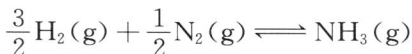

$$\frac{3}{2}H_2(g) + \frac{1}{2}N_2(g) \rightleftharpoons NH_3(g)$$

$$K_1^\ominus = \frac{\left(\dfrac{p_{NH_3}}{p^\ominus}\right)}{\left(\dfrac{p_{H_2}}{p^\ominus}\right)^{\frac{3}{2}}\left(\dfrac{p_{N_2}}{p^\ominus}\right)^{\frac{1}{2}}}$$

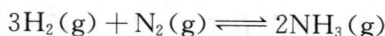

$$3H_2(g) + N_2(g) \rightleftharpoons 2NH_3(g)$$

$$K_2^\ominus = \frac{\left(\dfrac{p_{NH_3}}{p^\ominus}\right)^2}{\left(\dfrac{p_{H_2}}{p^\ominus}\right)^3\left(\dfrac{p_{N_2}}{p^\ominus}\right)}$$

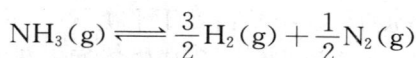

$$NH_3(g) \rightleftharpoons \frac{3}{2}H_2(g) + \frac{1}{2}N_2(g)$$

$$K_3^\ominus = \frac{\left(\dfrac{p_{H_2}}{p^\ominus}\right)^{\frac{3}{2}}\left(\dfrac{p_{N_2}}{p^\ominus}\right)^{\frac{1}{2}}}{\left(\dfrac{p_{NH_3}}{p^\ominus}\right)}$$

在温度相同时三个平衡常数的数值不等,但是存在如下关系:

$$K_1^\ominus = -K_3^\ominus$$
$$(K_1^\ominus)^2 = K_2^\ominus$$

利用平衡常数与平衡浓度的关系,可以求出系统中各组分的平衡浓度、某一反应物的转化率等。

【例 2-7】 在密闭容器中进行下列反应:

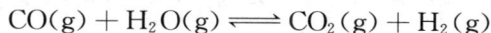

$$CO(g) + H_2O(g) \rightleftharpoons CO_2(g) + H_2(g)$$

850 ℃时该反应的平衡常数 $K^\ominus = 1.00$,设 CO_2 起始浓度为 0.20 mol·L^{-1},H_2 起始浓度为 0.80 mol·L^{-1},求各物质的平衡浓度。

【解】 写出方程式,并写出起始和平衡浓度关系如下:

$$CO(g) + H_2O(g) \rightleftharpoons CO_2(g) + H_2(g)$$

起始浓度/mol·L^{-1}	0.00	0.00	0.20	0.80
平衡浓度/mol·L^{-1}	x	x	$0.20-x$	$0.80-x$

则

$$K^\ominus = \frac{[CO_2][H_2]}{[CO][H_2O]} = \frac{(0.20-x)(0.80-x)}{x \cdot x} = 1$$

所以 $x = 0.16$ mol·L^{-1}

因此各物质的平衡浓度分别为:

$[CO] = [H_2O] = 0.16$ mol·L^{-1},$[CO_2] = 0.04$ mol·L^{-1},$[H_2] = 0.64$ mol·L^{-1}

第五节 化学平衡的移动

化学平衡是相对的和暂时的,外界条件改变时,可逆反应从原来的平衡状态转变为新的平衡状态,这就是化学平衡的移动(shift of chemical equilibrium)。下面讨论浓度、压力和温度对化学平衡的影响。

一、浓度对化学平衡的影响

对于某稀溶液中进行的可逆反应,在等温、等压下达到平衡。其他条件不变,当增大反应物浓度或减小生成物浓度时,系统不再处于平衡状态,可逆反应向正向自发进行。随着正向反应的进行,反应物浓度逐渐减小,生成物浓度逐渐增大,系统又达到了一个新的平衡状态。同理,当减小反应物浓度或增大生成物浓度时,化学平衡向逆向反应方向移动。

在实验室或化工生产中,往往使价格便宜、比较容易得到的一种物料过量(增大浓度),以保证充分利用另一种物料,提高它的转化率。虽然平衡常数与反应物的起始浓度无关,但转化率随反应物的起始浓度不同而改变。

从反应系统中不断降低生成物的浓度,例如移去生成物中气体或难溶沉淀物,可以提高反应物的转化率,也是平衡移动原理的实际运用。

二、压力对化学平衡的影响

对于有气体参与的可逆反应,改变压力可能引起平衡点的变化,从而平衡时系统中各物质的相对数量也发生变化。

1. 增加反应物的分压或降低产物的分压,平衡向正向移动。反之,平衡向逆向移动。

2. 当反应方程式前后气体分子数不相等时,增加系统的总压力,平衡将向气体分子数少的方向移动;降低系统的总压力,平衡向气体分子数多的方向移动。当反应方程式前后气体分子数相等时,改变系统的总压力,平衡不移动。

压力对固体物质和液体物质的体积影响很小,可以不考虑压力对它们的反应平衡的影响。

三、温度对化学平衡的影响

温度对化学平衡的影响与浓度、压力对化学平衡的影响有本质的区别。当化学反应达到平衡以后,改变浓度或压力并不影响 $K^{\ominus}$,而改变温度时,$K^{\ominus}$ 随之发生变化。

对于正向吸热反应:$\Delta H^{\ominus} > 0$,当温度升高即 $T_2 > T_1$ 时,$K^{\ominus}$ 随之增大,使 $K_2^{\ominus} > K_1^{\ominus}$,化学平衡向正向反应(吸热反应)方向移动。

对于正向放热反应:$\Delta H^{\ominus} < 0$,当温度升高即 $T_2 > T_1$ 时,$K^{\ominus}$ 随之减小,使 $K_2^{\ominus} < K_1^{\ominus}$,化学平衡向逆向反应(吸热反应)方向移动。

温度对化学平衡的影响可归纳为:在其他条件一定的情况下,升高温度,化学平衡向吸热方向移动;降低温度,化学平衡向放热方向移动。

四、勒夏特列原理

法国化学家勒夏特列(Le Chatelier)于 1887 年归纳出平衡移动普遍规律:任何已达平衡的系统,若改变系统的任一条件,则平衡向着消除这种改变的方向移动。这一原理既适用于化学平衡,也适用于物理平衡。对于没有达到平衡的系统,因只能自发地向平衡方向移动,所以不能应用勒夏特列原理,否则会得出不符合实际的结论。

阅读材料

反应的耦联

热力学上用反应前后 G 函数值的变化来判断反应是否能进行。$\Delta_r G_m^{\ominus}$ 若是正值,反应不能进行,若是负值反应能够进行。

在生物体内,37 ℃和 pH＝7 时,活细胞中进行的许多反应,其 $\Delta_r G_m^{\ominus}$ 具有很大的正值,而生命过程仍然正常进行,其中一个重要的原因是由于进行了适当的耦联反应。在生化耦联作用中,一种酶催化剂使两个没有共同物质的反应同时发生。

例如活细胞内谷酰胺的生物合成反应

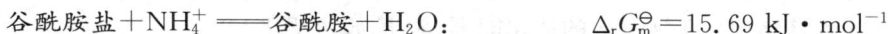

$$谷酰胺盐＋NH_4^+ \Longrightarrow 谷酰胺＋H_2O; \qquad \Delta_r G_m^{\ominus}=15.69 \ \text{kJ} \cdot \text{mol}^{-1}$$

在 310 K、pH＝7 的水溶液中,此反应 $\Delta_r G_m^{\ominus}$ 是一个较大的正值,一般情况下不能自发进行。实际上此反应是在 ATP 参与下,由谷酰胺合成酶催化完成的。

ATP 水解生成 ADP 和 Pi(无机磷酸根)是生物体内一个很重要的放能反应(即自由能降低)。

$$ATP＋H_2O \Longrightarrow ADP＋Pi \qquad \Delta_r G_m^{\ominus}=-30.54 \ \text{kJ} \cdot \text{mol}^{-1}$$

将以上两个反应耦联,得

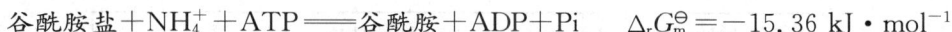

$$谷酰胺盐＋NH_4^+＋ATP \Longrightarrow 谷酰胺＋ADP＋Pi \qquad \Delta_r G_m^{\ominus}=-15.36 \ \text{kJ} \cdot \text{mol}^{-1}$$

在生命过程中,ATP 起着能量转运的作用,它与一些放能的氧化过程(如糖的酵解作用)相耦联,把氧化过程中产生的能量以磷酸高能键的形式贮存起来,它又与合成代谢反应耦联,提供合成代谢反应所需的能量。过程见下图:

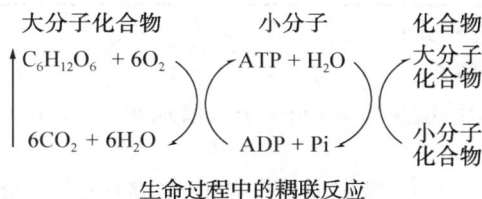

生命过程中的耦联反应

习　题

1. 名词解释
①有效碰撞　②活化分子　③活化能　④活化络合物　⑤速率常数　⑥反应级数
⑦半衰期　⑧催化剂　⑨可逆反应　⑩化学平衡

2. 判断下列说法是否正确。

(1) 具有较大动能并能够发生有效碰撞的分子是活化分子,但活化分子的碰撞并非都是有效碰撞。　　　　　　　　　　　　　　　　　　　　　　　　　　(　　)

（2）某可逆反应,如果正反应的活化能比逆反应的活化能大,那么该正反应是吸热反应。　　（　　）

（3）某一级反应的半衰期为 30 分钟,则反应物完全消耗时为 60 分钟。　　（　　）

（4）反应 $A+BC \rightleftharpoons AB+C$ 的标准平衡常数与 $2A+2BC \rightleftharpoons 2AB+2C$ 的反应的标准平衡常数数值一样。　　（　　）

（5）用增大反应物浓度和升高温度的方法使化学平衡发生移动,两者的根本原因都是改变标准平衡常数。　　（　　）

3. 对于化学反应 $S_2O_8^{2-}+3I^- \rightleftharpoons 2SO_4^{2-}+I_3^-$,其反应速率为:

$$-\frac{dc_{S_2O_8^{2-}}}{dt}=2.0 \times 10^{-3} mol \cdot L^{-1} \cdot s^{-1}。$$ 问: $-\frac{dc_{I^-}}{dt}$ 与 $\frac{dc_{SO_4^{2-}}}{dt}$ 分别是多少?

4. 某元反应 $A+BC \rightleftharpoons AB+C$,正反应的活化能为 E_a,而逆反应 $AB+C \rightleftharpoons A+BC$,其活化能为 E_a'。问:

（1）加入催化剂后正逆反应的活化能 E_a 和 E_a' 如何变化?

（2）若加入不同的催化剂对正向反应活化能 E_a 的影响是否相同?

（3）提高反应温度 E_a 和 E_a' 分别如何变化?

（4）改变初始浓度后 E_a 有何变化?

5. 某可逆反应的正反应的活化能为 E_a,逆反应的活化能为 E_a',已知正反应是吸热反应,在 298 K 时,$v_{正}/v_{逆}=10$。若温度升至 318 K,则 $v_{正}/v_{逆}$ 为　　（　　）

A. $=10$　　　　　　B. >10　　　　　　C. <10　　　　　　D. $=1$

6. 在 300 K 时,反应 $2NOCl \rightleftharpoons 2NO+Cl_2$ 的 NOCl 浓度和反应速率如下:

NOCl 初始浓度/mol·L^{-1}	初始速率/mol·L^{-1}·s^{-1}
0.3	3.6×10^{-9}
0.6	1.44×10^{-8}
0.9	3.24×10^{-8}

（1）写出反应速率方程式;

（2）写出反应速率常数;

（3）如果 NOCl 初始浓度从 0.3 mol·L^{-1} 增加到 0.45 mol·L^{-1},反应速率将增大多少?

7. 放射性钴 $_{27}^{60}Co$ 所产生的强辐射广泛应用于癌症治疗,放射性物质的活度以"Bq（贝可）"表示。某医院购买一个含 7.4×10^{11} Bq 的钴源,半衰期 $t_{1/2}=5.26$ a。10 年后活度还剩多少?

8. 某反应的活化能 $E_a=53.4$ kJ·mol^{-1},在 273 K 时的速率常数是 $k_1=8.2 \times 10^{-4}$ s^{-1},求 298 K 时的 k_2 是多少?

9. 在总压和温度不变时,往下列已达平衡的反应系统中加入惰性气体,能使平衡向右移动的是哪几个?

（1）$NH_4HCO_3(s) \rightleftharpoons NH_3(g)+H_2O(g)+CO_2(g)$

（2）$2H_2(g)+O_2(g) \rightleftharpoons 2H_2O(g)$

（3）$CO(g)+H_2O(g) \rightleftharpoons CO_2(g)+H_2(g)$

（4）$PCl_5(g) \rightleftharpoons PCl_3(g)+Cl_2(g)$

10. 血红蛋白(Hb)与氧气或一氧化碳都可形成配合物,在体温时发生下列反应:

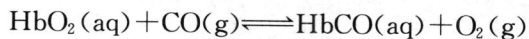

$$HbO_2(aq) + CO(g) \rightleftharpoons HbCO(aq) + O_2(g)$$

该反应的标准平衡常数为 $K^\ominus = \dfrac{[HbCO]}{[HbO_2]} \cdot \dfrac{\left(\dfrac{p_{O_2}}{p^\ominus}\right)}{\left(\dfrac{p_{CO}}{p^\ominus}\right)} = 200$,当 $\dfrac{[HbCO]}{[HbO_2]}$ 的比值接近 1

就可能导致死亡。现若氧气的分压 $p_{O_2} = 10$ kPa,问空气中一氧化碳的分压 p_{CO} 达到多少就可能致命?

（蔡 政）

第三章　电解质溶液

掌握:酸碱质子理论、酸(碱)质子传递平衡常数、同离子效应、一元弱酸(碱)溶液 pH 计算。

熟悉:解离度、稀释定律。

了解:强电解质溶液理论。

电解质(electrolyte)是指溶于水或熔融状态下能导电的化合物,其水溶液称为电解质溶液。电解质在水中能解离生成带电荷的离子,因而电解质溶液具有导电性能。人体体液中含有多种电解质离子,这些电解质离子参与体内各种生理和生化过程,并对体内渗透平衡及体液酸碱度产生重要影响。

第一节　强电解质溶液理论

一、电解质和解离度

不同电解质在溶液中的解离程度是不一样的,电解质解离程度的大小可用解离度(degree of dissociation)α 来表示。解离度是指电解质达到解离平衡时,已解离的分子数和原有的分子总数之比。

$$\alpha = \frac{已解离的分子数}{原有分子总数} \times 100\% \qquad (3-1)$$

解离度单位为 1,习惯上常用百分数表示。解离度的大小可通过测定电解质溶液的依数性或电导率等而求得。解离度的大小与电解质本性、溶液浓度、溶剂性质及温度有关。

在水溶液中能完全解离的电解质称为强电解质(strong electrolyte),如 NaCl、HCl 等化合物。强电解质在水溶液中完全解离成离子,不存在解离平衡。如 NaCl 在水溶液中的解离:

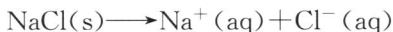

$$NaCl(s) \longrightarrow Na^+(aq) + Cl^-(aq)$$

在水溶液中只能部分解离成离子的电解质称为弱电解质(weak electrolyte),例如 HAc(醋酸)、$NH_3 \cdot H_2O$ 等化合物都属于弱电解质,它们在水溶液中的解离度都很小,一般在 5% 以下。现代测试手段证明,醋酸(HAc)在水中只有很少部分解离成离子,溶液中既有 Ac^- 和 H^+ 存在,又有 HAc 分子存在。在 HAc 溶液中,一方面 HAc 分子可部分解离生成 Ac^- 和 H^+,同时溶液中的 Ac^- 和 H^+ 又可重新结合生成 HAc 分子,因此弱电解质的解离过程是可逆的,在溶液中存在动态的解离平衡。

$$HAc + H_2O \rightleftharpoons H_3O^+ + Ac^-$$

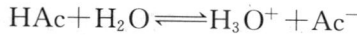

二、强电解质溶液理论简介

现代结构理论和测试方法都证明，像 $NaCl$、KNO_3 等这样的强电解质，不仅溶于水后都以离子状态存在，即使在晶体中也均以离子状态存在，因此强电解质在水溶液中是完全解离的，其解离度应为 100%。但溶液的依数性和电导实验测得的强电解质解离度却小于 100%（表 3-1），该解离度称为表观解离度（apparent dissociation degree）。

表 3-1　几种强电解质的表观解离度（298 K, 0.10 mol·L⁻¹）

电解质	KCl	ZnSO₄	HCl	HNO₃	H₂SO₄	NaOH	Ba(OH)₂
表观解离度/%	86	40	92	92	61	91	81

1923 年，德拜（Debye）和休克尔（Hückel）提出了强电解质理论，初步解释了强电解质的表观解离度小于 100% 的原因。

（一）离子氛和离子强度

德拜和休克尔认为强电解质在水中是全部解离的，但是由于阴、阳离子间的静电作用，每一个离子周围吸引了较多相反电荷的离子，形成离子氛（ion atmosphere），如图 3-1 所示：阳离子周围吸引了较多的阴离子，阴离子周围吸引了较多的阳离子，使得强电解质溶液中的离子不能完全自由运动。当给溶液通电时，阳离子向阴极移动，但是它的离子氛却向阳极移动，离子的移动速率显然要比自由离子慢一些，

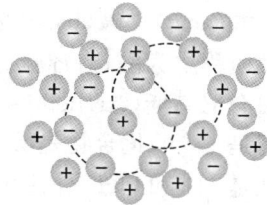

图 3-1　离子氛示意图

从而使得表观上强电解质溶液的导电性比完全解离的理论模型要低，造成了其不完全解离的假象。

溶液中离子浓度越大，离子所带电荷数越多，离子与其离子氛之间的作用就越强。溶液中离子与其离子氛之间相互作用的强弱可用离子强度（ionic strength）来衡量。稀水溶液中离子强度可定义为：

$$I = \frac{1}{2}\sum_i c_i z_i^2 \tag{3-2}$$

式中：I 是离子强度，单位为 $mol \cdot L^{-1}$；c_i 为溶液中各离子的物质的量浓度，单位为 $mol \cdot L^{-1}$；z_i 为溶液中各离子的电荷数，量纲为 1。离子强度是溶液中离子产生的电场强度的量度，仅与溶液中各离子的浓度和电荷数有关，而与离子的本性无关。

（二）离子的活度和活度因子

在电解质溶液中，由于离子氛的存在，使得离子不能完全发挥其作用。不论是在强电解质溶液依数性的测定中，还是在其导电性的测定中，得以真正发挥作用的离子浓度总比理论上以自由离子存在时要小。溶液中离子浓度愈大，或离子所带电荷数愈高，这种偏差也愈大。我们把电解质溶液中实际发挥作用的离子浓度称为有效浓度或活度（activity），用 a 表示。活度 a_B 与溶液浓度 c_B 的关系为：

$$a_B = \gamma_B \frac{c_B}{c^\ominus} \tag{3-3}$$

式中，a_B 为溶液中 B 的活度，量纲为 1；c_B 为溶液中 B 的浓度，单位为 $mol \cdot L^{-1}$；$c^\ominus$ 为标

准态的浓度(即 1 mol·L^{-1});γ_B 为溶液中 B 的活度因子(activity factor),量纲为 1。离子活度因子是溶液中离子间作用力的反映,与溶液中所有离子的浓度和所带电荷有关。溶液的离子强度 I 值愈大,离子间的相互作用愈强,活度因子就愈小;反之,I 值愈小,离子间相互作用愈弱,活度因子 γ_B 就愈大。当溶液的浓度较高、离子强度较大时,若不用活度进行计算,所得结果将与实际情况偏离较大。如人体血液中含有多种电解质离子,其离子强度约为 0.16 mol·L^{-1},因此离子强度对人体中各种酶、激素和维生素功能的影响不可忽视。但是在我们经常接触的计算中,溶液的浓度和离子强度一般都较低,例如在后面章节中将要讨论的弱电解质溶液和难溶强电解质溶液,溶液中离子的浓度都很低,因此一般认为其活度因子 $\gamma_B=1.0$,可用浓度替代活度进行相关计算。液态和固态的纯物质以及稀溶液中的水,活度均视为 1。

第二节 酸碱质子理论

酸(acid)和碱(base)是两类重要的电解质。最初,人们把有酸味、能使蓝色石蕊变红的物质称之为酸;有涩味、滑腻感、能使红色石蕊变蓝的物质称之为碱。1887 年瑞典化学家阿仑尼乌斯(Arrhenius)提出了酸碱电离理论,认为:凡在水溶液中解离生成的阳离子全部是 H$^+$ 的化合物是酸;解离生成的阴离子全部是 OH$^-$ 的化合物是碱。酸碱反应的实质就是 H$^+$ 和 OH$^-$ 作用生成 H$_2$O。酸碱电离理论从物质的化学组成上揭示了酸碱的本质,推动了酸碱理论的发展,直到现在仍得到普遍使用。但它把酸碱限制在水溶液中解离出 H$^+$ 和 OH$^-$ 的物质,对非水体系及气相体系均不适用,如 NaHCO$_3$ 和 Na$_2$CO$_3$ 两种物质均为碱,但它们并不含有也不解离生成 OH$^-$;HCl 与 NH$_3$ 在气相中能发生酸碱反应生成 NH$_4$Cl 等。直至 1923 年丹麦化学家布朗斯特(Brønsted)和英国化学家劳里(Lowry)分别提出了酸碱质子理论(proton theory of acid and base),弥补了酸碱电离理论的不足。

一、酸碱的定义

酸碱质子理论认为:凡能给出质子(H$^+$)的物质都是酸,凡能接受质子的物质都是碱。如 HCl、HCO$_3^-$、NH$_4^+$、H$_2$O 等都能给出质子,因此都是酸;Cl$^-$、HCO$_3^-$、H$_2$O、NH$_3$ 等都能接受质子,因此都是碱。由上述实例可见,酸碱质子理论中的酸碱可以是电中性的分子,也可以是带电荷的阴、阳离子。酸与碱之间存在如下关系:

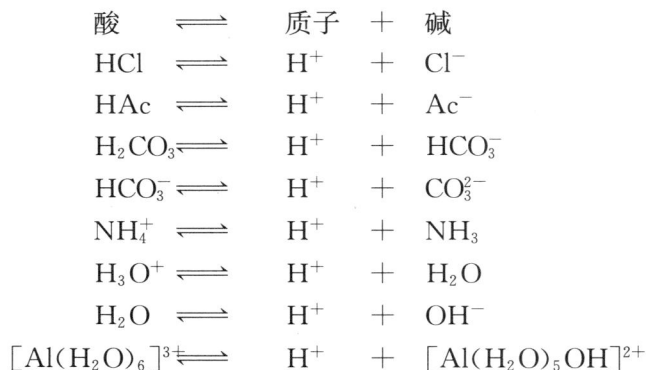

$$
\begin{array}{ccccc}
\text{酸} & \rightleftharpoons & \text{质子} & + & \text{碱} \\
HCl & \rightleftharpoons & H^+ & + & Cl^- \\
HAc & \rightleftharpoons & H^+ & + & Ac^- \\
H_2CO_3 & \rightleftharpoons & H^+ & + & HCO_3^- \\
HCO_3^- & \rightleftharpoons & H^+ & + & CO_3^{2-} \\
NH_4^+ & \rightleftharpoons & H^+ & + & NH_3 \\
H_3O^+ & \rightleftharpoons & H^+ & + & H_2O \\
H_2O & \rightleftharpoons & H^+ & + & OH^- \\
[Al(H_2O)_6]^{3+} & \rightleftharpoons & H^+ & + & [Al(H_2O)_5OH]^{2+}
\end{array}
$$

上述关系式称为酸碱半反应(half reaction of acid-base)。关系式左边的物质为酸，右边的物质为 H^+ 和碱。从酸碱半反应可见，酸和碱不是孤立的，酸和相应的碱之间相互依存，又可相互转化，互为共轭关系。一种酸释放一个质子后成为其共轭碱(conjugate base)，一种碱结合一个质子后成为其共轭酸(conjugate acid)，相差一个质子的一对酸和碱称为共轭酸碱对(conjugated pair of acid-base)。如 HAc 的共轭碱是 Ac^-，Ac^- 的共轭酸是 HAc，但是 H_2CO_3 和 CO_3^{2-} 之间不存在共轭关系。此外，如 H_2O 和 HCO_3^- 这类物质，既能给出质子又能接受质子，称为两性物质(amphoteric substance)。最后需指出，酸碱质子理论中没有盐的概念。

二、酸碱反应的实质

质子(H^+)体积非常小，但电荷密度非常大，在溶液中不能单独存在，所以酸一旦给出 H^+，H^+ 即迅速与另一种碱结合。因此酸碱反应中，酸给出 H^+ 的半反应和另一种碱接受 H^+ 的半反应必然同时发生。酸碱半反应并不能单独发生，仅表达了酸碱的共轭关系。例如在 HAc 水溶液中，HAc 把质子传递给了 H_2O，发生如下反应：

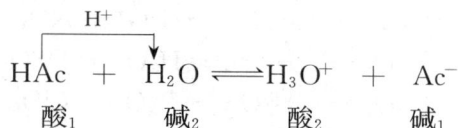

$$\overset{\displaystyle H^+}{\underset{\text{酸}_1 \quad\quad 碱_2 \quad\quad 酸_2 \quad\quad 碱_1}{HAc \;+\; H_2O \Longrightarrow H_3O^+ \;+\; Ac^-}}$$

可以看出，反应中 HAc(酸$_1$)给出 H^+ 后生成其共轭碱 Ac^-(碱$_1$)，而 H_2O(碱$_2$)得到 H^+ 生成其共轭酸 H_3O^+(酸$_2$)，这说明酸碱反应的实质是两对共轭酸碱对之间的质子传递反应(protolysis reaction)。由于在反应中 H^+ 只是从一种物质转移到另一种物质，因此反应可在水溶液中进行，也可在非水溶剂中或气相中进行。同时，水溶液中的一些离子反应也可系统地归纳为质子传递反应，例如酸碱电离理论中的中和反应、解离反应、水解反应等。

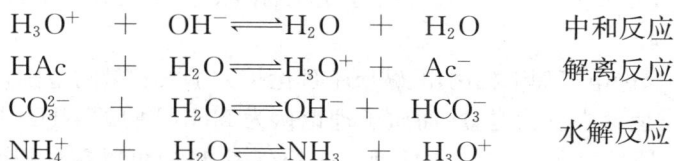

$$
\begin{array}{lll}
H_3O^+ \;+\; OH^- \Longrightarrow H_2O \;+\; H_2O & \quad 中和反应 \\
HAc \;+\; H_2O \Longrightarrow H_3O^+ \;+\; Ac^- & \quad 解离反应 \\
CO_3^{2-} \;+\; H_2O \Longrightarrow OH^- \;+\; HCO_3^- & \\
NH_4^+ \;+\; H_2O \Longrightarrow NH_3 \;+\; H_3O^+ & \quad 水解反应
\end{array}
$$

在质子传递反应中，存在着争夺质子的过程。酸碱反应的方向总是由较强的酸将质子传递给较强的碱，生成较弱的共轭碱和较弱的共轭酸。酸和碱愈强，它们传递质子的能力愈强，反应进行得愈完全。例如：

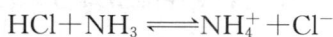

$$HCl + NH_3 \Longrightarrow NH_4^+ + Cl^-$$

因为 HCl 的酸性比 NH_4^+ 强，NH_3 的碱性比 Cl^- 强，故上述反应强烈地向右进行。

三、酸和碱的强度

质子理论认为，酸给出质子的能力越强，其酸性越强；碱接受质子能力越强，其碱性越强。强酸能把自身所有质子给出，而弱酸只能给出部分的质子。

在共轭酸碱对中，酸碱的强度是互相制约的。一般而言，共轭酸的酸性越强，其相应共轭碱的碱性就越弱；反之亦然。例如 HCl 在水中是很强的酸，其共轭碱 Cl^- 是很弱的碱。

物质酸碱性的强弱，除与其本性、温度等有关外，还与溶剂的性质密切相关。通常认为 HCl 是强酸、HAc 是弱酸,都是基于以水为溶剂而言的。实际上,同一种物质在不同的溶剂中可能会显示出不同的酸碱性。例如 HAc 在水和液氨中的质子传递反应分别为:

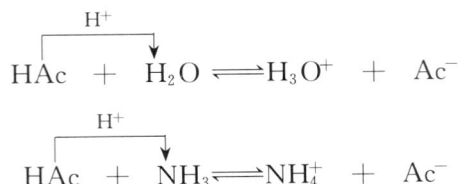

由于 NH_3 接受质子的能力远强于 H_2O,HAc 在液氨中能给出全部 H^+,而在水溶液中只能给出部分 H^+,所以 HAc 在水中表现为弱酸,但在液氨溶剂中却表现为强酸。

水溶液中,HCl、HNO_3、H_2SO_4、$HClO_4$ 都完全解离,表现为强酸。它们与 H_2O 均发生了如下反应:

$$HCl + H_2O \longrightarrow H_3O^+ + Cl^-$$
$$HNO_3 + H_2O \longrightarrow H_3O^+ + NO_3^-$$
$$H_2SO_4 + H_2O \longrightarrow H_3O^+ + HSO_4$$
$$HClO_4 + H_2O \longrightarrow H_3O^+ + ClO_4^-$$

这些酸的质子全部和 H_2O 结合生成 H_3O^+,H_2O 把它们的强度都拉平到了 H_3O^+ 的强度。这种将各种不同强度的酸拉平到溶剂化质子(如 H_3O^+)水平的效应称为溶剂的拉平效应(leveling effect)。具有拉平效应的溶剂称为拉平溶剂,水就是这四种酸的拉平溶剂。

但若将这些酸溶于冰醋酸中,它们的酸性将显示出不同的强度,其由强到弱的顺序是 $HClO_4 > HCl > H_2SO_4 > HNO_3$。这种能将各种不同的酸的强度区分开来的效应称为区分效应(differentiating effect)。具有区分效应的溶剂称为区分溶剂,冰醋酸就是上述四种酸的区分溶剂。

综上所述,与酸碱电离理论相比,酸碱质子理论扩大了酸和碱的范围,如 NH_4Cl、NaAc 与 NH_4Ac,在电离理论中认为是盐,而质子理论认为 NH_4Cl 中的 NH_4^+ 是酸,NaAc 中的 Ac^- 是碱,NH_4Ac 是两性物质;扩大了酸碱反应的范围,反应可以在气相或非水溶剂中进行;将酸碱强度和质子传递反应结合起来,把酸或碱的性质和溶剂的性质联系起来。

第三节　水溶液中的质子传递平衡

一、水的质子自递平衡

(一) 水的离子积

水是两性物质,它既可给出质子,又可接受质子。因此水分子间存在质子传递反应,称为水的质子自递反应(proton self-transfer reaction)。

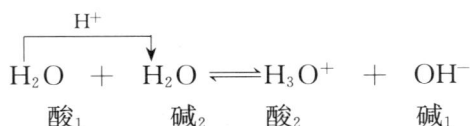

反应达平衡时，

$$K = \frac{[H_3O^+][OH^-]}{[H_2O][H_2O]}$$

式中，$[H_2O]$可看作常数，将其与K合并，可得

$$K_w = [H_3O^+][OH^-] \qquad (3-4)$$

K_w称为水的质子自递平衡常数（proton self-transfer constant），又称为水的离子积（ion product of water）。由于水的解离是一个吸热过程，因此K_w随温度升高而增大，如0 ℃时为1.15×10^{-15}，25 ℃时为1.00×10^{-14}，100 ℃时则为5.43×10^{-13}。

水的离子积关系不仅适用于纯水，也适用于所有稀水溶液。一定温度下，只要知道溶液中的H_3O^+浓度，就可以根据式(3-4)计算出溶液中OH^-浓度。一定温度下的纯水（或中性溶液）中，$[H_3O^+] = [OH^-] = \sqrt{K_w}$；酸性溶液中，$[H_3O^+] > [OH^-]$；碱性溶液中，$[H_3O^+] < [OH^-]$。

（二）水溶液的 pH

溶液的酸度一般用溶液中的$[H_3O^+]$来表示。但当$[H_3O^+]$的浓度很小时，如血清中$[H_3O^+] = 3.98 \times 10^{-8}$ mol·L^{-1}，则往往用 pH 来表示溶液的酸度。

$$pH = -\lg a(H_3O^+)$$

对于稀水溶液而言，$a(H_3O^+) \approx [H_3O^+]$，上述定义式常表达为：

$$pH = -\lg [H_3O^+] \qquad (3-5)$$

同样也可以用 pOH 来表示稀水溶液中$[OH^-]$，即 $pOH = -\lg[OH^-]$。

因 $pK_w = -\lg K_w$，根据水的离子积则有：

$$pK_w = pH + pOH$$

常温下，$[H_3O^+][OH^-] = K_w = 1.0 \times 10^{-14}$，故此时 $pH + pOH = 14$。由此可见，常温下，中性溶液中 $pH = pOH = 7$，酸性溶液中 $pH < 7$，碱性溶液中 $pH > 7$。

二、酸碱在水溶液中的质子传递平衡

（一）一元弱酸（碱）溶液的质子传递

一元弱酸与水的质子传递反应是可逆的，当反应进行到一定程度时就建立平衡。在水溶液中，一元弱酸 HB 与水分子的质子传递反应如下：

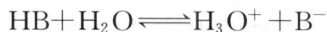

$$HB + H_2O \Longleftrightarrow H_3O^+ + B^-$$

反应达平衡时，

$$K_i = \frac{[H_3O^+][B^-]}{[HB][H_2O]} \qquad (3-6)$$

在稀水溶液中$[H_2O]$可看成是常数，上式可改写为：

$$K_a = \frac{[H_3O^+][B^-]}{[HB]} \qquad (3-7)$$

K_a称为酸的质子传递平衡常数（proton transfer constant of acid），也称为酸的解离平衡常数（dissociation constant of acid），简称为酸常数。K_a是水溶液中酸强度的量度，K_a值愈大，酸性愈强；反之亦然。与水的离子积K_w一样，K_a的大小与温度有关，但与

溶液中酸的浓度无关。一些弱酸的 K_a 值非常小,为使用方便,也常用 pK_a 表示,$pK_a = -\lg K_a$。

类似的,碱 B^- 在水溶液中存在下列质子传递平衡:

$$B^- + H_2O \rightleftharpoons OH^- + HB$$

反应达平衡时有:

$$K_b = \frac{[OH^-][HB]}{[B^-]} \tag{3-8}$$

K_b 为碱的质子传递平衡常数(proton transfer constant of base),也称为酸的解离平衡常数(dissociation constant of base),简称为碱常数。K_b 值的大小可表示碱的强度,K_b 值愈大,碱性愈强。K_b 的大小与温度有关,但与溶液中碱的浓度无关。pK_b 是碱常数的负对数($-\lg K_b$)。

本书附录中已列出常见弱酸 K_a 值,常用弱碱 K_b 值也可以从化学手册中检索。

（二）共轭酸碱 K_a 与 K_b 的关系

弱酸的酸常数 K_a 与其共轭碱的碱常数 K_b 之间有如下关系。

一元弱酸 HB 的酸常数表达式为:

$$K_a = \frac{[H_3O^+][B^-]}{[HB]}$$

其共轭碱 B^- 的碱常数表达式为:

$$K_b = \frac{[OH^-][HB]}{[B^-]}$$

将上述两个质子传递平衡常数表达式相乘可得

$$K_a K_b = \frac{[H_3O^+][B^-]}{[HB]} \times \frac{[OH^-][HB]}{[B^-]} = [H_3O^+][OH^-] = K_w$$

即

$$K_a K_b = K_w \tag{3-9}$$

上式表明,K_a 与 K_b 成反比,说明酸愈强,其共轭碱愈弱;反之,碱愈强,则其共轭酸愈弱。此外,若已知酸的酸常数 K_a,则可求出其共轭碱的碱常数 K_b,反之亦然。

【例 3-1】 已知 NH_3 的 K_b 为 1.78×10^{-5},试求 NH_4^+ 的 K_a。

【解】 因 NH_3 与 NH_4^+ 是一对共轭酸碱对,它们的 $K_a K_b = K_w$,因此 NH_4^+ 的 K_a 为:

$$K_a(NH_4^+) = \frac{K_w}{K_b(NH_3)} = \frac{1.0 \times 10^{-14}}{1.78 \times 10^{-5}} = 5.62 \times 10^{-10}$$

（三）多元酸（碱）溶液的质子传递平衡

在水溶液中一个分子能给出两个或两个以上 H^+ 的酸称为多元酸,如 H_2CO_3、H_2S 为二元弱酸,H_3PO_4、H_3AsO_4 为三元酸;在水溶液中能够接受两个或两个以上 H^+ 的碱称为多元碱,如 CO_3^{2-}、S^{2-}、PO_4^{3-}。多元酸或多元碱在水中的质子传递反应是分步进行的。例如 H_3PO_4,其质子传递分三步进行,每一步都有其相应的质子传递平衡常数 K_a。

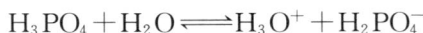

$$H_3PO_4 + H_2O \rightleftharpoons H_3O^+ + H_2PO_4^-$$

$$K_{a1} = \frac{[H_3O^+][H_2PO_4^-]}{[H_3PO_4]} = 6.92 \times 10^{-3}$$

$$H_2PO_4^- + H_2O \Longrightarrow H_3O^+ + HPO_4^{2-}$$

$$K_{a2} = \frac{[H_3O^+][HPO_4^{2-}]}{[H_2PO_4^-]} = 6.23 \times 10^{-8}$$

$$HPO_4^{2-} + H_2O \Longrightarrow H_3O^+ + PO_4^{3-}$$

$$K_{a3} = \frac{[H_3O^+][PO_4^{3-}]}{[HPO_4^{2-}]} = 4.79 \times 10^{-13}$$

多元酸的质子传递平衡常数是逐级变小的,即 $K_{a1} > K_{a2} > K_{a3}$,因此酸性由强到弱为 $H_3PO_4 > H_2PO_4^- > HPO_4^{2-}$。

上述质子传递反应中,H_3PO_4、$H_2PO_4^-$、HPO_4^{2-} 均为酸,其共轭碱分别为 $H_2PO_4^-$、HPO_4^{2-}、PO_4^{3-}。共轭碱的质子传递反应和平衡常数分别为:

$$PO_4^{3-} + H_2O \Longrightarrow OH^- + HPO_4^{2-}$$

$$K_{b1} = \frac{K_w}{K_{a3}} = 2.09 \times 10^{-2}$$

$$HPO_4^{2-} + H_2O \Longrightarrow OH^- + H_2PO_4^-$$

$$K_{b2} = \frac{K_w}{K_{a2}} = 1.61 \times 10^{-7}$$

$$H_2PO_4^- + H_2O \Longrightarrow OH^- + H_3PO_4$$

$$K_{b3} = \frac{K_w}{K_{a1}} = 1.44 \times 10^{-12}$$

多元碱的质子传递平衡常数也是逐级变小的,即 $K_{b1} > K_{b2} > K_{b3}$,因此碱性由强到弱为 $PO_4^{3-} > HPO_4^{2-} > H_2PO_4^-$。

三、质子传递平衡的移动

质子传递平衡与其他化学平衡一样,当外界条件(浓度、温度等)改变时,平衡会发生移动。本章主要讨论浓度变化、同离子效应和盐效应对质子传递平衡的影响。

(一)浓度对平衡移动的影响

以一元弱酸 HB 为例,设 HB 的初始浓度为 c_0,平衡时 HB 的解离度为 α。

HB 在水溶液中存在下列质子传递反应:

$$HB \quad + \quad H_2O \quad \Longrightarrow \quad H_3O^+ \quad + \quad B^-$$

初始浓度 $\quad c_0 \qquad\qquad\qquad\qquad\qquad 0 \qquad\qquad 0$

平衡浓度 $\quad c_0 - c_0\alpha \qquad\qquad\qquad\quad c_0\alpha \qquad\quad c_0\alpha$

达到平衡状态时,

$$K_a = \frac{[H_3O^+][B^-]}{[HB]} = \frac{c_0\alpha \cdot c_0\alpha}{c_0 - c_0\alpha} = \frac{c_0\alpha^2}{1 - \alpha}$$

一般弱电解质 $\alpha < 5\%$,发生解离的酸极少,因此可以认为 $1 - \alpha \approx 1$,则上式可简化为

$$K_a = c_0\alpha^2$$

因此

$$\alpha = \sqrt{\frac{K_a}{c_0}} \qquad (3-10)$$

由式(3-10)可见,温度一定时,当弱酸溶液被稀释,弱酸的浓度降低,弱酸的解离度却随溶液的稀释而增大,此时质子转移平衡向弱酸解离方向移动,这称为稀释定律(dilution law)。

（二）同离子效应

若在达到质子传递平衡的 HAc 溶液中加入少量的 NaAc,由于 NaAc 是强电解质,在水溶液中全部解离,溶液中 Ac^- 浓度增大,从而使得 HAc 在水中的质子传递平衡向左移动,从而降低了 HAc 的解离度。

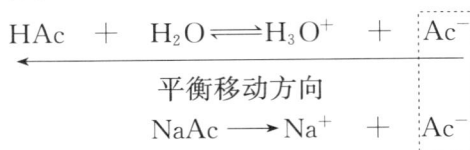

$$HAc \quad + \quad H_2O \Longrightarrow H_3O^+ \quad + \quad \boxed{Ac^-}$$
$$\overleftarrow{\qquad\qquad\qquad\qquad}$$
$$平衡移动方向$$
$$NaAc \longrightarrow Na^+ \quad + \quad \boxed{Ac^-}$$

同理,在达到质子传递平衡的 $NH_3 \cdot H_2O$ 中,若加入少量 NH_4Cl,则 $NH_3 \cdot H_2O$ 在水中的质子传递平衡也将向着生成 $NH_3 \cdot H_2O$ 分子的方向移动,使 $NH_3 \cdot H_2O$ 的解离度降低。

$$NH_3 \quad + \quad H_2O \Longrightarrow OH^- \quad + \quad \boxed{NH_4^+}$$
$$\overleftarrow{\qquad\qquad\qquad\qquad}$$
$$平衡移动方向$$
$$NH_4Cl \longrightarrow Cl^- \quad + \quad \boxed{NH_4^+}$$

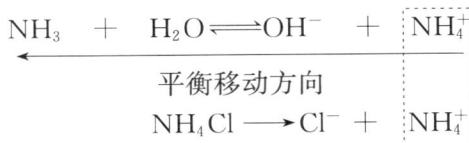

这种在弱酸或弱碱水溶液中加入与之含有相同离子的易溶强电解质,使弱酸或弱碱的解离度降低的现象称为同离子效应(common-ion effect)。

【例 3-2】 试求 $0.10 \ mol \cdot L^{-1}$ HAc 溶液的$[H_3O^+]$及其解离度 α,已知 HAc 的 $K_a = 1.75 \times 10^{-5}$;若向该 HAc 溶液中加入固体 NaAc,并使 NaAc 浓度为 $0.10 \ mol \cdot L^{-1}$（忽略混合前后溶液体积变化），试求此时溶液的$[H_3O^+]$和解离度。

【解】 （1）忽略溶液中水的质子自递,则溶液中各物质平衡浓度分别为:

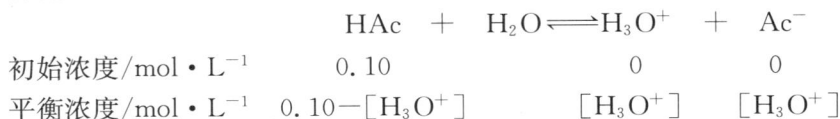

$$HAc \quad + \quad H_2O \Longrightarrow H_3O^+ \quad + \quad Ac^-$$

初始浓度/$mol \cdot L^{-1}$ 0.10   0   0

平衡浓度/$mol \cdot L^{-1}$ $0.10-[H_3O^+]$ $[H_3O^+]$ $[H_3O^+]$

反应达质子传递平衡时

$$K_a = \frac{[H_3O^+][Ac^-]}{[HAc]} = \frac{[H_3O^+]^2}{0.10 - [H_3O^+]}$$

$$1.75 \times 10^{-5} = \frac{[H_3O^+]^2}{0.10 - [H_3O^+]}$$

解得 $[H_3O^+] = 1.32 \times 10^{-3} \ mol \cdot L^{-1}$

所以 $0.10 \ mol \cdot L^{-1}$ HAc 溶液的解离度

$$\alpha = \frac{[H_3O^+]}{c_0} \times 100\% = \frac{1.32 \times 10^{-3}}{0.10} \times 100\% = 1.32\%$$

（2）向该 HAc 溶液加入固体 NaAc,使 $c(Ac^-) = 0.10 \ mol \cdot L^{-1}$,此时溶液中各物质平衡浓度分别为:

$$HAc \quad + \quad H_2O \Longrightarrow H_3O^+ \quad + \quad Ac^-$$

初始浓度/mol·L^{-1}	0.10	0	0.10
平衡浓度/mol·L^{-1}	0.10-[H$_3$O$^+$]	[H$_3$O$^+$]	0.10+[H$_3$O$^+$]

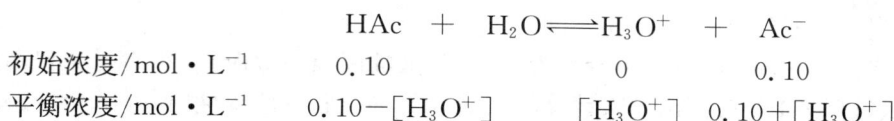

由于 NaAc 对 HAc 的解离产生同离子效应,使得 HAc 的解离度降低,因此可认为溶液中

$$[HAc]=0.10-[H_3O^+]\approx0.10 \text{ mol·L}^{-1}$$

$$[Ac^-]=0.10+[H_3O^+]\approx0.10 \text{ mol·L}^{-1}$$

则反应达质子传递平衡时:

$$K_a=\frac{[H_3O^+][Ac^-]}{[HAc]}\approx\frac{[H_3O^+]\times0.10}{0.10}=[H_3O^+]$$

因此溶液中氢离子浓度为:

$$[H_3O^+]=K_a=1.75\times10^{-5}(\text{mol·L}^{-1})$$

HAc 解离度为:

$$\alpha=\frac{[H_3O^+]}{c_0}\times100\%=\frac{1.75\times10^{-5}}{0.10}\times100\%=0.017\ 5\%$$

由上述例题可见,0.100 mol·L^{-1} HAc 溶液的解离度为 1.32%,而加入 NaAc 使其浓度为 0.100 mol·L^{-1}后,HAc 的解离度下降为 0.017 5%。由此可见,同离子效应能够明显降低弱电解质的解离度。因此,利用同离子效应可调控溶液中某离子浓度和调节溶液的 pH 值,对科学研究和生产实践都具有重要意义。

（三）盐效应

在弱电解质溶液中加入与之不含相同离子的易溶强电解质,会使弱电解质的解离度略为增大,这种作用称为盐效应(salt effect)。这可以定性地认为,由于强电解质的加入,增大了溶液的离子强度,使得溶液中离子活度降低,从而促进了溶液中弱酸或者弱碱的解离。例如,在 0.10 mol·L^{-1} HAc 溶液中加入 NaCl 使其浓度为 0.10 mol·L^{-1},溶液中的[H$_3$O$^+$]由 1.32×10^{-3} mol·L^{-1}增大至 1.82×10^{-3} mol·L^{-1},HAc 的解离度由 1.32%增大至 1.82%。

显然在产生同离子效应的同时必然伴随有盐效应。但与同离子效应的影响相比,盐效应的影响要小得多,因此在同离子效应发生的同时,一般不考虑盐效应的影响。

第四节　酸碱溶液 pH 的计算

一、强酸或强碱溶液

强酸或强碱均为强电解质,在水溶液中是完全解离的,同时溶剂水也会发生微弱解离。由于强酸或强碱的同离子效应会抑制水的解离,因此一般情况下常忽略水的解离,溶液的 pH 可直接根据强酸或强碱的浓度求得。例如 0.010 mol·L^{-1} HCl 溶液,其[H$_3$O$^+$]也是 0.010 mol·L^{-1},pH=2.00;0.010 mol·L^{-1} NaOH 溶液,其[OH$^-$]也是 0.010 mol·L^{-1},pH=12.00。

但当强酸或强碱溶液的浓度低于 10^{-6} mol·L^{-1}时,不可忽略由水解离生成的

$[H_3O^+]$或$[OH^-]$。

一般浓度时,对于强、弱酸混合溶液,由于强酸的同离子效应,可忽略弱酸和水的解离。因此,可直接根据强酸浓度来计算溶液的 pH。同理,一般浓度时,强碱和弱碱的混合溶液其 pH 可直接根据强碱浓度来进行计算。

二、一元弱酸(碱)溶液

(一) 一元弱酸溶液

一元弱酸 HB 在水溶液中存在下列两种质子传递平衡:

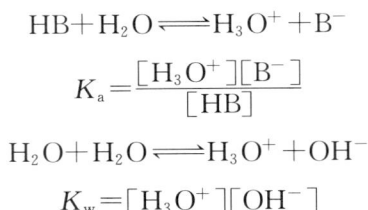

$$HB + H_2O \rightleftharpoons H_3O^+ + B^-$$

$$K_a = \frac{[H_3O^+][B^-]}{[HB]}$$

$$H_2O + H_2O \rightleftharpoons H_3O^+ + OH^-$$

$$K_w = [H_3O^+][OH^-]$$

上述各反应达质子传递平衡时,$[HB]$、$[H_3O^+]$、$[B^-]$、$[OH^-]$均不可知,要精确求得$[H_3O^+]$,计算相当复杂。因此,一般采用下面的方法进行近似处理。

设一元弱酸 HB 初始浓度为 c_a,当 $K_a \cdot c_a \geqslant 20K_w$ 时,忽略水的质子自递平衡,则溶液中$[H_3O^+]$主要来自 HB 的质子传递平衡。

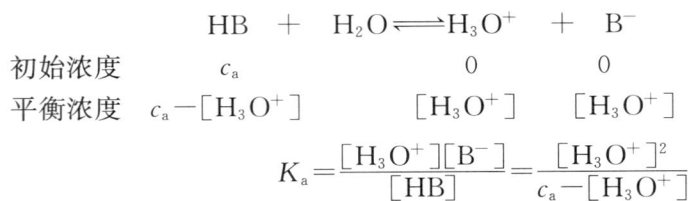

$$HB \quad + \quad H_2O \rightleftharpoons H_3O^+ \quad + \quad B^-$$

初始浓度 $\quad c_a \qquad\qquad\qquad 0 \qquad\qquad 0$

平衡浓度 $\quad c_a - [H_3O^+] \qquad\qquad [H_3O^+] \qquad [H_3O^+]$

$$K_a = \frac{[H_3O^+][B^-]}{[HB]} = \frac{[H_3O^+]^2}{c_a - [H_3O^+]}$$

因此

$$[H_3O^+]^2 + K_a[H_3O^+] - K_a c_a = 0$$

$$[H_3O^+] = \frac{-K_a + \sqrt{K_a^2 + 4K_a c_a}}{2} \qquad (3-11)$$

式(3-11)为计算一元弱酸溶液中$[H_3O^+]$的近似公式。

当 $K_a \cdot c_a \geqslant 20K_w$,且 $c_a/K_a \geqslant 500$ 时,由于质子传递平衡产生的$[H_3O^+] \ll c_a$,因此计算时可做如下近似处理:

$$[HA] = c_a - [H_3O^+] \approx c_a$$

则

$$K_a = \frac{[H_3O^+][B^-]}{[HB]} = \frac{[H_3O^+]^2}{c_a - [H_3O^+]} \approx \frac{[H_3O^+]^2}{c_a}$$

因此

$$[H_3O^+] = \sqrt{c_a K_a} \qquad (3-12)$$

上式为计算一元弱酸溶液$[H_3O^+]$的最简式。

【例 3-3】 计算 $0.10\ mol \cdot L^{-1}$ HAc 溶液的$[H_3O^+]$和 pH。已知 $K_a = 1.75 \times 10^{-5}$。

【解】 HAc 为一元弱酸,则

$$K_a \cdot c_a = 1.75 \times 10^{-5} \times 0.10 = 1.75 \times 10^{-6} > 20K_w$$

$c_a/K_a = 0.10/(1.75 \times 10^{-5}) = 5\ 714 > 500$,可用最简式(3-12)来求算溶液中

$[H_3O^+]$。

$$[H^+]=\sqrt{c_aK_a}=\sqrt{0.10\times1.75\times10^{-5}}=1.32\times10^{-3}\ mol\cdot L^{-1}$$

$$pH=-lg[H_3O^+]=-lg(1.32\times10^{-3})=2.88$$

【例 3-4】 计算 $0.10\ mol\cdot L^{-1}\ NH_4Cl$ 溶液的 pH。已知 NH_3 的 $K_b=1.78\times10^{-5}$。

【解】 NH_4Cl 在水溶液完全解离,由于 Cl^- 的碱性极弱,因此 NH_4Cl 溶液可按一元弱酸 NH_4^+ 来求算溶液 pH。NH_3 和 NH_4^+ 为共轭酸碱对,则

$$K_a(NH_4^+)=\frac{K_w}{K_b(NH_3)}=\frac{1.0\times10^{-14}}{1.78\times10^{-5}}=5.62\times10^{-10}$$

显然 $K_a\cdot c_a\geqslant20K_w$,$c_a/K_a=0.10/(5.62\times10^{-10})>500$,因此可用最简式(3-12)求算溶液中 $[H_3O^+]$,则

$$[H^+]=\sqrt{c_aK_a}=\sqrt{0.10\times5.62\times10^{-10}}=7.50\times10^{-6}\ mol\cdot L^{-1}$$

$$pH=-lg[H_3O^+]=-lg(7.50\times10^{-6})=5.12$$

（二）一元弱碱溶液

与一元弱酸溶液推导过程类似,对于一元弱碱溶液,当 $K_b\cdot c_b\geqslant20K_w$ 时,可得溶液中 $[OH^-]$ 的近似计算式:

$$[OH^-]=\frac{-K_b+\sqrt{K_b^2+4K_bc_b}}{2} \tag{3-13}$$

当 $K_b\cdot c_b\geqslant20K_w$,且 $c_b/K_b\geqslant500$ 时,可得溶液中 $[OH^-]$ 的最简计算式:

$$[OH^-]=\sqrt{c_bK_b} \tag{3-14}$$

【例 3-5】 试求 $0.10\ mol\cdot L^{-1}NaAc$ 溶液的 pH。

【解】 NaAc 在水溶液中完全解离成 Na^+ 和 Ac^-,根据酸碱质子理论,Na^+ 为非酸非碱物质,Ac^- 是一元弱碱。因此可以按一元弱碱求算该溶液的 pH。

已知 HAc 的 $K_a=1.75\times10^{-5}$,因此 Ac^- 的 K_b 为:

$$K_b(Ac^-)=\frac{K_w}{K_a(HAc)}=\frac{1.0\times10^{-14}}{1.75\times10^{-5}}=5.71\times10^{-10}$$

则
$$K_b\cdot c_b=5.71\times10^{-10}\times0.10=5.71\times10^{-11}>20K_w$$
$$c_b/K_b=0.10/(5.71\times10^{-10})=1.75\times10^9>500$$

因此可用最简式(3-14)进行求算。

$$[OH^-]=\sqrt{c_bK_b}=\sqrt{0.10\times5.71\times10^{-10}}=7.56\times10^{-6}\ mol\cdot L^{-1}$$

$$[H_3O^+]=\frac{K_w}{[OH^-]}=\frac{1.00\times10^{-14}}{7.56\times10^{-6}}=1.32\times10^{-9}\ mol\cdot L^{-1}$$

$$pH=-lg[H_3O^+]=-lg(1.32\times10^{-9})=8.88$$

对于碱溶液而言,必须首先求算出溶液中 $[OH^-]$,然后再根据水的离子积求出溶液中 $[H_3O^+]$,并计算出溶液的 pH。

 阅读材料

酸碱电子理论

酸碱质子理论对酸碱的定义局限于质子的得失,但对于类似于 SO_3 等这一类化合物,不含有质子却具有酸性是无法解释的。在酸碱质子理论提出的同一年,路易斯(Lewis)提出了酸碱电子理论。酸碱电子理论认为:凡是可以接受电子对的物质称为酸,例如 H^+、Zn^{2+}、BF_3、$AlCl_3$ 等;凡是可以给出电子对的物质称为碱,例如 OH^-、CN^-、NH_3 等。因此,酸是电子对的接受体,碱是电子对的给予体。而酸碱反应的实质就是形成配位键而生成酸碱配合物。酸碱反应过程如下:

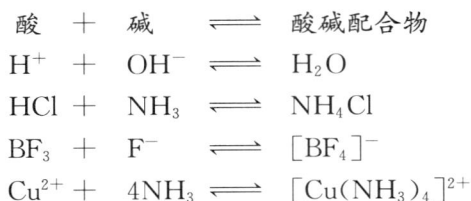

$$\text{酸} + \text{碱} \Longleftrightarrow \text{酸碱配合物}$$
$$H^+ + OH^- \Longleftrightarrow H_2O$$
$$HCl + NH_3 \Longleftrightarrow NH_4Cl$$
$$BF_3 + F^- \Longleftrightarrow [BF_4]^-$$
$$Cu^{2+} + 4NH_3 \Longleftrightarrow [Cu(NH_3)_4]^{2+}$$

根据酸碱电子理论,几乎所有的阳离子等缺电子物质都是酸,阴离子等富电子物质都是碱,而绝大多数化合物如盐类、金属氧化物及氢氧化物、配位化合物等都可看成是酸碱配合物。大多数反应也可以归为酸碱之间的反应或者酸碱与酸碱配合物之间的反应。

酸碱电子理论进一步扩大了酸碱的范围,并把酸碱概念应用于许多有机反应和无溶剂系统。但是酸碱电子理论对于酸碱的定义过于笼统,因而酸碱特征不明显,不同类型反应之间的界限基本消除,也尚无统一的标度来确定酸碱的相对强度。因此,目前仍常用酸碱电离理论和质子理论来处理水溶液中的酸碱问题。

习 题

1. 写出下列各物质的共轭碱:

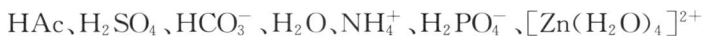

HAc、H_2SO_4、HCO_3^-、H_2O、NH_4^+、$H_2PO_4^-$、$[Zn(H_2O)_4]^{2+}$

2. 写出下列各物质的共轭酸:

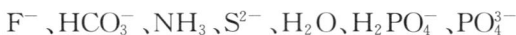

F^-、HCO_3^-、NH_3、S^{2-}、H_2O、$H_2PO_4^-$、PO_4^{3-}

3. 下列物质中,哪些只能为是酸?哪些只能为碱?哪些是两性物质?

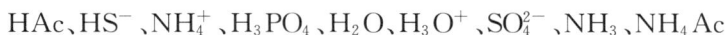

HAc、HS^-、NH_4^+、H_3PO_4、H_2O、H_3O^+、SO_4^{2-}、NH_3、NH_4Ac

4. 尼克酸(C_5H_4NCOOH)又称维生素 B_3、维生素 PP、烟酸,已知其 $K_a = 1.5 \times 10^{-4}$。

(1) 写出尼克酸在水溶液中质子传递平衡反应式;

(2) 计算其共轭碱的 K_b 值。

5. 常温下,在 $0.10 \text{ mol} \cdot L^{-1}$ NH_3 水溶液中分别加入下列各物质,对氨水的解离常数、解离度及溶液的 pH 分别产生什么影响?

(1) 纯水　　　　(2) NH_4Cl　　　　(3) $NaOH$　　　　(4) $NaCl$

6. 已知浓度为 $0.050 \text{ mol} \cdot L^{-1}$ HCN 溶液的 pH 为 5.30,求 HCN 的解离常数 K_a。

7. 乳酸 $C_3H_6O_3$ 是糖无氧酵解的最终产物,是一元弱酸,在体内大量积蓄会引起酸中毒。已知乳酸的 $K_a = 1.4 \times 10^{-4}$,试计算 $0.010 \text{ mol} \cdot L^{-1}$ 乳酸溶液的 pH。

8. 已知 HAc 的 $K_a = 1.75 \times 10^{-5}$，试求 $0.10\ \mathrm{mol \cdot L^{-1}}$ NaAc 溶液的 pH 及其解离度 α。

9. 在 HAc 和 HCl 混合溶液中，两者的浓度均为 $0.10\ \mathrm{mol \cdot L^{-1}}$，求该溶液的 pH 及 $[Ac^-]$。已知 HAc 的 $K_a = 1.75 \times 10^{-5}$。

（周　萍）

第四章　缓冲溶液

学习要求

掌握:缓冲溶液的组成及缓冲作用机制,缓冲溶液的 pH 计算公式,缓冲容量和缓冲范围。

熟悉:缓冲溶液在医学上的意义。

了解:缓冲溶液的配制。

许多化学反应和生理过程都需要在一定 pH 条件下才能正常进行。人体血液的 pH 范围为 7.35～7.45,是一变动范围很窄的弱碱性环境。这为体内细胞及各类生物酶正常发挥其生理生化功能提供了一个适宜的"内环境"。倘若 pH 超出这个狭小范围,细胞的正常生理功能会丧失。此外,人体在代谢过程中会不断地生成酸性或碱性物质,但体液可通过其缓冲调节功能稳定血液的 pH 在正常范围内。缓冲溶液(buffer solution)能够维持体液或细胞培养液的 pH 相对稳定不变,这在生物医学上有着极其重要的意义。

第一节　缓冲溶液及缓冲机制

一、缓冲溶液的缓冲作用和组成

常温下,向 1 L 0.10 mol·L^{-1} NaCl 溶液中加入少量强酸或者强碱,其 pH 发生显著变化;而向 1 L 含有 0.10 mol HAc 和 0.10 mol NaAc 的混合溶液中加入少量强酸或者强碱时,溶液 pH 却改变很小。表 4-1 列出了加入少量强酸、强碱对上述各溶液 pH 的影响情况。

表 4-1　加入少量强酸、强碱对溶液 pH 的影响

1 L 溶液	pH	加入强酸或强碱	pH	｜ΔpH｜
0.10 mol·L^{-1} NaCl	7.00	0.010 mol HCl	2.00	5.00
		0.010 mol NaOH	12.00	5.00
0.1 mol·L^{-1} HAc — 0.1 mol·L^{-1} NaAc	4.75	0.010 mol HCl	4.66	0.09
		0.010 mol NaOH	4.84	0.09

由表 4-1 可见,同样加入 0.010 mol HCl 或者 0.010 mol NaOH,NaCl 溶液的 pH 改变了 5.0 个 pH 单位,而 HAc 和 NaAc 混合溶液的 pH 只改变了 0.09 个 pH 单位;若在上述 HAc 和 NaAc 混合溶液中加入少量水稀释,其 pH 改变幅度也很小。这说明

HAc 和 NaAc 这类由弱酸及其共轭碱组成的混合溶液有抵抗少量外加强酸、强碱或稍加稀释而保持 pH 基本不变的能力,这种溶液称为缓冲溶液。缓冲溶液对少量强酸、强碱或稀释的抵抗作用称为缓冲作用(buffer action)。

缓冲溶液一般是由足够浓度的一对共轭酸碱对组成的。组成缓冲溶液的共轭酸碱对称为缓冲系(buffer system)或缓冲对(buffer pair)。表 4-2 列出了一些常见的缓冲系。

表 4-2 常见的缓冲系

缓冲系	质子转移平衡	pK_a(25 ℃)
HAc-NaAc	$HAc+H_2O \rightleftharpoons Ac^-+H_3O^+$	4.76
H_2CO_3-$NaHCO_3$	$H_2CO_3+H_2O \rightleftharpoons HCO_3^-+H_3O^+$	6.35
$H_2C_8H_4O_4$-$KHC_8H_4O_4$*	$H_2C_8H_4O_4+H_2O \rightleftharpoons HC_8H_4O_4^-+H_3O^+$	2.89
Tris・HCl-Tris**	$Tris・H^++H_2O \rightleftharpoons Tris+H_3O^+$	8.08
NH_4Cl-NH_3	$NH_4^++H_2O \rightleftharpoons NH_3+H_3O^+$	9.25
$CH_3NH_3^+Cl^-$-CH_3NH_2***	$CH_3NH_3^++H_2O \rightleftharpoons CH_3NH_2+H_3O^+$	10.63
H_3PO_4-NaH_2PO_4	$H_3PO_4+H_2O \rightleftharpoons H_2PO_4^-+H_3O^+$	2.16
NaH_2PO_4-Na_2HPO_4	$H_2PO_4^-+H_2O \rightleftharpoons HPO_4^{2-}+H_3O^+$	7.21
Na_2HPO_4-Na_3PO_4	$HPO_4^{2-}+H_2O \rightleftharpoons PO_4^{3-}+H_3O^+$	12.32

*:邻苯二甲酸-邻苯二甲酸氢钾;

**:三(羟甲基)甲胺盐酸盐-三(羟甲基)甲胺;

***:甲胺盐-甲胺。

二、缓冲机制

现以含有相同浓度的 HAc 和 NaAc 缓冲系为例说明缓冲溶液的缓冲机制。

NaAc 是强电解质,在溶液中完全解离为 Na^+ 和 Ac^-。HAc 是弱电解质,加之 NaAc 解离生成的 Ac^- 对其产生的同离子效应,在溶液中解离程度极低,几乎完全以分子状态存在于溶液中。所以 HAc-NaAc 缓冲溶液存在有大量的 HAc 和 Ac^-,二者是共轭酸碱对,于溶液中存在以下质子传递平衡:

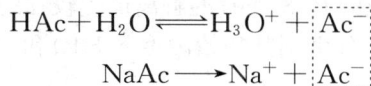

$$HAc+H_2O \rightleftharpoons H_3O^++Ac^-$$

$$NaAc \longrightarrow Na^++Ac^-$$

缓冲溶液中加入少量强酸时,HAc 的质子传递平衡将左移,共轭碱 Ac^- 会与外加 H_3O^+ 结合,因此溶液中 H_3O^+ 浓度不会明显升高,pH 基本不变,仅是 HAc 浓度略有增加。由此可见,缓冲系中的共轭碱发挥了抵抗少量外加强酸的作用,称之为抗酸成分。缓冲溶液中加入少量强碱时,溶液中 H_3O^+ 即与外加 OH^- 反应,H_3O^+ 浓度降低,此时,HAc 质子传递平衡右移,HAc 进一步解离生成 H_3O^+ 和 Ac^-,因此溶液中 H_3O^+ 浓度不会明显降低,pH 基本不变,只是 Ac^- 有少量增加。缓冲系中的共轭酸发挥了抵抗少量外来强碱的作用,称之为抗碱成分。图 4-1 是缓冲溶液缓冲机制示意图。

由于缓冲溶液中含有较大量的抗碱成分和抗酸成分,通过质子传递平衡的移动,消耗抗酸成分和抗碱成分以抵抗外来的少量强酸、强碱,从而使溶液 H_3O^+ 或 OH^- 浓度没有明显的变化。

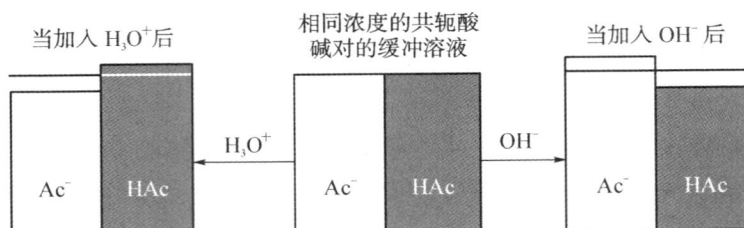

图 4-1 缓冲溶液缓冲机制示意图

第二节 缓冲溶液的 pH

一、缓冲溶液 pH 的计算公式

弱酸 HB 及其共轭碱 NaB 组成的缓冲溶液中存在如下质子传递平衡：

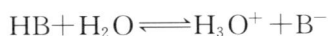

$$HB + H_2O \rightleftharpoons H_3O^+ + B^-$$

$$NaB \longrightarrow Na^+ + B^-$$

质子传递平衡时

$$K_a = \frac{[H_3O^+][B^-]}{[HB]}$$

因此

$$[H_3O^+] = K_a \times \frac{[HB]}{[B^-]}$$

等式两边同取负对数，可得：

$$pH = pK_a + \lg \frac{[B^-]}{[HB]} = pK_a + \lg \frac{[共轭碱]}{[共轭酸]} \qquad (4-1)$$

此式即为计算缓冲溶液 pH 的 Henderson-Hasselbalch 方程式。式中 pK_a 为弱酸解离常数的负对数，$[HB]$ 和 $[B^-]$ 均为平衡浓度。$[B^-]$ 与 $[HB]$ 的比值称为缓冲比(buffer-component ratio)，$[B^-]$ 与 $[HB]$ 之和称为缓冲溶液的总浓度，常表示为 $c_{总}$。

缓冲溶液中，NaB 解离生成的 B^- 对 HB 的解离产生较强的同离子效应，因此溶液中 HB 解离得很少，故 $[HB]$ 和 $[B^-]$ 可分别用其初始浓度 $c(HB)$ 和 $c(B^-)$ 来表示，因此式(4-1)可表示为：

$$pH = pK_a + \lg \frac{c(B^-)}{c(HB)} \qquad (4-2)$$

若缓冲溶液中所含共轭酸碱的物质的量分别为 $n(HB)$ 和 $n(B^-)$，溶液体积为 V。由于浓度等于溶质的物质的量 n 除以溶液的体积 V，则式(4-2)又可改写为：

$$pH = pK_a + \lg \frac{n(B^-)}{n(HB)} \qquad (4-3)$$

【例 4-1】 已知 HAc 的 $pK_a = 4.75$，现有 1 L 含有 $0.10 \text{ mol} \cdot L^{-1}$ HAc 和 $0.10 \text{ mol} \cdot L^{-1}$ NaAc 的缓冲溶液。(1)该缓冲溶液的 pH 为多少？(2)若向上述溶液中通入 0.010 mol HCl，溶液 pH 为多少？(3)若向该缓冲溶液中加入 0.010 mol NaOH，溶液 pH 为多少？

（均忽略溶液体积变化）

【解】（1）由于缓冲溶液中含有的 HAc 和 NaAc 均为 $0.10 \ mol \cdot L^{-1}$，因此根据式（4-1）可求出该缓冲溶液的 pH。

$$pH = pK_a + lg \frac{[Ac^-]}{[HAc]} = 4.75 + lg \frac{0.10}{0.10} = 4.75$$

（2）向上述缓冲溶液中通入 0.010 mol HCl 后，HCl 将和抗酸成分 Ac^- 反应生成 HAc，溶液中 HAc 的物质的量将增加 0.010 mol，同时 Ac^- 物质的量将减少 0.010 mol，根据式（4-3）可求出溶液的 pH 为：

$$pH = pK_a + lg \frac{n_{Ac^-}}{n_{HAc}} = 4.75 + lg \frac{0.10 - 0.010}{0.10 + 0.010} = 4.66$$

（3）向上述缓冲溶液中加入 0.010 mol NaOH 后，OH^- 将和抗碱成分 HAc 反应生成 Ac^-，溶液中 HAc 的物质的量将减少 0.010 mol，同时 Ac^- 物质的量将增加 0.010 mol，根据式（4-3）可求出溶液的 pH 为：

$$pH = pK_a + lg \frac{n_{Ac^-}}{n_{HAc}} = 4.75 + lg \frac{0.10 + 0.010}{0.10 - 0.010} = 4.84$$

【例 4-2】 将 $0.15 \ mol \cdot L^{-1}$ NH_3 水溶液 50.0 mL 与 $0.20 \ mol \cdot L^{-1}$ HCl 溶液 20.0 mL 相混合，求混合后溶液的 pH。已知 NH_3 的 $pK_b = 4.75$。

【解】 将 NH_3 水溶液与 HCl 溶液相混合，将发生如下反应：

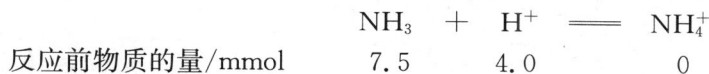

$$NH_3 \quad + \quad H^+ \quad == \quad NH_4^+$$

反应前物质的量/mmol　　　7.5　　　4.0　　　　　0

可见反应中 NH_3 过量，反应结束后溶液中含有 3.5 mmol NH_3 和 4.0 mmol NH_4^+，是缓冲溶液，根据式（4-3）可求出溶液 pH。

已知 NH_3 的 $pK_b = 4.75$，因此 NH_4^+ 的 $pK_a = 14 - 4.75 = 9.25$。

则溶液的 pH 为：

$$pH = pK_a + lg \frac{n_{NH_3}}{n_{NH_4^+}} = 9.25 + lg \frac{3.5}{4.0} = 9.19$$

二、影响缓冲溶液 pH 的因素

由 Henderson-Hasselbalch 方程式可以看出，影响缓冲溶液 pH 的主要因素如下：

（1）缓冲溶液的 pH 主要取决于缓冲系中弱酸的酸常数 K_a 值。K_a 值的大小与温度有关，因此温度对缓冲溶液 pH 也是有影响的（本章对温度的影响不作深入讨论）。

（2）同一缓冲系的缓冲溶液，pK_a 值一定，其 pH 随缓冲比的改变而改变。当缓冲比等于 1 时，缓冲溶液的 pH 等于 pK_a。

（3）缓冲溶液加少量水稀释时，$n(B^-)$ 与 $n(HB)$ 的比值不变，根据式（4-3）计算的 pH 也不变，所以缓冲溶液具有抗稀释的能力。但严格来说，加水稀释会引起溶液离子强度的改变，使 HB 和 B^- 的活度因子受到不同程度的影响，因此缓冲溶液的 pH 将会随之略微发生变化。

用 Henderson-Hasselbalch 方程式计算的缓冲溶液 pH 往往与实际测定值不一样，只是近似值。若要准确的计算，应在式（4-1）中引入活度因子，以 HB 和 B^- 的活度替代其平衡浓度进行计算。实际工作中，常在 pH 计的监控下，通过滴加少量强酸（或强碱）对所配制缓冲溶液的 pH 进行校正。

第三节　缓冲容量和缓冲范围

一、缓冲容量

任何缓冲溶液的缓冲能力都有一定的限度,如果加入的强酸、强碱的量超出一定范围,缓冲溶液的 pH 将发生较大改变而失去缓冲能力。1922 年范斯莱克(V. Slyke)提出用缓冲容量(buffer capacity)β 作为衡量缓冲能力大小的尺度。缓冲容量定义为:单位体积缓冲溶液的 pH 改变 1(即 $|\Delta pH|=1$)时所需加入一元强酸或一元强碱的物质的量。其微分式定义为:

$$\beta = \frac{\mathrm{d}n_{a(b)}}{V|\mathrm{d}pH|} \tag{4-4}$$

式中:V 是缓冲溶液的体积;$\mathrm{d}n_{a(b)}$ 是缓冲溶液中加入的微小量一元强酸($\mathrm{d}n_a$)或一元强碱($\mathrm{d}n_b$)的物质的量;$|\mathrm{d}pH|$ 为缓冲溶液 pH 的微小改变量的绝对值。由式(4-4)可知,当 $\mathrm{d}n_{a(b)}$ 和 V 一定时,溶液的 pH 改变愈小,β 值愈大,缓冲溶液的缓冲能力愈强;当 $|\mathrm{d}pH|$ 和 V 一定时,加入强酸(强碱)的物质的量愈大,β 值愈大,缓冲溶液的缓冲能力愈强。

二、影响缓冲容量的因素

根据缓冲容量的定义式(4-4),可导出缓冲容量与缓冲溶液的总浓度 $c_{总}$ 及[B^-]、[HB]的关系。

$$\beta = \frac{2.303 \times [\mathrm{HB}][\mathrm{B}^-]}{c_{总}} \tag{4-5}$$

式(4-5)表明,缓冲容量的大小随 $c_{总}$ 及[B^-]、[HB]的改变而改变。由于[B^-]及[HB]决定缓冲比,而缓冲比影响缓冲溶液的 pH,因此缓冲容量随缓冲溶液 pH 的变化而变化。图 4-2 是关于缓冲容量与缓冲溶液 pH 关系的示意图。

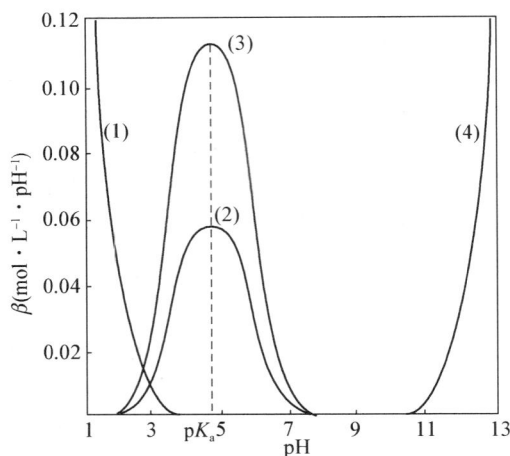

图 4-2　缓冲容量与 pH 的关系
(1) HCl+KCl　(2) 0.10 mol·L^{-1} HAc+NaOH
(3) 0.20 mol·L^{-1} HAc+NaOH　(4) NaOH+KCl

由图 4-2 可知,缓冲溶液的总浓度和缓冲比是影响缓冲容量的两个重要因素。

(一)总浓度对 β 的影响

对于同一缓冲系,当缓冲比相同时,缓冲溶液总浓度越大,缓冲容量越大。如图 4-2 中曲线(2)和(3)所示,缓冲溶液的总浓度增大 1 倍,其缓冲容量也增大 1 倍。

(二)缓冲比对 β 的影响

对于同一缓冲系,当总浓度一定时,缓冲比越接近 1∶1,缓冲容量越大。在 pH=pK_a 时,缓冲比为 1∶1,此时溶液中 $[HB]=[B^-]$,缓冲容量具有极大值 $\beta_{极大}$。根据式(4-5)可得:

$$\beta_{极大} = \frac{2.303 \times [HB][B^-]}{c_{总}} = \frac{2.303 \times \frac{c_{总}}{2} \times \frac{c_{总}}{2}}{c_{总}} = 0.576c_{总} \qquad (4-6)$$

根据上式可知,不同缓冲系组成的缓冲溶液,总浓度相同,其 $\beta_{极大}$ 也相同。

图 4-2 中曲线(1)和(4)所示分别为强酸型和强碱型缓冲溶液,并且溶液浓度越高,其缓冲能力越强。浓度较大的强酸或强碱溶液具有缓冲作用,原因在于溶液中本就含有高浓度的 H_3O^+ 或者 OH^-,外加少量强酸或强碱不会使溶液中 $[H_3O^+]$ 或者 $[OH^-]$ 发生明显变化。

三、缓冲范围

当缓冲溶液的总浓度一定时,缓冲比愈接近 1,缓冲容量愈大;缓冲比愈偏离 1 时,缓冲容量愈小。一般认为,当缓冲比大于 10∶1 或小于 1∶10 时,缓冲溶液已基本失去缓冲能力。因此,将缓冲溶液的 pH 从 pK_a-1 到 pK_a+1 的范围定为缓冲作用的有效区间,即 pH=$pK_a\pm1$,称为缓冲溶液的缓冲范围(buffer effective range)。不同缓冲系,因各自弱酸的 pK_a 值不同,所以缓冲范围也各不相同。

第四节　缓冲溶液的配制

一、缓冲溶液的配制方法

欲配制一定 pH 并且具有足够缓冲能力的缓冲溶液,应按下述原则和步骤进行。

(一)选择合适的缓冲系

选择缓冲系配制缓冲溶液时,应使配制缓冲溶液的 pH 在所选缓冲系的缓冲范围($pK_a\pm1$)之内,并尽量接近弱酸的 pK_a 值,这样可使所配缓冲溶液有较大的缓冲容量。如欲配制 pH=9.10 的缓冲溶液,可选择 NH_3—NH_4^+ 缓冲系,因为 NH_4^+ 的 pK_a 为9.25,与 9.10 比较接近。此外所选缓冲系物质应稳定、无毒,不与溶液中的反应物或生成物发生作用,在加温灭菌和储存期内要稳定。

(二)配制缓冲溶液的总浓度要适宜

总浓度太低,缓冲容量过小;总浓度太高,会导致离子强度太大或渗透浓度过高而不适用。因此,在生物医学的实际工作中一般选用总浓度在 $0.05\sim0.2$ mol·L^{-1} 范围内。

(三)计算所需缓冲系的量

选定缓冲系后,即可根据 Henderson-Hasselbalch 方程式计算出所需弱酸及其共轭碱的量或体积。为配制方便,常常使用相同浓度的弱酸及其共轭碱来进行配制。按照计算结果,分别量取体积为 $V(HB)$ 的 HB 溶液和 $V(B^-)$ 的 NaB 溶液相混合或稀释调整,即得所需 pH 近似值的缓冲溶液。

实际工作中,还会在弱酸中加入不足量的强碱或弱碱中加入不足量的强酸,利用酸碱反应使酸碱反应的产物与过量的反应物组成缓冲系,从而配制缓冲溶液。

(四)校正

根据 Henderson - Hasselbalch 方程式的计算结果所配制的缓冲溶液,由于未考虑到离子强度等影响因素,因此计算结果与实测值间有差值。如果对 pH 要求严格的实验,还需在 pH 计监控下对所配缓冲溶液滴加稀 HCl 或稀 NaOH,对溶液 pH 加以校正。

【例 4 - 3】 现欲配制 pH=7.40 的缓冲溶液 1 000 mL,需要浓度均为 0.10 mol·L^{-1} 的 NaH$_2$PO$_4$ 溶液和 Na$_2$HPO$_4$ 溶液的体积各为多少? 已知 H$_3$PO$_4$ 的 pK_{a2}=7.21。

【解】 根据题意,该缓冲溶液的缓冲系为 H$_2$PO$_4^-$—HPO$_4^{2-}$,由于 $c(H_2PO_4^-)=c(HPO_4^{2-})$,根据式(4 - 3)可以推导出:

$$pH = pK_{a2} + \lg \frac{n_{HPO_4^{2-}}}{n_{H_2PO_4^-}} = pK_{a2} + \lg \frac{c_{HPO_4^{2-}} V_{HPO_4^{2-}}}{c_{H_2PO_4^-} V_{H_2PO_4^-}} = pK_{a2} + \lg \frac{V_{HPO_4^{2-}}}{V_{H_2PO_4^-}}$$

由于 $V(H_2PO_4^-)+V(HPO_4^{2-})=1\,000$ mL
因此根据上式可得

$$7.40 = 7.21 + \lg \frac{V_{HPO_4^{2-}}}{1\,000 - V_{HPO_4^{2-}}}$$

所以
$$V(H_2PO_4^-)=392.2 \text{ mL}$$
$$V(HPO_4^{2-})=607.8 \text{ mL}$$

【例 4 - 4】 已知 HAc 的 pK_a=4.75,现欲配制 pH=5.10 的缓冲溶液,需在 500 mL 0.10 mol·L^{-1} HAc 溶液中加入多少毫升 0.10 mol·L^{-1} NaOH 溶液?(忽略混合时溶液体积变化)

【解】 将 NaOH 溶液加入 HAc 溶液,两者将发生如下反应:

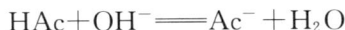

$$HAc + OH^- === Ac^- + H_2O$$

设加入的 NaOH 的体积为 V mL,则加入的 NaOH 的物质的量为 0.10 V mmol,因此溶液中生成的 Ac$^-$ 的物质的量即为 0.10V mmol,同时溶液中未参加反应的 HAc 的物质的量为 0.10×(500−V) mmol。根据式(4 - 3)可得:

$$pH = pK_a + \lg \frac{n_{Ac^-}}{n_{HAc}} = 4.75 + \lg \frac{0.10V}{0.10 \times (500-V)} = 5.10$$

所以　　　　$V=343$ mL

需在 500 mL 0.10 mol·L^{-1} HAc 溶液中加入 343 mL 0.10 mol·L^{-1} NaOH 溶液即可配制 pH 为 5.10 的缓冲溶液。

二、标准缓冲溶液

应用 pH 计测定溶液 pH 时,必须用标准缓冲溶液校正。一些常用标准缓冲溶液的 pH 见表 4 - 3 所示:

表 4-3　标准缓冲溶液

溶　液	浓度/mol·L^{-1}	pH(25 ℃)	pH(30 ℃)	pH(35 ℃)
酒石酸氢钾 （$KHC_4H_4O_6$）	饱和	3.56	3.55	3.55
邻苯二甲酸氢钾 （$KHC_8H_4O_4$）	0.05	4.01	4.01	4.02
磷酸盐 KH_2PO_4—Na_2HPO_4	0.025—0.025	6.86	6.85	6.84
硼砂 （$Na_2B_4O_7$·$10H_2O$）	0.01	9.18	9.14	9.10

表 4-3 中,酒石酸氢钾、邻苯二甲酸氢钾和硼砂标准缓冲溶液均由单一化合物配制而成。这些化合物溶液之所以具有缓冲作用,一种情况是由于化合物溶于水后解离出大量的两性离子所致。如酒石酸氢钾溶于水后完全解离生成 K^+ 和 $HC_4H_4O_6^-$,$HC_4H_4O_6^-$ 是两性离子。$HC_4H_4O_6^-$ 在溶液中既接受质子生成它的共轭酸（$H_2C_4H_4O_6$）,同时又给出质子生成它的共轭碱（$C_4H_4O_6^{2-}$）,形成 $H_2C_4H_4O_6$—$HC_4H_4O_6^-$ 和 $HC_4H_4O_6^-$—$C_4H_4O_6^{2-}$ 两个缓冲系。在这两个缓冲系中,$H_2C_4H_4O_6$ 和 $HC_4H_4O_6^-$ 的 pK_a 分别为 2.98 和 4.30,比较接近,使它们的缓冲范围重叠,增强了缓冲能力,加之酒石酸氢钾饱和溶液中的抗酸、抗碱成分均有足够的浓度,因而用酒石酸氢钾一种化合物就可配成满意的缓冲溶液。邻苯二甲酸氢钾溶液的情况与酒石酸氢钾溶液相仿。另一种情况是化合物溶液的组成成分就相当于一对缓冲对。如硼砂溶液中,1 mol 的硼砂（$Na_2B_4O_7$·$10H_2O$）水解后相当于 2 mol 的偏硼酸（HBO_2）和 2 mol 的偏硼酸钠（$NaBO_2$）,使硼砂溶液中含有相同浓度的弱酸 HBO_2 及其共轭碱 BO_2^-。因此,用硼砂一种化合物也可配制满意的缓冲溶液。

在配制标准缓冲溶液时,水的纯度应很高（一般用重蒸馏水）,配制碱性（pH＞7）的标准缓冲溶液,要用新排除 CO_2 的重蒸馏水。

第五节　血液中的缓冲系

食物、机体的代谢和消化液的吸收等生理活动使得机体每时每刻都会产生不同种类、不同浓度的酸性或碱性物质。由于机体内存在有多种生理缓冲系,使得人体内各种体液可保持在一定的 pH 范围,因而使各种生理功能得以正常进行。例如正常人体胃液的 pH 范围在 1.0～3.0,唾液的 pH 范围在 6.3～7.1。

正常人体血液的 pH 范围在 7.35～7.45,若血液 pH 低于 7.35,人体会出现酸中毒症状;若 pH 高于 7.45,则会出现碱中毒症状。之所以人体血液 pH 可以维持在这一狭窄的范围之内,主要原因是血液中存在多种缓冲系,如血浆中存在 $NaHCO_3$—H_2CO_3、H_nP—$H_{n-1}P^-$（H_nP 蛋白质）、Na_2HPO_4—NaH_2PO_4 等缓冲系;红细胞内含有血红蛋白钾盐—血红蛋白（H_2b—Hb^-）、氧合血红蛋白钾盐—氧合血红蛋白（H_2bO_2—HbO_2^-）、K_2HPO_4—KH_2PO_4、$KHCO_3$—H_2CO_3 等缓冲系。

上述各缓冲系中,以碳酸缓冲系在血液中浓度最高,缓冲能力最强,在维持血液正常 pH 中发挥的作用最重要。碳酸在溶液中主要是以溶解状态的 CO_2 形式存在,在 $CO_2(aq)$—HCO_3^- 缓冲系中存在如下平衡:

$$CO_2(g) + H_2O \Longleftrightarrow H_2CO_3 \xrightarrow{K_{a1}(H_2CO_3)} H^+ + HCO_3^-$$

25 ℃ 时 H_2CO_3 的 pK_{a1} 为 6.35,由于 CO_2 溶解在离子强度为 0.16 $mol \cdot L^{-1}$ 的血浆中,体温为 37 ℃ 时,经校正 H_2CO_3 的 pK_{a1}' 为 6.10,因此血浆中的碳酸缓冲系 pH 的计算方程式为:

$$pH = pK_a' + lg\frac{[HCO_3^-]}{[CO_2(aq)]} = 6.10 + lg\frac{[HCO_3^-]}{[CO_2(aq)]} \tag{4-7}$$

正常人血浆中 $[HCO_3^-]$ 和 $[CO_2(aq)]$ 浓度分别为 0.024 $mol \cdot L^{-1}$ 和 0.001 2 $mol \cdot L^{-1}$,将其分别代入式(4-7),可得血液的正常 pH 为:

$$pH = 6.10 + lg\frac{0.024}{0.001\ 2} = 6.10 + lg\frac{20}{1} = 7.40$$

在体内,HCO_3^- 是血浆中含量最多的抗酸成分,在一定程度上可以代表血浆对体内所产生非挥发性酸的缓冲能力,所以将血浆中的 HCO_3^- 称为碱储。

人体内正常血浆中 HCO_3^-—$CO_2(aq)$ 缓冲系的缓冲比为 20∶1,已超出缓冲溶液有效缓冲比(即 10∶1～1∶10)的范围,但由于人体是一个“敞开系统”,与外界既有物质的交换又有能量的交换,当机体内 $CO_2(aq)$ 或 HCO_3^- 的浓度改变时,可由肺的呼吸作用和肾的生理功能获得补偿或调节,使得血浆中的 HCO_3^- 和 $CO_2(aq)$ 的浓度保持相对稳定。因此,血浆中的碳酸缓冲系总能保持相当强的缓冲能力。

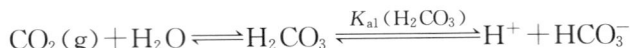
血液中碳酸缓冲系

在体内,HCO_3^- 是血浆中含量最多的抗酸成分,在一定程度上可以代表血浆对体内所产生非挥发性酸的缓冲能力,所以将血浆中的 HCO_3^- 称为碱储。

人体内正常血浆中 HCO_3^-—$CO_2(aq)$ 缓冲系的缓冲比为 20∶1,已超出前面讨论的体外缓冲溶液有效缓冲比(即 10∶1～1∶10)的范围,似乎应该是缓冲能力很小,但是由于人体是一个“敞开系统”,与外界既有物质的交换又有能量的交换,当机体内 $CO_2(aq)$ 或 HCO_3^- 的浓度改变时,可由肺呼吸作用和肾的生理功能获得补偿或调节,使得血液中的 HCO_3^- 和 $CO_2(aq)$ 的浓度保持相对稳定。因此,血浆中的碳酸缓冲系总能保持相当强的缓冲能力,特别是抗酸的能力。

CO_2 刺激呼吸是通过两条途径实现的:一是通过刺激中枢化学感受器再兴奋呼吸中枢;二是刺激外周化学感受器,冲动经窦神经和主动脉神经传入到延髓呼吸有关核团,反射性地使呼吸加深、加快,增加肺通气。

HCO_3^- 在血浆中是以钠盐($NaHCO_3$)的形式存在的,$NaHCO_3$ 滤过囊腔并进入肾小管之后可解离成 Na^+ 和 HCO_3^-。肾小管各段细胞均可分泌 H^+。分泌 H^+ 可和 Na^+ 进行交换(靠载体蛋白来实现),使 Na^+ 进入细胞并和细胞内产生的 HCO_3^- 一起被转运回血。小管液中的 HCO_3^- 是不易透过管腔膜的,它与分泌的 H^+ 结合而生成 H_2CO_3,H_2CO_3 再

分解为 CO_2 和 H_2O。而 CO_2 是高度脂溶性物质,能迅速通过管腔膜进入细胞,在碳酸酐酶的催化下生成 H_2CO_3。H_2CO_3 进而解离成 H^+ 和 HCO_3^-。H^+ 可由细胞分泌到小管液中,HCO_3^- 则与 Na^+ 一起被转运回血。因此,肾小管重吸收 HCO_3^- 是以 CO_2 的形式。如果滤过的 HCO_3^- 量超过了分泌的 H^+,HCO_3^- 就不能全部(以 CO_2 形式)被重吸收。由于它不易透过管腔膜,所以余下的便随尿排出了。值得注意的是,H^+ 的分泌是与 HCO_3^- 的重吸收密切相关的。

由图 4-3 的示意为:血液中缓冲比保持一定数值不变,是由 CO_2 浓度瞬时变化刺激脑干呼吸中枢和外周化学感受器作出响应,改变肺换气率以恒定 CO_2 在正常水平;而 HCO_3^- 浓度的变化由肾排 H^+ 的变化和对滤过的 HCO_3^- 重吸收来调节,从而维持正常血液 pH 稳定。

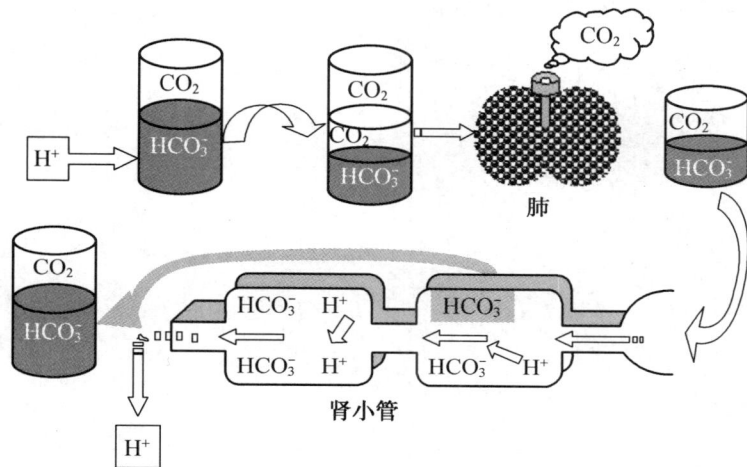

图 4-3 血液中碳酸缓冲系示意图

当血液中主要缓冲对的缓冲比 $[HCO_3^-]/[CO_2(aq)]$ 倘若超出 $18/1 \sim 22/1$,也就是超出了血液 pH $7.35 \sim 7.45$ 的正常范围,将导致酸中毒或碱中毒。临床检验中测定体内血液 CO_2 和 pH 对判断病人酸碱失调及其疗效观察有着重要作用。

习 题

1. 什么是缓冲溶液?一般缓冲溶液的组成成分是什么?

2. 影响缓冲溶液 pH 的因素有哪些?

3. 什么是缓冲容量?影响缓冲容量的因素有哪些?

4. 配制缓冲溶液的原则是什么?

5. 已知 HAc 的 $K_a = 1.76 \times 10^{-5}$,$NH_3$ 的 $K_b = 1.79 \times 10^{-5}$。计算下列缓冲溶液的 pH:

(1) $0.20\ mol \cdot L^{-1}\ NH_3 \cdot H_2O$ 溶液 80 mL 与 $0.25\ mol \cdot L^{-1}\ NH_4Cl$ 溶液 60 mL 的混合溶液;

(2) $0.20\ mol \cdot L^{-1}\ HAc$ 溶液 100 mL 与 $0.15\ mol \cdot L^{-1}\ NaOH$ 溶液 80 mL 的混合溶液。

6. 血浆与尿液中都含有 $H_2PO_4^- - HPO_4^{2-}$ 缓冲系,已知正常人体血浆和尿液中

HPO$_4^{2-}$ 和 H$_2$PO$_4^-$ 的缓冲比分别为 4∶1 和 1∶9,已知 H$_2$PO$_4^-$ 的 pK_a'=6.80,则血浆和尿液的 pH 各为多少?

7. 取 0.10 mol·L^{-1} 某一元弱酸(HB)溶液 50 mL 与 0.10 mol·L^{-1} NaOH 溶液 20 mL 混合,将混合液稀释至 100 mL,测得其 pH 为 5.25。求此一元弱酸的 K_a。

8. 已知 Tris·HCl 在 37 ℃时的 pK_a 为 7.85,现欲配制 500 mL pH 为 7.40 的缓冲溶液,需用浓度均为 0.050 mol·L^{-1} 的 Tris 和 Tris·HCl 溶液各多少毫升?

9. 欲使 100 mL 0.010 mol·L^{-1} 的 HAc 溶液的 pH=5.0,需加入固体 NaOH 多少克(忽略加入 NaOH 后溶液体积的变化,HAc 的 pK_a=4.75)?

10. 临床检验得知某人血浆中 [HCO$_3^-$]=21.6 mmol·L^{-1},[CO$_2$(aq)]=1.35 mmol·L^{-1}。已知在 37 ℃时 H$_2$CO$_3$ 的 pK_a'=6.10,则此人血浆的 pH 为多少?并判断此人处于酸中毒、碱中毒还是正常状态。

(顾伟华)

第五章　难溶强电解质的多相离子平衡

学习要求

掌握：多相离子平衡与溶度积，溶度积与溶解度的关系，溶度积规则。

熟悉：多相离子平衡的移动，沉淀的生成。

了解：多相离子平衡在医学中的应用。

通常将 25 ℃时在 100 g H_2O 中溶解度（solubility）小于 0.01 g 的物质称为难溶物。强电解质中，有一类化合物在水中溶解度很小，但溶解的部分是全部解离的，称之为难溶强电解质，例如 $AgCl$、$BaSO_4$、CuS 等。

第一节　多相离子平衡与溶度积

一、溶度积常数

一定温度下，将难溶强电解质 $BaSO_4$ 固体放入纯水中，在 H_2O 的作用下，会有极少部分 Ba^{2+} 和 SO_4^{2-} 脱离固体表面，形成水合离子进入溶液，这个过程称为溶解（dissolution）；同时，溶液中的水合离子在不断做无规则运动，其中部分水合离子会在运动中碰到固体表面，又重新回到固体表面上，这个过程称为沉淀（precipitation）。当溶液达饱和时，$BaSO_4$ 沉淀与溶解的速率相等，达到固体难溶强电解质与溶液中离子间的平衡，这种平衡称为多相离子平衡，也称为沉淀溶解平衡。

$BaSO_4$ 沉淀与溶液中的 Ba^{2+} 和 SO_4^{2-} 之间的平衡表示为：

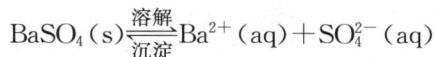

$$BaSO_4(s) \underset{沉淀}{\overset{溶解}{\rightleftharpoons}} Ba^{2+}(aq) + SO_4^{2-}(aq)$$

平衡时，

$$K = \frac{[Ba^{2+}][SO_4^{2-}]}{[BaSO_4]}$$

即

$$K[BaSO_4] = [Ba^{2+}][SO_4^{2-}]$$

一定温度下，固体 $BaSO_4$ 的浓度为一常数，因此可得：

$$K_{sp} = [Ba^{2+}][SO_4^{2-}] \tag{5-1}$$

K_{sp} 称为溶度积常数（solubility pruduct constant），简称溶度积（solubility pruduct）。

对于 A_aB_b 型的难溶强电解质，水溶液存在如下多相离子平衡：

$$A_aB_b(s) \rightleftharpoons aA^{n+}(aq) + bB^{m-}(aq)$$

平衡时,

$$K_{sp} = [A^{n+}]^a [B^{m-}]^b \qquad (5-2)$$

式(5-2)表明:在一定温度下,难溶电解质的饱和溶液中各离子浓度幂的乘积为一常数,反映了难溶强电解质在水中溶解能力的大小。一些难溶强电解质的 K_{sp} 值列于附录中。

二、溶度积常数与溶解度的关系

溶度积和溶解度均可表示难溶强电解质在水中的溶解能力的大小,在一定条件下,两者之间可以相互换算。

对于 A_aB_b 型难溶强电解质,设其溶解度为 S,沉淀溶解平衡时,

$$A_aB_b(s) \rightleftharpoons aA^{n+}(aq) + bB^{m-}(aq)$$

平衡浓度/mol·L^{-1} $\qquad aS \qquad bS$

$$K_{sp} = [A^{n+}]^a [B^{m-}]^b = (aS)^a (bS)^b$$

则

$$S = \sqrt[a+b]{\frac{K_{sp}}{a^a \cdot b^b}} \qquad (5-3)$$

上式中溶解度需用物质的量浓度表示,单位为 mol·L^{-1}。

【例 5-1】 已知 25 ℃时,AgCl 的溶度积 K_{sp} 为 1.77×10^{-10},求该温度下 AgCl 的溶解度 S。

【解】 AgCl 在水溶液中达沉淀溶解平衡时有:

$$AgCl(s) \rightleftharpoons Ag^+(aq) + Cl^-(aq)$$

平衡浓度/mol·L^{-1} $\qquad S \qquad S$

可见,由 AgCl 溶解生成的 Ag^+ 和 Cl^- 浓度相等,且 $[Ag^+] = [Cl^-] = S$ mol·L^{-1}。

因此

$$K_{sp}(AgCl) = [Ag^+][Cl^-] = S^2$$

则 AgCl 在水中的溶解度 S 为:

$$S = \sqrt{K_{sp}(AgCl)} = \sqrt{1.77 \times 10^{-10}} = 1.33 \times 10^{-5} \text{ mol·L}^{-1}$$

【例 5-2】 已知 25 ℃时 Ag_2CrO_4 在水中的溶解度为 6.54×10^{-5} mol·L^{-1},求其溶度积。

【解】 Ag_2CrO_4 溶于水达沉淀溶解平衡时有:

$$Ag_2CrO_4(s) \rightleftharpoons 2Ag^+(aq) + CrO_4^{2-}(aq)$$

平衡浓度/mol·L^{-1} $\qquad 2S \qquad S$

由反应式可见,Ag_2CrO_4 溶于纯水后生成的 Ag^+ 浓度为 CrO_4^{2-} 的 2 倍,根据溶度积表达式可得:

$$K_{sp}(Ag_2CrO_4) = [Ag^+]^2 [CrO_4^{2-}] = (2S)^2 \cdot S = 4S^3$$

所以 $\qquad K_{sp}(Ag_2CrO_4) = 4 \times (6.54 \times 10^{-5})^3 = 1.12 \times 10^{-12}$

【例 5-3】 25 ℃时,$Mg(OH)_2$ 的 K_{sp} 为 5.61×10^{-12},求该温度下 $Mg(OH)_2$ 饱和

溶液的 pH。

【解】 设 $Mg(OH)_2$ 在水中的溶解度为 S mol·L^{-1}。当 $Mg(OH)_2$ 固体溶于水达沉淀溶解平衡时,溶液达饱和。

$$Mg(OH)_2(s) \Longleftrightarrow Mg^{2+}(aq) + 2OH^-(aq)$$

根据上述反应式可知,沉淀溶解平衡时,溶液中 $[Mg^{2+}] = S$ mol·L^{-1},而 $[OH^-] = 2S$ mol·L^{-1},因此

$$K_{sp}[Mg(OH)_2] = [Mg^{2+}][OH^-]^2 = 4S^3$$

所以
$$S = \sqrt[3]{\frac{K_{sp}}{4}} = \sqrt[3]{\frac{5.61 \times 10^{-12}}{4}} = 1.12 \times 10^{-4} \text{ mol·L}^{-1}$$

因此溶液中 OH^- 的浓度为

$$[OH^-] = 2S = 2 \times 1.12 \times 10^{-4} = 2.24 \times 10^{-4} \text{ mol·L}^{-1}$$

则溶液的 pH 为

$$pH = 14 - pOH = 14 - 3.65 = 10.35$$

将上述例题中各难溶强电解质的溶解度和溶度积列于表 5-1 中。

表 5-1 难溶强电解质的溶解度与溶度积的比较

电解质类型	难溶强电解质	S/mol·L^{-1}	K_{sp}
AB	AgCl	1.33×10^{-5}	1.77×10^{-10}
A_2B	Ag_2CrO_4	6.54×10^{-5}	1.12×10^{-12}
AB_2	$Mg(OH)_2$	1.12×10^{-4}	5.61×10^{-12}

由表 5-1 可见,对于相同结构类型的难溶强电解质,如 Ag_2CrO_4 和 $Mg(OH)_2$,溶度积 K_{sp} 大的化合物其溶解度也大;而不同结构类型的难溶强电解质,如 AgCl 和 Ag_2CrO_4,溶度积大的化合物其溶解度反而较小,这是由不同结构类型难溶强电解质溶度积的表达式不同引起的。因此只有相同结构类型的难溶强电解质可以直接根据溶度积 K_{sp} 的大小比较其在水溶液中溶解能力的强弱,对于不同结构类型的难溶强电解质,不能直接根据 K_{sp} 的大小比较其在水溶液中溶解能力的强弱,必须通过计算,根据其溶解度 S 的大小来进行比较。

由于影响难溶电解质溶解度的因素很多,因此上述 K_{sp} 和 S 之间的换算关系适用于以下情况:一是溶液离子强度很小,浓度可以代替活度进行计算;二是溶解后解离生成的正、负离子在水溶液中不发生水解等副反应或副反应程度很小;三是已溶解的部分要完全解离,即适用于难溶强电解质。

第二节 溶度积规则

一、溶度积规则

任一条件下,溶液中离子浓度幂的乘积称为离子积(ion product),用符号 Q 表示。例如当任意浓度的 $CaCl_2$ 和 Na_2CO_3 溶液相混合时,溶液中 Ca^{2+} 和 CO_3^{2-} 的离子积为:

$$Q=c(\text{Ca}^{2+})c(\text{CO}_3^{2-})$$

Q 和 K_{sp} 的表达形式类似,但二者的含义不同。Q 关系式适用于任意状态的溶液,温度一定时,Q 的数值不定,随溶液中离子浓度的改变而变化。K_{sp} 则表示难溶强电解质饱和溶液中离子幂的乘积。一定温度下,K_{sp} 为一常数,只是 Q 的一个特例。

对某一溶液,Q 和 K_{sp} 之间存在三种情况:

1. $Q=K_{sp}$ 表示溶液饱和,溶液中的沉淀与溶解达到动态平衡。

2. $Q<K_{sp}$ 表示溶液不饱和,溶液无沉淀析出,可继续溶解加入的难溶强电解质。

3. $Q>K_{sp}$ 表示溶液过饱和,溶液会有沉淀析出。

以上称为溶度积规则。溶度积规则是难溶电解质沉淀溶解平衡移动规律的总结,也是判断难溶电解质沉淀生成及溶解的依据。

二、同离子效应和盐效应

与其他化学平衡一样,水溶液中难溶电解质的多相离子平衡也是相对的、有条件的,当改变某些条件(如温度、浓度等)时,平衡将发生移动。

在难溶电解质的饱和溶液中加入与其含有相同组成离子的强电解质,平衡将发生移动,难溶强电解质的溶解度也将减小。这种因加入含有相同离子的其他强电解质而使难溶电解质的溶解度显著降低的效应称为同离子效应。

【例 5 - 4】 已知 25 ℃时,AgCl 的 K_{sp} 为 1.77×10^{-10}。计算 AgCl 在 $0.10\ \text{mol}\cdot\text{L}^{-1}$ NaCl 溶液中的溶解度,并与其在纯水中的溶解度进行比较。

【解】 AgCl 在纯水中的溶解度 S 为

$$S=\sqrt{K_{sp}}=\sqrt{1.77\times10^{-10}}=1.33\times10^{-5}\ \text{mol}\cdot\text{L}^{-1}$$

设 AgCl 在 $0.10\ \text{mol}\cdot\text{L}^{-1}$ NaCl 溶液中的溶解度为 $S'\text{mol}\cdot\text{L}^{-1}$,则

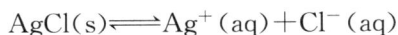

$$\text{AgCl(s)}\Longleftrightarrow\text{Ag}^+\text{(aq)}+\text{Cl}^-\text{(aq)}$$

平衡浓度/$\text{mol}\cdot\text{L}^{-1}$ $\qquad\qquad S'\qquad S'+0.10\approx0.10$

则 $\qquad K_{sp}=[\text{Ag}^+][\text{Cl}^-]=S'\cdot0.10=1.77\times10^{-10}$

所以 $S'=1.77\times10^{-9}\ \text{mol}\cdot\text{L}^{-1}$

从以上计算结果可见,由于同离子效应,AgCl 在 $0.10\ \text{mol}\cdot\text{L}^{-1}$ NaCl 溶液中的溶解度远远低于其在纯水中的溶解度。因此在生成沉淀的反应中,常常加入过量的沉淀剂,利用同离子效应,可使沉淀更加完全。但应注意,沉淀剂的用量不是越多越好,一般以过量 20%~50% 为宜。因为过量沉淀剂的加入将增大溶液的离子强度,会使沉淀的溶解度略有增大;同时如果沉淀剂加入过多,还可能会因发生其他副反应而使溶解度增大。例如 AgCl 沉淀可与过量的 Cl^- 发生以下反应而溶解。

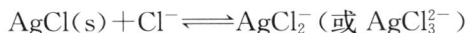

$$\text{AgCl(s)}+\text{Cl}^-\Longleftrightarrow\text{AgCl}_2^-\ (\text{或 AgCl}_3^{2-})$$

在含有 BaSO_4 固体的溶液中加入一定量的强电解质 KNO_3,与在纯水中相比,BaSO_4 的溶解度将略微增大。这种因加入不含相同离子的强电解质而使沉淀溶解度略微增大的效应称为盐效应。

需要注意的是,多相离子平衡中发生同离子效应的同时也会发生盐效应,但由于前者比后者的影响显著得多,一般可忽略盐效应的影响。

第三节 沉淀的生成

一、沉淀的生成

根据溶度积规则，欲使沉淀自溶液中析出，需增大溶液中有关离子的浓度，使难溶强电解质的离子积大于溶度积，即 $Q > K_{sp}$。

【例 5 - 5】 将 $0.020\ mol \cdot L^{-1}\ Na_2SO_4$ 溶液与 $0.20\ mol \cdot L^{-1}\ BaCl_2$ 溶液等体积混合，有无 $BaSO_4$ 沉淀生成？SO_4^{2-} 是否沉淀完全？已知 $BaSO_4$ 的 $K_{sp} = 1.1 \times 10^{-10}$。

【解】 （1）两溶液等体积混合后，Na_2SO_4 和 $BaCl_2$ 的浓度均下降为起始浓度的一半，即

$$c(SO_4^{2-}) = 0.010\ mol \cdot L^{-1}, c(Ba^{2+}) = 0.10\ mol \cdot L^{-1}$$

因此 $BaSO_4$ 的离子积 Q 为

$$Q = c(SO_4^{2-})c(Ba^{2+}) = 0.010 \times 0.10 = 1.0 \times 10^{-3} > 1.1 \times 10^{-10}$$

$$Q > K_{sp}$$

所以溶液中有 $BaSO_4$ 沉淀生成。

（2）设反应后溶液中 SO_4^{2-} 的平衡浓度为 $x\ mol \cdot L^{-1}$，则

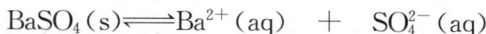

平衡浓度/mol · L^{-1} $0.10 - 0.010 + x$ x

由于反应中 Ba^{2+} 的浓度远过量于 SO_4^{2-} 的浓度，因此反应后达沉淀溶解平衡时，溶液中 Ba^{2+} 的平衡浓度约为

$$[Ba^{2+}] = 0.10 - 0.010 + x \approx 0.090\ mol \cdot L^{-1}$$

则溶液中 SO_4^{2-} 的平衡浓度为

$$[SO_4^{2-}] = \frac{K_{sp}(BaSO_4)}{[Ba^{2+}]} = \frac{1.1 \times 10^{-10}}{0.090} = 1.22 \times 10^{-9}\ mol \cdot L^{-1}$$

根据溶度积关系式表现出的离子浓度间的相互制约关系可见，无论加入沉淀剂的量有多大，溶液中某离子的浓度都不会降至为零。一般认为，当溶液某离子的浓度低于 $10^{-5}\ mol \cdot L^{-1}$ 时就沉淀完全了。上题中 $[SO_4^{2-}]$ 远远低于 $10^{-5}\ mol \cdot L^{-1}$，已经沉淀完全。

【例 5 - 6】 298 K 时，计算使 $0.010\ mol \cdot L^{-1}\ Fe^{3+}$ 开始沉淀和沉淀完全时溶液的 pH。已知 $Fe(OH)_3$ 的 $K_{sp} = 2.64 \times 10^{-39}$。

【解】 $Fe(OH)_3(s)$ 在水溶液的沉淀溶解平衡如下：

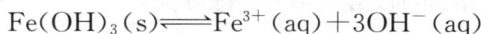

（1）Fe^{3+} 开始沉淀时，溶液中 Fe^{3+} 浓度为 $0.010\ mol \cdot L^{-1}$，且溶液中 $Q \geqslant K_{sp}$，则

$$c(Fe^{3+})c(OH^-)^3 \geqslant K_{sp}$$

$$0.010 \times c(OH^-)^3 \geqslant 2.64 \times 10^{-39}$$

所以

$$c(OH^-) \geqslant \sqrt[3]{\frac{2.64 \times 10^{-39}}{0.010}} = 6.42 \times 10^{-13} \text{ mol} \cdot L^{-1}$$

$$pH = 1.81$$

当溶液 pH 为 1.81 时，$Fe(OH)_3$ 开始沉淀。

（2）当 $Fe(OH)_3$ 沉淀完全时，溶液中 Fe^{3+} 浓度最高为 1×10^{-5} mol · L^{-1}，且 $Fe(OH)_3(s)$ 达到沉淀溶解平衡，因此溶液中

$$[Fe^{3+}][OH^-]^3 = K_{sp}$$

$$[OH^-] = \sqrt[3]{\frac{2.64 \times 10^{-39}}{1 \times 10^{-5}}} = 6.42 \times 10^{-12} \text{ mol} \cdot L^{-1}$$

$$pH = 2.81$$

当溶液 pH 为 2.81 时，$Fe(OH)_3$ 已经沉淀完全。

从例 5-6 可以看出，需要用 HCl 溶液来配制 $FeCl_3$ 溶液，而不能用纯水来进行配制，因为金属氢氧化物开始沉淀或沉淀完全时不一定在碱性溶液中。此外，不同难溶氢氧化物的 K_{sp} 不同，结构类型也可能不相同，因此开始沉淀和沉淀完全时溶液的 pH 也不相同，故可以通过控制溶液的 pH 达到分离不同金属离子的目的。

二、分步沉淀

如果在溶液中有两种以上的离子可与同一试剂反应产生沉淀，首先析出的是离子积最先达到溶度积的化合物。这种按先后顺序沉淀的现象，叫做分步沉淀（fractional precipitation）。利用分步沉淀可实现共存离子的分离。例如在含有相同浓度 I^- 和 Cl^- 的溶液中逐滴加入 $AgNO_3$ 溶液，首先生成黄色 AgI 沉淀，及至加到一定量 $AgNO_3$ 溶液后才生成白色 AgCl 沉淀。

【例 5-7】 在浓度均为 0.010 mol · L^{-1} 的 Cl^- 和 CO_3^{2-} 的混合溶液中，滴加 $AgNO_3$ 溶液，Cl^- 和 CO_3^{2-} 哪个先沉淀？当第二种离子开始沉淀时，求溶液中第一种离子的浓度？已知 AgCl 的 $K_{sp} = 1.77 \times 10^{-10}$，$Ag_2CO_3$ 的 $K_{sp} = 8.45 \times 10^{-12}$。

【解】 （1）根据题意，生成 AgCl 沉淀所需 Ag^+ 的最低浓度分别为：

$$c(Ag^+) = \frac{K_{sp}(AgCl)}{c(Cl^-)} = \frac{1.77 \times 10^{-10}}{0.010} = 1.77 \times 10^{-8} \text{ mol} \cdot L^{-1}$$

生成 Ag_2CO_3 沉淀所需 Ag^+ 的最低浓度为：

$$c(Ag^+) = \sqrt{\frac{K_{sp}(Ag_2CO_3)}{c(CO_3^{2-})}} = \sqrt{\frac{8.45 \times 10^{-12}}{0.010}} = 2.91 \times 10^{-5} \text{ mol} \cdot L^{-1}$$

AgCl 开始沉淀时所需 Ag^+ 浓度低，因此溶液中 AgCl 先沉淀。

（2）当 Ag_2CO_3 开始沉淀时，溶液中 Cl^- 浓度为：

$$c(Cl^-) = \frac{K_{sp}(AgCl)}{c(Ag^+)} = \frac{1.77 \times 10^{-10}}{2.91 \times 10^{-5}} = 6.08 \times 10^{-6} \text{ mol} \cdot L^{-1}$$

显然当 Ag_2CO_3 开始沉淀时，溶液中 Cl^- 浓度低于 10^{-5} mol · L^{-1}，已经沉淀完全，因此可以利用分步沉淀的方法使两者得到分离。

三、沉淀转化

在实际工作中,常常需要将沉淀从一种形式转化为另一种形式。这种向含有某种沉淀的溶液中加入一定的试剂,使其转化为另一种沉淀的方法,称为沉淀转化(transformation of precipitate)。

【例5-8】 锅炉中锅垢含有 $CaSO_4$ 不易去除。通过计算说明利用 Na_2CO_3 处理可使其转化为易溶于酸的 $CaCO_3$。

【解】 该转化反应方程式如下:

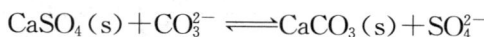

$$CaSO_4(s) + CO_3^{2-} \Longrightarrow CaCO_3(s) + SO_4^{2-}$$

反应的平衡常数为

$$K = \frac{[SO_4^{2-}]}{[CO_3^{2-}]} = \frac{[SO_4^{2-}][Ca^{2+}]}{[CO_3^{2-}][Ca^{2+}]} = \frac{K_{sp}(CaSO_4)}{K_{sp}(CaCO_3)} = \frac{7.10 \times 10^{-5}}{4.96 \times 10^{-9}} = 1.43 \times 10^4$$

反应的平衡常数很大,因此转化反应可以正向自发进行。沉淀转化自发进行的方向一般是由溶解度大的转化为溶解度小的。

第四节　沉淀的溶解

根据溶度积规则,欲使沉淀溶解,需降低该难溶强电解质饱和溶液中相关离子的浓度,使 $Q < K_{sp}$。常用以下方法:

一、生成弱电解质

加入适当的试剂,与难溶强电解质反应生成难解离的水、弱酸、弱碱等弱电解质而使难溶强电解质沉淀溶解。例如:

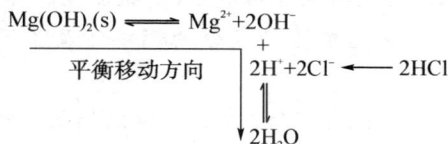

$$Mg(OH)_2(s) \Longrightarrow Mg^{2+} + 2OH^-$$

平衡移动方向 ——　$2H^+ + 2Cl^- \longleftarrow 2HCl$

$$2H_2O$$

加入 HCl 后,H^+ 和溶液中的 OH^- 反应生成弱电解质 H_2O,降低了溶液中 OH^- 的浓度,溶液中 $Mg(OH)_2$ 的离子积 $Q < K_{sp}$,沉淀溶解平衡右移,使得 $Mg(OH)_2$ 沉淀溶解。

二、生成难解离的配离子

有些沉淀由于形成难解离的配离子而发生溶解。例如:

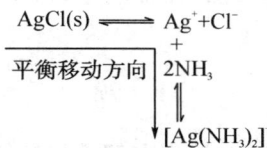

$$AgCl(s) \Longrightarrow Ag^+ + Cl^-$$

平衡移动方向 ——　$2NH_3$

$$[Ag(NH_3)_2]^+$$

由于生成了难解离的配离子 $[Ag(NH_3)_2]^+$,溶液中 Ag^+ 浓度下降,AgCl 的离子积小于其溶度积,从而使得 AgCl 溶解。

三、利用氧化还原反应使沉淀溶解

难溶电解质中加入氧化剂或者还原剂,可使某些离子发生氧化还原反应而降低其浓度,从而使得沉淀发生溶解。例如金属硫化物的 K_{sp} 值相差很大,ZnS、PbS、FeS 等 K_{sp} 值较大的金属硫化物能溶于盐酸,而 CuS、Ag_2S 等 K_{sp} 值很小,不能溶于盐酸,但加入硝酸可使 S^{2-} 发生氧化反应降低其浓度,从而发生溶解。

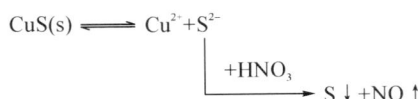

$$CuS(s) \rightleftharpoons Cu^{2+} + S^{2-}$$
$$\downarrow +HNO_3$$
$$S\downarrow + NO\uparrow$$

总反应式为

$$3CuS + 8HNO_3 \rightleftharpoons 3Cu(NO_3)_2 + 3S\downarrow + 2NO\uparrow + 4H_2O$$

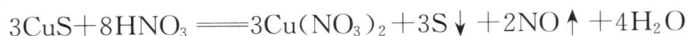

HgS 的 K_{sp} 值更小,加入硝酸也不溶解,需要用王水来溶解。

阅读材料

骨骼的形成与龋齿的产生

Ca^{2+} 和 PO_4^{3-} 溶液混合可以生成三种物质:

(1) $Ca_{10}(OH)_2(PO_4)_6$ (羟磷灰石) $pK_{sp} = 117.2$

(2) $Ca_{10}(HPO_4)(PO_4)_6$ (无定形磷酸钙) $pK_{sp} = 81.7$

(3) $Ca_8(HPO_4)_2(PO_4)_4 \cdot 5H_2O$ (磷酸八钙) $pK_{sp} = 68.6$

在体温 37 ℃、pH 为 7.4 的生理条件下,羟磷灰石是最稳定的。实验表明,在生理条件下将 Ca^{2+} 和 PO_4^{3-} 混合时(若同时满足上述三种物质形成沉淀的条件),首先析出的是无定形磷酸钙,后转变成磷酸八钙,最后变成最稳定的羟磷灰石,在形成过程中并不是一开始就形成羟磷灰石的。

在生物体内,这种羟磷灰石又叫生物磷灰石,是组成生物体骨骼的重要成分,骨骼中含有 55%～75% 的羟磷灰石,骨骼中这种成分的形成涉及了沉淀的生成与沉淀的转化原理。

人类口腔最常见的疾病是龋齿。牙齿的牙釉质很坚硬。然而,当人们用餐后,食物留在牙缝中,如果不注意口腔卫生,食物长期滞留在牙缝处腐烂,滋生细菌,细菌代谢则产生有机酸类物质,这类酸性物质与牙釉质长期接触,致使牙釉质中的羟磷灰石开始溶解:

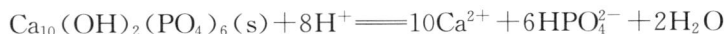

$$Ca_{10}(OH)_2(PO_4)_6(s) + 8H^+ \rightleftharpoons 10Ca^{2+} + 6HPO_4^{2-} + 2H_2O$$

长期发展下去,则产生龋齿。因此,龋齿的产生本质上是羟磷灰石溶于细菌代谢产生的有机酸。为此,必须注意口腔卫生,经常刷牙,保护牙齿,使用含氟牙膏也是降低龋齿病的措施之一。

习　题

1. 如何应用溶度积常数来比较难溶强电解质的溶解度大小?

2. 试述离子积和溶度积的异同点与它们之间的联系。

3. 解释为什么 $BaSO_4$ 在生理盐水中的溶解度大于在纯水中的,而 $AgCl$ 的溶解度在生理盐水中却小于在纯水的。

4. 一定温度下,向含有 $BaSO_4$ 固体的溶液中分别加入下列物质,对 $BaSO_4$ 的溶解度有何影响,并解释之。

(1) 纯水 　　　　(2) Na_2SO_4 　　　　(3) $BaCl_2$ 　　　　(4) KNO_3

5. 已知 Ag_2CrO_4 的 $K_{sp}=1.12\times10^{-12}$,试计算:

(1) Ag_2CrO_4 在纯水中的溶解度;

(2) Ag_2CrO_4 在 $0.10\ mol\cdot L^{-1}\ AgNO_3$ 溶液中的溶解度。

6. 将 $0.20\ mol\cdot L^{-1}\ MgCl_2$ 溶液和 $0.20\ mol\cdot L^{-1}\ NH_3$ 溶液各 100 mL 混合,是否会产生 $Mg(OH)_2$ 沉淀?已知 $Mg(OH)_2$ 的 $K_{sp}=5.61\times10^{-12}$,$NH_3$ 的 $K_b=1.79\times10^{-5}$。

7. 在浓度均为 $0.010\ mol\cdot L^{-1}$ 的 Mg^{2+} 和 Al^{3+} 的混合溶液中,逐滴加入 NaOH 溶液,哪个离子先沉淀?当第二种离子开始沉淀时,第一种离子的浓度为多少?

(顾伟华)

第六章 原子结构和共价键

学习要求

掌握：描述核外电子运动特征的四个量子数；基态原子核外电子排布规律和电子组态；现代价键理论和杂化轨道理论。

熟悉：波函数、原子轨道、电子云；原子轨道的角度分布图；共价键的本质、特征和类型；氢键。

了解：元素的原子半径、电负性等周期性变化规律；分子间作用力的类型、特征。

原子由带正电的原子核和带负电的核外电子组成。在化学反应中，原子核不发生变化，只是核外电子的运动状态发生改变。认识原子结构(atomic structure)是探索微观物质世界的基础。本章基于量子力学(quantum mechanics)理论研究原子核外电子的运动规律和运动状态。通常，原子与原子之间可以发生相互作用形成稳定的分子，这种作用于原子之间的相互作用力称为化学键(chemical bond)，其中，共价键(covalent bond)是最为普遍的一类化学键。分子之间弱的相互作用力称为分子间作用力(intermolecular force)，它包括范德华力(van der Waals force)和氢键(hydrogen bond)等。本章重点阐述核外电子的运动状态、核外电子的排布规律、现代价键理论和氢键。

第一节 原子结构

一、玻尔氢原子模型

1900 年，普朗克(Planck M.)为了解释受热黑体辐射现象，假定辐射能量 ε 的释放和吸收都是不连续的，ε 只能是最小能量单位 ε_0 的整数倍：

$$\varepsilon = n\varepsilon_0 = nh\nu \tag{6-1}$$

式中：ε_0 称为量子(quantum)，量子的能量极小，它取决于辐射频率 ν；h 为普朗克常数(Planck's constant)，等于 6.626×10^{-34} J·s。

1913 年，玻尔(N. Bohr)在卢瑟福(E. Rutherford)的"行星系式"原子模型和爱因斯坦(A. Einstein)的光子说的基础上借鉴了普朗克的量子论，提出了"定态原子模型"假说：

(1) 图 6-1 所示：核外电子在符合一定量子化条件

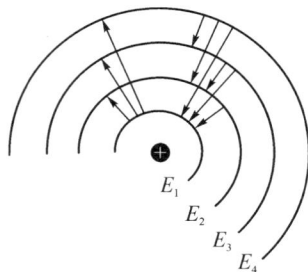

图 6-1 玻尔原子轨道示意图

的圆形轨道上运动,这时电子既不放出能量也不吸收能量,电子处于某种"定态"。

(2) 在一定的轨道上运动的电子具有一定的能量 E,核外电子能量公式为:

$$E_n = -\frac{Z^2}{n^2} \times 2.18 \times 10^{-18} \text{ J} \qquad (n = 1, 2, 3, 4\cdots) \qquad (6-2)$$

式中:Z 为核电荷数,氢原子 $Z=1$;n 为主量子数(principal quantum number)。可见 n 决定轨道能量。当 $n=1$ 时,电子在离核最近的轨道(半径为 52.9 pm 的球型轨道,该半径用 a_0 表示,称为玻尔半径)上运动,能量最低,称为氢原子的基态(ground state)。从外界获得能量时,处于基态的电子可以跃迁到离核较远的能量较高的轨道上($n=2,3,\cdots$),这些状态称为激发态(excited state)。电子离核无穷远时,就完全脱离原子核电场的引力,电子的能量则增大到零。

(3) 电子在不同定态间跃迁时,就要吸收或释放一定频率的光。光的能量为两个轨道能量之差。

$$h\nu = E_2 - E_1 \qquad (6-3)$$

式中:ν 为光的频率;h 为普朗克常数。

玻尔模型求出的氢原子光谱中各条谱线的波长与实验基本吻合,较成功地解释了氢原子的不连续光谱。但是,玻尔模型未能冲破经典牛顿力学的束缚,因此不能解释多电子原子光谱,也不能说明氢原子光谱的精细结构。

二、核外电子运动特征及量子数

现代量子力学认为原子核外电子运动具有波粒二象性(wave-particle duality),服从不确定原理(uncertainty principle),可用薛定谔方程(Schrödinger equation)描述。

1924 年,德布罗意受到爱因斯坦提出的光的波粒二象性的启发,提出所有微观粒子,如电子,也具有波粒二象性。其微观粒子波长可用公式 6-4 描述,即:

$$\lambda = \frac{h}{p} = \frac{h}{mv} \qquad (6-4)$$

式中:λ 为微粒的德布罗意波长;h 为普朗克常数;p 为微粒的动量;m 为微粒的质量;v 为微粒的运动速度。德布罗意关系式把微观粒子的粒子性 p 和波动性 λ 统一起来。

1927 年,海森堡提出了著名的不确定原理关系式:

$$\Delta x \cdot \Delta p_x \geqslant h/4\pi \qquad (6-5)$$

式中:Δx 为 x 方向坐标的测量误差;Δp_x 为 x 方向的动量 p 的测量误差;h 为普朗克常数。

由不确定原理关系式可知,微观粒子的运动坐标和动量无法同时准确测定:微观粒子的坐标测得越准,其动量(速度)就测得越不准;反之,微观粒子的动量测得越准,其坐标就测得越不准。

不确定原理关系式指出:微观电子具有运动的不确定性,不能同时准确测定其坐标和动量,即无确定的运动轨道。因此,玻尔原子模型中电子的运动轨道根本是不存在的。

1926 年,薛定谔提出了著名的薛定谔方程:

$$\frac{\partial^2 \psi}{\partial x^2} + \frac{\partial^2 \psi}{\partial y^2} + \frac{\partial^2 \psi}{\partial z^2} + \frac{8\pi^2 m}{h^2}(E-V)\psi = 0 \qquad (6-6)$$

式中：m 为电子的质量；x、y、z 为电子的空间坐标；E 为电子的总能量；V 为电子的势能；h 为普朗克常数。方程式中 ψ 读作[psai]，称为波函数（wave function），为这个方程的解，是描述原子核外电子运动状态的数学函数。为了方便起见，量子力学借用玻尔原子模型中原子轨道的概念，将波函数也称为原子轨道（atomic orbital），但二者的含义截然不同。例如，玻尔认为基态氢原子的原子轨道是半径等于 52.9 pm 的球形轨道，而量子力学所描述的电子的运动是波动性的，无确定的轨道，原子轨道用电子出现的概率大小来描述。基态氢原子的核外电子在半径为 52.9 pm 的球面上出现的概率最大，在其他地方出现的概率小。玻尔氢原子模型中半径为 52.9 pm 的球形轨道是不存在的。

量子力学用主量子数（principal quantum number）、轨道角动量量子数（orbital angular momentum quantum number）和磁量子数（magnetic quantum number）的合理组合描述波函数即原子轨道。

（一）主量子数

主量子数以 n 来表示，可取任意非零正整数，即 $n=1,2,3,\cdots$。主量子数 n 反映了电子在核外空间出现概率最大的区域离核的远近，是决定多电子能量的主要因素。一般认为 n 值越大，电子出现概率最大的区域距核越远，能量越高。对于单电子原子来说，n 是决定电子能量的唯一因素。n 值越大，电子的能量越高，离核越远。因此，n 也称为电子层数。

（二）轨道角动量量子数

轨道角动量量子数用 l 表示，其取值受主量子数 n 的限制，取包括 0 在内的正整数，即 $l=0,1,2,3,\cdots,(n-1)$，共可取 n 个值。按光谱学分别用 $s,p,d,f\cdots$ 表示。轨道角动量量子数决定原子轨道的形状。如 $l=0$ 时，原子轨道呈球形分布；$l=1$ 时，原子轨道呈双球形分布等。在多电子原子中，轨道角动量量子数 l 也与原子轨道能量有关。主量子数 n 相同，轨道角动量量子数 l 越小其能量越低：$E_{ns}<E_{np}<E_{nd}<E_{nf}$（但对氢原子或类氢原子来说，$E_{ns}=E_{np}=E_{nd}=E_{nf}$）。$n$、$l$ 均相同的电子处于同一能级（energy level）或亚层（subshell）。第 n 层有 n 个亚层或 n 个能级（见表 6-1）。

表 6-1　电子层、电子亚层和能级

n（电子层）	1	2	3	4	⋯
n,l（亚层或能级）	1s	2s,2p	3s,3p,3d	4s,4p,4d,4f	⋯

（三）磁量子数

磁量子数用 m 表示，其取值受轨道角动量量子数 l 的限制，可取包括 $0,\pm1,\pm2,\pm3\cdots\pm l$，共有 $(2l+1)$ 个数值。磁量子数 m 决定原子轨道在空间的伸展方向。例如 $l=0$ 时，磁量子数 $m=0$，只有一个数值，即只有 1 个 s 轨道；而 $l=1$，m 有三个取值，即 $m=0,\pm1$，说明 p 轨道在空间有三种不同的伸展方向，即共有 3 个 p 轨道，分别为 p_x、p_y、p_z。这 3 个 p 轨道在同一能级，轨道能量相同，称为简并轨道（degenerate orbital）或等价轨道。当 $l=2$，则有 5 个简并轨道。

综上所述，可以看到 n、l、m 这三个量子数的组合有一定的规律。一个 n、l、m 合理组合确定一个原子轨道（波函数）。例如，$n=1$ 时，l 只能取 0，m 也只能取 0，三个量子数的组合只有一种，即 1、0、0，说明第一电子层只有一个能级 1s，也只有一个原子轨道（波函数）$\psi(1,0,0)$ 或 ψ_{1s}。$n=2$ 时，l 取 0 或 1，所以第二电子层共有两个能级（2s 和 2p 能级）。当 $n=2$，$l=0$ 时，m 只能取 0；而当 $n=2$，$l=1$ 时，m 可以取 -1，0 或 $+1$，所以它们的量子数组合共有四种(2,0,0;2,1,−1;2,1,+1 和 2,1,0)。这也说明第二电子层共有两个能级(电子亚层)、4 个原子轨道(ψ_{2s},ψ_{2px},ψ_{2py},ψ_{2pz}),其中"2,0,0"的组合确定的原子轨道 ψ_{2s} 在能量较低的 2s 能级,其余三种组合即三个原子轨道 ψ_{2px},ψ_{2py} 和 ψ_{2pz} 在能量较高的 2p 能级。由此类推,每个电子层的轨道总数为 n^2,见表 6−2 所示:

表 6−2　量子数组合和轨道数

主量子数 n	角量子数 l	磁量子数 m	原子轨道(波函数) ψ	同一电子层的 轨道数(n^2)
1	0	0	ψ_{1s}	1
2	0	0	ψ_{2s}	4
	1	0	ψ_{2pz}	
		±1	ψ_{2px},ψ_{2py}	
3	0	0	ψ_{3s}	9
	1	0	ψ_{3pz}	
		±1	ψ_{3px},ψ_{3py}	
	2	0	ψ_{3dz^2}	
		±1	ψ_{3dxz},ψ_{3dyz}	
		±2	ψ_{3dry},$\psi_{3dx^2-y^2}$	

(四) 自旋角动量量子数

自旋角动量量子数(spin angular momentum quantum number)用 s 表示。核外电子除围绕原子核的空间运动状态外,本身也在做自旋运动。自旋运动也是量子化的,其取值只有 +1/2 和 −1/2,分别表示顺时针和逆时针两种自旋运动,通常也可分别用符号"↑"和"↓"表示。

在同一原子轨道中可容纳两个相反自旋方向的电子,成为成对电子,它们具有相同的能量。

这样,原子核外的每个电子的运动状态均可用对应的一套 n、l、m、s 四个量子数来描述。由于同一原子轨道中可容纳两个自旋状态相反的电子,因而各电子层可容纳的电子数为轨道数的 2 倍,即 $2n^2$ 个。

【例 6−1】　说明 s、3s、$3s^1$、2p、3d 所分别代表的意义并写出所对应的量子数。

【解】　s 代表一种能级或原子轨道(s 情况复杂一些,既代表能级又代表轨道),其对应的量子数为 $l=0$,$m=0$,其空间角度分布图像为球形。

3s 代表第 3 电子层中的 s 能级或原子轨道,其对应的量子数为 $n=3$,$l=0$,$m=0$。

$3s^1$ 代表第 3 电子层中的 s 原子轨道上 1 个电子的运动状态,其对应的量子数为 $n=3$,$l=0$,$m=0$,$s=+1/2$ 或 −1/2。

2p 代表第 2 电子层中的 p 能级,其对应的量子数为 $n=2$,$l=1$,m 可取值 −1,0 或 +1,表示在空间的三个伸展方向,用波函数 $\psi_{n,l,m}$ 表示即为 $\psi_{2,1,-1}$、$\psi_{2,1,0}$ 和 $\psi_{2,1,1}$(亦可表示为 ψ_{2pz}、ψ_{2px} 和 ψ_{2py})。

3d 代表第 3 电子层中的 d 能级,其对应的量子数为 $n=3$,$l=2$,m 可取值 −2、−1、0、+1、+2 表示在空间的五个伸展方向,即波函数 ψ_{3dz^2}、ψ_{3dxz}、ψ_{3dyz}、ψ_{3dry} 和 $\psi_{3dx^2-y^2}$。

【例 6-2】　已知基态 Na 原子的价电子处于最外层的 3s 轨道,试用 n、l、m、s 量子数来描述它的运动状态。

【解】　最外层 3s 轨道 $n=3$、$l=0$、$m=0$,所以 3s 电子的运动状态可表示为 3、0、0、$+1/2$(或 $-1/2$)。

三、原子轨道的角度分布图和电子云

(一) 原子轨道的角度分布图

原子轨道角度分布图可以直观地从角度(核外空间不同的方位角)的侧面去观察电子的运动状态。

s,p,d 原子轨道的角度分布图(剖面图)见图 6-2 所示。角度分布图反映了原子轨道的形状。s 轨道是球形,只有一个轨道;p 轨道是双球形,有三个等价轨道即 p_x、p_y 和 p_z 轨道;d 轨道是花瓣形,有五个等价轨道即 d_{xy}、d_{yz}、d_{xz}、$d_{x^2-y^2}$ 和 d_{z^2} 轨道。

原子轨道角度分布图中的正负号反映了电子的波动性。它类似于经典波中的波峰与波谷,当两个波相遇产生干涉时,同号则相互加强,异号则相互减弱或抵消。原子轨道角度分布图中的正负号在阐明化学键的形成时有重要意义。

(二) 电子云

波函数 ψ 本身无明确的物理意义,但 $|\psi|^2$ 意义明确,它表示电子在核外空间某点出现的概率密度,为了形象地表示基态原子其电子在核外空

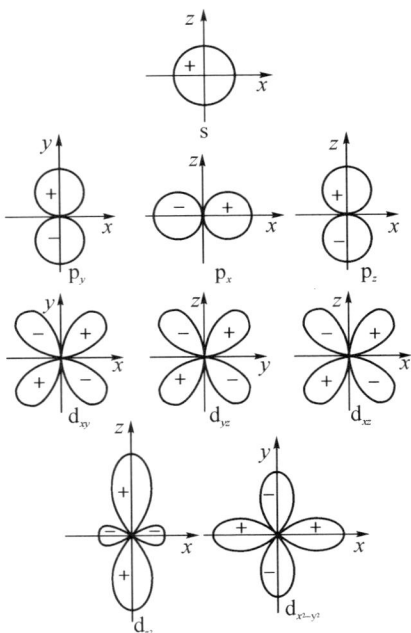

图 6-2　s,p,d 原子轨道的角度分布图(剖面图)

间出现的概率密度的分布情况,将空间各处的 $|\psi|^2$ 用疏密程度不同的小黑点表示出来(图 6-3)。这种在单位体积内黑点数与 $|\psi|^2$ 成正比的图形称为电子云(electron cloud)。离核越近,电子云越密集,即电子出现的概率密度愈大;离核愈远,电子云愈稀疏,电子出现的概率密度愈小。电子云是概率密度的形象化描述,电子云图中的一个个小黑点既不表示一个个电子,也不表示电子出现的概率。

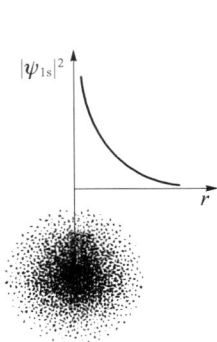

图 6-3　氢原子 $|\psi_{1s}|^2$-r 曲线和 1s 电子云

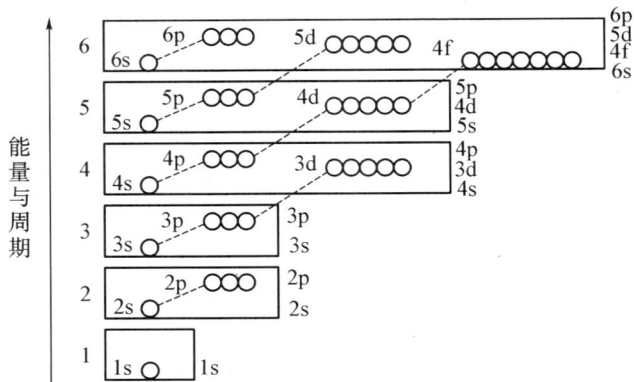

图 6-4　Pauling 能级图

四、原子核外电子的排布规律和电子组态

(一)能量最低原理

能量最低原理规定,当多电子原子处于基态时,核外电子的填充按照 Pauling 能级图(图 6-4)的次序优先排布在能量最低的轨道。然后,依次填入能量较高的轨道,以使整个原子系统能量最低、最稳定。

我国著名化学家北京大学徐光宪教授根据光谱实验数据对基态多电子原子轨道的能级高低提出一种定量的规则,即轨道的 $n+0.7l$ 值越大,轨道能级越高,并把 $n+0.7l$ 值的第一位数字相同的各能级组合为一组,称为某能级组,如表 6-3 所示:

表 6-3 多电子原子能组

能级	1s	2s	2p	3s	3p	4s	3d	4p	5s	4d	5p	6s	4f	5d	6p
$n+0.7l$	1.0	2.0	2.7	3.0	3.7	4.0	4.4	4.7	5.0	5.4	5.7	6.0	6.1	6.4	6.7
能级组	1	2		3		4			5			6			
组内电子数	2	8		8		18			18			32			

根据徐光宪公式计算可以明确多电子原子能级由低到高依次为:

1s,(2s,2p),(3s,3p),(4s,3d,4p),(5s,4d,5p),(6s,4f,5d,6p)…

括号内的能级处于同一能级组。

(二)泡利不相容原理

原子轨道的每种运动状态都可以对应一个波函数 $\psi_{n,l,m}$,并由一组合理的量子数 n,l,m 来表达,而当 n,l,m 一定时,电子可有两种自旋方式(即 $s=\pm 1/2$)。泡利不相容原理(Pauli exclusion principle)认为,在同一原子中不会出现运动状态(4 个量子数)完全相同的两个电子。换句话说,一个原子轨道最多只能容纳 2 个自旋方向相反的电子。

(三)洪特规则

洪特(F. Hund)根据大量光谱实验数据得出结论:电子在等价轨道或简并轨道上排布时,总是尽可能以自旋平行的方式分占不同的轨道,称为洪特规则(Hund's rule)。例如,$_6$C 原子核外的电子在原子轨道中的填充情况可表示为 $_6$C ，而不应表示为 $_6$C 或 $_6$C 。

若欲使 2 个以相同自旋方向分占轨道的电子占据同一轨道,必须改变其中一个电子的自旋方向并吸收一定的电子成对能(electron pairing energy),克服电子之间的斥力,原子的能量就会升高而不稳定。

洪特通过光谱实验还进一步得出了补充规则:等价轨道处于全充满(p^6、d^{10}、f^{14})、半充满(p^3、d^5、f^7)或全空(p^0、d^0、f^0)的状态是能量较低的稳定状态。例如,$_{29}$Cu 的电子排布式为 $1s^2 2s^2 2p^6 3s^2 3p^6 3d^{10} 4s^1$,而不是 $1s^2 2s^2 2p^6 3s^2 3p^6 3d^9 4s^2$。

电子排布式又称为电子组态(electronic configuration),通常仅表现电子层结构而不表示填充顺序,故填充电子时先填充 4s 后填充 3d,书写时却仍然先写 3d 后写 4s。为简便起见,内层已填充满至稀有气体元素电子层结构的部分用稀有气体元素符号加方括号表示,称为原子实(atomic kernel)。例如,$_{26}$Fe 的电子排布可写成 $[Ar]3d^6 4s^2$,原子实 $[Ar]$ 表示 $1s^2 2s^2 2p^6 3s^2 3p^6$。这种写法的优点一是简便,更主要的是指出了在化学反应中

原子实部分的电子排布不发生变化,而突出了价层电子排布,使其一目了然,如铁原子的价层电子为 $3d^6 4s^2$,银原子的价层电子为 $4d^{10} 5s^1$。

书写离子的电子排布式是在基态原子的电子排布式基础上加上(负离子时)或失去(正离子时)电子。但要注意,在填电子时 4s 先于 3d,但填满电子形成离子时,先失去 4s 上的电子。例如:

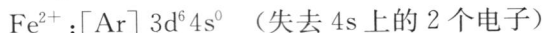

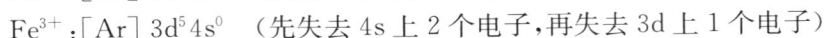

Fe^{2+}:$[Ar] 3d^6 4s^0$ (失去 4s 上的 2 个电子)

Fe^{3+}:$[Ar] 3d^5 4s^0$ (先失去 4s 上 2 个电子,再失去 3d 上 1 个电子)

【例 6 - 3】 写出 $_{24}Cr$ 基态原子的电子排布式。

【解】 根据能量最低原理,将 24 个电子从能量最低的 1s 轨道上排起,1s 轨道只能排 2 个电子,第 3、4 个电子填入 2s 轨道,2p 能级有三个轨道,可以填 6 个电子,再以后填入 3s、3p,3p 填满后是 18 个电子。按 Pauling 电子填充的顺序应先填入 4s 轨道,剩下的电子再填入 3d,成为 $1s^2 2s^2 2p^6 3s^2 3p^6 4s^2 3d^4$,但是按照 Hund 规则特例,半满状态是能量较低的稳定状态,因此应填为 $4s^1 3d^5$ 能量更低。电子排布式按习惯的书写顺序,先写 3d 后写 4s。因此,$_{24}Cr$ 基态原子的电子排布式为 $1s^2 2s^2 2p^6 3s^2 3p^6 3d^5 4s^1$ 或 $[Ar]3d^5 4s^1$。

五、元素周期表

1869 年门捷列夫(Д. И. Менделеев)首次根据原子序数变化总结出元素周期表(periodic table of the element)(见附录),并发现了原子性质周期性变化规律——元素周期律。

周期表中划分为 7 个横行,每行称为一个周期(Period)。元素所在的周期数等于其基态原子的电子层数,也等于原子最外层电子的主量子数 n。

元素的原子参加化学反应时,能参与成键的电子称为价电子,价电子所处的电子层称为价电子层,价电子层的电子排布称为价层电子组态。根据元素周期表中各元素的基态原子核外价层电子组态,可划分为化学性质相近的元素纵列,称为族(Group),以罗马数字Ⅰ,Ⅱ,Ⅲ,…,Ⅷ表示。

凡基态原子核外最后一个电子填入 ns 或 np 能级的元素称为主族(A 族)元素。稀有气体元素原子核外电子以 $1s^2$ 或 $ns^2 np^6$ 全充满,称为零族元素。基态原子核外最后一个电子填入 $(n-1)d$ 或 $(n-2)f$ 能级的元素称为副族(B 族)元素。ⅦB 族后面的三个纵列价电子排布规律性较差,合称为第Ⅷ族。

由于原子核外电子的运动规律是以概率方法统计的,故原子的大小界限并不分明。通常原子假设呈球形,原子半径(atomic radius)为相邻两原子核间距的一半。原子半径随原子序数的增加呈现周期性变化。通常情况下,同一主族元素从上到下原子半径随该原子电子层数的增加而依次增大。同一副族元素从上到下原子半径总的趋势也增大,但幅度较小。同一周期从左到右随该原子核电荷数的增多,核对电子的引力增强,故元素的原子半径逐渐减小。主族元素的原子半径减小幅度比副族元素明显。

元素的电负性(electronegativity)是指元素的原子在分子中吸引电子能力的相对大小。元素的电负性越大,表示元素原子在分子中吸引电子的能力越强,即生成阴离子的倾向越大,非金属性越强。反之,电负性越小,元素原子越倾向于失去电子生成阳离子,金属性越强。

电负性的周期性变化同元素的金属性、非金属性的周期性变化基本一致。即同一周期中从左到右元素的电负性依次增大;同族中自上而下元素的电负性逐渐减小(副族元素规律不明显）。在所有元素中，周期表右上方的 F 的电负性最大，其非金属性最强；周期表左下方的 Cs 电负性最小，其金属性最强。

第二节 共价键

原子与原子之间通常可以形成强烈的相互作用即化学键（chemical bond）组成更为复杂的结构分子或晶体。化学键分为离子键（ionic bond）、共价键（covalent bond）和金属键（metallic bond）。其中共价键是原子之间相互作用构成分子的最重要和最主要的相互作用力。本节主要讨论共价键的形成、类型和参数、杂化轨道理论。

一、经典的共价键理论

1916 年美国化学家路易斯（Lewis）提出经典的共价键电子理论。该理论认为两个或多个原子可以相互"共有"一对或多对电子，以便达到稀有气体原子最外层 2 或 8 电子层结构（或称为 Lewis 结构），从而生成稳定的分子。例如：

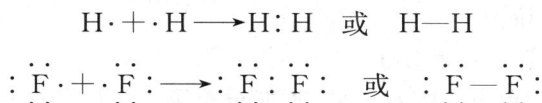

$$H\cdot + \cdot H \longrightarrow H:H \quad 或 \quad H—H$$

$$:\ddot{F}\cdot + \cdot\ddot{F}: \longrightarrow :\ddot{F}:\ddot{F}: \quad 或 \quad :\ddot{F}—\ddot{F}:$$

分子通过共用电子对连接的化学键称为共价键，也可用短横线表示。Lewis 初步揭示了共价键与离子键的区别，能解释共价键的饱和性。但他不能解释一些分子的中心原子最外层电子数虽然少于或多于 8 仍能稳定存在的事实，如：

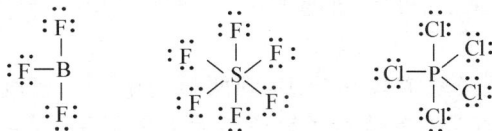

$$\ddot{F}—B \qquad \ddot{F}\diagdown S \diagup \ddot{F} \qquad \ddot{Cl}—P \diagup \ddot{Cl}$$

也无法说明为什么共用互相排斥的两个带负电荷的电子能使原子成为稳定分子的本质原因。直到量子力学建立以后，共价键的理论才开始发展。

二、氢分子的形成和现代价键理论

氢分子是最简单的典型共价键分子。1927 年德国化学家海特勒（W. Heitler）和伦敦（F. London）把氢分子看成是两个核和两个电子组成的系统，用量子力学近似求解其薛定谔方程。结果得到 H_2 分子形成的势能曲线（图 6 - 5）。当两个 H 原子彼此远离时没有相互作用，它们的势能为零。若两个具有自旋相同的 1s 电子的 H 原子逐渐靠近时，两核之间电子云稀疏，相互斥力越来越大，系统的势能上升，因而不能形成共价键和氢分子。若两个含有自旋相反 1s 电子的 H 原子靠近时，系统势能下降，在核间距 $r = 74$ pm 时系统势能最低，系统释放出 458 kJ·mol^{-1} 的能量。此时两 H 原子轨道发生最大重叠（图 6 - 6），核间电子云密集，为两核共享，形成共价键，此时系统能量最低，键长为 74 pm，键能为 458 kJ·mol^{-1}。可见共价键的本质是两原子轨道重叠，成键原子共用电子对，两 H 原子带正电荷的原子核通过对带负电荷的成键电子对的强烈吸引而成为稳定的共价型氢分子。这种作用于成键两原子核与共用电子对之间的强烈相互作用力称为共价键。

将研究 H_2 分子的结果推广到其他分子系统，归纳出现代价键理论（Valence bond theory），要点如下：

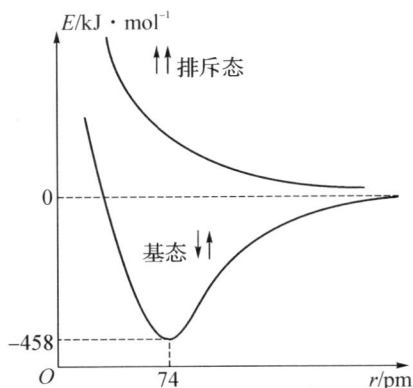

图 6-5 两个 H 原子接近时系统势能变化曲线

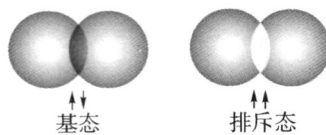

图 6-6 两 H 原子的 1s 电子云重叠示意图

（一）共价键的形成

共价键形成的前提条件：一是原子在成键前有单电子，二是单电子的自旋方向相反。自旋相反的单电子所处的两原子轨道重叠、单电子两两配对，使电子云密集于两核之间，系统能量降低，形成共价键。

（二）共价键的饱和性和方向性

两原子自旋相反的单电子配对之后，不能再与第三个原子的单电子配对成键，即一个原子有多少个未成对单电子，就只能配对形成多少个共价键，这称为共价键的饱和性。例如 He 原子没有单电子，所以 2 个 He 原子不能形成 He_2 分子；Cl 原子有 1 个单电子，2个 Cl 原子的单电子配对可形成 1 个共价单键的 Cl_2 分子；O 原子有 2 个单电子，与 2 个H 原子的单电子配对形成 2 个共价键的 H_2O 分子后，就不能与第 3 个 H 的单电子配对成"H_3O"分子。

形成共价键时，两原子轨道重叠越多，则两核间电子云密度越大，系统能量降低越多，所形成的共价键越牢固，这称为原子轨道最大重叠原理。它决定了共价键的方向性。因为除 s 轨道球形对称外，p、d 等轨道都有一定的空间取向，成键时原子轨道只有沿一定方向接近，才能达到最大重叠。

如形成 HCl 分子时 H 原子 1s 轨道与 Cl 原子 $3p_x$ 轨道在三个方向上重叠，只有当1s 轨道与 $3p_x$ 轨道沿着 x 轴方向接近时才可达到最大重叠，形成稳定的共价键，见图 6-7 所示：

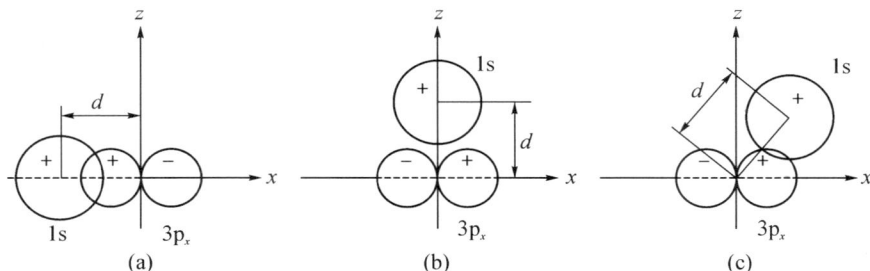

图 6-7 共价键的方向性示意图

（三）共价键的类型

共价键按原子轨道重叠方式不同分为 σ 键、π 键。

σ 键（sigma bond）是两个原子的原子轨道沿着键轴方向以"头碰头"的方式重叠形成

的共价键,轨道重叠部分沿键轴呈圆柱形对称分布。例如 H_2 中 s—s、HCl 中 p_x—s、F_2 中 p_x—p_x 轨道头碰头重叠形成了 σ 键,见图 6-8(a)。

π 键(pi bond)是两个原子的原子轨道以"肩并肩"的方式重叠形成的共价键,轨道重叠部分垂直于键轴呈镜面反对称分布,见图 6-8(b)。

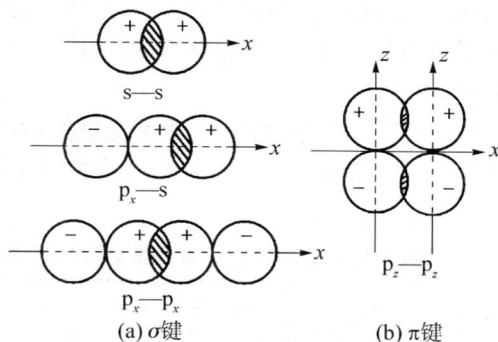

图 6-8　σ 键、π 键形成示意图

在 N_2 分子中,N 原子的 p_x、p_y、p_z 各有一个单电子,2 个 N 原子间除形成 p_x—p_x σ 键外,还能形成 p_y—p_y 和 p_z—p_z 两个相互垂直的 π 键,如图 6-9 所示:

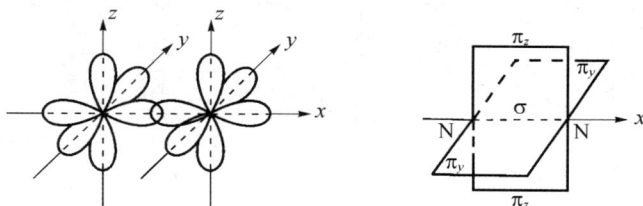

图 6-9　N_2 分子中的 σ 键和 π 键示意图

σ 键可单独存在,组成分子的"骨架"。π 键不能单独存在,只能与 σ 键同时存在于共价双键和叁键中。共价分子中若仅有单键,那必然是 σ 键,若存在双键或叁键,其中除 1 个 σ 键外,其余均是 π 键。

一般来说,π 键没有 σ 键牢固,比较容易断裂。因为 π 键不像 σ 键那样集中在两核的连线上,而是分散在原子核两侧,原子核对 π 电子的束缚力较小,电子运动的自由性较大。因此,含双、叁键的化合物如不饱和烃一般容易发生化学反应。但有例外,如 N_2 中的 π 键强度就很大,使 N_2 的化学性质不活泼。

(四)配位键

当形成共价键的两个原子中其中一个原子提供成对电子,另一个原子提供空轨道,则所形成的共价键称为配位共价键,简称配位键(coordination bonding)。配位键形成后,就与一般共价键无异。图 6-10 中"→"表示配位键,在 O 和 H 之间的电子对来自 O 原子上的孤对电子。

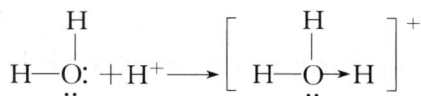

图 6-10　配位键示意图

（五）共价键参数

表征共价键特征的物理量称为共价键参数，如键长、键角、键能和键的极性。

键长是分子中成键原子两核间的平衡距离。两原子形成同型共价键的键长越短，键越稳定。

键角是分子中同一个原子形成的相邻两个键间的夹角。分子构型由键角、键长决定，如 H_2O 分子中的键角为 $104°45'$，H_2O 分子为 V 形结构；CO_2 分子中的键角为 $180°$，表明 CO_2 分子为直线形结构。

键能（bond energy）是共价键强弱的量度。一般键能越大，共价键强度越大。成键时放出能量，断键时吸收能量。一些双原子分子的键能和某些键的平均键能值见表 6-4 所示：

表 6-4　一些双原子分子的键能 E 和某些键的平均键能

分　子	$E/kJ \cdot mol^{-1}$	分子	$E/kJ \cdot mol^{-1}$	共价键	$\overline{E}/kJ \cdot mol^{-1}$	共价键	$\overline{E}/kJ \cdot mol^{-1}$
H_2	436	HF	565	C—H	413	N—H	391
F_2	165	HCl	431	C—F	460	N—N	159
Cl_2	247	HBr	366	C—Cl	335	N＝N	418
Br_2	193	HI	299	C—Br	289	N≡N	946
I_2	151	NO	286	C—I	230	O—O	143
N_2	946	CO	1 071	C—C	346	O＝O	495
O_2	493			C＝C	610	O—H	463
				C≡C	835		

共价键按共用电子对是否偏移可分为极性共价键和非极性共价键。

非极性共价键（nonpolar covalent bond）是因为成键原子的电负性相同，成键电子对等量共享，键的正、负电荷中心重合的共价键。例如 H_2、O_2、N_2 等。同种原子形成的共价键一般为非极性共价键。

极性共价键（polar covalent bond）是由于成键原子的电负性不同，共用的电子对偏向电负性较大的原子一方，使键的一端带部分负电荷 δ^- 而另一端带部分正电荷 δ^+，键的正、负电荷中心不重合形成的共价键。例如 NH_3 分子中 N—H 键，H_2O 分子的 O—H 键等。不同种原子形成的共价键均是极性共价键。

三、杂化轨道理论

价键理论说明了共价键的形成、本质和特征，但不能解释多原子分子构型和一些共价分子的形成，如 CH_4 等。

分子构型（molecular geometry）是共价分子中各原子在空间排列构成的几何形状。分子构型对分子的物理、化学性质及生物活性都有重要影响。为了从理论上说明分子构型，1931 年美国化学家鲍林（L. Pauling）等人以价键理论为基础，根据电子具有波的特性、波可以叠加的原理，提出了杂化轨道理论（hybrid orbitals theory）。

（一）杂化轨道理论的要点

1. 形成分子时，因原子之间相互影响，中心原子内能量相近的不同类型的 n 个价原子轨道混合重组，重新分配能量和确定空间方向，产生 n 个新的原子轨道。这一过程称为杂化(hybridization),杂化形成的新原子轨道称为杂化轨道(hybrid orbital)。

2. 杂化轨道形状不同于原原子轨道形状,杂化轨道的角度分布更集中于一个方向,在成键中更有利于达到最大重叠,成键能力更强。而且原子轨道杂化过程中所需要的能量可由杂化轨道形成共价键所释放的能量来补偿且有余,使形成的分子更加稳定。故原子常先杂化后成键。(本章只考虑中心原子杂化,不考虑配位原子杂化)

3. 杂化轨道之间尽可能取最大夹角分布,形成相互排斥能最小的杂化轨道构型。杂化类型不同,杂化轨道构型也不相同,由此即可解释分子构型。

（二）原子轨道杂化类型及实例

本章讨论 sp、sp^2、sp^3 等性和不等性杂化类型。

1. sp 杂化

原子中由 1 个 ns 和 1 个 np 轨道参与的杂化称为 sp 杂化,所形成的 2 个轨道称为 sp 杂化轨道。每个 sp 杂化轨道均含 $1/2s$ 和 $1/2p$ 轨道成分。2 个 sp 杂化轨道间的夹角为 $180°$,这样相互间的斥力最小。当两个 sp 杂化轨道与其他原子成键后,就形成直线形分子(图 6-11)。

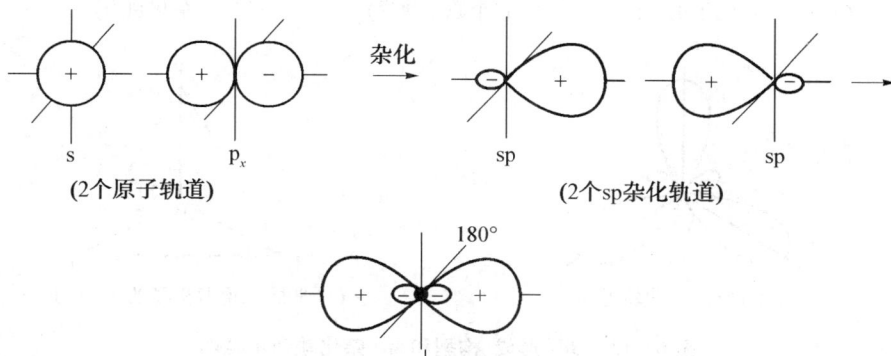

图 6-11 sp 杂化轨道形成示意图

例如实测 $BeCl_2$ 是一个键角为 $180°$ 的直线分子。但 Be 原子的价层电子组态为 $2s^2$,并没有单电子可以配对成键,用价键理论难以说明。杂化轨道理论认为,在形成 $BeCl_2$ 分子过程中,Be 原子的 1 个 2s 电子被激发到一个 2p 空轨道上,价电子组态变为 $2s^1 2p_x^1$,只剩下 1 个电子的 2s 轨道和含 1 个电子的 $2p_x$ 进行杂化,形成 2 个各含 1 个单电子的夹角为 $180°$ 的 sp 杂化轨道,然后 2 个 sp 杂化轨道分别与 1 个 Cl 原子中具有单电子的 3p 轨道重叠,形成 sp-p 的 σ 键,所以 $BeCl_2$ 是直线分子。其形成过程见图 6-12 所示:

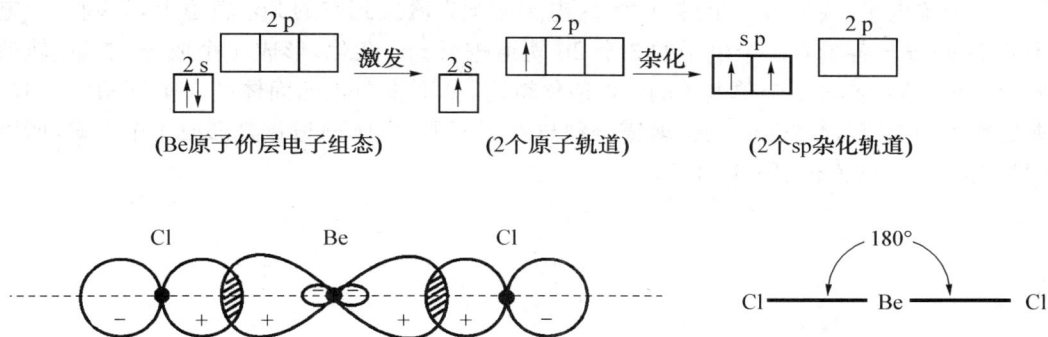

图 6-12 $BeCl_2$ 分子形成及构型示意图

2. sp² 杂化

原子中由 1 个 ns 和 2 个 np 轨道参与的杂化称为 sp² 杂化,所形成的 3 个轨道称为 sp² 杂化轨道,每个 sp² 杂化轨道均含 1/3 s 和 2/3 p 轨道成分,杂化轨道间最小排斥力的夹角为 120°。当 3 个 sp² 杂化轨道分别与其他 3 个相同原子成键后,就形成正三角形分子。

例如 BF_3 是平面三角形分子。中心原子 B 的价电子组态为 $2s^2 2p_x^1$,要形成 3 个 B—F 键,单电子数不够。于是 1 个 2s 电子激发至 $2p_y$ 空轨道上,然后含有单电子的 1 个 2s 轨道和 2 个 2p 轨道杂化形成 3 个 sp² 杂化轨道,对称地分布在 B 原子周围,互成 120°角。3 个 sp² 杂化轨道分别与 1 个 F 原子的 2p 轨道重叠形成平面三角形 BF_3 分子,其过程如图 6-13 所示:

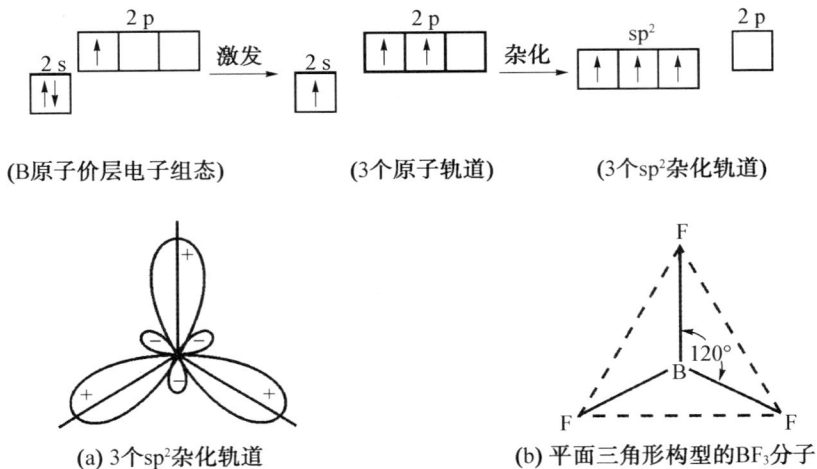

(B原子价层电子组态)　　　　(3个原子轨道)　　　　(3个sp²杂化轨道)

(a) 3个sp²杂化轨道　　　　(b) 平面三角形构型的BF₃分子

图 6-13　BF₃ 形成、构型和 sp² 杂化轨道示意图

3. sp³ 杂化

原子中由 1 个 ns 和 3 个 np 轨道参与的杂化称为 sp³ 杂化,所形成的 4 个杂化轨道称为 sp³ 杂化轨道。如果形成的每个 sp³ 杂化轨道所含成分比例及能量完全相同,这种杂化称为等性杂化(equivalent hybridization),否则就是不等性杂化(nonequivalent hybridization)。通常参与杂化的原子轨道均含有单电子或均是空轨道,其杂化是等性杂化。若有孤对电子(lone pair electrons)占据的原子轨道参与杂化,则是不等性杂化。

CH_4 是 sp³ 等性杂化的典型例子。CH_4 分子是正四面体,键角 109°28′。基态 C 原子有 2 个单电子,要形成 4 个键,1 个 2s 电子必须先激发到空的 $2p_z$ 轨道上,只剩 1 个电子的 2s 轨道与各具有 1 个电子的 3 个 2p 轨道进行 sp³ 杂化,形成 4 个成分、能量、轨道形状完全相同,各含 1 个单电子的 sp³ 杂化轨道,分别指向正四面体的 4 个顶角,它们的夹角均为 109°28′,4 个 sp³ 杂化轨道分别与 4 个 H 原子 1s 轨道重叠形成 4 个 σ 键,所以 CH_4 分子为正四面体(图 6-14)。

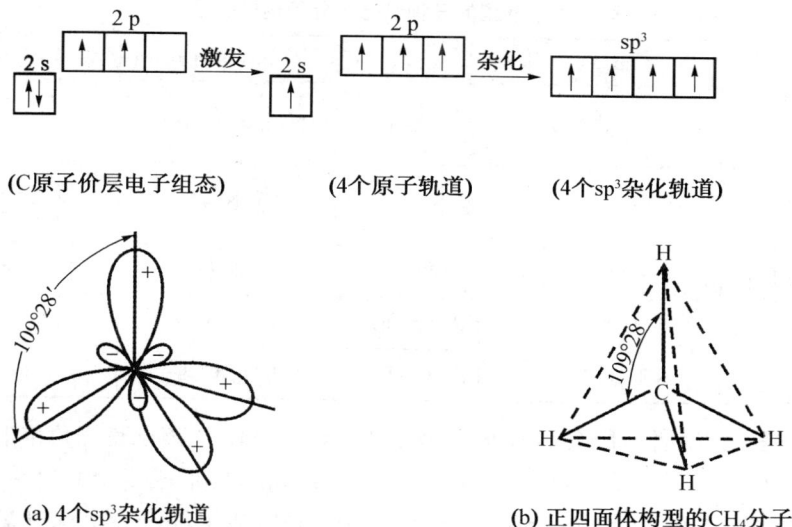

(C原子价层电子组态) **(4个原子轨道)** **(4个sp³杂化轨道)**

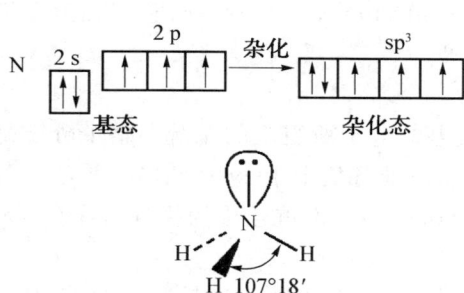

(a) 4个sp³杂化轨道   (b) 正四面体构型的CH₄分子

图 6-14 CH₄ 的形成过程和 sp³ 杂化轨道示意图

    sp³ 不等性杂化的典型代表是氨分子(NH_3)和水分子(H_2O)。

    基态氮原子的外层电子排布为 $2s^2 2p^3$,在形成氨分子时,中心原子氮的 1 个 2s 轨道和 3 个 2p 轨道采取 sp³ 杂化,形成的 4 个 sp³ 杂化轨道中,有三个为单电子所占据,它们能与三个氢原子的 1s 电子形成三个共价 σ(sp³-s)键。另一个 sp³ 杂化轨道被氮原子的一对孤对电子占据,孤对电子因未参加成键,电子云较密集于氮原子周围,它对成键电子对的排斥作用较大,使得氨分子中的键角压缩成 107°18′。因此,N 原子的 sp³ 杂化是不等性杂化。氨分子的空间构型也就成为缺一个角的四面体,即三角锥形,见图 6-15 所示:

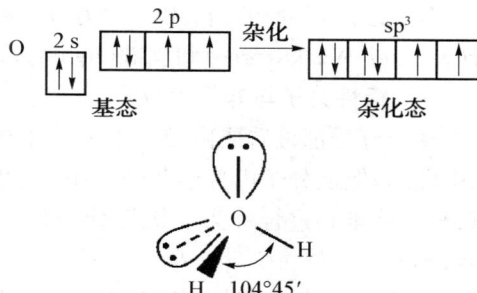

图 6-15 NH₃ 分子中 N 原子的杂化和分子构型   **图 6-16 H₂O 分子中 O 原子的杂化和分子构型**

    【例 6-4】 解释水分子(H_2O)的空间构型(已知 H_2O 分子中键与键之间的夹角为 104°45′,分子的空间构型为 V 字形)。

    【解】 水分子的键间夹角为 104°45′,其分子的形成过程与氨分子类似,成键时中心原子氧也是采取不等性 sp³ 杂化方式与两个氢原子结合的,由于氧原子上有两对孤对电子不参加成键,它们对成键电子对的排斥作用更大,使 H_2O 分子中键角压缩得更小,为 104°45′,水分子结构呈 V 字形(图 6-16)。

    表 6-5 概括了 sp 型三种杂化与分子构型的关系。

表 6 - 5 sp 型的三种杂化与分子构型关系

杂化类型	sp	sp^2	sp^3（等性）	sp^3（不等性）
参与杂化的原子轨道	1个 s＋1个 p	1个 s＋2个 p	1个 s＋3个 p	1个 s＋3个 p
杂化轨道数	2个 sp	3个 sp^2	4个 sp^3	4个 sp^3（含 1 或 2 对孤对电子）
杂化轨道夹角 θ	180°	120°	109°28′	90°＜θ＜109°28′
分子构型	直线	平面三角形	正四面体形	三角锥形，V 形
实例	$BeCl_2$，C_2H_2	BF_3，C_2H_4	CH_4，CCl_4	NH_3，H_2O

【例 6 - 5】 试说明为什么 SiF_4 分子是正四面体形、H_3O^+ 离子是三角锥形。

【解】 SiF_4 分子中心原子 Si 的价电子组态为 $3s^2 3p^2$，要形成 4 个共价单键，需激发 1 个 3s 电子到 3p 轨道上，形成 4 个单电子，采取 sp^3 等性杂化，每个 sp^3 杂化轨道与 1 个 F 原子中含 1 个单电子的 2p 轨道重叠成键，所以 SiF_4 分子是正四面体形。

H_3O^+ 离子中心原子 O 原子的价电子组态为 $2s^2 2p^4$，采用 sp^3 不等性杂化，形成的 4 个 sp^3 杂化轨道指向变形四面体的 4 个顶角；其中 2 个含单电子的 sp^3 杂化轨道分别与 1 个 H 原子的 1s 轨道重叠成 σ 键；另 2 个含孤对电子的 sp^3 杂化轨道，1 个与 H^+ 1s 轨道形成 σ 配键，1 个未成键，属 O 原子独有。由于这个含有孤对电子的电子云对其他 3 个成键电子对的排斥作用，使键角小于 109°28′，H_3O^+ 是三角锥形。

第三节 分子间作用力

分子之间弱的相互作用力称为分子间作用力（intermolecular force），它包括范德华力（van der Waals force）和氢键（hydrogen bond）等。

一、极性分子与非极性分子

每个分子都可看成由带正电的原子核和带负电的电子所组成的系统。整个分子是电中性的，但从分子内部电荷的分布看，可认为正负电荷各集中于一点，叫电荷重心。若正、负电荷重心重合称为非极性分子（non-polar molecule），不重合称为极性分子（polar molecule）。

双原子分子的极性与键的极性一致，即同核双原子分子如 H_2、O_2 是非极性键，必是非极性分子，异核双原子分子如 HCl、HF 是极性键也是极性分子。

多原子分子的极性不仅与键的极性有关，也与分子构型有关，虽然是极性键，只要键型相同，分子构型对称，其分子中各个键的极性就能相互抵消，正、负电荷重心重合，如 CO_2 为直线形 O＝C＝O，2 个 C＝O 键的极性互相抵消，为非极性分子；CH_4 为正四面体形，C—H 键的极性互相抵消，也为非极性分子。但 SO_2 分子为 V 形，2 个硫氧键的极性不能互相抵消；NH_3 分子为三角锥形，分子中 N—H 的极性不能相互抵消。所以 SO_2、NH_3 为极性分子。

【例 6 - 6】 指出 CCl_4、$CHCl_3$、H_2S、CS_2 中哪些是极性分子，哪些是非极性分子，为什么？

【解】 CCl_4 与 $CHCl_3$ 分子中都是极性共价键,但 CCl_4 中与中心原子形成共价键的四个 Cl 原子相同,分子是完全对称的正四面体,键的极性能互相抵消,正、负电荷重心重合,因而是非极性分子;$CHCl_3$ 中成键原子不完全相同,分子为变形四面体,键的极性不能互相抵消,因而是极性分子。

H_2S 的中心原子 S 发生 sp^3 不等性杂化,含有 2 对孤对电子,分子为 V 形,键的极性不能互相抵消,是极性分子。而 CS_2 的中心原子 C 发生 sp 杂化,无孤对电子,分子是完全对称的直线形,键的极性能互相抵消,故为非极性分子。

二、范德华力

范德华力分三种类型:取向力、诱导力和色散力。

极性分子由于正负电荷中心不重合,故具有永久偶极(permanent dipole);非极性分子和极性分子在外电场作用下分子的偶极都会变大,从而产生诱导偶极(induced dipole)。

具有永久偶极的极性分子互相接近时,会产生定向排布(图 6-17),从而在极性分子的永久偶极之间产生分子间作用力即为取向力(orientation force)。

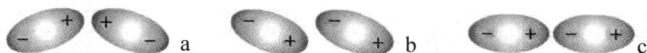

图 6-17 两个极性分子相互作用示意图

极性分子的永久偶极会产生一个外电场,可诱导邻近的分子(包括极性分子和非极性分子)发生电子云变形而产生诱导偶极(图 6-18),这种诱导偶极与永久偶极间的作用力称为诱导力(induction force)。

非极性分子间也存在相互作用。这是由于分子内部的原子核和电子都在不停地运动,在某一瞬间由于原子核与电子云的相对位移,会使分子中产生瞬时偶极(instantaneous pole)。虽然瞬时偶极存在的时间很短,但它可以诱导邻近分子产生瞬时诱导偶极,且可以不断地重复出现。这种瞬时偶极与瞬时诱导偶极之间的作用力称为色散力(dispersion force)(图 6-19)。

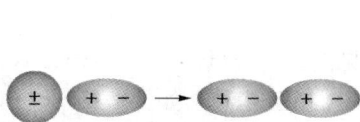

图 6-18 极性分子和非极性分子相互作用示意图

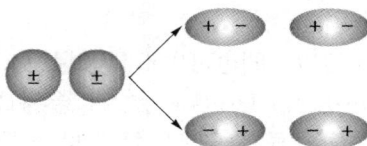

图 6-19 色散力示意图

任何分子都会不断产生瞬时偶极,所以,色散力存在于各种分子之间。

色散力大小与分子是否容易变形有关。在同类型的化合物中,分子的变形程度一般随摩尔质量的增加而增大,因为摩尔质量越大分子所含的电子越多,分子最外层电子云就越容易变形,从而使分子间的色散力随摩尔质量的增大而增强。

总之,非极性分子间只有色散力;极性与非极分子间有色散力和诱导力;而极性分子间有色散力、诱导力和取向力。大多数分子的范德华力中,色散力是最主要的,诱导力一般较小,取向力只有当分子的极性很强(如 H_2O 分子之间)时才占有优势,如表 6-6 所示:

表 6-6　分子间范德华力的作用能分配　　　　　　(单位:kJ·mol^{-1})

分　子	取向力	诱导力	色散力	总能量
Ar	0.000	0.000	8.49	8.49
CO	0.003	0.008	8.74	8.75
HI	0.025	0.113	25.86	26.00
HBr	0.686	0.502	21.92	23.11
HCl	3.305	1.004	16.82	21.13
NH$_3$	13.31	1.548	14.94	29.80
H$_2$O	36.38	1.929	8.996	47.31

范德华力作用能很小,一般为 2~20 kJ·mol^{-1},不属于化学键范畴;范德华力是决定物质的熔点、沸点等物理性质的主要因素。同类型分子间范德华力越强,物质的熔、沸点越高,例如:

物质分子	CH$_4$	SiH$_4$	GeH$_4$	SnH$_4$
摩尔质量　　小 --→ 大 变形性　　　小 --→ 大 色散力　　　小 --→ 大				
沸点/℃	−162	−112	−88	−52

按照上例递变规律类推,ⅤA、ⅥA、ⅦA 族元素的氢化物中 NH$_3$、H$_2$O、HF 的摩尔质量应比其同族氢化物明显小,熔点、沸点应当比较低,但事实上它们的熔点、沸点却异常的高,说明这些分子间除范德华力之外,还存在另一种作用力,这就是氢键。

三、氢键

(一)氢键及其种类

当 H 原子与电负性高、半径小的 X 原子以极性共价键结合后,由于 X 原子吸引电子能力大,使 H 原子显示较强正电荷场,在与另一个电负性较强且有孤对电子的 Y 原子接近时,又能产生静电吸引力,该吸引力称为氢键,用"⋯"示意为:

$$X—H⋯Y$$

X、Y 可以相同也可以不同,如 F,O,N 等原子。常见的有 F—H⋯F,O—H⋯O,O—H⋯F,N—H⋯F,N—H⋯O,C 和 N 以叁键或双键相连时 C 也能形成氢键,如:N≡C—H⋯O。

同分子或异分子间的氢键叫分子间氢键(intermolecular hydrogen bond),如图 6-20 中氟化氢、氨水中的分子间氢键。分子内部形成的氢键称为分子内氢键(intramolecular hydrogen bond),如硝酸、邻硝基苯酚及蛋白质、核酸等大分子中都有分子内氢键,见图 6-21。

(二)氢键的特征及作用

氢键的键能一般小于 42 kJ·mol^{-1},比范德华力稍强,但仍比化学键弱得多。氢键的强弱与 X、Y 原子的电负性等因素有关。

氢键具有饱和性,当 H 原子已经形成 1 个氢键后,不能再与其他强电负性原子形成第 2 个氢键。分子间氢键具有方向性,形成分子间氢键的 3 个原子尽可能在一条直线上,这样 X 与 Y 之间距离最远斥力较小,氢键稳定。但分子内氢键不具有方向性。

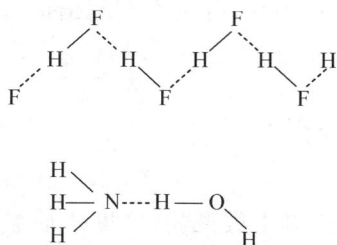

图 6-20　分子间氢键示意图　　　　图 6-21　硝酸、邻硝基苯酚的分子内氢键

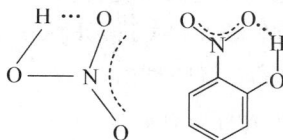

氢键的形成对物质的各种物理和化学性质都会发生深刻的影响,在人类和动植物的生理生化过程中也起着十分重要的作用。

结构相似的同系物质,若存在分子间氢键时,会使熔点、沸点显著升高,H_2O、NH_3、HF 的熔、沸点分别比同族其他元素氢化物高,就是由于分子间生成较强氢键的缘故。

形成分子内氢键的物质一般熔、沸点较低。例如邻硝基苯酚生成分子内氢键,熔点为 45 ℃,而生成分子间氢键的间位和对位硝基苯酚熔点分别为 96 ℃ 和 114 ℃。

凡溶质能与 H_2O 形成氢键的,例如乙醇(C_2H_5OH)、乙酸(CH_3COOH)等,在水中的溶解度就较大。而碳氢化合物不能和 H_2O 生成氢键,在水中的溶解度就很小。若溶质形成分子内氢键如邻硝基苯酚,与水难形成分子间氢键,在水中比在非极性苯中的溶解度小,而对硝基苯酚则相反。

氢键的存在直接影响分子的结构、构象、性质与功能。氢键是稳定生物高分子的高级结构的一个重要因素。例如蛋白质分子是许多氨基酸以酰胺键(或肽键)连接而成,多肽键链中的 α-螺旋就是由氢键维系,这些氢键由一个氨基酸氨基—NH_2 上的氢原子与同链上相隔 3 个氨基酸的羰基—C ═ O 上的氧原子形成的,它与中心轴平行。见图 6-22 所示:

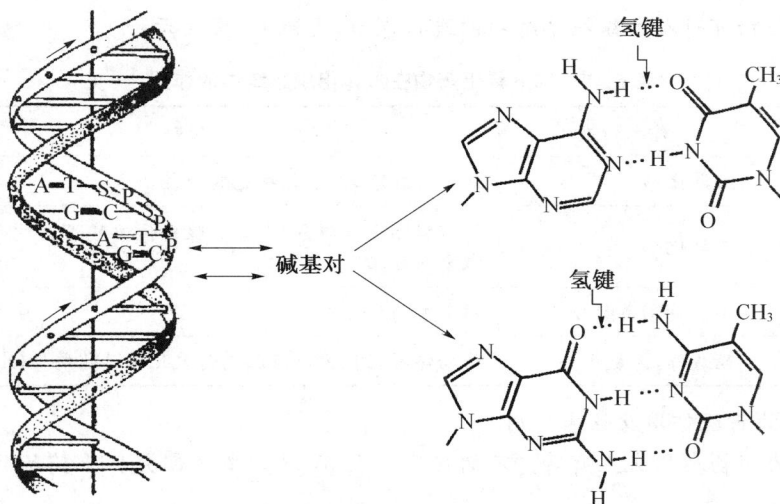

图 6-22　DNA 双螺旋结构和碱基配对形成氢键示意图

又如生物遗传的主要物质脱氧核糖核酸(DNA)是具有双螺旋结构的大分子,两条链通过碱基间两两配对如腺嘌呤(A)与胸腺嘧啶(T)、胞嘧啶(C)与鸟嘌呤(G)等的氢键及

其他分子间力而保持双螺旋结构(图 6-22)。一旦氢键被破坏,分子的空间结构可能会发生变化,生理活性也就随之丧失。

【例 6-7】 下列液体化合物

(a) 乙二醇 $HOCH_2CH_2OH$、(b) 丙醇 $CH_3CH_2CH_2OH$

何者沸点高? 说明理由。

【解】 液体的沸点高低与分子间作用力密切相关。对于类型相似、摩尔质量相近的两种分子,如果分子能形成氢键,则主要考虑形成分子内还是分子间氢键、单个分子能形成多少氢键。形成分子间氢键的或单个分子形成分子间氢键多的分子间作用力强,沸点高。如果分子不能形成氢键,则考虑范德华力的类型及强弱,范德华力越强沸点越高。

因 $HOCH_2CH_2OH$ 和 $CH_3CH_2CH_2OH$ 中都有 O—H 键可形成氢键,但每个 $HOCH_2CH_2OH$ 分子可形成两倍于 $CH_3CH_2CH_2OH$ 的氢键,所以前者沸点高。

阅读材料

稀土元素在生物医药中的作用

稀土是化学元素周期表中镧系元素——镧(La)、铈(Ce)、镨(Pr)、钕(Nd)、钷(Pm)、钐(Sm)、铕(Eu)、钆(Gd)、铽(Tb)、镝(Dy)、钬(Ho)、铒(Er)、铥(Tm)、镱(Yb)、镥(Lu),以及与镧系 15 个元素密切相关的元素——钪(Sc)和钇(Y)共 17 种元素。

稀土化合物具有一系列特殊的药效作用,在医药学领域的应用研究日益受到重视。稀土作为药物可广泛用于治疗烧伤、炎症、皮肤病、血栓病以及镇静止痛等,也可应用于癌症的临床诊断治疗。

1. 稀土对人体组织系统的作用

稀土化合物可对人体组织系统功能进行调节,见表 6-7 所示:

表 6-7　部分稀土药物在人体组织系统中的作用

组织系统	稀土药物	功能
消化系统	三氯化钐	保护胃黏膜,促进肝细胞弱分裂
内分泌系统	三氯化钐	调节胰岛素细胞分泌,促进腺垂体嗜酸性细胞合成和生长激素的分泌
结缔组织	稀土黄酮类配合物	抗骨质疏松症
神经系统	硝酸铈,三氯化镧	影响学习记忆力以及脑内超氧化物歧化酶(SOD)活性

2. 稀土的药理作用及临床应用

稀土作为药物在临床上有着广泛的应用。表 6-8 列举了部分稀土药物的药理功能和临床应用。

表 6-8　部分应用于临床治疗的稀土药物

稀土药物	药理作用	临床应用
磺基水杨酸的钕或钐盐	具有抗炎、止痒的功能	治疗接触性、过敏性皮炎
硝酸铈与磺胺嘧啶银霜剂	具有抗炎作用	治疗烧伤
稀土元素镧	抗动脉硬化作用	预防、改善主动脉和冠状动脉粥样硬化
稀土杂多蓝	抗艾滋病病毒活性	抗艾滋病药物
稀土杂多酸盐类化合物	抗病毒活性	抗流感病毒药物
硫酸铈、稀土元素镧的柠檬酸配合物针剂	抑制转移性肿瘤,对 DNA 和 RNA 等遗传物质有明显的抑制和断裂作用	治疗淋巴肉瘤和淋巴性白血病,治疗肺癌

习　题

1. 核外电子运动有什么特征?

2. 什么是波函数和原子轨道?

3. 四个量子数的物理意义是什么? 它们的合理组合方式有什么规律?

4. 填充合理的量子数:

(1) $n=?,l=2,m=0,s=+1/2$

(2) $n=2,l=?,m=+1,s=-1/2$

(3) $n=4,l=2,m=0,s=?$

5. 指出 2s、4p、3d 各能级相应的主量子数、轨道角动量量子数和该电子亚层有几个轨道。

6. 下列各组量子数哪些是不合理的? 说明理由:

(1) 2,1,2,1/2;　　　　(2) 3,2,1,-1/2;　　　　(3) 4,4,2,-1/2

7. 确定原子轨道的量子数是　　　　　　　　　　　　　　　　　　　　　　(　　)

A. n　　　　　　B. n, l　　　　　　C. n, l, m　　　　　　D. n, l, m, s

8. 下列各元素的基态原子的电子排布式如果写成以下形式,各自违背了什么原理? 请写出更正后的电子排布式:

(1) C　$1s^2 2s^3 2p^1$　　　　　(2) Li　$1s^2 2p^1$　　　　　(3) N　$1s^2 2s^2 2p_x^2 2p_y^1$

9. 请写出下列各元素基态原子的电子排布式。

$_{11}$Na　$_{26}$Fe　$_{30}$Zn　$_{35}$Br

10. 根据下列元素的价层电子构型,指出其在周期表中所处的位置。

(1) $3s^1$　　　　　　(2) $4s^2 4p^3$　　　　　　(3) $3d^2 4s^2$

(4) $3d^5 4s^1$　　　　　(5) $4d^{10} 5s^1$　　　　　(6) $4s^2 4p^6$

11. 已知某元素原子的价电子组态是 $3d^{10} 4s^1$,则此元素为　　　　　　　　(　　)

A. 原子序数为 39 号的元素　　　　　　B. ⅠA 族元素

C. 第 3 周期元素　　　　　　　　　　　D. ⅠB 族元素

12. 元素的原子半径和电负性是如何呈周期性变化的?

13. 利用电负性数值可以预测　　　　　　　　　　　　　　　　　（　　）

　　A. 原子半径的大小　　　　　　　　　　　B. 分子性质

　　C. 化学键的性质　　　　　　　　　　　　D. 有效核电荷

14. 下列元素中,电负性最大的是　　　　　　　　　　　　　　　（　　）

　　A. Cl　　　　　B. K　　　　　C. Na　　　　D. Ca　　　　E. S

15. 下列表述错误的是　　　　　　　　　　　　　　　　　　　　（　　）

　　A. 2 个成键原子轨道沿轴向"头碰头"重叠形成 σ 键

　　B. 2 个成键原子轨道垂直轴向平行"肩并肩"重叠形成 π 键

　　C. 2 个成键原子共用 2 对电子形成 2 个单键

　　D. 一般情况下原子核对 π 电子的吸引力小于对 σ 电子的吸引力

16. 下列分子的中心原子以 sp^3 不等性杂化成键且无 σ 配位键的是　（　　）

　　A. $BeCl_2$　　　　　B. NH_4^+　　　　　C. $SiCl_4$　　　　　D. H_2S

17. H_3O^+ 的中心原子 O 采用何种类型杂化,说明 H_3O^+ 中成键情况,中心原子的价层电子对构型和离子的构型如何?

18. 在 H_3C—CH=CH_2、CH_3—CH_2—OH、CH_3COOH 分子中,各 C 原子是什么杂化类型?

19. 指出下列说法中的错误。

(1) 色散力仅存在于非极性分子之间。

(2) 凡是含有氢的化合物分子之间都能产生氢键。

20. 常温下为什么 F_2、Cl_2 为气态,Br_2 为液态,而 I_2 为固态?

21. 判断下列各组分子之间存在何种分子间作用力。

(1) 苯和四氯化碳　　　(2) 苯和乙醇　　　(3) 甲醇和水

22. 非极性物质的熔点大小主要是由何种分子间力决定的? 比较 SiH_4、CH_4 熔点的高低。

23. 下列各化合物有无氢键? 如果存在氢键,是分子间氢键还是分子内氢键?

　　　　NH_3　　C_6H_6　　C_2H_6　　HNO_3　　邻羟基苯甲酸

24. 化合物 ① $\begin{array}{c}\text{OH}\\\text{NO}_2\end{array}$ 和 ② $HO-\text{} -NO_2$ 的熔点是（1）① ＞ ②,
(2) ① ＜ ②;在水中溶解度是(3) ① ＞ ②,(4) ① ＜ ②,下列选项全对的是　　　（　　）

　　A. (1)(3)　　　　B. (2)(3)　　　　C. (1)(4)　　　　D. (2)(4)

25. 下列分子中是极性分子的是　　　　　　　　　　　　　　　　（　　）

　　A. CH_3Cl　　　　B. CH_4　　　　C. CH_2=CH_2　　　　D. BF_3

（杨旭曙）

第七章　氧化还原与电极电势

学习要求

掌握：氧化值、氧化与还原的概念；电极电势及 Nernst 方程；根据电极电势判断氧化剂、还原剂的强弱以及氧化还原反应的方向。

熟悉：原电池的电池组成式。

了解：电池电动势产生机理，酸度计测定溶液 pH 的原理。

氧化还原反应（oxidation - reduction reaction）是有电子转移或偏移的一类化学反应，广泛存在于化学反应和生命过程中。许多药物的制备和作用机制都需要氧化还原反应的相关理论。生物体的光合作用、呼吸作用、新陈代谢、神经传导、生物电现象也都与氧化还原反应息息相关。因此氧化还原反应是化学研究的重要内容。

本章将介绍氧化还原反应的基本概念，重点讨论影响电极电势的因素和电极电势的应用，并简单介绍电势法测定溶液的 pH。

第一节　氧化还原的基本概念

一、氧化值

为了方便描述氧化还原反应，人们提出了氧化值（oxidation number）的概念，氧化值又称为氧化数，1970 年，国际纯粹与应用化学联合会（Internation Union of Pure and Applied Chemistry，IUPAC）把氧化值定义为：氧化值是某元素一个原子的表观荷电数，这种荷电数是将成键电子指定给电负性较大的元素而求得的。

根据下列规则可以确定物质中元素原子的氧化值：

（1）单质中元素的氧化值为零，例如 H_2、C、Cu 等。

（2）电中性分子中，所有元素的氧化值的代数和为零。

（3）单原子离子中，元素的氧化值等于离子的电荷数；多原子离子中，所有元素的氧化值的代数和等于离子的电荷数。

（4）H 在化合物中的氧化值一般为 +1，但在金属氢化物如 NaH、CaH_2 中为 −1。

（5）O 在化合物中的氧化值一般为 −2，但在氟化物如 OF_2 中为 +2；在过氧化物如 H_2O_2、Na_2O_2 中为 −1；在超氧化物如 KO_2 中为 −1/2。

根据以上规则可以容易地计算化合物中各元素的氧化值，特别是结构难以确定的离子或分子中元素的氧化值。例如 $S_2O_3^{2-}$、$S_4O_6^{2-}$（连四硫酸根）、$S_2O_8^{2-}$（过二硫酸根）中硫的氧化值分别为＋2、＋5/2、＋7。

二、氧化剂与还原剂

元素原子的氧化值发生变化的化学反应称为氧化还原反应。在氧化还原反应中，反应物元素氧化值升高的过程称为氧化（oxidation）；元素氧化值降低的过程称为还原（reduction）。从得失电子的角度看，氧化是物质失去电子（氧化值升高）的过程，还原是物质获得电子（氧化值降低）的过程。氧化过程和还原过程总是同时发生，若有一种元素的氧化值升高，则必有另一种元素的氧化值降低。

在氧化还原反应中，得到电子（氧化值降低）的物质称为氧化剂（oxidizing agent）；失去电子（氧化值升高）的物质称为还原剂（reducing agent）。在下列反应中：

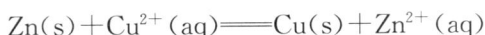

$$Zn(s)+Cu^{2+}(aq)=\!=\!=Cu(s)+Zn^{2+}(aq)$$

Zn 失去电子，氧化值由 0 升高至＋2，发生氧化反应，是还原剂；Cu^{2+} 接受电子，氧化值由＋2 降到 0，发生还原反应，是氧化剂。

还有一类反应，例如：

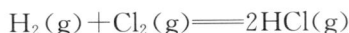

$$H_2(g)+Cl_2(g)=\!=\!=2HCl(g)$$

反应中的 H 并没有失去电子，Cl 也未得到电子。由于 Cl 原子的电负性大于 H 原子，HCl 中的共用电子对偏向 Cl 的一方。在反应过程中 H 的氧化值从 0 升高到＋1，Cl 从 0 降低为－1，因此这类发生电子偏移的反应也是氧化还原反应。

由此可见，氧化还原反应的本质为物质在反应过程中发生电子的转移或偏移，从而导致元素的氧化值发生变化。

三、氧化还原电对

任何一个氧化还原反应都可以拆分成两个氧化还原半反应（redox half-reaction）。例如：

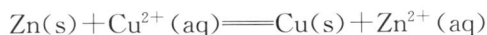

$$Zn(s)+Cu^{2+}(aq)=\!=\!=Cu(s)+Zn^{2+}(aq)$$

反应中 Zn 失去电子生成 Zn^{2+}，这个半反应是氧化反应：

$$Zn(s)-2e^-\rightleftharpoons Zn^{2+}(aq)$$

Cu^{2+} 得到电子，生成 Cu，这个半反应是还原反应：

$$Cu^{2+}(aq)+2e^-\rightleftharpoons Cu(s)$$

任何一个氧化还原半反应中都出现同一个元素不同氧化值的两种物质，这两种物质组成一个氧化还原电对（redox electric couple）。在氧化还原电对中，氧化值较高的物质称为氧化态，用符号 Ox 表示；氧化值较低的物质称为还原态，用符号 Red 表示。氧化还原电对通常写成：氧化态/还原态（Ox/Red），如 Cu^{2+}/Cu，Zn^{2+}/Zn。氧化还原半反应也用如下通式表示：

$$a\mathrm{Ox}+ne^-\rightleftharpoons b\mathrm{Red}$$

氧化还原电对中，氧化态物质得电子，在反应中作氧化剂；电对中的还原态物质失电子，在反应中作还原剂。电对中氧化态物质的氧化能力和还原态物质的还原能力存在共轭关系，氧化态物质的氧化能力越强，其对应的还原态物质的还原能力越弱；氧化态物质的氧化能力越弱，其对应的还原态物质的还原能力就越强。例如：MnO_4^-/Mn^{2+} 电对中，MnO_4^- 氧化能力强，是强氧化剂，而 Mn^{2+} 还原能力弱，是弱还原剂；Zn^{2+}/Zn 电对中，Zn

是强还原剂，Zn^{2+} 是弱氧化剂。

第二节　原电池和电极电势

一、原电池

（一）原电池的组成

把一块锌片放在硫酸铜溶液中，会观察到锌片慢慢溶解，红色的铜不断地析出在锌片上，硫酸铜溶液的蓝色逐渐变浅，说明锌和硫酸铜之间发生了氧化还原反应，反应式为：

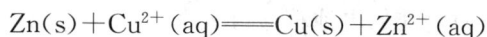

$$Zn(s) + Cu^{2+}(aq) \Longrightarrow Cu(s) + Zn^{2+}(aq)$$

上述反应中发生了电子的转移，但没有形成电流。原因在于锌和硫酸铜溶液是直接接触的，电子从 Zn 原子直接转移到 Cu^{2+} 上，是无序的，反应中释放出来的化学能转变为热能。

如将上述反应中 Zn 与 $CuSO_4$ 不直接接触，而是按氧化还原半反应的方式拆分成两个氧化还原电对，使氧化反应和还原反应在不同的容器中进行（图 7-1），Zn 片和 Cu 片分别插在 $ZnSO_4$ 溶液和 $CuSO_4$ 溶液中，用盐桥（salt bridge）将两溶液连接起来（盐桥一般是一个倒置的 U 形管，其内部填充的琼脂凝胶将饱和电解质溶液如 KCl、KNO_3 固定其中，在电场中盐桥通过离子的迁移起导电作用）。可以观察到串联在锌片和铜片间的电表指针发生偏转，说明有电流产生。这种利用氧化还原反应产生电流，使化学能转变为电能的装置，称为原电池（primary cell），简称电池。

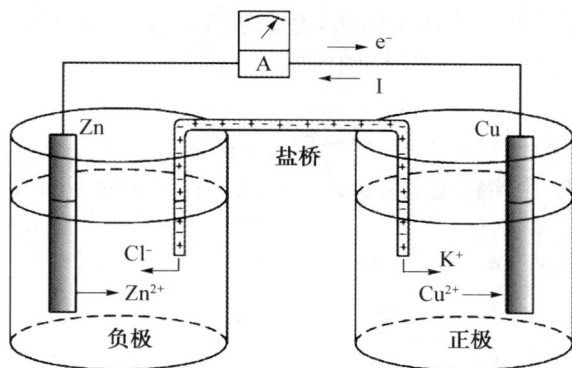

图 7-1　铜锌原电池

从图 7-1 中可见，原电池是由两个半电池和盐桥组成。铜片和硫酸铜溶液组成一个半电池，锌片和硫酸锌溶液组成一个半电池。半电池（half-cell）又称作电极（electrode），每个电极都是由电极导体和电解质溶液组成的。

在原电池中，失去电子的电极称为负极，得到电子的电极称为正极。电子由负极流向正极，而电流则是由正极流向负极。电池的负极失去电子发生氧化反应，电池的正极得到电子发生还原反应，正极反应和负极反应合起来构成电池反应。

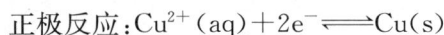

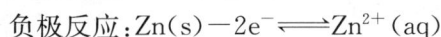

正极反应：$Cu^{2+}(aq) + 2e^- \Longrightarrow Cu(s)$

负极反应：$Zn(s) - 2e^- \Longrightarrow Zn^{2+}(aq)$

电池反应：$Zn(s) + Cu^{2+}(aq) \Longrightarrow Cu(s) + Zn^{2+}(aq)$

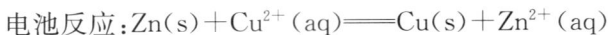

（二）原电池的表示符号

IUPAC 于 1953 年约定，原电池必须用电池符号来表示，具体规定如下：

1. 一般将负极写在左边，以（－）表示，正极写在右边，以（＋）表示。

2. 单线"|"表示两相界面，双线"‖"表示盐桥，同一相中不同物质之间用","分开。

3. 注明电池中各物质及其所处的状态（气、液、固），气体要注明压力，溶液要注明浓度。

4. 气体和液体，如 $H_2(g)$、$O_2(g)$、$Br_2(l)$ 等不能直接作为电极，必须吸附在惰性导电材料 Pt 上，也应标明。

5. 此外还应注明外界的温度、压力。若不写明，则通常为 298.15 K、100 kPa。

根据以上规则，铜锌原电池的电池符号可表示为：

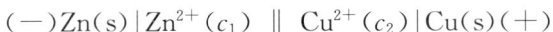

$$(-)Zn(s)|Zn^{2+}(c_1) \parallel Cu^{2+}(c_2)|Cu(s)(+)$$

（三）电极类型

1. 金属—金属离子电极，由金属板插入含有该金属离子的溶液中构成。

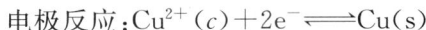

电极符号：$Cu^{2+}(c)|Cu(s)$

电极反应：$Cu^{2+}(c) + 2e^- \Longrightarrow Cu(s)$

2. 气体电极，将吸附某种气体达平衡的惰性金属片置于含有该种气体元素离子溶液中。

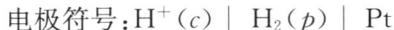

电极符号：$H^+(c) | H_2(p) | Pt$

电极反应：$2H^+(c) + 2e^- \Longrightarrow H_2(p)$

3. 金属—金属难溶盐—阴离子电极，金属表面覆盖一薄层该金属离子的难溶盐固体，再插入含有该难溶盐阴离子的溶液中构成。

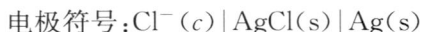

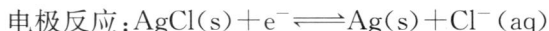

电极符号：$Cl^-(c)|AgCl(s)|Ag(s)$

电极反应：$AgCl(s) + e^- \Longrightarrow Ag(s) + Cl^-(aq)$

4. 氧化还原电极，由惰性金属板插入含有某一种元素的不同氧化值的离子的溶液中构成。

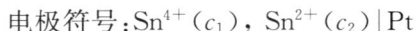

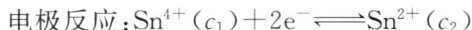

电极符号：$Sn^{4+}(c_1), Sn^{2+}(c_2)|Pt$

电极反应：$Sn^{4+}(c_1) + 2e^- \Longrightarrow Sn^{2+}(c_2)$

二、电极电势

（一）电极电势的产生

连接原电池两极的导线有电流通过，说明两电极间有电势差存在，两电极存在电势差的原因可以这样解释：金属晶体是由金属离子和自由电子组成的。当把金属板插入其盐溶液中时，金属板表面的金属离子由于本身的热运动和受到极性水分子的吸引，有溶解到溶液中成为水合离子的趋势。金属越活泼、溶液中金属离子浓度越低，"溶解"趋势越大。同时，溶液中的水合金属离子也有从金属板表面获得电子沉积在金属板上的趋势，金属越不活泼，溶液中金属离子浓度越高，"沉积"的趋势就越大。当金属的"溶解"与金属离子的"沉积"速率相等时，就建立了如下动态平衡：

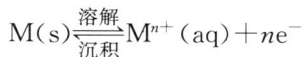

$$M(s) \underset{沉积}{\overset{溶解}{\Longleftrightarrow}} M^{n+}(aq) + ne^-$$

如果金属的溶解趋势大于金属离子的沉积趋势,金属板带负电,而金属板表面附近的溶液带正电;反之,若金属离子沉积的趋势大于金属溶解的趋势,金属板表面带正电,而金属板表面附近的溶液带负电。由于金属表面电荷与溶液中相反电荷离子之间的静电引力和金属离子在溶液中的扩散作用,在金属板与溶液的相界面处形成了双电层(electric double layer),如图 7-2 所示:

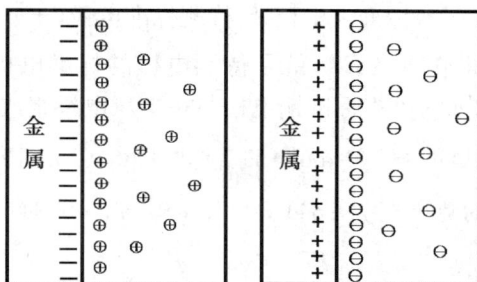

图 7-2 金属电极的电极电势

双电层的厚度很小,约 10^{-10} m 数量级,但其间存在电势差,这种电势差称为该氧化还原电对的电极电势(electrode potential)。用符号 $\varphi_{ox/red}$ 表示,单位是伏特(V)。

金属愈活泼,金属溶解趋势就愈大,平衡时金属表面负电荷愈多,该金属电极的电极电势就愈低;金属愈不活泼,金属溶解趋势就愈小,平衡时金属表面的负电荷就愈少,该金属电极的电极电势就愈高。因此电极电势可用以衡量金属在水溶液中失去电子能力的大小。

(二)标准电极电势

电极电势的绝对值到目前为止无法测得,实际中使用的是相对值,即以某一特定的电极为参照,将各种待测电极与它相比较即可得各种电极的电极电势相对值。1953 年,IUPAC 规定采用标准氢电极作为比较标准,并规定标准氢电极的电极电势为零,因此目前使用的标准电极电势值都是以标准氢电极的电极电势为零作为参比得到的,故又称为氢标电极电势。

1. 标准氢电极

标准氢电极(standard hydrogen electrode,SHE)是用镀有一层铂黑的铂片作为电极导体,把它插入氢离子浓度为 1 mol·L^{-1} 的溶液中,在指定温度下,不断通入压力为 $p^{\ominus}$ 的纯氢气,使铂黑吸附氢气达到饱和,如图 7-3 所示:

电极符号为

$$H^+(1 \text{ mol}\cdot L^{-1}) \mid H_2(p^{\ominus}) \mid Pt$$

电极反应为

$$2H^+(1 \text{ mol}\cdot L^{-1})+2e^- \rightleftharpoons H_2(100 \text{ kPa})$$

规定氢电极的标准电极电势在任意温度下都为 0,即 $\varphi^{\ominus}_{H^+/H_2}=0$ V。

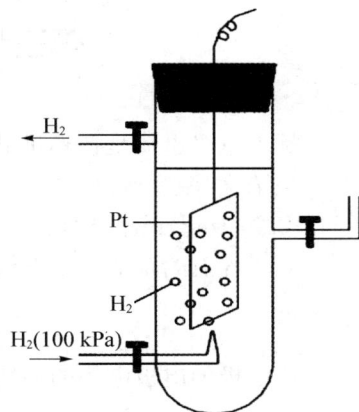

图 7-3 标准氢电极

2. 标准电极电势的测定

在标准状态下测得的某电极的电极电势就是该电极的标准电极电势(standard electrode potential),符号用 $\varphi^{\ominus}_{ox/red}$ 表示,单位是伏特(V)。电极的标准态有如下规定:组成电极的各物质,处于溶液中的其浓度为 $1\ mol \cdot L^{-1}$,气体则分压为 $p^{\ominus}$,液体和固体为各自的纯净状态。

测定某给定电极的标准电极电势时,可将待测标准电极与标准氢电极组成一个原电池。按 IUPAC 的规定,标准氢电极为负极,待测标准电极为正极,组成下列原电池:

$$(-)标准氢电极 \parallel 待测标准电极(+)$$

测出上述电池的标准电动势 $E^{\ominus}$,就是待测电极的标准电极电势。例如,测定电对 Cu^{2+}/Cu 的标准电极电势时,可将标准铜电极与标准氢电极组成原电池,电池符号为:

$$(-)Pt \mid H_2(p^{\ominus}) \mid H^+(1\ mol \cdot L^{-1}) \parallel Cu^{2+}(1\ mol \cdot L^{-1}) \mid Cu(+)$$

测得该原电池的标准电动势 $E^{\ominus}$ 为 0.341 9V,则 $\varphi^{\ominus}_{Cu^{2+}/Cu} = 0.341\ 9$ V。

$$E^{\ominus} = \varphi^{\ominus}_+ - \varphi^{\ominus}_- \tag{7-1}$$

将不同电对的电极按照标准电极电势的数值大小按一定顺序排列,便形成了标准电极电势表,见附录Ⅳ。

使用标准电极电势表时要注意:

1. 表中电极反应用 $aOx + ne^- \rightleftharpoons bRed$ 表示,所以表中电极电势又称为还原电势。但这并不表示该电极一定作正极,如作负极,则电极反应逆向进行,其电极电势代数值不随电极反应实际进行的方向而变化。例如:

Zn 电极做负极时　$Zn(s) - 2e^- \rightleftharpoons Zn^{2+}(aq)$　$\varphi^{\ominus} = -0.761\ 8$ V

Zn 电极做正极时　$Zn^{2+}(aq) + 2e^- \rightleftharpoons Zn(s)$　$\varphi^{\ominus} = -0.761\ 8$ V

2. 标准电极电势属于热力学的强度性质,标准电极电势值不随参加电极反应的物质的量而变化。

例如:$Zn^{2+}(aq) + 2e^- \rightleftharpoons Zn(s)$　　$\varphi^{\ominus} = -0.761\ 8$ V

$2Zn^{2+}(aq) + 4e^- \rightleftharpoons 2Zn(s)$　$\varphi^{\ominus} = -0.761\ 8$ V

3. 标准电极电势是在水溶液中测定的,不适用于非水溶液系统及高温下固相间的反应。

第三节　浓度对电极电势的影响

标准电极电势是在标准状态下测得的,而绝大多数电极反应都在非标准状态下进行。当浓度、温度或分压等条件发生改变时,电极电势将发生改变。德国科学家能斯特 (H. W. Nernst)最早从理论上推导出这些因素对电极电势的影响。

对于任意给定的一个电极,电极反应的通式为:

$$aOx + ne^- \rightleftharpoons bRed$$

该电极的电极电势的能斯特方程为:

$$\varphi = \varphi^{\ominus} + \frac{2.303RT}{nF} \lg \frac{c^a_{Ox}}{c^b_{Red}} \tag{7-2}$$

式中:$\varphi^{\ominus}$ 表示标准电极电势;R 为摩尔气体常数,其值取 $8.314\ J \cdot K^{-1} \cdot mol^{-1}$;$F$ 为法拉

第常数,其值约为 96 500 C·mol^{-1};T 为热力学温度,单位为 K;n 为电极反应中电子转移数;c_{Ox}、c_{Red} 分别为电对中氧化态和还原态物质的浓度;a、b 分别表示电极反应式中氧化态和还原态物质的化学计量数。

当温度为 298.15 K,将各常数值代入式(7-2),则能斯特方程为:

$$\varphi = \varphi^{\ominus} + \frac{0.059\ 2}{n} \lg \frac{c_{Ox}^{a}}{c_{Red}^{b}} \tag{7-3}$$

公式(7-2)、(7-3)都是电极电势的能斯特方程,是电化学中最重要的公式之一。电极电势的能斯特方程说明电极电势的大小取决于电极的本性 $\varphi^{\ominus}$、温度和浓度(或分压)。温度一定时,电极反应中氧化态和还原态及其相关介质浓度发生变化,将影响电极电势的大小。氧化态物质浓度越大,电极电势越大,反之,还原态浓度越大,电极电势越小。

应用能斯特方程式时应注意以下几点:

1. 纯固体(如 Cu、AgCl 等)、纯液体(如 Hg、Br$_2$ 等)和稀溶液中的水,其浓度都视为 1,不列入方程式中。

【例 7-1】 将锌片浸入含有 Zn^{2+} 浓度为 0.020 00 mol·L^{-1} 或 2.000 mol·L^{-1} 的溶液中,计算 25 ℃时锌电极的电极电势。

【解】 电极反应式是 Zn^{2+}(aq)+2e^{-} $\Longrightarrow$ Zn(s)

从附录查表得:$\varphi^{\ominus} = -0.761\ 8$ V

当 $c_{Zn^{2+}} = 0.020\ 00$ mol·L^{-1},应用能斯特方程得

$$\varphi = \varphi^{\ominus} + \frac{0.059\ 2}{n} \lg c_{Zn^{2+}} = -0.761\ 8 + \frac{0.059\ 2}{2} \lg(0.020\ 00) = -0.812\ 1 \text{ V}$$

当 $c_{Zn^{2+}} = 2.000$ mol·L^{-1},应用能斯特方程得

$$\varphi = \varphi^{\ominus} + \frac{0.059\ 2}{n} \lg c_{Zn^{2+}} = -0.761\ 8 + \frac{0.059\ 2}{2} \lg(2.000) = -0.752\ 9 \text{ V}$$

从以上计算可以看出,电对的浓度变化对电极电势有一定影响。

2. 气体物质,则用相对分压 $p_B/p^{\ominus}$ 表示,如:

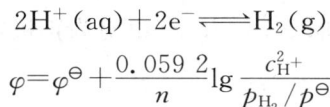

$$2H^{+}(aq) + 2e^{-} \Longrightarrow H_2(g)$$

$$\varphi = \varphi^{\ominus} + \frac{0.059\ 2}{n} \lg \frac{c_{H^{+}}^{2}}{p_{H_2}/p^{\ominus}}$$

3. 若电极反应有 H^{+}、OH^{-} 或 Cl^{-} 等参加,它们不是氧化态或还原态物质,反应前后氧化值不变,称其为介质。它们的浓度也必须写入能斯特方程中。介质若处于反应式氧化态一侧,当作氧化态处理,其浓度项出现在方程式的分子处;若处于反应式还原态一侧,则当作还原态处理,其浓度项出现在分母处。

【例 7-2】 已知电极反应:MnO$_4^{-}$ + 8H^{+} + 5e^{-} $\Longrightarrow$ Mn^{2+} + 4H$_2$O,$\varphi^{\ominus} = +1.507$ V,若 MnO$_4^{-}$ 和 Mn^{2+} 均处于标准态,求 298.15 K,pH=5 时该电极的电极电势。

【解】 由于 MnO$_4^{-}$ 和 Mn^{2+} 均处于标准态,则两者浓度仍为 1 mol·L^{-1}。

根据能斯特方程可得:

$$\varphi = \varphi^{\ominus} + \frac{0.059\ 2}{5} \lg \frac{c_{MnO_4^{-}} \cdot c_{H^{+}}^{8}}{c_{Mn^{2+}}} = \varphi^{\ominus} + \frac{0.059\ 2}{5} \lg c_{H^{+}}^{8}$$

因此

$$\varphi = \varphi^\ominus - \frac{0.059\ 2 \times 8}{5} pH = 1.507 - \frac{0.059\ 2 \times 8}{5} \times 5 = 1.033\ 4\ V$$

氧化还原电对的电极电势不仅受浓度、酸度的影响,生成沉淀和配合物等都将对电极电势造成影响。其本质是电极反应中氧化态或还原态物质因生成难解离物质,导致浓度改变而引起电极电势发生变化。

第四节　电极电势的应用

一、计算电池的电动势

在电池中,电极电势较大的电极作电池的正极,电极电势较小的电极作电池的负极。电池的电动势 E 等于正极的电极电势减去负极的电极电势,即

$$E = \varphi_+ - \varphi_- \qquad\qquad (7-4)$$

【例 7-3】　计算下列原电池在 298.15 K 时的电动势。

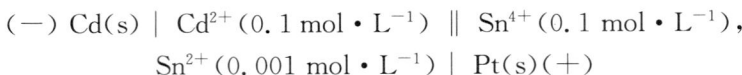

$$(-)\ Cd(s)\ |\ Cd^{2+}(0.1\ mol \cdot L^{-1})\ \|\ Sn^{4+}(0.1\ mol \cdot L^{-1}),$$
$$Sn^{2+}(0.001\ mol \cdot L^{-1})\ |\ Pt(s)(+)$$

【解】　两个电极反应及其标准电极电势分别为:

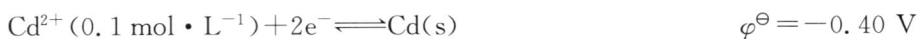

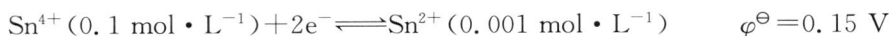

$$Cd^{2+}(0.1\ mol \cdot L^{-1}) + 2e^- \Longrightarrow Cd(s) \qquad\qquad \varphi^\ominus = -0.40\ V$$
$$Sn^{4+}(0.1\ mol \cdot L^{-1}) + 2e^- \Longrightarrow Sn^{2+}(0.001\ mol \cdot L^{-1}) \qquad \varphi^\ominus = 0.15\ V$$

代入能斯特方程分别得到两电对的电极电势:

$$\varphi_{Cd^{2+}/Cd} = \varphi_{Cd^{2+}/Cd}^\ominus + \frac{0.059\ 2}{n} lg\ c_{Cd^{2+}} = -0.40 + \frac{0.059\ 2}{2} lg\ 0.1 = -0.43\ V$$

$$\varphi_{Sn^{4+}/Sn^{2+}} = \varphi_{Sn^{4+}/Sn^{2+}}^\ominus + \frac{0.059\ 2}{n} lg\ \frac{c_{Sn^{4+}}}{c_{Sn^{2+}}} = 0.15 + \frac{0.059\ 2}{2} lg\ \frac{0.1}{0.001} = 0.21\ V$$

因为 $\varphi_{Sn^{4+}/Sn^{2+}} > \varphi_{Cd^{2+}/Cd}$,所以 Sn^{4+}/Sn^{2+} 电对为正极,Cd^{2+}/Cd 电对为负极,电池电动势为

$$E = \varphi_{Sn^{4+}/Sn^{2+}} - \varphi_{Cd^{2+}/Cd} = 0.21 - (-0.43) = 0.64\ V$$

二、判断氧化剂和还原剂的强弱

电极电势的相对大小反映出电对中氧化态物质得电子能力和还原态物质失电子能力的强弱。电极电势的代数值越大,电对中的氧化态物质越易得到电子,是越强的氧化剂;对应的还原态物质越难失去电子,是越弱的还原剂。电极电势的代数值越小,电对中还原态物质越易失去电子,是越强的还原剂;对应的氧化态物质越难得到电子,是越弱的氧化剂。在标准电极电势表中,氧化态物质的氧化性从上到下依次增强,还原态物质的还原性从下到上依次增强,从而可以判断物质氧化还原性的强弱。

【例 7-4】　根据标准电极电势值,(1) 按照由强到弱的顺序排列以下电对中的氧化剂:Fe^{3+}/Fe^{2+}、I_2/I^-、Sn^{4+}/Sn^{2+}、Ce^{4+}/Ce^{3+};(2) 按照由强到弱的顺序排列以下电对中

的还原剂：Cu^{2+}/Cu、Fe^{3+}/Fe^{2+}、Br_2/Br^-、Hg^{2+}/Hg。

【解】 （1）从附录查表得：

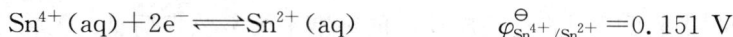

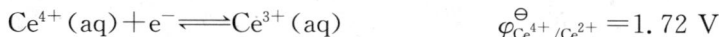

$Sn^{4+}(aq)+2e^- \rightleftharpoons Sn^{2+}(aq)$ $\qquad$ $\varphi^{\ominus}_{Sn^{4+}/Sn^{2+}}=0.151\ V$

$I_2(s)+2e^- \rightleftharpoons 2I^-(aq)$ $\qquad$ $\varphi^{\ominus}_{I_2/I^-}=0.535\ 5\ V$

$Fe^{3+}(aq)+e^- \rightleftharpoons Fe^{2+}(aq)$ $\qquad$ $\varphi^{\ominus}_{Fe^{3+}/Fe^{2+}}=0.771\ V$

$Ce^{4+}(aq)+e^- \rightleftharpoons Ce^{3+}(aq)$ $\qquad$ $\varphi^{\ominus}_{Ce^{4+}/Ce^{2+}}=1.72\ V$

因为 $\varphi^{\ominus}_{Ce^{4+}/Ce^{2+}}>\varphi^{\ominus}_{Fe^{3+}/Fe^{2+}}>\varphi^{\ominus}_{I_2/I^-}>\varphi^{\ominus}_{Sn^{4+}/Sn^{2+}}$，所以氧化剂从强到弱为 $Ce^{4+}>Fe^{3+}>I_2>Sn^{4+}$。

（2）从附录查表得：

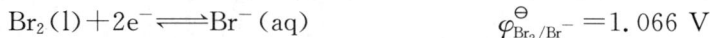

$Cu^{2+}(aq)+2e^- \rightleftharpoons Cu(s)$ $\qquad$ $\varphi^{\ominus}_{Cu^{2+}/Cu}=0.341\ 9\ V$

$Fe^{3+}(aq)+e^- \rightleftharpoons Fe^{2+}(aq)$ $\qquad$ $\varphi^{\ominus}_{Fe^{3+}/Fe^{2+}}=0.771\ V$

$Hg^{2+}(aq)+2e^- \rightleftharpoons Hg(s)$ $\qquad$ $\varphi^{\ominus}_{Hg^{2+}/Hg}=0.851\ V$

$Br_2(l)+2e^- \rightleftharpoons Br^-(aq)$ $\qquad$ $\varphi^{\ominus}_{Br_2/Br^-}=1.066\ V$

因为 $\varphi^{\ominus}_{Cu^{2+}/Cu}<\varphi^{\ominus}_{Fe^{3+}/Fe^{2+}}<\varphi^{\ominus}_{Hg^{2+}/Hg}<\varphi^{\ominus}_{Br_2/Br^-}$，所以还原剂还原性由强到弱的顺序为 $Cu>Fe^{2+}>Hg>Br^-$。

当电极处于非标准态时，注意要先利用能斯特方程计算出各电对的电极电势，然后再进行比较。

三、判断氧化还原反应进行的方向

氧化还原反应自发进行的方向总是较强氧化剂与较强还原剂作用，生成较弱的还原剂和较弱的氧化剂，即电极电势大的电对中的氧化态和电极电势小的电对中的还原态反应。当电极处于非标准状态时，要用能斯特方程式计算出各电极的电极电势，然后再进行判断。另外还可以通过电池电动势的正负来判断反应的方向。

$E>0$，$\varphi_+>\varphi_-$，反应正向自发进行；

$E<0$，$\varphi_+<\varphi_-$，反应逆向自发进行；

$E=0$，$\varphi_+=\varphi_-$，反应处于平衡状态。

【例 7-5】 判断下列反应自发进行的方向：

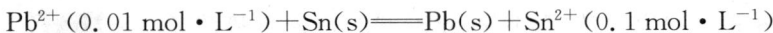

$$Pb^{2+}(0.01\ mol \cdot L^{-1})+Sn(s) == Pb(s)+Sn^{2+}(0.1\ mol \cdot L^{-1})$$

【解】 根据电池反应可写出两个半反应的反应式：

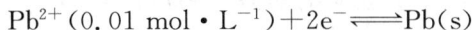

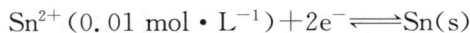

$$Pb^{2+}(0.01\ mol \cdot L^{-1})+2e^- \rightleftharpoons Pb(s)$$

$$Sn^{2+}(0.01\ mol \cdot L^{-1})+2e^- \rightleftharpoons Sn(s)$$

根据能斯特方程可分别求出两电极的电极电势：

$$\varphi_{Sn^{2+}/Sn}=\varphi^{\ominus}_{Sn^{2+}/Sn}+\frac{0.059\ 2}{2}\lg c_{Sn^{2+}}=-0.137\ 5+\frac{0.059\ 2}{2}\lg 0.1=-0.167\ 1\ V$$

$$\varphi_{Pb^{2+}/Pb}=\varphi^{\ominus}_{Pb^{2+}/Pb}+\frac{0.059\ 2}{2}\lg c_{Pb^{2+}}=-0.126\ 2+\frac{0.059\ 2}{2}\lg 0.01=-0.185\ 4\ V$$

由于 $\varphi_{Sn^{2+}/Sn}>\varphi_{Pb^{2+}/Pb}$，因此 Sn^{2+} 为较强的氧化剂，Pb 为较强的还原剂。在上述条件下，将电对 Pb^{2+}/Pb 和 Sn^{2+}/Sn 组成氧化还原反应时 Sn^{2+} 为氧化剂，Pb 为还原剂，上述

氧化还原反应逆向进行。

四、计算氧化还原反应的标准平衡常数

氧化还原反应进行的限度可以用氧化还原反应的标准平衡常数来衡量。氧化还原反应的标准平衡常数越大,氧化还原反应进行的限度就越大。298.15 K 时,计算标准平衡常数的公式如下:

$$\lg K^{\ominus} = \frac{nE^{\ominus}}{0.059\,2} \tag{7-5}$$

【例 7-6】 求 298.15 K 下 $Zn(s) + Cu^{2+}(aq) \rightleftharpoons Cu(s) + Zn^{2+}(aq)$ 反应进行的平衡常数。

【解】 将以上氧化还原反应设计成原电池:

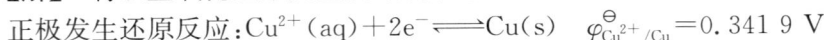

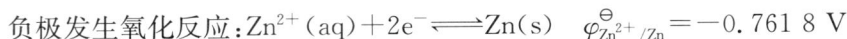

正极发生还原反应:$Cu^{2+}(aq) + 2e^- \rightleftharpoons Cu(s)$ $\varphi_{Cu^{2+}/Cu}^{\ominus} = 0.341\,9$ V

负极发生氧化反应:$Zn^{2+}(aq) + 2e^- \rightleftharpoons Zn(s)$ $\varphi_{Zn^{2+}/Zn}^{\ominus} = -0.761\,8$ V

$$E^{\ominus} = \varphi_+^{\ominus} - \varphi_-^{\ominus} = 0.341\,9 - (-0.761\,8) = 1.103\,7 \text{ V}$$

根据式(7-5)可得

$$\lg K^{\ominus} = \frac{nE^{\ominus}}{0.059\,2} = \frac{2 \times 1.103\,7}{0.059\,2} = 37.29$$

所以 $K^{\ominus} = 1.937 \times 10^{37}$。

如果将一些非氧化还原的化学反应通过适当的方式设计成原电池,同样可以利用标准电动势计算这些反应的平衡常数,如质子转移平衡常数、水的离子积常数、溶度积常数、配位平衡常数等。

第五节　电势法测定溶液的 pH

Nernst 方程式表明,电极电势与溶液中离子的浓度有关。一定温度下,已知电极反应的离子浓度,可以求出该电极的电极电势;反之,如果测出了电极的电极电势,也可求算该电极中的离子浓度。因此,可以通过电极电势的测定定量分析溶液中的离子浓度,这种分析方法称为电势法。但是单个电极的电极电势是无法测量的,这就需要与另一个电极组成一个原电池,通过测量电池电动势来确定待测离子的浓度。这种方法要求其中一个电极的电极电势是已知的,而且电极电势稳定,不随溶液中被测离子浓度变化而变化,这个电极称为参比电极;另一个电极的电极电势要与待测离子的浓度有关,并且其电极电势与待测离子浓度之间符合 Nernst 方程式,这一电极称为指示电极。

一、参比电极

参比电极(reference electrode)是在恒温恒压条件下,电极电势值不随溶液中被测定离子的浓度变化而变化的电极。常用参比电极是饱和甘汞电极(saturated calomel electrode,SCE)。饱和甘汞电极的构造如图 7-4 所示。饱和甘汞电极由两

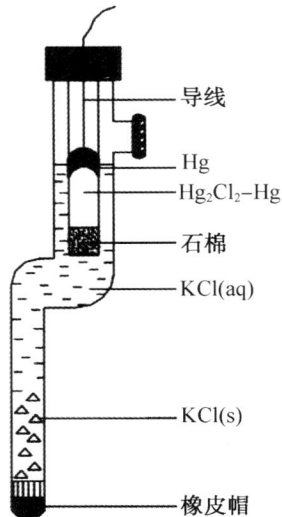

导线
Hg
Hg$_2$Cl$_2$-Hg
石棉
KCl(aq)

KCl(s)

橡皮帽

图 7-4　甘汞电极

个玻璃套管组成。内管上部为汞,连接电极引线。在汞的下方充填氯化亚汞和汞的糊状物。内管的下端用石棉或脱脂棉塞紧。外管上端有一个侧口,用以加入饱和氯化钾溶液,不用时侧口用橡皮塞塞紧。

电极组成:Cl^-(饱和) $|$ $Hg_2Cl_2(s)$ $|$ $Hg(l)$

电极反应:$Hg_2Cl_2(s)+2e^- \rightleftharpoons 2Hg(l)+2Cl^-$(饱和)

电极电势:$\varphi_{SCE}=\varphi_{SCE}^{\ominus}-\dfrac{2.303RT}{F}\lg c_{Cl^-}$

式中:$\varphi_{SCE}^{\ominus}$ 为定值,在饱和 KCl 溶液中,c_{Cl^-} 也为定值,故饱和甘汞电极的电极电势为定值,298.15 K 时为 0.241 2 V。饱和甘汞电极的电极电势稳定,再现性好,而且装置简单,容易保养,使用方便,因此广泛地用作参比电极。

二、指示电极

如果电极的电极电势与溶液中某种离子的浓度之间符合 Nernst 方程式,该电极可称为某种离子的指示电极(indicating electrode)。只要电极的电极电势对 H^+ 浓度变化有响应,这种电极即可作为 pH 指示电极。

常用的 pH 指示电极为玻璃电极(glass electrode)。如图 7-5 所示。在玻璃管的下端连接一个厚度为 $50\sim100\ \mu m$ 的半球形玻璃膜。膜内盛有 $0.1\ mol \cdot L^{-1}$ 盐酸溶液,并在盐酸溶液中插入一根镀有氯化银的银丝,作为内参比电极。因玻璃膜内溶液的 Cl^- 浓度是常数,故内参比电极的电极电势是一常数。将玻璃电极插入待测溶液中,当玻璃膜内外两侧的氢离子浓度不等时,就会出现电势差,这种电势差称为膜电势。由于膜内盐酸浓度固定,膜电势的数值就取决于膜外待测溶液的氢离子浓度,这就是玻璃电极用作 pH 指示电极的基本原理。

玻璃电极可用下式表示:

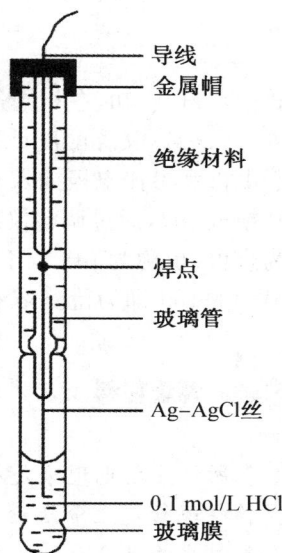

图 7-5　玻璃电极

$$Ag(s) \mid AgCl(s) \mid HCl(0.01\ mol \cdot L^{-1}) \mid 玻璃膜 \mid 待测溶液(H^+)$$

玻璃电极的电极电势为:

$$\varphi_G=\varphi_G^{\ominus}-\frac{2.303RT}{F}pH$$

在 298.15 K 时,$\varphi_G=\varphi_G^{\ominus}-0.059\ 2pH$。

三、电势法测定溶液的 pH

电势法测定溶液的 pH 是用饱和的甘汞电极作参比电极,玻璃电极作指示电极,插入待测溶液中组成原电池。可用下式表示:

$$(-)玻璃电极 \mid 待测溶液(H^+) \parallel Cl^-(饱和) \mid Hg_2Cl_2(s) \mid Hg(l)(+)$$

则测出的电动势为:

$$E=\varphi_{SCE}-\varphi_G=\varphi_{SCE}-(\varphi_G^{\ominus}-\frac{2.303RT}{F}pH)=\varphi_{SCE}-\varphi_G^{\ominus}+\frac{2.303RT}{F}pH$$

令

$$K=\varphi_{SCE}-\varphi_G^{\ominus}$$

则

$$E=K+\frac{2.303RT}{F}pH$$

上式中,在一定条件下,K 是常数,因此原电池的电动势与被测定溶液的 pH 呈线性关系。K 值是未知数,故不能直接计算出未知溶液的 pH。实际应用时,先用已知 pH 为 pH_s 的标准缓冲溶液与玻璃电极、饱和甘汞电极组成电池,测出电池电动势 E_s,则有

$$E_s = K + \frac{2.303RT}{F}pH_s$$

然后换上待测 pH_x 的溶液,测出电动势为 E_x,则有

$$E_x = K + \frac{2.303RT}{F}pH_x$$

将上面两式相减,得:

$$pH_x = pH_s + \frac{(E_x - E_s)F}{2.303RT}$$

式中:pH_s 已知,在相同条件下,通过测量 E_s 和 E_x 就可以得到 pH_x。

pH 计(又称酸度计)就是按照上述原理测定溶液的 pH。在实际测量过程中,先将指示电极和参比电极插入 pH 一定的标准缓冲溶液中组成原电池,测定此电池的电动势并转换成 pH,通过调整仪器的电阻参数使测量值与标准缓冲溶液的 pH 一致,这一过程称为定位(也称为 pH 校正)。再用待测溶液代替标准缓冲溶液在 pH 计上直接测量,仪器显示的 pH 即为待测溶液的 pH。

阅读材料

生物电现象

所谓生物电现象是指生物体内产生的电势变化和电流传导及其与生命现象的关系。生物电现象是生命活动的基本属性。在机体的一切生命过程中都伴随生物电的产生。人类对生物电现象的注意可追溯到古埃及,而对动物体内具有内在电荷的科学研究则始于 1773 年 John Walsh(1725—1795)发现电鱼(torpedo)有电。后来,人们又发现用电流直接刺激肌肉可引起肌肉收缩。于是医生在临床上用电刺激治疗肌肉麻痹。1791 年 Aloysius Glavani 发现,将两根不同金属丝插入青蛙的腿,然后使这两根金属丝的另外两头接触,结果青蛙的肌肉发生了收缩作用。这表明动物的机体组织与电之间存在着相互作用。事实上,一切生物体,无论是处于静止状态还是活动状态都存在着生物电现象。肌电、心电、脑电是有代表性的生物体电现象。目前,现代医学广泛地采用心电图、脑电图、肌电图、眼电图的形式,记录人体有关生物电的变化,作为判断各组织活动的生理或病理状态的重要指标。

生物电现象是以细胞为单位产生的,主要基础是细胞膜内外两侧存在的电势差,即膜电势。细胞膜实际上是一种特殊的半透膜,主要由软磷脂和蛋白质组成,对离子的通透性有高度的调节性和选择性。双亲分子软磷脂以亲水链伸向膜的内、外两侧,疏水链朝向膜的内部,构成了约两个分子厚度的脂质双层,成为膜的基架;球形蛋白分子则分布在细胞膜中,并且有的蛋白分子部分嵌在膜内,有的部分嵌在膜外,也有的贯穿整个细胞膜。因此,细胞膜被看成是由排列有序的类脂分子和蛋白质分子组成的二维溶液。细胞膜中的一些蛋白质具有酶的功能,如 Na^+—K^+ ATP 酶(即钠泵),将 Na^+、K^+ 化学势高的区域转运到化学势低的区域;有的蛋白质则由于结构排列疏密不同而成为孔穴,成为离子通道。细胞膜在生物体的细胞代谢和信息传递中起着关键的作用,在神经细胞中,

细胞膜能传递神经脉冲。

正常生物细胞膜内的 K^+ 浓度远大于细胞膜外的 K^+ 浓度,而细胞膜外 Na^+ 浓度则超过细胞内 Na^+ 浓度很多。由于浓度差的存在,K^+ 必然会向膜外扩散,而 Na^+ 则向膜内扩散。假如膜只对 K^+ 有通透的可能,即只有 K^+ 能移出膜外,而膜内带负电荷的蛋白质大分子不能随之移出细胞,随着 K^+ 的移出,在膜内产生净的负电荷而膜外产生净的正电荷,这种电场的存在将阻止 K^+ 进一步向外扩散,但却有利于 K^+ 由外向内的逆向扩散,最后达到动态平衡。同时,在膜内、外则形成一稳定的电势差即膜电势。生物膜电势对人的生理活动具有多方面的影响,依靠神经细胞膜电势可以传递神经细胞的刺激;肌肉细胞膜电势的变化可以引起肌肉的收缩;人的思维以及通过视觉、听觉和触觉器官等感受外界。这些过程都与生物膜电势的变化有关。

习 题

1. 什么是氧化还原反应?其特征和实质是什么?怎么判断氧化过程、还原过程?

2. 什么是原电池?其组成如何?

3. 何为电极电势?何为标准电极电势?写出任意温度下的电极电势计算公式。

4. 影响电极电势的因素有哪些?电极电势有哪些应用?

5. 计算下列化合物中画线元素的氧化值:$\underline{S}_8$、$H_2\underline{S}$、$\underline{Cl}O_2$、$Na_2\underline{S}_2O_3$、$\underline{N}_2O_5$、$K_2\underline{O}_2$、$K_2\underline{Mn}O_4$、$K\underline{Cl}O_3$、$Na\underline{H}$、$K_2\underline{Cr}O_4$、$\underline{C}_2H_4$、$\underline{C}O_2$、$\underline{C}H_4$、$\underline{C}_2H_5OH$

6. 下列物质:$FeCl_2$、$SnCl_2$、H_2、KI、Li、Mg、Al,根据标准电极电势表,将这些物质根据还原性从强到弱排序。

7. 将下列反应设计成原电池,计算原电池标准电动势 $E^\ominus$ 值,并根据 $E^\ominus$ 值计算 298.15 K 下反应的平衡常数。

(1) $Fe^{2+}+Ag^+\Longrightarrow Fe^{3+}+Ag$

(2) $Cu^{2+}+Pb\Longrightarrow Pb^{2+}+Cu$

8. 计算下列各原电池标准状态时的电动势,并写出电极反应式和电池反应式。

(1) $(-)Fe(s)\mid Fe^{2+}(aq)\parallel Cl^-(aq)\mid Cl_2(g)\mid Pt(+)$

(2) $(-)Cu(s)\mid Cu^{2+}(aq)\parallel Fe^{3+}(aq),Fe^{2+}(aq)\mid Pt(+)$

9. 指出下列反应式中各反应处于标准状态时的自发反应方向:

(1) $SnCl_2+2FeCl_3\Longrightarrow 2FeCl_2+SnCl_4$

(2) $2Cr^{3+}+3I_2+7H_2O\Longrightarrow Cr_2O_7^{2-}+6I^-+14H^+$

10. 根据标准电极电势和电极电势的 Nernst 方程式计算 298.15 K 时下列电极的电极电势:

(1) $Br_2(l)+2e^-\Longrightarrow 2Br^-(0.02\ mol\cdot L^{-1})$

(2) $MnO_4^-(0.01\ mol\cdot L^{-1})+8H^+(0.1\ mol\cdot L^{-1})+5e^-\Longrightarrow Mn^{2+}(0.01\ mol\cdot L^{-1})+4H_2O$

11. 298.15 K 时,将铜片插入 0.01 mol·L^{-1} $CuSO_4$ 溶液中,银片插入 0.10 mol·L^{-1} $AgNO_3$ 溶液中组成原电池。

(1) 写出该原电池符号;

(2) 写出电极反应式和电池反应式;

(3) 计算原电池的电动势。

12. 有一电池:

$(-)Pt \mid H_2(50 \text{ kPa}) \mid H^+(0.50 \text{ mol} \cdot L^{-1}) \parallel Sn^{4+}(1.0 \text{ mol} \cdot L^{-1})$, $Sn^{2+}(1.0 \text{ mol} \cdot L^{-1}) \mid Pt(+)$

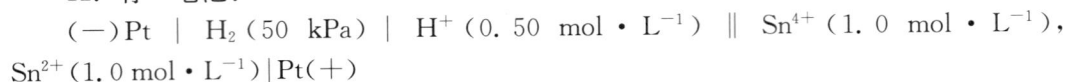

(1) 写出电极反应和电池反应;

(2) 计算 298.15 K 时电池的电动势 E。

13. 298.15 K 时下列原电池的电动势是 0.200 V,求 Cd^{2+} 离子浓度应该是多少?

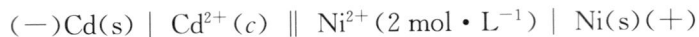

$(-)Cd(s) \mid Cd^{2+}(c) \parallel Ni^{2+}(2 \text{ mol} \cdot L^{-1}) \mid Ni(s)(+)$

(史丽英)

第八章 配位化合物

掌握：配位化合物的组成、配合物命名、螯合物。
熟悉：配位化合物的配位平衡、配合物稳定常数。
了解：配位平衡的移动。

配位化合物（coordination compound）简称配合物，是一类结构复杂、自然界中广泛存在的化合物。配合物与生命科学关系非常密切，许多必需微量元素均以配合物形式存在于生物体内发挥其生理作用，一些抗癌药物如顺铂、卡铂等也都是配位化合物。

20 世纪 60 年代以来，生物学和无机化学相互交叉、渗透，形成了一门新兴的交叉学科——生物无机化学，主要是在分子水平上研究生物体内无机元素与生物配体间的相互作用，尤其是微量金属元素与体内生物配体所形成的配位化合物的组成、结构、形成、转化及其在一系列重要生命活动中的作用。因此了解配合物的结构和性质对于医学生来说是非常必要的。

第一节 配位化合物的基本概念

向 $CuSO_4$ 溶液中逐滴加入氨水，起初有浅蓝色的碱式硫酸铜沉淀 $Cu_2(OH)_2SO_4$ 生成。继续滴加氨水至过量，蓝色沉淀溶解，生成深蓝色溶液，向该溶液中再加入乙醇便析出深蓝色晶体。将该深蓝色晶体溶于水后，加入少量 NaOH 溶液，无浅蓝色 $Cu(OH)_2$ 沉淀产生，同时也没有明显的氨臭味，但加入少量 $BaCl_2$ 溶液后则立刻生成白色 $BaSO_4$ 沉淀，说明溶液中有大量游离的 SO_4^{2-} 存在，却难以检测出游离的 Cu^{2+} 和 NH_3。实验证明溶液中 Cu^{2+} 和 NH_3 以 $[Cu(NH_3)_4]^{2+}$ 这样一个复杂离子形式存在。我们把这类由简单阳离子（或原子）与一定数目的分子或阴离子以配位键相结合，并按一定组成和空间构型形成的复杂结构单元称为配位离子（coordination ion），简称为配离子。结构单元电中性时称为配位分子，含有配离子的化合物和配位分子统称为配合物。

一、配位化合物的组成

下面以 $[Cu(NH_3)_4]SO_4$ 为例讨论配位化合物的组成特点。

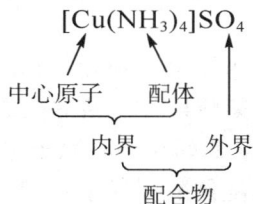

（一）内界和外界

配合物一般分为内界（inner sphere）与外界（outer sphere）。配离子是配合物的核心部分，由中心原子和配体组成，称为配合物的内界，通常写在方括号内。与配离子带相反电荷的其他离子称为外界。内界与外界之间以离子键相结合，在水溶液中的行为类似于强电解质。由于配合物显电中性，因此内界和外界所带电荷总数相等，符号相反。也有一些配合物只有内界，如配位分子$[Fe(CO)_5]$、$[Co(NH_3)_3Cl_3]$等。

（二）中心原子

中心原子（central atom）位于配离子的中心，具有空的价层电子轨道，能接受孤对电子，一般为金属离子或原子，且多为过渡金属元素，如$[Fe(SCN)_6]^{3-}$、$[Ni(CO)_4]$等配离子的中心原子Fe^{3+}、$Ni(0)$。此外一些具有高氧化数的非金属元素也可作为配离子的中心原子，如$[SiF_6]^{2-}$、$[BF_4]^-$等的中心原子$Si(IV)$、$B(III)$。

（三）配位原子与配位体

以一定的空间排布方式分布在中心原子周围、以配位键与中心原子相结合的中性分子或阴离子称为配位体（ligand），简称配体。如$[AlF_6]^{3-}$、$[Cu(NH_3)_4]^{2+}$中的F^-、NH_3。

配体提供孤对电子，直接与中心原子形成配位键的原子称为配位原子（ligating atom）。常见配位原子有C、O、S、N、F、Cl、Br、I等。

只有一个配位原子的配体称为单齿配体（monodentate），常见的有卤素离子X^-、NH_3、CO、OH^-等；含有两个或两个以上配位原子的配体称为多齿配体（polydentate），如草酸根离子$C_2O_4^{2-}$、乙二胺$H_2NCH_2CH_2NH_2$（简写为en）等。常见的配体列于表8-1：

表 8 - 1　常见的配体

单齿配体	多齿配体
$\underline{F}^-$、$\underline{Cl}^-$、$\underline{Br}^-$、$\underline{I}^-$、$N H_3$、$H_2\underline{O}$、CO（羰基）、$\underline{S}CN^-$（硫氰酸根）、$N\underline{C}S^-$（异硫氰酸根）、$\underline{N}O_2^-$（硝基）、$O\underline{N}O^-$（亚硝酸根）、$\underline{C}N^-$（氰根）	$H_2\underline{N}CH_2CH_2\underline{N}H_2$（乙二胺）、$^-\underline{O}OC—CO\underline{O}^-$（草酸根）、$H_2\underline{N}CH_2CO\underline{O}^-$（甘氨酸根）、EDTA（乙二胺四乙酸）、$(H\underline{O}OCH_2C)_2\underline{N}CH_2CH_2\underline{N}(CH_2CO\underline{O}H)_2$

注：表中$\underline{X}$表示配体中所含的配位原子。

（四）配体数与配位数

配合物中配体的总数称为配体数（the number of ligand）。直接与中心原子以配位键成键的配位原子的数目称为配位数（coordination number），由单齿配体形成的配合物中，配体数与配位数相等，如$[Cu(NH_3)_4]^{2+}$中配体数和配位数均为4；而由多齿配体形成的配合物中配体数则小于配位数，如$[Cu(en)_2]^{2+}$中配体数为2，但由于乙二胺为双齿配体，含有2个配位原子，因此该配离子中与中心原子直接形成配位键的配位原子有4个，因此其配位数为4。

二、配位化合物的命名

配合物的命名原则如下：

（1）内界和外界之间的命名服从一般无机化合物的命名原则：阴离子名称在前，阳离子名称在后，分别称为"某化某"、"某酸某"、"某某酸"或"氢氧化某"等。

（2）内界命名时的原则：配体名称列在中心原子之前，复杂配体名称写在圆括号内，不同配体之间以中圆点（·）隔开，配体数用汉字数字二、三、四等表示，最后一个配体名

称后缀以"合"字。中心原子后将大写罗马数字写在圆括号内,表示其氧化数。即:

　　配体数 — 配体名称 — 合 — 中心原子名称(大写罗马数字,中心原子氧化值)

（3）当配合物中含有多种配体时,不同配体的先后顺序按下列原则进行命名:

①同时存在无机配体和有机配体,先无机配体,后有机配体;

②同时存在阴离子配体和中性分子配体,先阴离子配体,后中性分子配体;

③同类配体则按配位原子的元素符号在英文字母表中的顺序排列;

④同类配体中配位原子相同,将较少原子数的配体排在前,较多原子数的配体排在后。

下面是一些命名的实例:

[Ni(CO)$_4$]	四羰基合镍(0)
[Co(NH$_3$)$_3$Cl$_3$]	三氯·三氨合钴(Ⅲ)
H$_2$[PtCl$_6$]	六氯合铂(Ⅳ)酸
[Cu(NH$_3$)$_4$](OH)$_2$	氢氧化四氨合铜(Ⅱ)
[Cr(en)$_2$Cl$_2$]Cl	氯化二氯·二(乙二胺)合铬(Ⅲ)
[Co(ONO)(NH$_3$)$_5$]SO$_4$	硫酸亚硝酸根·五氨合钴(Ⅲ)
K$_2$[Ni(CN)$_4$]	四氰合镍(Ⅱ)酸钾
[Cu(NH$_3$)$_4$][PtCl$_4$]	四氯合铂(Ⅱ)酸四氨合铜(Ⅱ)

第二节　配位平衡

一、配位平衡常数

在含 Ag$^+$ 的溶液中加入过量氨水,即生成[Ag(NH$_3$)$_2$]$^+$配离子。

$$Ag^+ + 2NH_3 \longrightarrow [Ag(NH_3)_2]^+$$

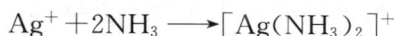

上述生成配离子的反应称为配位反应。向[Ag(NH$_3$)$_2$]$^+$溶液中加入 NaCl 无沉淀生成,但加入少量 KI 即有 AgI 黄色沉淀生成,说明溶液中仍有极少量[Ag(NH$_3$)$_2$]$^+$离子发生解离,此为配离子的解离反应。当溶液中各物质浓度不再改变时,达到配位平衡(coordination equilibrium)。

$$Ag^+ + 2NH_3 \rightleftharpoons [Ag(NH_3)_2]^+$$

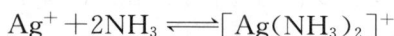

反应到达配位平衡状态时,平衡常数表达式为:

$$K_s = \frac{[Ag(NH_3)_2^+]}{[Ag^+][NH_3]^2}$$

对于任意一个配位反应

$$M + nL \rightleftharpoons ML_n$$

达到配位平衡时,都有:

$$K_s = \frac{[ML_n]}{[M][L]^n} \tag{8-1}$$

式中:[M]、[L]、[ML$_n$]分别为中心原子、配体及配离子的平衡浓度;n 表示配体数。K_s

称为配位化合物的稳定常数(stability constant),是配离子在水溶液中稳定性高低的量度。对于配体数相同的配离子,稳定常数 K_s 越大,则配离子的稳定性越高。如 $[Ag(NH_3)_2]^+$ 和 $[Ag(CN)_2]^-$ 两者的配体数均为 2,它们的 K_s 分别为 1.12×10^7 和 1.26×10^{21},在水溶液中 $[Ag(CN)_2]^-$ 远比 $[Ag(NH_3)_2]^+$ 稳定。当配体数不同时,必须通过计算才能判断配离子的稳定性高低。一般配离子的稳定常数 K_s 都很大,为方便起见,常用 $\lg K_s$ 来表示。

配离子的形成或解离是分步进行的,溶液中存在着一系列的配位平衡。例如,$[Cu(NH_3)_4]^{2+}$ 配离子的形成过程如下:

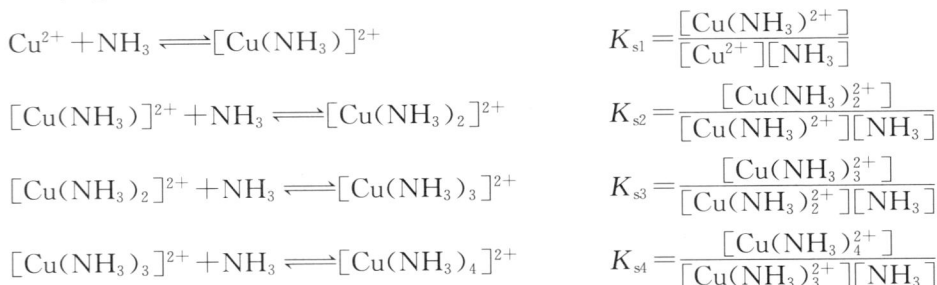

$$Cu^{2+} + NH_3 \rightleftharpoons [Cu(NH_3)]^{2+} \qquad K_{s1} = \frac{[Cu(NH_3)^{2+}]}{[Cu^{2+}][NH_3]}$$

$$[Cu(NH_3)]^{2+} + NH_3 \rightleftharpoons [Cu(NH_3)_2]^{2+} \qquad K_{s2} = \frac{[Cu(NH_3)_2^{2+}]}{[Cu(NH_3)^{2+}][NH_3]}$$

$$[Cu(NH_3)_2]^{2+} + NH_3 \rightleftharpoons [Cu(NH_3)_3]^{2+} \qquad K_{s3} = \frac{[Cu(NH_3)_3^{2+}]}{[Cu(NH_3)_2^{2+}][NH_3]}$$

$$[Cu(NH_3)_3]^{2+} + NH_3 \rightleftharpoons [Cu(NH_3)_4]^{2+} \qquad K_{s4} = \frac{[Cu(NH_3)_4^{2+}]}{[Cu(NH_3)_3^{2+}][NH_3]}$$

将上述平衡式相加可得:

$$Cu^{2+} + 4NH_3 \rightleftharpoons [Cu(NH_3)_4]^{2+}$$

上述反应式平衡常数表达式如下:

$$K_s = \frac{[Cu(NH_3)_4^{2+}]}{[Cu^{2+}][NH_3]^4} = K_{s1}K_{s2}K_{s3}K_{s4} \qquad (8-2)$$

因此 K_s 也称为配离子的累积稳定常数。

【例】 已知 $[CuY]^{2-}$ 和 $[Cu(en)_2]^{2+}$ 的 K_s 分别为 5.0×10^{18} 和 1.0×10^{20}。现分别有这两种配离子的溶液,浓度均为 $0.10 \text{ mol} \cdot L^{-1}$,试判断哪种配离子更稳定(Y 代表 EDTA)。

【解】 设 $[CuY]^{2-}$ 和 $[Cu(en)_2]^{2+}$ 在溶液中解离出的 $[Cu^{2+}]$ 分别为 $x \text{ mol} \cdot L^{-1}$ 和 $y \text{ mol} \cdot L^{-1}$。

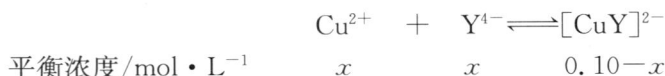

$$Cu^{2+} \quad + \quad Y^{4-} \rightleftharpoons [CuY]^{2-}$$

平衡浓度/$mol \cdot L^{-1}$ x x $0.10 - x$

由于配离子在溶液中解离程度很低,因此达配位平衡时,溶液中

$$[CuY^{2-}] = 0.10 - x \approx 0.10 \text{ mol} \cdot L^{-1}$$

则配位平衡时:

$$K_s = \frac{[CuY^{2-}]}{[Cu^{2+}][Y^{4-}]}$$

$$5.0 \times 10^{18} = \frac{0.10}{x^2}$$

所以 $x = 1.41 \times 10^{-10} \text{ mol} \cdot L^{-1}$

同理可求算出 $[Cu(en)_2]^{2+}$ 配离子溶液中 $[Cu^{2+}]$。

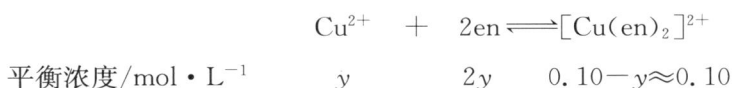

$$Cu^{2+} \quad + \quad 2en \rightleftharpoons [Cu(en)_2]^{2+}$$

平衡浓度/$mol \cdot L^{-1}$ y $2y$ $0.10 - y \approx 0.10$

配位平衡时：

$$K_s = \frac{[\mathrm{Cu(en)}_2^{2+}]}{[\mathrm{Cu}^{2+}][\mathrm{en}]^2}$$

$$1.0 \times 10^{20} = \frac{0.10}{y \times (2y)^2}$$

所以 $\qquad y = 6.30 \times 10^{-8} \ \mathrm{mol \cdot L^{-1}}$

由计算结果可知，虽然$[\mathrm{CuY}]^{2-}$的K_s比$[\mathrm{Cu(en)}_2]^{2+}$的小，但由于二者的配体数不相同，因此同浓度的$[\mathrm{CuY}]^{2-}$解离出的$[\mathrm{Cu}^{2+}]$反而较小，故$[\mathrm{CuY}]^{2-}$的稳定性较大。

二、配位平衡移动

配位平衡与其他化学平衡一样，是有条件的动态平衡。当改变这些条件时，平衡会随之发生移动。

（一）配位平衡与溶液酸度的关系

配离子中很多配体都属于碱，如$\mathrm{F^-}$、$\mathrm{CN^-}$、$\mathrm{SCN^-}$、$\mathrm{OH^-}$、$\mathrm{NH_3}$等，它们可接受质子，生成难解离的弱酸。若配体碱性较强，而溶液酸度又较大时，配体易与$\mathrm{H^+}$结合，从而导致配离子解离，例如$[\mathrm{Cu(NH_3)_4}]^{2+}$溶液中加入适当的酸，配离子将解离：

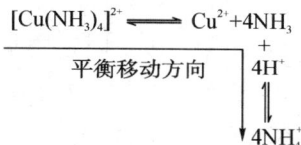

$$[\mathrm{Cu(NH_3)_4}]^{2+} \rightleftharpoons \mathrm{Cu^{2+}} + 4\mathrm{NH_3}$$

平衡移动方向 $\qquad$ $+ 4\mathrm{H^+}$

$$\Big\Updownarrow$$

$$4\mathrm{NH_4^+}$$

这种因溶液酸度增大而导致配离子解离的作用称为酸效应（acid effect）。一般而言，溶液的酸度越高，配离子越容易解离；溶液酸度一定时，配体的碱性越强，配离子越不稳定。此外，配离子的K_s越大，其抵抗酸效应的能力就越强，如$[\mathrm{Ag(CN)_2}]^-$在酸性溶液中仍能稳定存在。

配离子的中心原子多为过渡金属离子，当溶液中$\mathrm{OH^-}$浓度增加时，大多能不同程度发生水解作用形成难溶于水的氢氧化物沉淀，从而使溶液中中心原子浓度降低，导致配位平衡向解离方向移动。如：

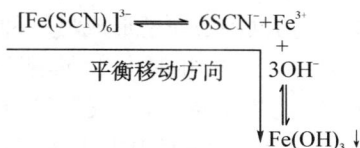

$$[\mathrm{Fe(SCN)_6}]^{3-} \rightleftharpoons 6\mathrm{SCN^-} + \mathrm{Fe^{3+}}$$

平衡移动方向 $\qquad$ $+ 3\mathrm{OH^-}$

$$\Big\Updownarrow$$

$$\mathrm{Fe(OH)_3} \downarrow$$

这种因溶液中$[\mathrm{OH^-}]$浓度增加，金属离子与$\mathrm{OH^-}$结合致使配离子解离的作用称为水解效应（hydrolytic effect）。

综上所述，酸效应和水解效应均不利于配离子的稳定存在。因此应综合考虑配体的碱性、中心原子氢氧化物的溶解度等对配位平衡的影响，通常在不生成氢氧化物沉淀的基础上适当提高溶液的 pH 以保证配离子的稳定性。

（二）配位平衡与沉淀溶解平衡的关系

向 AgCl 白色沉淀中加入适量氨水，可见 AgCl 沉淀溶解而生成配离子$[\mathrm{Ag(NH_3)_2}]^+$，反应从沉淀溶解平衡转化为配位平衡；反之，若向$[\mathrm{Ag(NH_3)_2}]^+$配离子溶液中加入 KI 溶液，可见 AgI 黄色沉淀生成，反应从配位平衡转化为沉淀溶解平衡。反应如下：

$$AgCl \Longrightarrow Cl^- + Ag^+$$

平衡移动方向 $\xrightarrow{\quad}$ $+$ $2NH_3$

$\Updownarrow$

$[Ag(NH_3)_2]^+$

$$[Ag(NH_3)_2]^+ \Longrightarrow 2NH_3 + Ag^+$$

平衡移动方向 $\xrightarrow{\quad}$ $+$ I^-

$\Updownarrow$

$AgI \downarrow$

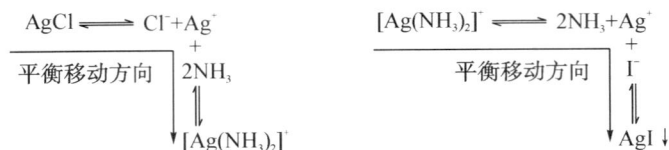

在沉淀溶解平衡与配位平衡的相互转化中,若配离子的 K_s 越小,生成沉淀的 K_{sp} 也越小,则配位平衡易向沉淀溶解平衡转化;反之,若配离子的 K_s 越大,生成沉淀的 K_{sp} 也越大,则沉淀溶解平衡易向配位平衡方向转化。

（三）配位平衡与氧化还原平衡的关系

向含有配离子的溶液中加入一定的氧化剂或还原剂,则可能与中心原子或配体发生氧化还原反应,使得溶液中中心原子或配体的浓度降低,从而导致配离子解离。例如在 $[FeCl_4]^-$ 溶液中加入 I^-,由于 I^- 与中心原子 Fe^{3+} 发生氧化还原反应,从而使得 $[FeCl_4]^-$ 配离子发生解离。

$$[FeCl_4]^- \Longrightarrow 4Cl^- + Fe^{3+}$$

平衡移动方向 $\xrightarrow{\quad}$ $+$ I^-

$\Updownarrow$

$Fe^{2+} + \dfrac{1}{2}I_2$

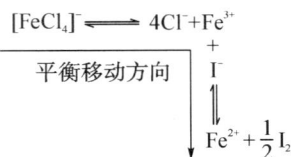

反之,在氧化还原平衡中加入一定的配位剂,可与金属离子发生配位反应,降低溶液中金属离子的浓度,从而使氧化还原反应方向改变。例如 Fe^{3+} 溶液中加入 I^- 后,将有单质 I_2 生成。但若在溶液中加入 F^-,F^- 会与 Fe^{3+} 反应生成更稳定的 $[FeF_6]^{3-}$ 配离子,使得溶液中 Fe^{3+} 浓度降低,而导致原来的氧化还原反应逆向进行。

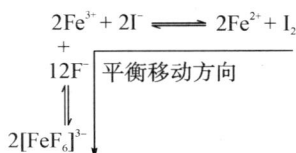

$$2Fe^{3+} + 2I^- \Longrightarrow 2Fe^{2+} + I_2$$

$+$

$12F^-$ | 平衡移动方向 $\xrightarrow{\quad}$

$\Updownarrow$

$2[FeF_6]^{3-}$

（四）配位平衡之间的相互关系

向某一种配离子溶液中加入能与其中心原子形成另一种配离子的配位剂时,两种配离子之间是否能够转化,取决于两者稳定性的相对大小,即配位平衡总是向生成更稳定配离子的方向移动。两个配合物的稳定性相差越大,由较不稳定的配合物转化为较稳定的配合物的趋势就越大。如向 $[Ag(NH_3)_2]^+$ 溶液中加入 KCN 溶液,则 $[Ag(NH_3)_2]^+$ 可以完全转化为 $[Ag(CN)_2]^-$,反应式如下:

$$[Ag(NH_3)_2]^+ + 2CN^- \Longrightarrow [Ag(CN)_2]^- + 2NH_3$$

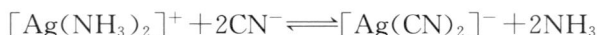

上述反应平衡常数为:

$$K = \frac{[Ag(CN)_2^-][NH_3]^2}{[Ag(NH_3)_2^+][CN^-]^2} = \frac{[Ag(CN)_2^-][NH_3]^2}{[Ag(NH_3)_2^+][CN^-]^2} \times \frac{[Ag^+]}{[Ag^+]} = \frac{K_{s,[Ag(CN)_2]^-}}{K_{s,[Ag(NH_3)_2]^+}}$$

已知 $[Ag(NH_3)_2]^+$ 和 $[Ag(CN)_2]^-$ 的 K_s 分别为 1.1×10^7 和 1.3×10^{21},则:

$$K = \frac{K_{s,[Ag(CN)_2]^-}}{K_{s,[Ag(NH_3)_2]^+}} = \frac{1.3 \times 10^{21}}{1.1 \times 10^7} = 1.2 \times 10^{14}$$

由计算结果可见,上述转化反应的平衡常数远大于 10^7,因此 $[Ag(NH_3)_2]^+$ 可以完全转化为 $[Ag(CN)_2]^-$。

第三节　螯合物

一、螯合物和螯合效应

螯合物(chelate)是中心原子与多齿配体形成的具有环状结构的一类配合物。如由乙二胺与 Ni^{2+} 形成的螯合物,结构如图 8-1 所示:

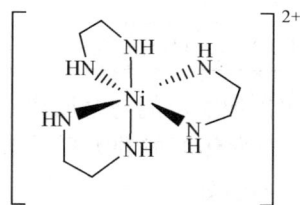

图 8-1　$[Ni(en)_3]^{2+}$ 的结构

与组成相似、由单齿配体形成的简单配合物相比,由于环状结构的存在,使得螯合物的稳定性更高,在水中更难解离。例如简单配合物 $[Cu(NH_3)_4]^{2+}$ 的 lgK_s 为 13.32,而螯合物 $[Cu(en)_2]^{2+}$ 的 lgK_s 为 20.0。这种由于生成螯合物而使配合物稳定性大大增加的作用称为螯合效应(chelating effect)。

能与中心原子形成具有环状结构螯合物的多齿配体称为螯合剂(chelating agents)。常见的螯合剂多为含有 N、O、S、P 等配位原子的有机化合物,如乙二胺、α-氨基酸、乙二胺四乙酸及其二钠盐(统称为 EDTA)等。螯合剂中两个相邻配位原子之间一般间隔两个或者三个其他的原子,能与中心原子之间形成一个或者多个五元环或者六元环,称之为螯合环。如图 8-2 所示,EDTA 是一种应用广泛的螯合剂,它含有 6 个配位原子,与中心原子最多可同时形成五个五元环,可与大多数金属离子形成稳定的螯合物。

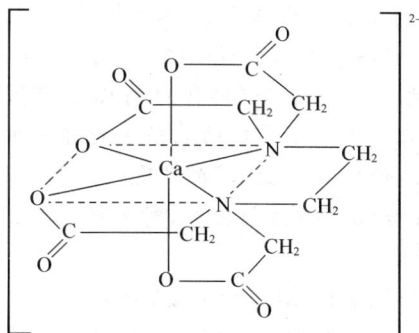

图 8-2　$[CaY]^{2-}$ 的环状结构

二、影响螯合物稳定的因素

螯合物的稳定性与螯合环的大小及螯合环的数目有关。

(一)螯合环的大小

大多数螯合物中,螯合环以五元环和六元环最为稳定。五元环的键角为 $108°$,与 C

原子 sp^3 杂化轨道的夹角 $109°28'$ 接近;六元环的键角为 $120°$,与 C 原子 sp^2 杂化轨道间夹角 $120°$ 一致。两种环的张力均较小,因此较为稳定。

（二）螯合环的数目

螯合物中,多齿配体与中心原子间形成螯合环的数目越多,中心原子脱离配体的概率越低,螯合物的稳定性越高,如表 8-2 所示:

表 8-2 Cu^{2+} 与一些多齿配体形成螯合物的 lgK_s

中心原子	配体	配体数	螯合环数	lgK_s
Cu^{2+}	$H_2NCH_2CH_2NH_2$	1	1	10.67
	$(H_2NCH_2CH_2)_2NH$	1	2	15.9
	$H_2N(CH_2)_2NH(CH_2)_2NH(CH_2)_2NH_2$	1	3	20.5

此外,一些具有闭合大环的多齿配体也能与金属离子形成非常稳定的螯合物。如生物体内的血红素分子是由 Fe^{2+} 与卟啉环形成的大环螯合物。还有极少数无机化合物也可作为螯合剂与中心原子形成螯合物,如三聚磷酸钠可与 Ca^{2+} 形成螯合物。

阅读材料

配合物药物

20 世纪 70 年代以来,随着生物无机化学研究的深入发展,以金属配合物为基础的抗癌药物研究也有明显进展。如铂配合物是目前应用最广泛的抗癌药物之一。顺铂早在 1845 年就由意大利科学家 Michel Peyrone(佩纶)合成。1965 年,美国密歇根州立大学的 Rosenberg(罗森伯格)教授等人首次报道了顺铂对老鼠癌细胞具有较强的抑制作用。1971 年顺铂进入临床实验,被发现有较强的广谱抗癌作用,其抗癌作用机制是由于其中的 Pt(II)能与癌细胞核中的脱氧核糖核酸(ADP)上碱基结合,使 DNA 骨架构象发生显著改变,从而破坏遗传信息的复制和转录等过程,抑制癌细胞的分裂。顺铂于 1978 年在美国上市,目前仍然是世界上用于治疗癌症最为广泛的 3 种药物之一。

20 世纪 80 年代,英、美两国合作开发了第二代铂抗癌药 1,1-环丁二甲酸二氨合铂(II)(简称卡铂),此外,第二代铂抗癌药还有如顺-二氯-反-二羟基-双-二异丙胺合铂(IV)(简称异丙铂)和 1R,2R-环己二胺草酸合铂(II)(简称草酸铂)。与顺铂相比,它们的显著优点是对肾脏无毒性,水溶性大。随着对铂配合物的进一步深入研究,目前,已有一些第三代铂抗癌新药进入临床,如奥沙利铂[草酸-(反式-1-1,2-环己烷二胺)],III 期临床试验表明奥沙利铂与 5-氟尿嘧啶(5-Fu)联合应用,对大肠癌的总缓解率超过 50%,被认为是治疗晚期大肠癌的一线药物。

除铂配合物外,其他非铂抗癌金属配合物也在研究中。金属茂类配合物是另一类具有很好的抗癌活性化合物,已进入 II 期临床研究。如二氯二茂钛(TDC)不仅能与癌细胞 DNA 磷酸基团结合致使 DNA 收缩,而且还与 DNA 碱基键合,导致 DNA 二级结构改变,双螺旋解开甚至变性。

20 世纪 80 年代,Crowe 等人发现有机锡配合物有抗癌活性。体外实验表明,这类配合物对人 HL-60 白血病、Bel-7402 肝癌、KB 鼻咽癌、HCT-8 结肠癌等癌细胞具有高效、广谱抗癌活性,极有希望被开发为一类抗癌新药。其抗癌机制是有机锡配合物通过与癌细胞 DNA 磷酸基团结合,导致其局部构象改变,致使 DNA 丧失功能。

此外还有许多药物,如补给病人铁质的枸橼酸铁铵、治疗血吸虫病的酒石酸锑钾、治疗糖尿病的胰岛素(锌的配合物)等都是金属配合物。

习　题

1. 指出下列配合物的中心原子、配体、配位原子、配位数,并用系统命名法写出配合物的名称:

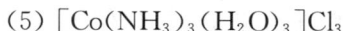

(1) $H_2[HgI_4]$
(2) $[Cu(en)_2](OH)_2$
(3) $Na_3[AlF_6]$
(4) $[Co(NH_3)_4Cl_2]Cl$
(5) $[Co(NH_3)_3(H_2O)_3]Cl_3$
(6) $[Ni(CO)_2(CN)_2]$

2. 写出下列各配合物的化学式:

(1) 四氰合镍(Ⅱ)配离子
(2) 硫酸二(乙二胺)合铜(Ⅱ)
(3) 三硝基·三氨合钴(Ⅲ)
(4) 溴化二溴·四水合铬(Ⅲ)

3. 当衣服上沾有黄色铁锈斑点时,用草酸即可将其清除,请解释原因。

4. $AgNO_3$ 能从 $Pt(NH_3)_6Cl_4$ 溶液中将所有的氯都沉淀出来;而在 $Pt(NH_3)_3Cl_4$ 溶液中只能沉淀出 25% 的氯。试根据以上实验事实推导出这两种配合物的化学式。

5. 试求 $0.10\ mol\cdot L^{-1}[Cu(NH_3)_4]SO_4$ 溶液中 Cu^{2+} 的平衡浓度,已知 $K_s[Cu(NH_3)_4]^{2+}=2.1\times10^{13}$。

6. 试判断下列反应进行的方向。

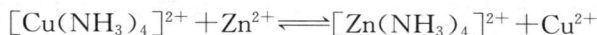

$$[Cu(NH_3)_4]^{2+}+Zn^{2+}\rightleftharpoons[Zn(NH_3)_4]^{2+}+Cu^{2+}$$

已知 $K_s[Cu(NH_3)_4]^{2+}=2.1\times10^{13}$,$K_s[Zn(NH_3)_4]^{2+}=2.9\times10^9$。

(周　萍)

第九章 现代仪器分析技术简介

掌握：电磁辐射的能量、波长、波数以及频率之间的相互关系；朗伯-比尔定律使用的条件，单一组分的计算；荧光强度与物质浓度之间的关系，荧光定量分析方法。

熟悉：紫外—可见分光光度计的主要部件、紫外—可见分光光度法测定条件的选择。

了解：荧光分析法中产生分子荧光的原理，激发光谱和发射光谱，影响荧光强度的结构和环境因素，红外吸收光谱法、核磁共振法和高效液相色谱法。

仪器分析是化学学科的一个重要分支，它是以物质的物理或物理化学性质为基础建立起来的一种分析方法。仪器分析涉及的范围广、灵敏度高、选择性好、分析速度快且易于实现自动化，在生物医药研究领域，对确定化合物结构、药物浓度的监测、疾病的诊断、治疗和预后评价等方面都起着极其重要的作用。

通常，从自然界中提取或实验室里合成的化合物都是掺杂其他物质的混合物。无机化合物的分离纯化可通过沉淀、过滤等方法；而分离纯化有机化合物则主要有萃取、蒸馏、重结晶、升华和色谱法等。其中，色谱分析法中的薄层色谱、纸色谱和柱色谱是根据混合物各组分在互不相溶的两相（固定相和流动相）中吸附、分配或其他亲和作用等差异来实现分离的，它们在化合物的分离、纯化和纯度鉴定等方面的应用也日益广泛。

分离纯化后的无机化合物可以通过阴离子和阳离子的鉴别来确定其组成；有机化合物则可以通过元素分析来确定化合物是由哪些元素组成以及每种元素的含量，从而确定该化合物的实验式。同时通过凝固点降低法、沸点升高法和渗透压法等，或通过质谱法测定其相对分子质量，再结合实验式，进而确定该化合物的分子式。

有机化合物在确定其分子式之后，还必须测定其结构，以确定分子中原子或基团相互连接的次序、方式及其在空间的排列方式。随着现代分析仪器的发展，紫外光谱、红外光谱、核磁共振谱和质谱这四大波谱已广泛用于测定有机化合物的结构，其特点是样品用量少、快速且准确率高。紫外光谱可以揭示分子中是否存在共轭体系；红外光谱可以确定有机分子中存在什么官能团；核磁共振谱可以确定分子中的氢原子与碳原子及其他原子的结合方式；质谱确定分子的相对分子质量及结构片段信息。此外，X-射线衍射法能够揭示化合物晶体中各原子的集合形式，是分析无机化合物晶体结构和有机大分子空间结构常用的方法。

仪器分析法不仅适合于物质的结构鉴定和定性分析，而且适合于试样中微量（如 10^{-6} g·mL^{-1}，10^{-9} g·mL^{-1}，甚至 10^{-12} g·mL^{-1}）组分的含量测定。当被测组分能选择性吸收紫外—可见光时，可以用紫外—可见吸收光谱法来进行定量分析。当被测组分能发射荧光时，可以用荧光分析法进行定量分析。要实现复杂样品的分离分析或多组分同时测定时，可以采用具有在线分离分析作用的气相色谱法或高效液相色谱法。若被测组分挥发性、热稳定性良好时，可以采用气相色谱法进行定量分析，比如兴奋剂的检查；对大部分挥发性差或热不稳定的组分进行分析时，可以采用高效液相色谱进行分析，比如测定血浆、尿液中药物浓度，体内药物代谢物分析等。

本章主要简介紫外—可见分光光度法、分子荧光分析法、红外吸收光谱法、核磁共振法以及高效液相色谱法。

第一节　紫外—可见分光光度法

分光光度法(spectrophotometry)是基于物质对光的选择性吸收而建立的一种分析方法。研究物质在紫外—可见区分子吸收光谱的分析方法称为紫外—可见分光光度法(ultraviolet-Visible Spectrophotometry, UV-Vis)。大多数有机物分子或无机物对200～800 nm 紫外—可见光谱区的光有吸收，可采用紫外—可见分光光度法进行定性和定量分析。该分析方法灵敏度较高，一般可达 $10^{-6}\sim10^{-4}$g・mL^{-1}；准确度较好，相对误差一般为 0.5%，在化工、医学、制药、食品、冶金、地质等部门及环境监测系统中有着广泛应用。

一、分光光度法的基本原理

光是一种电磁辐射（又称电磁波），是以极大的速度通过空间而不需要任何物质作为传播媒介的光（量子）流，具有波粒二象性。

光在传播过程中出现的反射、折射、衍射、干涉等现象表现出其波动性，光的波动性用波长 λ、波数 σ、频率 ν 等参数来描述。波数表示单位长度内波的振动次数，是波长的倒数，单位为 cm^{-1}。在真空中，波长、波数和频率的关系为：

$$\nu = \frac{c}{\lambda} \tag{9-1}$$

$$\sigma = \frac{1}{\lambda} = \frac{\nu}{c} \tag{9-2}$$

式中：c 是电磁辐射在真空中的传播速度，为 $2.997\,925\times10^{10}$ cm・s^{-1}。在其他透明介质中，由于电磁辐射与介质的作用，传播速度比在真空中稍小一些。但因在空气和真空中的传播速度相差不大，也常用上述两式表示空气中三者的关系。

光与物质作用时被吸收或发射的现象用微粒性来解释，即将其看作是不连续的粒子流，这种粒子称为光子或光量子。每个光子的能量(E)与频率成正比，与波长成反比。它与相应的频率和波长有如下关系：

$$E = h\nu = h\frac{c}{\lambda} = hc\sigma \tag{9-3}$$

式中：h 是普朗克常数(Plank constant)，其值等于 6.626×10^{-34} J・s。能量 E 的单位常用焦耳(J)及电子伏特(eV)表示。

由式(9-3)可知，不同波长的光具有不同的能量，光的波长越短，其能量就越大；光的波长越长，其能量就越小。光的波长范围和与之相对应的波谱名称及分析方法见表9-1所示：

表 9 - 1　电磁波谱

波长范围	波谱名称	分析方法
<0.1 nm	γ-射线	γ-射线发射光谱、穆斯堡尔光谱
0.1~200 nm	X-射线	X-射线光谱法
10~200 nm	远紫外	真空紫外光谱法
200~400 nm	近紫外	紫外分光光度法
400~760 nm	可见光	可见分光光度法
0.76~2.5 μm	近红外	近红外光谱法
2.5~50 μm	中红外	中红外光谱法
50~1 000 μm	远红外	远红外光谱法
1~1 000 mm	微波	电子顺磁共振波谱法
1~1 000 m	射频区	核磁共振波谱法

二、物质对光的选择性吸收

当一束光通过气态、液态或者固体物质时,组成物质的分子、原子或者离子与光子发生"碰撞",由于分子、原子或离子的能级是量子化不连续的,只有光子的能量(E)与被照射物质粒子的基态和激发态能量之差(ΔE)相等时,物质分子就从基态跃迁到激发态,产生吸收。物质分子结构不同,所需跃迁能量不同,所能吸收光的波长也不同。

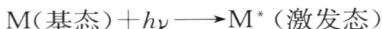

$$M(基态)+h\nu \longrightarrow M^*(激发态)$$

具有单一波长(能量)的光称为单色光。由不同波长的单色光组成的光则为复合光,如自然生活中的日光、灯光或白炽灯光等白光都是复合光。如果让一束白光通过棱镜,能色散出红、橙、黄、绿、青、蓝、紫等各种颜色的光。每种颜色的光具有一定的波长范围,各种色光的近似波长范围见表 9 - 2 所示:

表 9 - 2　可见色光的波长范围

颜　色	波长/nm
红	650~780
橙	610~650
黄	560~610
绿	500~560
青	480~500
蓝	435~480
紫	380~435

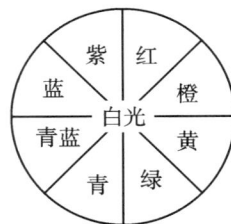

图 9 - 1　两种互补
色光示意图

如果将两种适当颜色的光按一定的强度比例混合也可得到白光,这两种色光称为互补色光。如图 9 - 1 所示,处于同一条直线上对应的两种色光,像蓝光和黄光、绿光和紫光都是互补色光。

溶液呈现的颜色也是由于物质对光具有选择性吸收的结果。当一束白光照射到某一有色溶液时,其中一部分光被吸收,一部分光被反射,一部分光发生透射。物质所呈现的颜色是因为物质吸收了白光中的一种或数种色光,而呈现出其对应的互补色光。例如,白光照射入 $KMnO_4$ 溶液时,溶液吸收了大部分绿色光,其他各种色光都能透过溶液。在透过溶液的色光中,除了紫色光外,其他色光都两两互补成白光,所以肉眼看到的 $KMnO_4$ 溶液显紫色。同理,当一束白光通过溶液时,若溶液呈黑色,则溶液对白光全吸收;若溶液呈完全透明无色,则溶液对白光无吸收。

三、吸收光谱

物质对不同波长的光的吸收程度不同。溶液对某一波长的单色光吸收的程度用吸光度 A 来表示。用不同波长的单色光为入射光,依次通过同一溶液,测得不同波长下相应的吸光度,然后以波长 λ 为横坐标,吸光度 A 为纵坐标作图,所得曲线就是该溶液的吸收光谱(又称吸收曲线)。吸收曲线上吸光度最大处所对应的波长称为最大吸收波长,用 λ_{max} 表示。

图 9-2 为 5 种不同浓度的高锰酸钾水溶液在可见光区的吸收光谱图。从图 9-2 中可以看出,$KMnO_4$ 溶液在 525 nm 波长处有最大吸收;如果不发生溶质的离解、缔合等影响,同一溶液不同浓度的吸收光谱形状基本相同,最大吸收波长位置基本不变。$KMnO_4$ 溶液的浓度越大,吸收曲线的峰值就越高,吸光度越大,是定量分析的基础。不同物质由于结构不同,其吸收曲线也并不完全相同,因此,吸收光谱体现了物质的结构特性,构成了定性分析的基础。

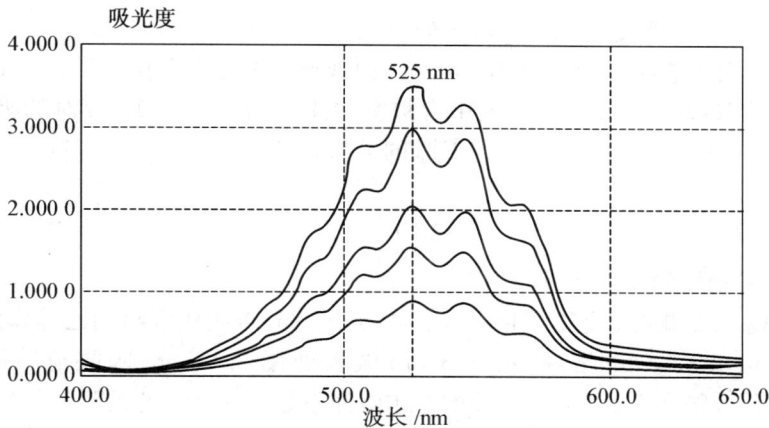

图 9-2 $KMnO_4$ 水溶液的吸收曲线

四、光吸收的基本定律——Lambert-Beer 定律

当一束平行的单色光(特称入射光)通过均匀的吸光物质(溶液、气体、液体或固体),光的一部分被吸收,一部分透过介质,一部分被器皿的表面反射(图 9-3)。在测定过程中,通常将试液和空白溶液分别置于同样质地和厚度的吸收池中,反射光强度基本上是不变的,影响可以相互抵消。

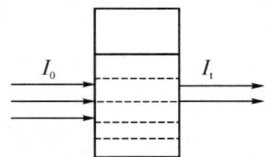

图 9-3 光吸收示意图

设入射光初始强度为 I_0,透射光的强度为 I_t,溶液浓度为 c,则透射光的强度 I_t 与照射光强度 I_0 之比称为透光率(transmittance),用 T 表示:

$$T = \frac{I_t}{I_0} \qquad (9-4)$$

溶液的透光率愈大,透过的光越多,对光的吸收愈少;反之,溶液对光的吸收愈多。

透光率(常用百分数表示)的负对数称为吸光度(absorbance),用符号 A 表示。吸光度越大,溶液对光的吸收越多。

$$A = -\lg T = \lg \frac{I_0}{I_t} \qquad (9-5)$$

朗伯(J. H. Lambert)和比尔(A. Beer)分别研究了物质对单色光吸收的强弱与吸光物质厚度之间及浓度之间的关系,构成了吸收光度法定量分析的基本定律——朗伯-比尔定律(Lambert-Beer 定律),它的数学表达式为:

$$A = -\lg T = \lg \frac{I_0}{I_t} = Kcl \qquad (9-6)$$

式(9-6)表明吸光度与浓度或厚度之间成正比关系,式中 l 为液层厚度,c 为吸光物质的浓度,K 称为吸光系数。吸光系数的物理意义是吸光物质在单位浓度及单位厚度溶液时的吸光度。在特定的波长、溶剂和温度的条件下,吸光系数 K 是吸光物质的一个特定常数,反映了物质吸光能力的大小。

常用的吸光系数有两种表示方式:

1. 摩尔吸光系数(molar absorptivity)　在一定波长时,浓度为 $1\ \mathrm{mol \cdot L^{-1}}$,厚度为 $1\ \mathrm{cm}$ 的物质溶液的吸光度,用 ε 表示。ε 的单位为 $\mathrm{L \cdot mol^{-1} \cdot cm^{-1}}$。

2. 百分吸光系数(percentage absorptivity)或比吸光系数(specific extinction coefficient)　在一定波长时,100 mL 溶液中含被测物质 1 g,厚度为 1 cm 时的吸光度值,用 $E_{1\,\mathrm{cm}}^{1\%}$ 表示,单位 $\mathrm{mL \cdot g^{-1} \cdot cm^{-1}}$。$\varepsilon$ 与 $E_{1\,\mathrm{cm}}^{1\%}$ 的关系为:

$$\varepsilon = \frac{M}{10} \cdot E_{1\,\mathrm{cm}}^{1\%} \qquad (9-7)$$

式中:M 为吸光物质的摩尔质量。

【例 9-1】　已知某化合物的相对分子质量为 326,将此化合物用乙醇作溶剂配成浓度为 0.150 mmol · $\mathrm{L^{-1}}$ 的溶液,在 548 nm 波长处用 2.00 cm 吸收池测得透光率为 49.8%,求此化合物在 548 nm 波长处的摩尔吸光系数 ε 及比吸光系数 $E_{1\,\mathrm{cm}}^{1\%}$。

【解】　由 Lambert-Beer 定律可得:

$$\varepsilon = \frac{A}{cl} = \frac{-\lg T}{cl}$$

已知 $c = 0.150 \times 10^{-3}\ \mathrm{mol \cdot L^{-1}}$,$l = 2.00\ \mathrm{cm}$,$T = 0.498$,将其代入得:

$$\varepsilon_{548\mathrm{nm}} = \frac{A}{cl} = \frac{-\lg 0.498}{1.50 \times 10^{-4} \times 2.00} = 1.00 \times 10^3\ \mathrm{L \cdot mol^{-1} \cdot cm^{-1}}$$

由式(9-7)得:$E_{1\,\mathrm{cm}}^{1\%} = \varepsilon_{548\mathrm{nm}} \times \frac{10}{M} = \frac{1.00 \times 10^3 \times 10}{326} = 30.7\ \mathrm{mL \cdot g^{-1} \cdot cm^{-1}}$

如果溶液中同时存在两种或两种以上对光有吸收的物质,在同一波长下只要共存物质不互相影响,即不因共存物的存在而改变本身的吸光系数,则测定的吸光度是各共存物吸光度的总和,即:

$$A = A_a + A_b + A_c + \cdots + A_n \tag{9-8}$$

式中：A 为总吸光度；A_a，A_b，A_c，$\cdots$，A_n 为溶液中共存物质各组分 a，b，c，$\cdots$，n 的吸光度。而各组分的吸光度由各自的浓度与吸光系数所决定。吸光度的这种加和性是分光光度法中分析测定混合物中各组分的依据。

五、紫外—可见分光光度计

紫外—可见分光光度计是在紫外—可见区可任意选择不同波长的光测定吸光度的仪器。商品化的仪器类型很多，有单波长分光光度计、双波长分光光度计等，仪器性能差别悬殊，但其基本原理相似，通常由光源、单色器、吸收池、检测器和信号显示系统五个部分组成，见图 9-4 所示：

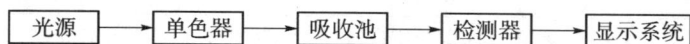

$$\boxed{\text{光源}} \rightarrow \boxed{\text{单色器}} \rightarrow \boxed{\text{吸收池}} \rightarrow \boxed{\text{检测器}} \rightarrow \boxed{\text{显示系统}}$$

图 9-4　紫外—可见分光光度计组成示意图

1. 光源

光源（lightsource）是提供入射光的装置。热辐射光源用于可见光区，有钨灯或卤钨灯。钨灯和碘钨灯发射 $340 \sim 2\,500$ nm 的连续光谱。这类光源的辐射能量与施加的外加电压有关，因此必须严格控制灯丝电压，仪器必须配有稳压装置。气体放电光源用于紫外区，如氢灯或氘灯，可在 $160 \sim 375$ nm 范围内产生连续光源。氘灯的灯管内充有氢的同位素氘，其光谱分布与氢灯类似，但光强度比同等功率的氢灯要强 $3 \sim 5$ 倍，是紫外光区应用最广泛的一种光源。

2. 单色器

单色器（monochromator）是从光源辐射的复合光中分出单色光的装置，是分光光度计的核心部件。常用的色散元件有棱镜和光栅，尤其以后者应用更为广泛。

3. 吸收池

吸收池（absorption cell）用于盛放分析试样，又称比色皿或比色杯。因需要保持入射光的通透性，故需用玻璃或石英材料制成。光学玻璃吸收池能吸收紫外光，只能用于可见光区；石英吸收池则可适用于可见光区和紫外光区。常用的吸收池的厚度是 1 cm，根据实验需要可选择不同厚度的吸收池。用于盛空白溶液的吸收池与盛试样溶液的吸收池应互相匹配，需有相同的厚度及通透性。测定时入射光束方向必须垂直于吸收池的光学面，且光学面不能损蚀和沾污。

4. 检测器

检测器（detector）是通过测量单色光透过溶液后光强度变化，把光信号转变为电信号的装置。分光光度计中常采用光电管做检测器、光电倍增管和光二极管阵列检测器等。国产 751 型分光光度计中，紫敏光电管光谱响应范围为 $200 \sim 625$ nm，红敏光电管适用波长为 $625 \sim 1\,000$ nm。

六、分光光度法分析条件的选择

（一）溶剂的选择

测定吸光度时，配制溶液的溶剂不应在测定波长处产生吸收。在可见光区测定时，可选择无色溶剂。但是许多溶剂本身在紫外光区有吸收，所以在紫外光区进行测量时选用的溶剂不应干扰被测组分的测定。表 9-3 列出了常用溶剂允许使用的最短波长，也就是截止波长。选择溶剂时,组分的测定波长必须大于溶剂的截止波长。

表 9 - 3　常用溶剂的截止波长

溶　剂	截止波长/nm	溶剂	截止波长/nm	溶剂	截止波长/nm
水	200	正己烷	210	乙酸乙酯	260
环己烷	210	甘油	220	苯	280
正丁醇	210	1,2-二氧己烷	233	甲苯	285
异丙醇	210	二氯甲烷	235	吡啶	305
乙腈	210	氯仿	245	丙酮	330
乙醇	210	四氯化碳	260	二硫化碳	380

(二)分析波长的选择

为了使测定结果有较高的灵敏度,应选择被测物质的最大吸收处的波长作为分析波长,这就是"最大吸收波长"原则。当测定过程中有其他干扰组分存在时,为了避免干扰组分对测定的影响,需遵循"吸收最大,干扰最小"的原则来选择分析波长。

(三)控制吸光度范围

分光光度计的测定误差是由光电管的灵敏性差、光电流测量不准、光源不稳定及读数不稳等因素引起,使得测得的透光率 T 与真实值相差 ΔT,从而引起测定的浓度误差 Δc。由 Beer 定律可推导得到浓度的相对误差与溶液透光率的关系式为:

$$RE = \frac{\Delta c}{c} = \frac{0.434\Delta T}{T \lg T} \tag{9-9}$$

分光光度计的透光率测量误差 ΔT 约为 ± 0.02。若 $\Delta T = 0.01$,则将不同的 T 值代入式(9-9),可得到相应的浓度相对误差 $\frac{\Delta c}{c}$。以 $T\%$ 为横坐标,$\frac{\Delta c}{c}$ 为纵坐标作图,得如图 9-5 所示的曲线:

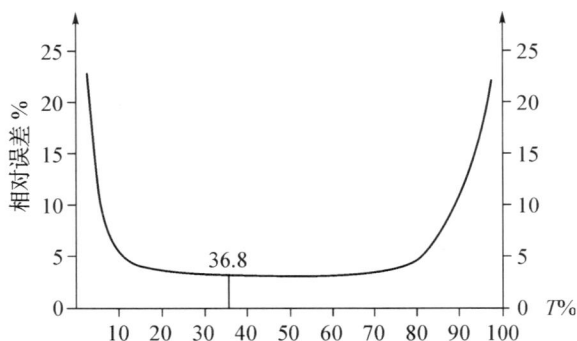

图 9 - 5　测量误差和透光率的关系

由图 9-5 可见,溶液透光率很大或很小时,所产生的浓度相对误差都较大,只有在中间一段 T 控制在 $20\% \sim 65\%$(即吸光度在 $0.2 \sim 0.7$ 范围内)时,所产生的浓度相对误差较小。当溶液透光率 T 为 36.8%($A = 0.434$)时所产生的浓度相对误差最小。在实际工作中,可以通过调节溶液浓度或选择液层厚度适宜的吸收池,将溶液的吸光度 A 控制在

0.2～0.7 之间。

（四）空白溶液的选择

分光光度法中,定量的依据是吸光度与被测物质浓度成正比。在测定溶液吸光度时,溶剂或其他加入物质可能会对入射光有吸收,光在溶液中发生散射和吸收池界面会对光发生反射,为了消除这些与物质吸收无关因素的影响,实验过程中必须采用空白溶液(blank solution)。

在实际操作中,通常就用空白溶液做参比来调节分光光度计透光率为 100% 或吸光度为 0,以扣除由吸收池材料、溶剂及辅助试剂等引起的反射、散射和吸收。常用的空白溶液有三种:(1) 溶剂空白:直接用溶剂作空白溶液。(2) 试剂空白:用配制试样溶液的某试剂溶液作空白溶液。(3) 试样空白:用不加试样的溶液作空白溶液。

（五）显色条件的选择

对许多在可见光区没有吸收的物质进行测定时,常常利用显色反应将待测组分转变为可见光区有较强吸收的有色物质再进行测定。目前,应用最广泛的显色反应是配位反应。例如,Fe^{2+} 自身在可见区吸收极弱,在 pH＝3～9 的溶液中,邻二氮菲与 Fe^{2+} 能定量生成极稳定的红色配位化合物邻二氮菲铁。该配位离子在最大吸收波长 508 nm 附近有强吸收,摩尔吸收系数高达 10^4,可以实现对试样中微量铁的定量分析。实验过程中要进行显色剂用量、溶液 pH、显色时间及温度等条件的选择。

七、定量分析方法

分光光度法常用于定量分析,定量的依据是朗伯-比尔定律。在单一组分测定时,只要选择合适的波长测定溶液的吸光度,即可求出浓度。单组分定量分析方法常用标准曲线法和标准对照法,其中标准曲线法是实际工作中用得最多的一种定量分析方法,也同样适用于其他仪器分析法。

（一）标准曲线法

标准曲线法又称校准曲线法,测定方法如下:

1. 制作标准曲线　取待测物的标准物质配成一系列已知浓度的标准溶液,在选定的测定波长处(通常为 λ_{max}),以合适的空白溶液作参比,用匹配的吸收池从低浓度到高浓度依次测定其吸光度。以标准溶液浓度为横坐标、吸光度为纵坐标作图,得一有一定斜率的直线——标准曲线(也称工作曲线或校正曲线)。

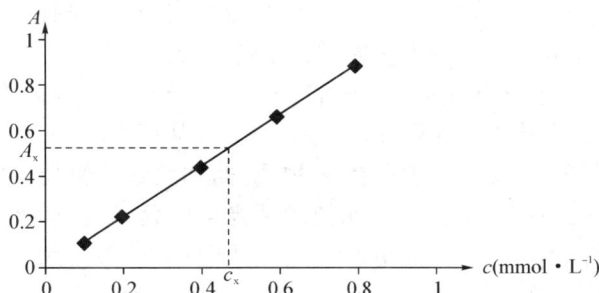

图 9-6　标准曲线的绘制

2. 测定待测溶液　用同样的方法配制被测溶液,将被测溶液置于吸收池中,在相同条件下测量其吸光度 A_x,根据吸光度 A_x 即可在标准曲线上查得其对应的含量 c_x(图9-6)。也可用 Excel 或 origin 软件拟合回归直线方程后计算试样溶液的浓度。由于吸光度与浓度呈线性关系,用回归直线方程计算法所得结果更为准确。

标准曲线法适用于大批样品的测定,具有快速方便和准确的优点。但标准溶液与被测溶液应在相同条件下进行测量,溶液的浓度应在测定的线性范围内。

例如,铜是人体必需元素之一,血清中的铜大多以与蛋白结合的形式存在。测定血清中铜含量时,先加盐酸于血清中,使与蛋白结合的铜游离出来,用三氯乙酸沉淀分离蛋白后,加入显色剂二乙氨基二硫代甲酸钠,生成黄色配合物。该配合物在 420 nm 处有最大吸收,可在此波长下进行测定。在测定条件下,常加入焦磷酸钠和柠檬酸钠排除血清中的铁干扰。具体实验方法如下:取血清 1.5 mL,加 2 mol/L HCl 1.5 mL,混匀,放置 10 min,加入 20%三氯乙酸溶液 1.5 mL,混匀,以 3 000 r/min 离心分离,取上清液 2.4 mL,加入饱和焦磷酸钠溶液、饱和柠檬酸钠各 0.2 mL,然后加入 0.4 mL 约 20%的氨水溶液,再加入 0.1%二乙氨基二硫代甲酸钠 0.2 mL,混匀。用标准曲线法进行测定。

(二)标准对照法

标准对比法又称比较法或对比法。

先用被测物标准品配制一个与被测溶液浓度相近的标准溶液(其浓度用 c_s 表示),通常在 λ_{max} 处测定其吸光度 A_s。在相同条件下测出试样溶液的吸光度 A_x。根据比尔定律,$A_s = Kc_s l$,$A_x = Kc_x l$,由于测定条件完全相同,试样溶液浓度 c_x 可按下式求得:

$$c_x = \frac{A_x}{A_s} \times c_s \tag{9-10}$$

此方法简便,但相对误差比较大,仅适用于标准曲线过原点,c_x 浓度与 c_s 接近,且测定浓度需控制在线性范围之内。

第二节 荧光分析法

有些物质吸收紫外—可见光后,可以发射比吸收光波长更长的光,并且随着照射光的消失也随之很快消失,这种光线被称为荧光。利用荧光对物质进行分析的方法叫荧光分析法(Fluorometry)。该方法所用仪器常用荧光计和荧光分光光度计。

由于物质结构不同,其吸收的波长不同,发射出的荧光波长也不同,这是荧光分析法对荧光物质进行定性分析的依据。实验表明,在稀溶液中,荧光强度与荧光物质的浓度成正比,这构成了荧光分析法对荧光物质进行定量分析的依据。

荧光分析法选择性好,灵敏度高。一般紫外—可见分光光度法的检出限约为 10^{-7} g·mL^{-1},而荧光分析法的检出限可达到 10^{-10} g·mL^{-1},甚至 10^{-12} g·mL^{-1}。虽然能发射荧光的物质数量并不多,但许多重要的生化物质、药物及致癌物质(如许多稠环芳烃等)都有荧光现象。目前已有众多新技术,如使用荧光衍生化试剂,能使本身不产生荧光的物质发射荧光,这进一步扩大了荧光分析法的应用范围。因此,荧光分析法在临床和医药分析中有着特殊的重要性。

一、分子荧光产生的基本原理

物质分子在选择性吸收特定紫外—可见光后,使电子从基态跃迁到激发态。处于激发态的分子能量较高,很不稳定,可能通过辐射跃迁或非辐射跃迁等分子内的去活化过程释放多余的能量而返回至基态。图 9-7 是激发态分子返回基态的各种途径。

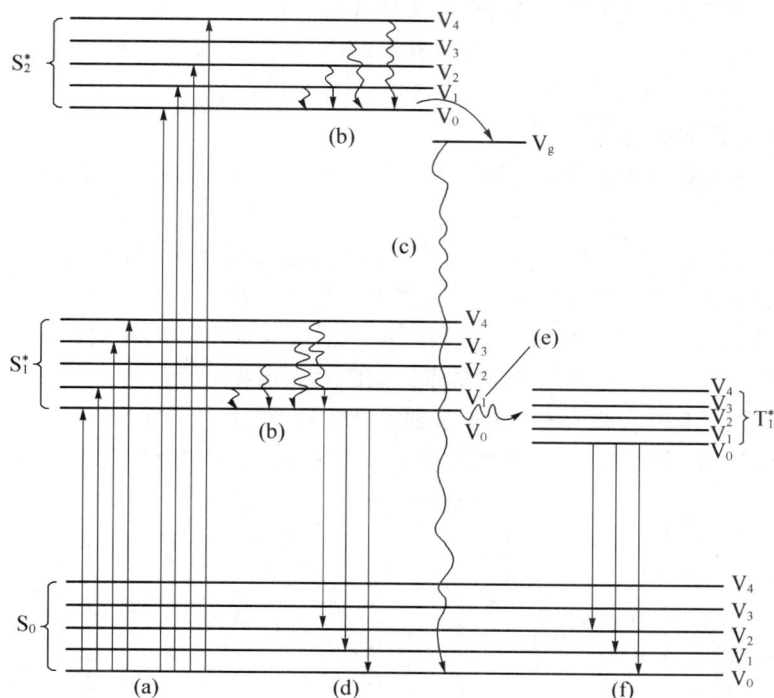

图 9 - 7　荧光产生示意图

(a) 吸收；(b) 振动弛豫；(c) 内部能量转换；(d) 荧光；(e) 体系间跨越；(f) 磷光

如图 9 - 7 所示，激发态分子在与其他分子碰撞时，以放热的形式损失掉部分振动能量，其电子返回到同一电子激发态的最低振动能级的过程称为振动弛豫。在振动弛豫后，大多数物质仍继续以其他无辐射跃迁形式返回基态。而荧光分子，当激发态分子经内转换或振动弛豫到达第一电子激发单重态的最低振动能级后，以辐射的形式发射光量子回到基态的各振动能级上，这一过程称为荧光发射，发射的光量子即为荧光。由于激发态分子必须达到这一特定能级才能发射荧光，所以荧光光谱形状与激发光的波长无关。又由于激发态分子在返回基态的过程中，振动弛豫和内转换损失了部分能量，因此发射光量子的总能量小于激发时吸收的能量，因而荧光波长总比吸收光的波长更长，这一现象称之为斯托克斯位移。发射荧光的过程一般为 $10^{-9} \sim 10^{-7}$ s，照射光停止，荧光立即消失。如果激发态分子再通过体系间跨越放出部分能量到达亚稳态，稍作逗留（$10^{-4} \sim 10$ s）后再发射光量子回落到基态某一振动能级上，此回落过程中的光叫磷光。将激发光从磷光样品移走后，还常可观察到发光现象。

由于不同物质的结构和所处环境不同，因此荧光的强弱取决于分子吸光后回到基态的各途径的相对快慢。如果无辐射跃迁途径具有更大的速率，则荧光将消失或荧光强度将减弱。相反，如果荧光途径回落得比其他途径速率更快，就可以观察到荧光现象。荧光物质的荧光效率可由式（9 - 11）计算。

$$\varphi_f = \frac{发射荧光的量子数（荧光强度）}{吸收激发光的量子数（激发光强度）} \qquad (9 - 11)$$

荧光效率 φ_f 是指荧光分子将吸收的光能转变成荧光的百分率，即激发态分子中发射荧光的量子数目占分子吸收激发光的量子总数的比例,与发射荧光光量子的数值成正比。它的数值介于 0 与 1 之间。例如,罗丹明 B 在乙醇中 $\varphi_f=0.97$,荧光素在水中 $\varphi_f=0.65$,蒽在乙醇中 $\varphi_f=0.30$,菲在乙醇中 $\varphi_f=0.10$ 等。

二、激发光谱和荧光光谱

荧光是一种光致发光现象,由于分子对光的选择性吸收,不同波长的激发光便具有不同的激发效率。

如果固定荧光的发射波长(即测定波长),而不断改变激发光(即入射光)的波长,并记录相应的荧光强度,所得到的荧光强度对激发波长的谱图称为激发光谱。当固定激发光的波长和强度,不断改变荧光的测定波长时,所记录的荧光强度随荧光波长而变化的关系曲线则称为荧光光谱。图 9-8 给出了硫酸奎宁的激发光谱和荧光光谱,这两种光谱大体呈现镜像关系。激发光谱和荧光光谱可用来鉴别荧光物质,并作为进行荧光测定时选择适当波长的依据。通常,荧光物质在最大荧光波长 $\lambda_{em,max}$ 处测定是定量分析时最灵敏的光谱条件。

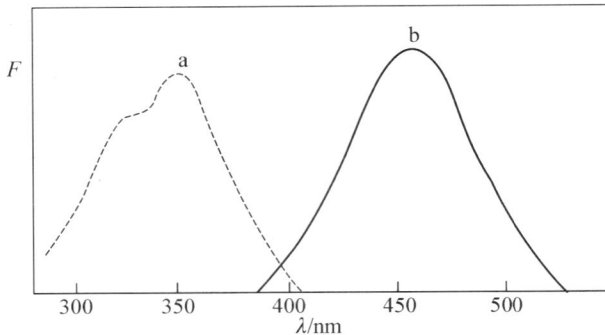

图 9-8   硫酸奎宁的激发光谱(a)和荧光光谱(b)

三、荧光分光光度计

绘制荧光物质的激发光谱和发射光谱需要借助荧光分光光度计。荧光分光光度计的种类很多,主要由激发光源、激发和发射单色器、样品池及检测器构成,其结构如图 9-9 所示。荧光分光光度计一般采用氙弧灯作光源,发射波长范围在 230~720 nm 的连续光谱,谱线强度大,且在 300~400 nm 波长之间的谱线强度几乎相等。激发光通过入射狭缝,经激发单色器分光后照射到样品池,发射的荧光再经发射单色器分光后用光电倍增管检测,并经信号放大系统放大后记录。荧光测定中所用的样品池通常用石英材料制成,四面通光。荧光分光光度计在使用之前需要做灵敏度校正、波长校正及激发光谱和荧光光谱的校正。

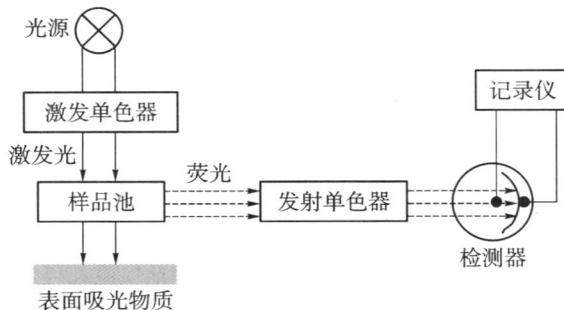

图 9-9   荧光分光光度计结构示意图

四、影响荧光强度的因素

(一)分子结构

发荧光的有机荧光体大多是芳族化合物或它们与金属离子形成的配合物。此类化合物都具有大 π 共轭体系,能在紫外—可见光区产生强吸收。共轭体系越长,激发光波长也越长,荧光效率也越大。同时,这些有机荧光体多数具有刚性平面结构,共轭程度大,荧光效率也高。

例如,荧光黄与酚酞的结构相近,由于荧光黄分子中的氧桥使其具有刚性平面结构,其荧光效率在 0.1 mol·L^{-1} 的 NaOH 溶液中达 0.92。而酚酞分子没有氧桥,其分子不易保持平面性,不是荧光物质。

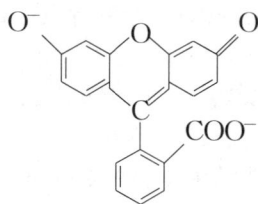
荧光黄

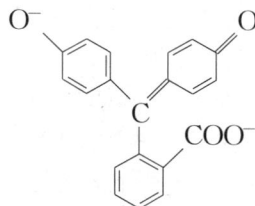
酚酞

类似的,吲哚、嘌呤及激素等均具有较强的荧光,蛋白质中含有色氨酸、酪氨酸和苯丙氨酸等残基时也具有荧光。苯环上的取代基对荧光的强度也有较显著的影响。给电子基如—NH$_2$、—NHR、—NR$_2$、—OH、—OR 等能使荧光增强,而吸电子基—COOH、—CHO、—NO$_2$ 及卤素等能使荧光减弱甚至熄灭。

(二)外部因素

虽然物质产生荧光的能力主要取决于其分子结构,但是环境因素也是一个很重要的影响因素,主要有溶剂、介质酸度、温度等因素。通常溶剂极性增强,荧光物质的荧光波长红移,荧光强度也增大。当荧光物质为弱酸或弱碱时,其荧光强度强烈依赖溶液的pH。比如,苯胺为弱碱性物质,在 pH 7～12 的溶液中呈现蓝色荧光,但在较强酸性溶液(pH<2)中则无荧光。此外,环境温度降低,分子间碰撞机会减少,无辐射跃迁概率减少,溶液的荧光量子产率和荧光强度将增强。因此,荧光分析实验过程中要选择合适的溶剂和测定温度,严格控制溶液 pH 等条件进行测定。

五、荧光定量分析方法

(一)荧光强度与溶液浓度的关系

荧光物质吸收光能后被激发而发射荧光,所以溶液的荧光强度与该溶液中荧光物质吸收光能的程度以及物质自身的荧光效率有关。溶液中的荧光物质被入射光(I_0)激发后,在溶液的各个方向可以观察到荧光强度(F)。为了避免透射光对荧光测定的干扰,一般在与激发光源垂直的方向上观测荧光,如图 9 - 10 所示。

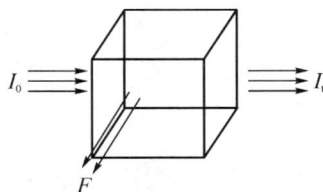

图 9 - 10　溶液的荧光测定
I_0—激发光强度;I_t—透射光强度;
F—荧光强度

实验研究表明,当荧光效率(φ_f)、入射光强度(I_0)、物质的摩尔吸光系数(ε)、液层厚度(l)固定不变时,极稀溶液的荧光强度与溶液中荧光物质的浓度呈线性关系,定量关系式如下:

$$F = 2.303\varphi_f I_0\varepsilon cl = Kc（K \text{ 和入射光强度 } I_0 \text{ 成正比}） \quad (9-12)$$

式(9-12)仅适用于 εcl（即吸光度 A）$\leqslant 0.05$ 的稀溶液；对于 $\varepsilon cl > 0.05$ 的浓溶液，荧光强度和浓度的线性关系将向浓度轴偏离。

从式(9-12)也可以看出，荧光分析法定量的依据是荧光强度与荧光物质浓度的线性关系。所测定的荧光强度取决于激发光的强度和检测器的灵敏度，所以增加入射光的强度，可以提高荧光的强度；同时改进光电倍增管和放大系统，极微弱的荧光也能被检测到，这样就可以测定稀溶液的浓度。而在紫外—可见分光光度法中，定量的依据是浓度与吸收度 A 呈线性关系，所测得的是透过光强和入射光强的比值。当增加入射光信号时，透射光强与入射光强均被放大，透光率比值的对数值变化极小，增加入射光强度对提高检测灵敏度不起作用，因此，荧光分析法的灵敏度比紫外—可见分光光度法要高 3 个数量级左右。

（二）荧光定量分析方法

与紫外—可见分光光度法类似，荧光定量分析也用标准曲线法和标准对比法。差别在于荧光法中更要强调扣除空白溶液的影响。在实际操作中，当仪器调零后，先测定空白溶液的荧光强度 F_0，再测定溶液的荧光强度，后者减去前者，即为溶液本身的荧光强度。

1. 标准曲线法　标准曲线法是荧光分析中最常用的分析方法。即用已知量的标准物质经过和试样相同的处理之后，配成一系列标准溶液。扣除空白溶液的影响后，测定这些溶液的荧光强度 F，以荧光强度为纵坐标，标准溶液的浓度为横坐标绘制 F-c 标准曲线。然后在同样条件下测定试样溶液的荧光强度，从标准曲线求出试样中荧光物质的含量。比如，尿液中的色胺含量是色氨酸代谢的一个标志。色胺有天然荧光，激发最大波长 285 nm，荧光发射最大波长 360 nm。把尿液或组织液中的色胺萃取出来，就可以直接测定。在 $0.1 \sim 8$ $\mu g/15$ mL 浓度范围内荧光强度与色胺浓度成线性关系。

2. 比例法　当荧光物质的标准曲线经过原点时，可在其线性范围内用比例法进行直接测定。方法为：配制一标准溶液，并使其浓度（c_s）在线性范围之内，测定荧光强度（F_s）；在同样条件下测定待测试样的荧光强度（F_x）。按照比例关系计算试样中荧光物质的含量（c_x）。利用比例法进行计算时，应注意使待测试样的荧光强度控制在线性范围所对应的荧光强度范围之内。

$$F_s - F_0 = Kc_s \qquad F_x - F_0 = Kc_x$$

对于同一种荧光物质，常数 K 一致，则：

$$\frac{F_s - F_0}{F_x - F_0} = \frac{c_s}{c_x} \qquad c_x = \frac{F_x - F_0}{F_s - F_0}c_s$$

第三节　红外吸收光谱法

红外吸收光谱法（infrared Absorption Spectroscopy）是利用物质对红外光的选择性吸收特性来进行结构分析和定性分析的一种分析方法。当中红外光（$400 \sim 4\ 000$ cm^{-1}）照射有机物分子时，分子吸收红外光会发生振动—转动能级的跃迁，不同的化学键或官能团吸收频率不同，每个有机物分子只吸收与其分子振动、转动频率相一致的红外光，从而得到其特有的红外吸收光谱图。

有机物分子通常是多原子分子，受到红外光照射后能产生两种振动形式：键长发生改变的伸缩振动和键角发生周期性变化的弯曲振动。图 9-11 以有机物中常见的 CH_2、CH_3 为例,给出了多原子分子在接受特定红外光后所发生的不同振动形式。化学键两端的原子沿键轴方向同步伸缩的振动称为对称伸缩振动(用符号 ν 表示);反之,沿键轴方向反向伸缩的振动称为反对称伸缩。这种伸缩振动所需的能量取决于化学键的强弱和两端相连的原子质量。如果键长不变,键角发生周期性变化的振动称为弯曲振动或变形振动。在由几个原子所构成的平面内进行的弯曲振动称为面内弯曲振动(用符号 β 表示),主要有面内剪式和摇摆振动;在垂直于由几个原子所组成的平面外进行的弯曲振动称为面外弯曲振动(用符号 γ 表示),主要有面外摇摆和卷曲振动。

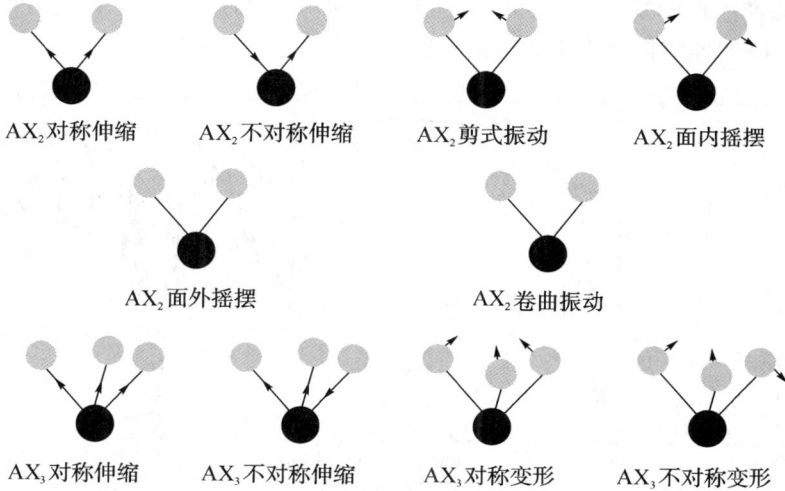

AX_2对称伸缩　　AX_2不对称伸缩　　AX_2剪式振动　　AX_2面内摇摆

AX_2面外摇摆　　　　　　AX_2卷曲振动

AX_3对称伸缩　　AX_3不对称伸缩　　AX_3对称变形　　AX_3不对称变形

图 9-11　多原子分子的振动形式

化合物中的每一个具有红外活性的化学键(官能团)都存在着多种振动形式,振动形式不同,所需要吸收的能量亦不同,所以在中红外区会产生一组相关吸收峰。借助红外光谱仪记录下这些变化,就可以获得某个特定化合物的红外吸收谱图。图 9-12 是正戊烷的红外吸收光谱图,红外吸收光谱图是以波数(cm^{-1})为横坐标,透光率($T\%$)为纵坐标,记录了随红外光频率变化的透光率变化。T-σ 曲线的"吸收谷"就是对应红外光谱上的吸收峰。

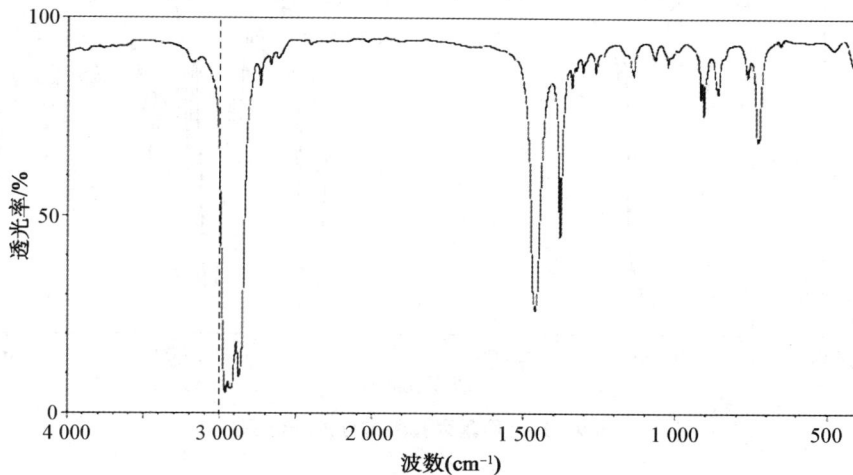

图 9-12　正戊烷的红外光谱图

正戊烷分子(CH_3—CH_2—CH_2—CH_2—CH_3)是由两个甲基和三个亚甲基构成的饱和烷烃,其红外吸收光谱图中显示了源自 C—H 键的吸收峰。波数略低于 $3\ 000\ cm^{-1}$ 的吸收峰归属为 C—H 伸缩振动,$1\ 470\ cm^{-1}$ 和 $1\ 370\ cm^{-1}$ 归属于 C—H 面内弯曲振动,$720\ cm^{-1}$ 为 C—H 面外弯曲振动。

如果把正戊烷的一个甲基换成一个羟基(—OH),就可得到正丁醇(CH_3—CH_2—CH_2—CH_2—OH,$C_4H_{10}O$)的红外吸收光谱图。如图 9-13 所示,正丁醇红外吸收谱变得更为复杂,和正戊烷的红外吸收光谱图相比,除了出现甲基和亚甲基的振动吸收峰外,在波数大于 $3\ 000\ cm^{-1}$ 处增加了一个宽而强的吸收强峰,该吸收峰是—OH 典型的伸缩振动峰,$1\ 050\ cm^{-1}$ 处出现的吸收峰归属于伯醇 C—O 伸缩振动峰。—OH 和 C—O 的伸缩振动峰是醇类的特征吸收峰。

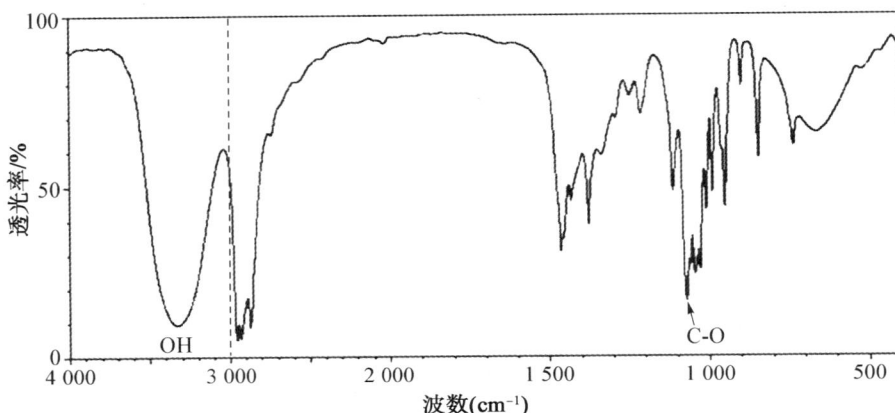

图 9-13　正丁醇的红外光谱图

甲基丙基醚(CH_3—O—$CH_2CH_2CH_3$)与正丁醇是同分异构体,属于醚类。如图 9-14 所示,甲基正丙基醚的红外吸收光谱图中在 $3\ 000\ cm^{-1}$ 以上没有—OH 峰,但在 $1\ 120\ cm^{-1}$ 附近出现了 C—O—C 醚键的特征伸缩振动峰。

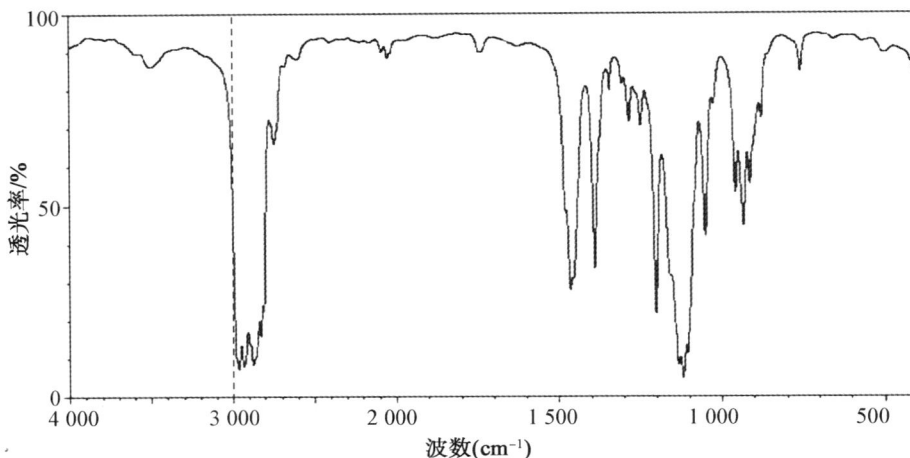

图 9-14　甲基丙基醚的红外光谱图

比较以上三种结构不同的化合物,我们发现它们都各自具有独特的红外光谱图。所以,红外吸收光谱法有如下特点:

(1) 特征性强。物质的红外光谱是其分子的结构客观反映,谱图中的吸收峰分别对应于分子和分子中各基团的振动形式。表 9-4 给出了各官能团在红外光谱区中的九大重要区段。每一个有机化合物的红外吸收光谱图都有自己"鲜明的特征"。每个化合物都有其特征红外吸收光谱是有机化合物定性鉴别的有力手段。

(2) 应用范围广,不受待测物形态的限制,可适用于固体、液体和气体样品的鉴别。在药学专业领域,红外吸收光谱法主要用于组分单一、结构明确的原料药,特别适合于用其他方法不易区分的同类药物,如磺胺类、甾体激素类和半合成抗生素类药品的鉴别。

表 9-4　红外光谱的九大重要区段

波数/cm^{-1}	波长/μm	振动类型
3 750～3 200	2.7～3.3	ν_{OH}、ν_{NH}
3 300～3 000	3.0～3.4	$\nu_{\equiv CH} > \nu_{=CH} \approx \nu_{Ar-H}$
3 000～2 700	3.3～3.7	ν_{CH}(—CH_3,饱和 CH_2 及 CH,—CHO)
2 400～2 100	4.2～4.9	$\nu_{C\equiv C}$、$\nu_{C\equiv N}$
1 900～1 650	5.3～6.1	$\nu_{C=O}$(酸酐、酰氯、酯、醛、酮、羧酸、酰胺)
1 675～1 500	5.9～6.2	$\nu_{C=C}$、$\nu_{C=N}$
1 475～1 300	6.8～7.7	δ_{CH}(各种面内弯曲振动)
1 300～1 000	7.7～10.0	ν_{C-O}(酚、醇、醚、酯、羧酸)
1 000～650	10.0～15.4	γ_{-CH}(不饱和碳-氢面外弯曲振动)

第四节　核磁共振波谱法

用无线电波(0.6～300 m)照射物质分子时,分子中某些具磁性质的原子核将吸收能量,从低能态跃迁到高能态,发生原子核的自旋能级跃迁。由于这种能级跃迁的能量差别极小,信号很弱,需要在外加外界强磁场的诱导下产生核磁共振吸收进行测定。这种磁性核在外磁场的作用下吸收一定波长的无线电波后发生核自旋能级跃迁的现象称为核磁共振(nuclear magnetic resonance,NMR)。这种利用核磁共振现象进行物质结构鉴定、定性和定量分析的方法称为核磁共振波谱法(NMR spectroscopy)。

一、原子核的自旋能级分裂

原子核具有质量并带有正电荷,它的自旋可以产生磁矩。但并非所有原子核自旋都产生磁矩,实验证明只有质量数(质子数和中子数之和)或原子序数为奇数的原子核自旋才有磁矩,如 ^1H、^{13}C、^{15}N、^{19}F、^{31}P,这几种原子核的核自旋量子数 I 为 1/2,核电荷球形均匀分布于核表面,其核磁共振的谱线窄,最适宜检测,是核磁共振研究的主要对象。目前研究和应用较广泛的有 ^1H、^{13}C 和 ^{31}P 核磁共振波谱,尤其以 ^1H—NMR 应用最为广泛。

氢核(^1H)是磁性原子核,自然界中存在的丰度广。没有外加磁场时,所有氢核的自旋是无序的,没有能级分裂。如图 9 - 15 所示,当施加一个外加强磁场 H_0 后,氢核磁矩有两种取向。一种氢核的磁矩和外磁场同向,能量低;另一种磁矩则与外磁场反向,能量高。两个能级之间的能量差为:

$$\Delta E = E_2 - E_1 = \frac{\gamma h}{2\pi} H_0 \qquad (9-13)$$

式中:h 为普朗克常量;γ 为磁旋比,对于特定的原子核,γ 为一常数(如氢核为 2.675 0);H_0 为外磁场强度。

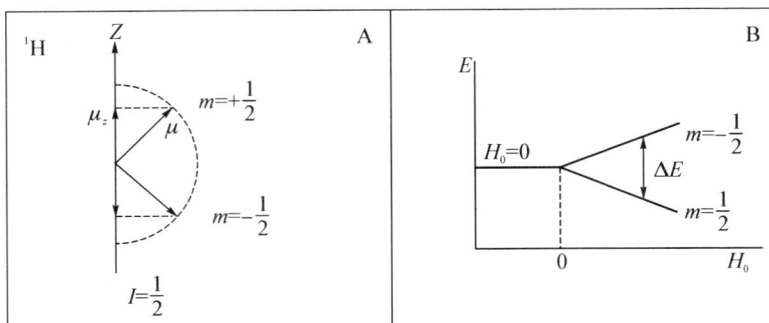

图 9 - 15 ^{1}H 自旋的空间量子化(A)与能级分裂(B)

从式(9 - 13)可以看出,两个能级之间的能量差与外加磁场的强度成正比关系。外加磁场(H_0)强度越大,两个能级差越大,采集得到图谱的信噪比就越高,使得图像质量的分辨率提高。

用电磁波照射在外磁场中的自旋核,若无线电波能量($E = h\nu$)与核跃迁能量(ΔE)相等,即 $\Delta E = h\nu_0 = \frac{\gamma h}{2\pi} H_0$,电磁波能量被核吸收,核从低能态向高能态跃迁,发生共振。此时,给定的无线电波频率为 $\nu_0 = \frac{\gamma H_0}{2\pi}$。

二、化学位移

在有机物中,原子以化学键相连,不可能单独存在。氢核并不是一个裸露的核,在氢原子的周围总有电子运动。在外磁场作用下,氢核自旋时,其周围的电子云也会随之转动,产生一个与外加磁场方向相反的感应磁场,使氢核受到的外磁场减弱,这种作用称为屏蔽效应(shielding)。当氢核邻近有吸电子基团存在时,其周围电子云密度降低,屏蔽效应减弱,其共振峰出现在低磁场。氢核与斥电子基相连时,则其周围电子云密度增加,屏蔽效应增强,其共振峰出现在高磁场。

由于屏蔽效应的存在,在有机化合物中,不同化学环境的氢核的共振频率存在差异,从而引起共振吸收峰的位移,这种现象称为化学位移(chemical shift)。由于屏蔽常数很小,不同化学环境的氢核的共振频率相差很小,要精确测量其绝对值较困难,并且屏蔽作用引起的化学位移的大小与外磁场强度成正比,在磁场强度不同的仪器中测量的数据也不同。因此,^{1}H—NMR 中常以四甲基硅烷[$(CH_3)_4Si$,简称 TMS]为标准物,规定其化学位移为 0,其他化合物质子的相对化学位移即为各质子共振吸收相对于 TMS 的位置,求其相对差值,以此来表示化学位移,符号为 δ,单位为 ppm(目前已基本不使用此单位,只保留数值)。这样使得不同仪器工作者具有对照谱图的共同标准,化学位移是核磁共振谱中的定性参数。不同类型氢核的典型化学位移(δ)范围见图 9‐16 所示：

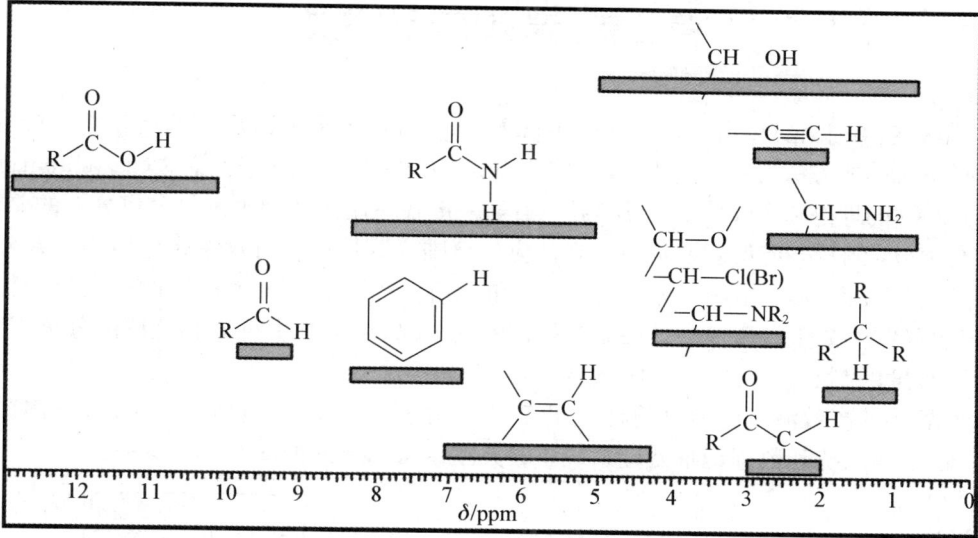

图 9‐16 不同类型氢核的典型化学位移(δ)范围

三、核磁共振波谱应用

核磁共振波谱法主要应用于有机化合物和生化分子结构鉴定,在某些情况下,亦可用于定量测定。如图 9‐17 所示,核磁共振谱中质子的化学位移、峰面积积分曲线及偶合常数分别提供了含氢官能团、氢分布及核间关系等三方面的信息。

（1）化学位移:用于鉴别化合物中的含氢基团,确定含氢基团的结构配置。

（2）各峰的相对面积:吸收峰的面积用积分线表示,它与相应的各种质子数成正比。通过对各峰的面积进行比较,可以决定各组质子的相对数目。比如乙苯中有 3 种氢,则有 3 个峰,强度比为 5:2:3。

（3）峰的分裂:可用于确定分子中基团之间的关系。

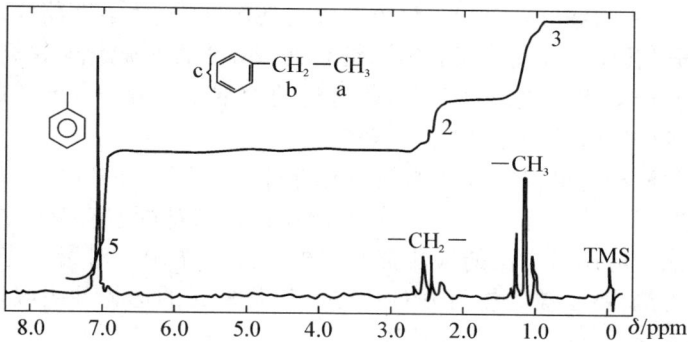

图 9‐17 乙苯的 ^1H—NMR 谱

第五节 高效液相色谱法

高效液相色谱法(high performance liquid chromatography,HPLC)是现代仪器分析中最重要的分离分析方法之一。它以经典液相色谱法为基础,引入气相色谱法(gas chromatography,GC)的理论和实验技术,采用高压输送,一般在室温操作即可满足分离分析的要求,具有分离效能高、分析速度快、灵敏度高及应用范围广等特点。高效液相色谱不受被分析的试样的挥发性、热稳定性及相对分子质量的限制,特别适用于生理活性的大分子物质的分离提纯,例如蛋白质、酶、核酸以及氨基酸的分离;免疫学中抗原和抗体的分离;临床上血药浓度的测定和体内代谢物的测定等。

商品化的高效液相色谱仪的种类很多,从仪器构成功能上包括输液系统、分离和进样系统、检测系统和数据记录处理系统。其典型结构示意图如图9-18所示:

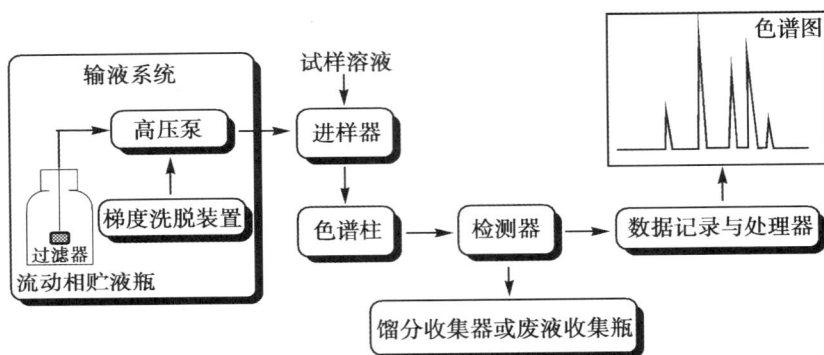

图 9-18 高效液相色谱仪结构示意图

其中,色谱柱(column)是高效液相色谱仪实现分离的核心部件,要求柱效高、柱容量大和性能稳定。商品化的液相色谱分析柱内径 2~5 mm,柱长 10~30 cm 不等,所用填料多为粒径 3~5 mm 的球形固定相。为了制成耐溶剂冲洗、化学性能稳定,热稳定性好的固定相,通常通过化学反应将有机官能团键合在载体表面形成化学键合相。最常用的固定相是十八烷基硅烷键合硅胶(ODS),此时流动相常用甲醇—水或乙腈—水体系,适宜于分离弱极性到中等极性的化合物。

检测器是高效液相色谱仪实现检测的核心部件,相当于人的"眼睛",是反映色谱过程中组分的量随时间变化的部件。目前,常规液相色谱仪都配置有紫外检测器(UVD),是高效液相色谱法中应用最广泛的检测器。紫外检测器适用于对紫外光(或可见光)有吸收性能的样品检测,基于被分析组分对特定波长紫外光的选择性吸收,利用其吸光度与组分的浓度关系符合 Beer 定律来进行定量。

经过高效液相分析,我们借助数据记录软件就得到了组分的高效液相色谱图。如图 9-19 所示,色谱图反映了电信号强度对时间的变化,色谱图上突起的部分称为色谱峰。

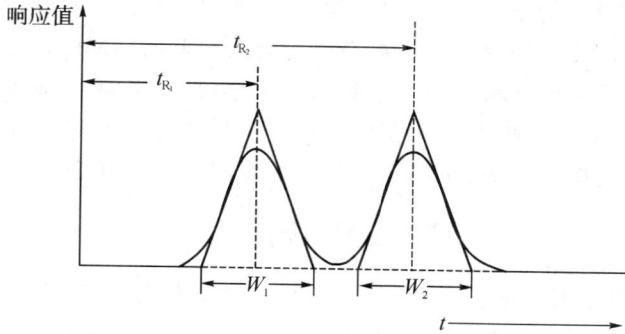

图 9-19　高效液相色谱图

根据高效液相色谱图可以获得以下四方面的信息：

（1）保留时间（retention time, t_R）是从进样开始到某个组分的色谱峰顶点的时间间隔。保留时间是色谱法的基本定性参数。不同物质由于结构不同，在合适的色谱条件下，在色谱中的保留行为不同，保留时间不同。

（2）色谱曲线与基线间包围的面积称之为峰面积，峰面积是色谱法中最为常用的定量参数。目前商品化的仪器带有的色谱工作站设置合适的参数后可以直接获得一个色谱峰的峰面积。

（3）区域宽度即色谱峰的宽度是色谱峰的重要参数之一，用于衡量柱效，区域宽度越小柱效越高；柱效越高，色谱柱分离效能越高。

（4）分离度（resolution, R）又称分辨率或分辨度，它是色谱图中相邻两峰分离程度的量度。其定义为相邻两组分色谱峰保留时间之差与两色谱峰峰宽均值之比。《中华人民共和国药典》（2015 版）规定，在进行定量分析时，为了能获得较好的精密度与准确度，应使 $R \geq 1.5$。

阅读材料

核磁共振成像

核磁共振成像（nuclear magnetic resonance imaging, MRI）又称磁共振成像，是利用核磁共振原理外加梯度磁场检测发射出的电磁波，据此可以绘制物体体内的结构图，MRI 检查已经成为医学上一种常见的影像检查方式。MRI 可对人体各部位多角度、多平面成像，其分辨力高，能更客观更具体地显示人体内的解剖组织及相邻关系，对病灶能更好地进行定位定性。这对全身各系统疾病的诊断，尤其是早期肿瘤的诊断有很大的价值。

目前，核磁共振成像的对象主要是体内的氢核（^1H）。人体各种组织含有大量的水和碳氢化合物，所以氢核的核磁共振灵活度高、信号强，核磁共振信号强度与样品中氢核密度有关。人体中各种组织间含水比例不同，即含氢核数的多少不同，则核磁共振信号强度有差异，利用这种差异作为特征量，把各种组织分开，这就是氢核密度的核磁共振图像。人体不同组织之间、正常组织与该组织中的病变组织之间氢核密度、弛豫时间 T_1、弛豫时间 T_2 三个参数的差异是 MRI 用于临床诊断最主要的物理基础。例如，癌细胞中的含水量比正常细胞高，可以通过细胞中质子的含量来诊断癌症。

从式（9-13）可以看出，核能级两个能级之间的能量差与外加磁场的强度成正比关系。外加磁场(H_0)强度越大,两个能级差越大,采集得到图谱的信噪比就越高,使得图像质量的分辨力提高。20 世纪 90 年代,磁场强度为 1.5 T 的 NMR 仪器是临床 MRI 的主流。到了 21 世纪,医学已进入分子医学和基因医学时代,必然要求 MRI 成像能达到分子和细胞水平,如此高的分辨力需要在更高外加磁场下才能获得。近年来,由于磁体制造技术取得突破性进展,3 T MRI 也逐渐进入临床 MRI 应用阶段。

习 题

1. 名词解释:吸光度、透光率、吸光系数(摩尔吸光系数、百分吸光系数)。

2. 在分光光度法中,浓度测量的相对误差较小的吸光度范围是 （   ）
A. 0.2～0.7   B. 0.1～0.2   C. 0.15～0.368   D. 20%～65%

3. 电子能级间隔越小,跃迁时吸收光子的 （   ）
A. 能量越大   B. 波长越长   C. 波数越大   D. 频率越高

4. 下列叙述正确的是 （   ）
A. 透光率与浓度成线性关系
B. 一定条件下,吸光系数随波长变化而变化
C. 浓度相等的 x，y 两物质,在同一波长下,其吸光度一定相等
D. 质量相等的 x，y 两物质,在同一波长下,其吸光系数一定相等

5. 某吸光物质($M_r=180$)的 $\varepsilon=6\times10^3$ mol·L^{-1}·cm^{-1},稀释 10 倍后,在 1 cm 吸收池中测得的吸光度为 0.30,则原溶液的质量浓度为 （   ）
A. 90 mg·L^{-1} B. 900 mg·L^{-1} C. 9 mg·L^{-1} D. 0.9 mg·L^{-1}

6. 分光光度法中,选用 λ_{max} 进行比色测定的原因是 （   ）
A. 与被测溶液的 pH 有关
B. 可随意选用参比溶液
C. 浓度的微小变化能引起吸光度的较大变化,提高了测定的灵敏度
D. 仪器读数的微小变化不会引起吸光度的较大变化,提高了测定的精密度

7. 用丁二酮肟分光光度法测定微量镍,若镍的丁二酮肟配合物的浓度为 1.70×10^{-5} mol·L^{-1},用 2.0 cm 吸收池在 470 nm 波长下测得透光率为 30.0%。计算该配合物在测定波长处的摩尔吸光系数。

8. K_2CrO_4 的碱性溶液在 372 nm 有最大吸收。已知浓度为 3.00×10^{-5} mol·L^{-1} 的 K_2CrO_4 碱性溶液,于 1 cm 吸收池中,在最大吸收波长处测得 $T=71.6\%$。求:(1)该溶液吸光度;(2)K_2CrO_4 溶液的 ε_{max};(3)当吸收池为 3 cm 时该溶液的 $T\%$。

（杨　静）

第十章 有机化学概述

学习要求

掌握:有机化合物和有机化学的概念;有机化合物的特点;有机化合物结构式的书写;同分异构现象;共价键的极性与极化;共价键的断裂及反应类型。

熟悉:共价键参数;有机化合物的分类;有机酸碱。

了解:分子间作用力;反应中间体。

一、有机化合物与有机化学

19 世纪前,人们把来源于矿物的物质称为无机物,把来源于动植物的物质叫做有机化合物或有机物,即"有生机之物"。因为在当时的历史条件下,人们不仅看到了无机化合物和有机化合物在组成和性质上的巨大差别,而且发现以无机物为原料人工合成有机物无一成功,因此认为只有动植物依靠一种神秘的"生命力"的参与,才能制造出有机化合物,在实验室内人工合成有机物是不可能的,这就是化学发展史上著名的"生命力论"。1828 年,德国化学家武勒(F. Wöhler)无意中在实验室将无机化合物氰酸铵($NH_4^+OCN^-$)加热转化为有机化合物——哺乳动物的代谢产物尿素(H_2NCONH_2),此后,化学家们在实验室内成功地合成了许多有机化合物,这样"生命力论"被彻底否定,而有机化合物这一名词因习惯一直沿用至今。

1848 年,德国化学家葛梅林(L. Gmelin)和凯库勒(A. Kekulé)把有机化合物定义为含碳的化合物,但 CO、CO_2、碳酸盐、金属氰化物等含碳的化合物,由于它们的组成和性质与无机物相似,故仍属于无机物范畴。组成有机化合物的元素除碳外,绝大多数含有氢,也常含有氧、硫、氮、卤素等。德国化学家肖莱马(C. Schorlemmer)提出,可以把碳氢化合物(烃)看作有机化合物的母体,把含有其他元素的有机化合物看作是烃的衍生物,因此他把有机化合物定义为"烃及其衍生物"。有机化学是研究有机化合物的结构、性质、合成、分离分析、应用及变化规律的一门学科。

有机化学是医学相关课程中的一门重要基础课,它为后续课程的学习奠定理论基础。医学科学的研究对象是复杂的人体,组成人体的物质除了水和一些无机盐以外,绝大部分是有机化合物,它们在人体内的化学反应、相互作用构成了生命运动的基础;而防治疾病的药物也大多为有机化合物,如屠呦呦等从青蒿中提取得到的抗疟药物青蒿素、美国食品和药品管理局(FDA)正式批准的抗癌药物紫杉醇等。因此只有掌握了有机化合物的相关知识,才能研究生命物质的结构和功能,更好地探索生命的奥秘。

二、有机化合物的特点

碳元素在元素周期表中位于第二周期ⅣA族,为四价原子,可与碳或其他元素形成四个共价键,同时碳原子彼此之间既可以单键结合,也可以重键结合,生成稳定的、长短不一的直链、支链或环状化合物。与无机化合物相比,有机化合物数目繁多、结构复杂,一般具有下列一些特点。

1. 同分异构现象普遍存在

具有相同分子式而结构和性质不同的化合物称为同分异构体,这种现象称为同分异构现象(isomerism)。例如,乙醇和甲醚的分子式都是 C_2H_6O,但理化性质完全不同,是两类不同的化合物,二者的不同在于分子中原子相互连接的次序不同。

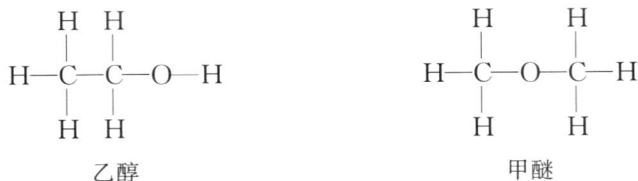

乙醇　　　　　　　　　甲醚

同分异构现象是有机化合物种类繁多、数量巨大的原因之一,它可分为构造异构和立体异构两大类。构造异构是分子中原子或基团相互连接的次序或方式不同而产生的异构现象,上述乙醇和甲醚互为构造异构体。立体异构是指化合物构造相同,但分子中原子或基团在空间的排列方式不同而产生的异构现象,它又可分为构型异构和构象异构,后续章节将陆续学习。

2. 可燃性

绝大多数有机化合物可以燃烧,烃可完全燃烧生成二氧化碳和水,灼烧实验可以初步区分有机物和无机物。

3. 熔点和沸点低

有机化合物的熔点都较低,一般不超过 400 ℃,常温下多数有机化合物为易挥发的气体、液体或低熔点的固体。同样,液体有机化合物的沸点也比较低。由于有机物的熔点、沸点都比较低且比较容易测定,故常用来鉴定有机化合物。

4. 难溶于水、易溶于有机溶剂

有机化合物一般为非极性或极性较弱的化合物,所以大多数不溶或难溶于水,而易溶于有机溶剂。

5. 反应慢且产物复杂

有机反应多数为分子间反应,反应要经历旧共价键断裂和新共价键形成的过程,反应速率往往很慢;为了加速反应或提高产率,常采用搅拌、加温、加压或加催化剂等措施。又因有机物分子结构复杂,反应中心往往不局限于分子中的某一固定部位,这就使得反应产物比较复杂。在主要反应的同时,还常伴随着一些副反应,故产率较低。故一般情况下,有机化学的反应式只要求写出主要产物,也无需配平,反应式中用箭头代替等号,以表示反应进行的方向。

需要指出的是,自金属有机化合物出现以后,有机化合物与无机化合物之间并没有严格的界限,以上特点只是相对而言。

三、有机化合物分子中的化学键——共价键

有机物的性质取决于其结构,有机化合物分子中原子或基团相互之间绝大多数是通过共价键相结合的。价键理论认为:当两个原子互相靠近到一定距离时,自旋方向相反的单电子相互配对(即两原子轨道重叠)形成共价键,使电子云密集于两核之间,体系能量降低。每个原子所形成共价键的数目取决于该原子中的单电子数,这就是共价键的饱和性。成键原子的原子轨道相互重叠的越多,核间电子云密度越大,形成的键就越稳定,这就是原子轨道的最大重叠原理。共价键的形成必须尽可能地沿着原子轨道最大程度重叠的方向进行,这就是共价键的方向性。

共价键的饱和性和方向性决定了有机化合物的分子是由一定数目的原子按一定的方式结合而成,因而有机物分子具有特定的立体结构。如最简单的有机物甲烷 CH_4 为一个碳原子和四个氢原子构成的正四面体结构。

根据形成共价键时电子云重叠方式可以把共价键分成两种类型——σ键和π键。它们的主要特点如表 10 - 1 所示:

表 10 - 1　σ键和π键的主要特点

σ键	π键
可以单独存在	不能单独存在,只能在双键或叁键中与σ键共存
成键轨道沿着键轴"头碰头"重叠,重叠程度较大,键能较大,键较稳定	成键轨道"肩并肩"平行重叠,重叠程度较小,键能较小,键不稳定
电子云呈柱状,沿键轴呈圆柱形对称;电子云密集于两原子之间,受核的约束大,键的极化度小	电子云呈块状,通过键轴有一对称平面,电子云分布在平面的上下方,受核的约束小,键的极化度大
成键的两个原子可以沿着键轴"自由"旋转	成键的两个原子不能沿着键轴自由旋转

碳原子基态电子排布为 $1s^2 2s^2 2p_x^1 2p_y^1$,最外层有两个未成对电子,根据价键理论,可以与两个原子形成共价键,与有机化合物中碳原子四价及甲烷分子正四面体结构等事实不符。1931 年,美国化学家鲍林(L. Pauling)在价键理论的基础上,提出了杂化轨道理论:原子在形成分子时,形成分子的各原子相互影响,使得同一原子内不同类型能量相近的原子轨道重新组合,形成能量、形状和空间方向与原来轨道不同的新轨道。这种原子轨道重新组合的过程称为杂化,所形成的新轨道称为杂化轨道。杂化轨道的数目等于参与杂化的原子轨道数目之和,并包含各原子轨道的成分,杂化轨道的方向性更强,可以形成更稳定的共价键。有机化合物中碳原子有 sp^3、sp^2、sp 三种杂化,现将这三种杂化类型小结如表 10 - 2 所示:

表 10 - 2　碳原子的 3 种杂化类型

碳原子的杂化类型	用于杂化的原子轨道	杂化轨道的数目	杂化轨道的夹角	几何构型
sp^3	1个s,3个p	4个 sp^3	109°28′	正四面体
sp^2	1个s,2个p	3个 sp^2	120°	正三角形
sp	1个s,1个p	2个 sp	180°	直线形

四、共价键的属性和分子间作用力

(一)共价键的属性和极化

共价键的键长、键角、键能和键的极性等统称为共价键的"键参数",是描述有机化合物结构和性质的基础,详见第六章。

共价键的极性是共价键的属性之一。电负性相同的原子形成的共价键为非极性共价键,成键的一对电子均等地分布在两个原子核之间;电负性不同的原子形成的共价键为极性共价键,成键电子云靠近电负性较大的原子,使其带部分负电荷(用 δ^- 表示),电负性较小的原子带部分正电荷(用 δ^+ 表示)。键的极性大小取决于成键两个原子电负性的差异,电负性相差越大,键的极性越强,如碳卤键的极性大小顺序为 C—F>C—Cl>C—Br>C—I。

在外界电场(如溶剂、试剂、极性容器等)作用下,共价键电子云的分布发生改变,这种在外界电场影响下共价键的极性发生改变的现象称为共价键的极化。不同的共价键受外界影响极化的程度是不同的,这种键的极化难易程度称为极化度。键的极化度除了与成键电子的流动性(即成键原子的电负性及原子半径)有关,还与外界电场强度有关。例如,碳卤键的极化度大小顺序为 C—I>C—Br>C—Cl>C—F;π 键的极化度比 σ 键的大。

键的极性与键的极化不同,键的极性取决于两个成键原子的电负性,是永久的现象。而键的极化是受外界电场影响而产生的暂时现象,外界电场消失,键的极化也消失。共价键的极性和极化是有机化合物具有各种性质的内在因素。

（二）分子极性和分子间作用力

分子的极性取决于该分子正、负电荷中心的相对位置,非极性分子两者重合,极性分子两者不重合。分子的极性大小通常用偶极距来度量,偶极距越大,分子的极性就越大,非极性分子的偶极距为零。双原子分子键的极性就是分子的极性;两个以上原子组成的分子,其分子的极性不仅取决于各个键的极性,也取决于键的方向及分子的空间结构。如四氯化碳,其碳氯键是极性键,由于四个碳氯键是正四面体排列,键的极性相互抵消,分子是非极性的。

物质在凝聚态时,分子间存在着较弱的相互吸引力,其决定了物质的熔点、沸点、溶解度等理化性质。分子间作用力的本质是分子中偶极(或瞬时偶极)之间的静电作用,包括取向力、诱导力和色散力,总称为范德华力,其能量比化学键的键能要小约一至两个数量级。

有机化合物分子间还广泛存在着氢键和疏水作用等,它们在生物分子的分子识别、蛋白质和核酸的高级结构等方面起着极其重要的作用。

五、有机化合物构造的表示方式

无机化学中习惯用分子式来表示一个无机化合物,由于有机化合物同分异构现象的普遍存在,常采用构造式来表明分子中各原子间的排列次序和结合方式。构造式常用的书写方法有蛛网式、缩写式、键线式,例如:

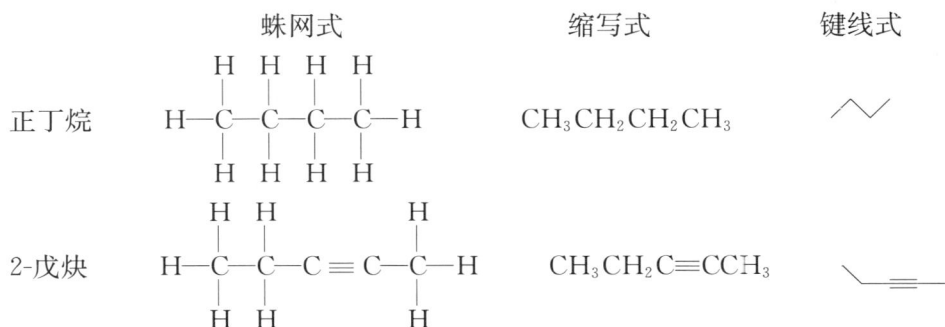

	蛛网式	缩写式	键线式
正丁烷	H H H H H—C—C—C—C—H H H H H	$CH_3CH_2CH_2CH_3$	
2-戊炔	H H H H—C—C—C≡C—C—H H H H	$CH_3CH_2C≡CCH_3$	

蛛网式中共价键用短线表示,略去短线的构造式为缩写式,更为简便的键线式不标出碳和氢的元素符号,键线的始端、末端、折角均表示碳原子,线上若不标明其他元素,就认为它是被氢原子所饱和,若有其他原子或基团时,则需要标出。

采用键线式既方便又清楚,特别适用于环状化合物。熟练地掌握各种有机化合物构造式的书写方法是学习有机化学的一个最基本的要求。

上述各种构造式只反映出分子中各原子和基团相互连接的次序和方式,并没有反映出分子中各原子和基团在空间的排布,它们只能是有机化合物分子立体模型的平面投影式。立体结构式能形象直观地表示分子中各原子和基团在空间的排列方式。例如,描述乳酸分子中原子或基团在空间相互关系的一种立体结构式:

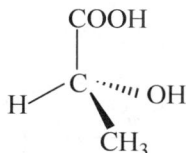

式中的细实线表示位于纸平面,楔形实线表示指向纸平面的前方,楔形虚线表示指向纸平面的后方。

关于有机化合物立体结构的书写方法将在后续章节中进一步学习。

六、有机化合物的分类

有机化合物从结构上可以有两种分类方法:根据分子中碳链骨架来分类;根据反映有机化合物主要化学性质的特定官能团来分类。

（一）根据碳链骨架分类

1. 开链化合物 分子中碳原子互相连接成链状结构,由于长链的化合物最初是在油脂中发现的,所以又称为脂肪族化合物。例如:

$$CH_3CH_2CH_2CH_3 \qquad CH_3CH_2CH=CH_2$$

丁烷 \qquad\qquad 1-丁烯

2. 碳环化合物 碳原子互相连接成环,它们又分为以下两种:

（1）脂环族化合物 这一类化合物的碳原子互相连接成环,但其性质与开链化合物相似,故称为脂环族环状化合物。例如:

1,3-环戊二烯 \qquad\qquad 环己烷

（2）芳香族化合物 分子中都含有一个或多个苯环,具有特殊的"芳香性",与脂肪族化合物的性质有较大区别。例如:

苯 \qquad 甲苯 \qquad 萘

3. 杂环化合物 碳原子和其他元素的原子(称为"杂原子")如 O、S、N 等共同构成环状化合物。例如:

呋喃 \qquad 吡啶

（二）根据官能团分类

官能团（functional group）是指有机化合物分子中能集中表现该类化合物性质的原子或基团，主要化学反应也与它有关。一般来说，含有相同官能团的化合物化学性质基本相同，此种分类方法便于认识含相同官能团的化合物的共性。一些有机化合物常见官能团如表 10-3 所示：

表 10-3　常见官能团和有机化合物类别

官能团		有机化合物类别	化合物举例	
名称	基团结构			
碳碳双键	$\diagdown C=C\diagup$	烯烃	$CH_2=CH_2$	乙烯
碳碳叁键	$-C\equiv C-$	炔烃	$CH\equiv CH$	乙炔
羟基	$-OH$	醇	CH_3-OH	甲醇
		酚	C_6H_5-OH	苯酚
羰基	$\diagdown C=O$	醛	$CH_3-\overset{O}{\overset{\|}{C}}-H$	乙醛
		酮	$CH_3-\overset{O}{\overset{\|}{C}}-CH_3$	丙酮
羧基	$-\overset{O}{\overset{\|}{C}}-OH$	羧酸	$CH_3-\overset{O}{\overset{\|}{C}}-OH$	乙酸
氨基	$-NH_2$	胺	CH_3-NH_2	甲胺
硝基	$-NO_2$	硝基化合物	$C_6H_5-NO_2$	硝基苯
卤素	$-X$	卤代烃	CH_3-Cl	氯甲烷
巯基	$-SH$	硫醇	C_2H_5-SH	乙硫醇
磺酸基	$-SO_3H$	磺酸	$C_6H_5-SO_3H$	苯磺酸
氰基	$-C\equiv N$	腈	$CH_3-C\equiv N$	乙腈
醚键	$-\overset{\|}{\underset{\|}{C}}-O-\overset{\|}{\underset{\|}{C}}-$	醚	$C_2H_5-O-C_2H_5$	乙醚

七、共价键的断裂和反应类型

有机化学反应是旧键断裂和新键生成的过程。在有机反应中，由于分子结构和反应条件的不同，共价键有两种不同的断裂方式：均裂和异裂。按共价键断裂方式的不同，有机反应又常分为自由基反应和离子型反应。

（一）均裂与自由基反应

共价键断裂时，成键的两个电子平均分给键合的两个原子或基团的断裂方式称为共价键的均裂。

$$—C \overset{|}{\underset{|}{\mathstrut}} \cdot \vdots \cdot A \xrightarrow{\text{能量}} —C \overset{|}{\underset{|}{\mathstrut}} \cdot + \cdot A$$

碳自由基

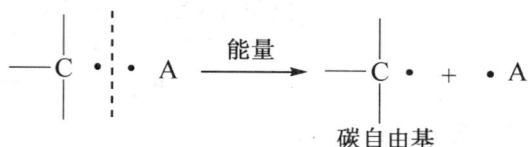

带有单电子的原子或基团称为自由基(或游离基),由于自由基含有一个未配对的电子,能量高且活泼,是反应过程中产生的一种活性中间体,寿命很短。这种通过共价键均裂进行的反应称为自由基反应。一般情况下,两键合原子的电负性相等或相差很小,在光照(紫外光)、高温、引发剂(如过氧化物)、气相反应、非极性溶剂中有利于均裂的发生。

(二)异裂与离子型反应

共价键断裂时,成键的一对电子只归属于其中的一个原子或基团,从而产生正离子和负离子,这种键的断裂方式称为异裂。

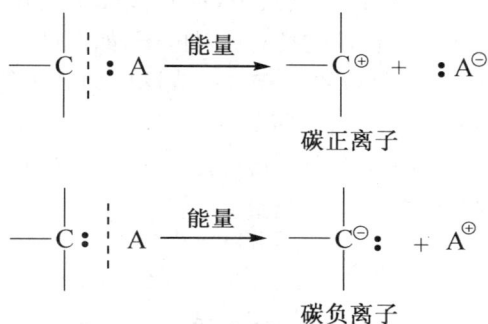

$$—C \overset{|}{\underset{|}{\mathstrut}} \vdots A \xrightarrow{\text{能量}} —C^{\oplus} \overset{|}{\underset{|}{\mathstrut}} + \vdots A^{\ominus}$$

碳正离子

$$—C \overset{|}{\underset{|}{\mathstrut}} \vdots A \xrightarrow{\text{能量}} —C^{\ominus} \overset{|}{\underset{|}{\mathstrut}} \vdots + A^{\oplus}$$

碳负离子

通常键合原子电负性相差较大,在酸、碱或极性条件下有利于异裂的发生。有机化合物经异裂产生的碳正离子和碳负离子寿命都很短,也是反应的活性中间体,一旦生成立即和其他物质继续反应。按共价键异裂进行的反应称为离子型反应,它有别于无机化合物瞬间完成的离子反应。

有机反应中常把起进攻作用的反应物称为进攻试剂,遭到进攻的反应物称为底物。一般说来,底物往往是有机分子或离子,而进攻试剂可以是无机或有机的分子或离子。离子型反应中根据进攻试剂性质的不同又可分为亲核和亲电两种反应类型。缺电子的碳正离子在反应时需与能提供电子的亲核试剂作用,由亲核试剂的进攻而引起的反应称为亲核反应。亲核试剂包括负离子(如 OH^-、RO^-、CN^-)和含孤对电子的化合物(如 H_2O、ROH、NH_3、RNH_2)。相反,富电子的碳负离子易与缺电子的亲电试剂作用,由亲电试剂的进攻而引起的反应称为亲电反应。亲电试剂包括 H^+、Cl^+、Br^+、NO_2^+、RN_2^+、R_3C^+ 等带正电荷的试剂。

上述有机反应中旧键断裂和新键形成不是同时进行的,反应过程中会生成活性中间体。此外还有一类反应,它们不受溶剂极性或酸碱催化剂等的影响,共价键的断裂和生成是同时发生的,没有活性中间体产生,此类反应称为周环反应。

八、有机酸碱

有机反应中的酸碱理论是理解有机反应的最基本概念之一,现将有机化学中常用的两种酸碱理论概括如下。

(一)酸碱质子理论

布朗斯特—劳里理论认为:凡能给出质子(H^+)的物质都是酸,能接受质子的物质都是碱,也就是说酸是质子的给予体,碱是质子的接受体。酸碱质子理论体现了酸与碱两者相互转化和相互依存的关系:酸给出质子后产生的为原来酸的共轭碱,酸越强,其共轭碱越弱;同样,碱接受质子后形成的为原来碱的共轭酸,碱越强,其共轭酸越弱。在酸碱反应中平衡总是有利于生成较弱的酸和较弱的碱。

一般在有机化合物中,与氧、硫、氮原子及与某些特定基团中的碳原子相结合的氢原子可失去电子成为质子离解出来,显示酸性,如磺酸基、羧基、羟基、巯基等。而有机碱的特征是分子中存在能与 H^+ 键合的孤对电子的原子,含氮化合物如甲胺等是最常见的有机碱,此外,含氧化合物与足够强的酸反应时也作为碱。

(二)路易斯酸碱

路易斯酸是能接受一对电子形成共价键的物质;碱是可以提供一对电子形成共价键的物质。也就是说,酸是电子对的接受体,碱是电子对的给予体。

路易斯酸的电子结构特征是具有空轨道,能够接受孤对电子,如 $AlCl_3$、BF_3、H^+、CH_3^+ 等;而路易斯碱的电子结构特征是具有孤对电子,如 NH_3、H_2O、OH^-、RO^- 等。

路易斯酸是亲电试剂,在其参与的反应中进攻反应物分子的负电中心,得到电子后形成一个新的共价键;路易斯碱是亲核试剂,在它参与的反应中进攻反应物分子的正电中心,给予电子后形成一个新的共价键。路易斯酸碱反应的本质是酸从碱接受一对电子,形成配位键,得到一个加合物。

阅读材料

海葵毒素

岩沙海葵毒素(palytoxin,PTX)最早据 1971 年报道是从海洋腔肠动物中分离得到,直到 1981 年才确定了其化学结构。海葵毒素分子式为 $C_{129}H_{223}N_3O_{54}$,是一复杂的超级长链聚醚类化合物,分子中含有 64 个手性中心和 7 个非末端双键,理论上的立体异构体的数目为 2^{71} 个。哈佛大学 Kishi 研究小组经过 8 年不懈的努力,于 1989 年完成了海葵毒素的全合成。他们首先合成 8 个关键结构片段,然后将这些片段通过立体选择性反应

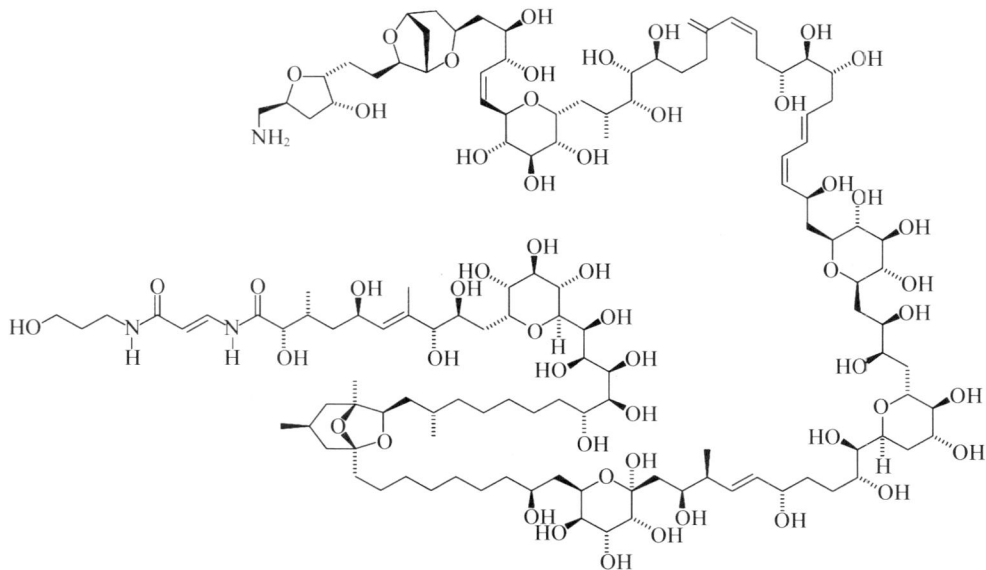

对接得到海葵毒素整个分子。合成这样庞大且手性中心众多的分子,引入双键对接分子片段是关键,同时各分子片段中的保护基团也十分重要。在完成最终的全合成之前,还必须通过不同方式脱去保护基团(共 8 种 42 个保护基),工程之艰巨可想而知。海葵毒素的全合成是人类到目前为止合成的相对分子质量最大、手性中心最多的天然产物之一,海葵毒素的全合成被誉为有机合成的珠穆朗玛峰。

海葵毒素是迄今为止发现的毒性最强的非肽类毒素,对小鼠的半数致死量(LD_{50})为 0.15 $\mu g/kg$,从中毒到死亡的时间仅 3~5 min,症状可表现为感觉异常、麻痹,并伴有眩晕、全身无力、肌痛等全身中毒症状及横纹肌溶解等,心脏和神经系统是其作用的主要部位。海葵毒素具有抗癌、溶血、镇静、止咳、降压、抗凝、兴奋平滑肌等多种生物活性,是已知最强的冠状动脉收缩剂,目前已作为强心药物的重要先导化合物。

习 题

1. 什么是有机化合物?它具有哪些特点?有机化合物为什么具有这些特点?

2. 解释下列名词。

(1) 同分异构　　(2) 构造　　　　(3) 官能团　　　　(4) 键的极性与极化

(5) 均裂　　　　(6) 异裂　　　　(7) 游离基反应　　(8) 离子型反应

(9) 亲电试剂　　(10) 亲核试剂　　(11) 路易斯酸　　(12) 路易斯碱

3. 下列各组构造式是代表同一化合物,还是代表不同化合物?

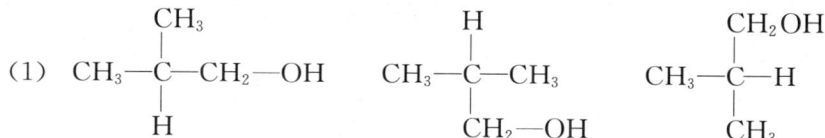

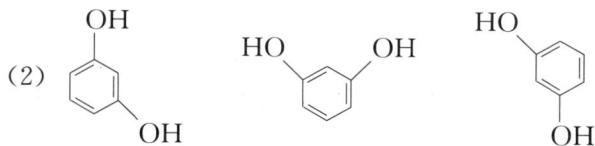

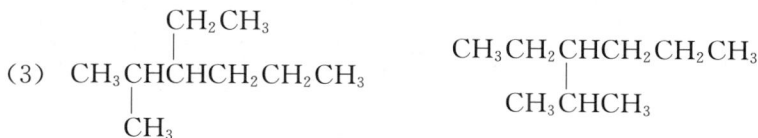

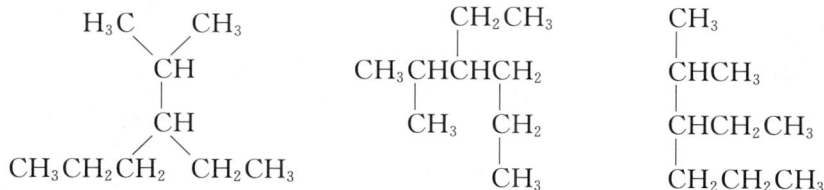

(1)
$$CH_3-\underset{\underset{H}{|}}{\overset{\overset{CH_3}{|}}{C}}-CH_2-OH \qquad CH_3-\underset{\underset{CH_2-OH}{|}}{\overset{\overset{H}{|}}{C}}-CH_3 \qquad CH_3-\underset{\underset{CH_3}{|}}{\overset{\overset{CH_2OH}{|}}{C}}-H$$

(2)

(3)
$$CH_3CHCHCH_2CH_2CH_3 \qquad CH_3CH_2CH\ CHCH_2CH_2CH_3$$
（带支链 CH_2CH_3 和 CH_3；右侧 CH_3CHCH_3）

$$\underset{CH_3CH_2CH_2\quad CH_2CH_3}{\overset{H_3C\quad CH_3}{\underset{|}{CH}}} \qquad CH_3CHCHCH_2 \qquad \underset{CH_2CH_2CH_3}{\overset{CH_3}{CHCH_3}}$$

4. 将下列缩写式改写成键线式或将键线式写成缩写式。

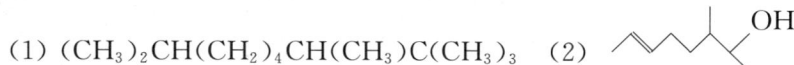

(1) $(CH_3)_2CH(CH_2)_4CH(CH_3)C(CH_3)_3$　　(2)

（3）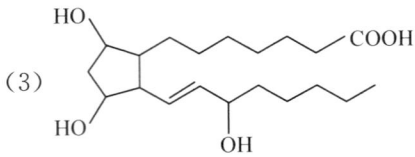　　　　　（4）

5．指出下列各组化合物哪些是同分异构体，哪些不是。

（1）$CH_3CH_2OCH_3$　　　　$CH_3CH_2CH_2OH$　　　　$CH_3CH(OH)CH_3$

（2）$(CH_3)_2CHCHO$　　　　$CH_3COCH_2CH_3$　　　　$CH_2\!=\!CHOCH_2CH_3$

（3）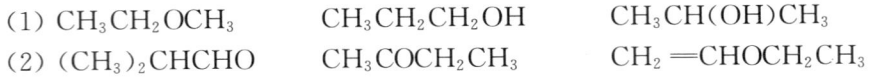　　　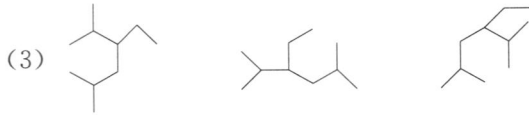　　　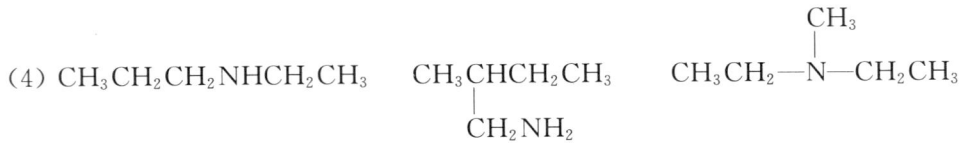

（4）$CH_3CH_2CH_2NHCH_2CH_3$　　　$\underset{\underset{CH_2NH_2}{|}}{CH_3CHCH_2CH_3}$　　　$CH_3CH_2\!-\!\overset{\overset{CH_3}{|}}{N}\!-\!CH_2CH_3$

（姜慧君）

第十一章 链 烃

学习要求

掌握:烷烃、烯烃、炔烃的结构(链烃的构造异构、烷烃的构象异构、烯烃的顺反异构);烷烃、烯烃、炔烃的命名;烷烃、烯烃、炔烃的化学性质(烷烃的卤代、烯烃和炔烃的加成及氧化;共轭加成;炔化物的生成);诱导效应和共轭效应;马氏规则。

熟悉:烯烃和炔烃的聚合。

了解:烷烃、烯烃、炔烃的物理性质。

只含碳、氢两种元素的有机化合物称为碳氢化合物,简称烃(hydrocarbon)。烃是有机化合物的母体,其他各类有机化合物都可看作是烃的衍生物。

根据碳链的骨架和碳原子间化学键的不同,可对烃进行如下分类:

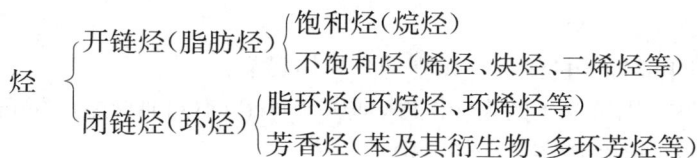

$$\text{烃} \begin{cases} \text{开链烃(脂肪烃)} \begin{cases} \text{饱和烃(烷烃)} \\ \text{不饱和烃(烯烃、炔烃、二烯烃等)} \end{cases} \\ \text{闭链烃(环烃)} \begin{cases} \text{脂环烃(环烷烃、环烯烃等)} \\ \text{芳香烃(苯及其衍生物、多环芳烃等)} \end{cases} \end{cases}$$

第一节 烷、烯、炔的结构

一、烷烃的结构

烷烃(alkane)分子中所有的碳原子均为 sp^3 杂化,各原子间均以单键(σ 键)相连,烷烃分子的通式为 C_nH_{2n+2}。凡具有同一通式、组成上相差一个或多个 CH_2 的一系列化合物互称为同系物。一般的,同系物具有类似的化学性质,不同的烷烃间相差一个或多个 CH_2(称为系列差)。

(一)甲烷的结构

最简单的烷烃为甲烷 CH_4,碳原子的 4 个 sp^3 杂化轨道分别与 4 个氢原子的 1s 轨道沿键轴相互重叠,形成 4 个 C—H σ 键,分子中的键角均为 $109°28'$。因此,甲烷分子的空间构型为正四面体,碳原子位于正四面体的中心,四个氢原子位于正四面体的四个顶点,图 11-1 为甲烷的分子结构。

(二)其他开链烷烃的结构

乙烷等其他烷烃分子中的 C—C σ 键是由两个碳原子的 sp^3 杂化轨道重叠而成,C—H σ 键则类似甲烷分子中的 C—H σ 键,图 11-2 为乙烷的分子结构。

(a) 电子云图   (b) 球棍模型   (c) 比例模型

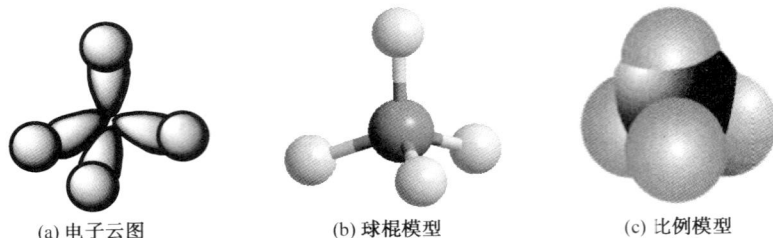

图 11-1 甲烷的分子结构

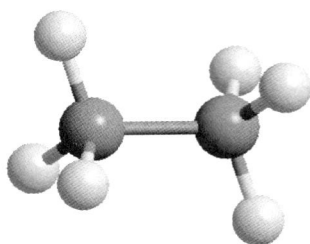

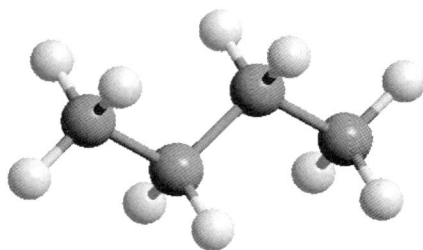

图 11-2 乙烷的分子结构   图 11-3 正丁烷的分子结构

  由于烷烃分子中碳原子的价键呈四面体结构分布,3 个碳及以上烷烃分子中的碳链呈锯齿形,图 11-3 为正丁烷的结构。

（三）烷烃的构造异构

  含 4 个及以上碳原子的烷烃会出现同分异构现象。

  在烷烃分子中,因碳原子的连接次序(即碳链骨架)不同而产生的构造异构称为碳链异构。例如,丁烷的 2 个碳链异构体分别是:

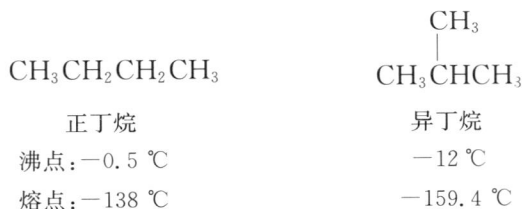

$$CH_3CH_2CH_2CH_3 \qquad\qquad \begin{array}{c} CH_3 \\ | \\ CH_3CHCH_3 \end{array}$$

     正丁烷   异丁烷

   沸点:$-0.5\ ℃$ $-12\ ℃$

   熔点:$-138\ ℃$ $-159.4\ ℃$

  随着分子中碳原子数目的增加,烷烃异构体的数目迅速增加。部分烷烃异构体数目见表 11-1 所示:

表 11-1 烷烃的异构体数目

碳原子数	异构体数	碳原子数	异构体数
4	2	10	75
5	3	20	366 319
6	5	30	4 111 846 763
7	9	40	62 491 178 805 831

（四）烷烃的构象异构

  由于碳碳单键的旋转而使分子中的原子或基团在空间产生不同的排列形式称为构象,不同的构象互称为构象异构体。

构象异构体间分子构造相同、空间排列取向不同,因此构象异构是一种立体异构。

1. 乙烷的构象

乙烷分子中的两个碳原子围绕着碳碳单键旋转时,两个碳上氢原子的相对位置随之变化,产生无数种空间排列,即产生无数种构象,其中交叉式和重叠式是两种典型的构象。

构象的表示方法一般采用透视式或纽曼(Newman)投影式。

透视式是从分子的侧面观察分子,可以比较直观地反映碳原子和氢原子在空间的排列情况,如图 11-4(a)所示为乙烷典型构象的透视式。

纽曼投影式是在碳碳键的延长线上观察分子,从圆圈中心伸出的三条线表示离观察者近的碳原子上的价键,而从圆周向外伸出的三条短线表示离观察者远的碳原子上的价键,如图 11-4(b)所示为乙烷典型构象的纽曼投影式。

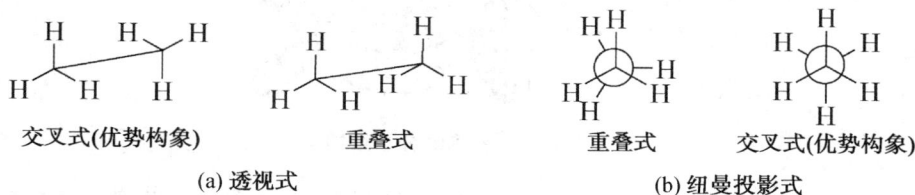

交叉式(优势构象)　　　重叠式　　　　重叠式　　交叉式(优势构象)

(a) 透视式　　　　　　　　　　　　　(b) 纽曼投影式

图 11-4　乙烷的典型构象

在乙烷的重叠式构象中,2 个碳原子上的氢原子距离最近,相互之间的排斥力最大,分子内能最高,是最不稳定的构象。在交叉式构象中,两个碳原子上的氢原子距离最远,相互之间的排斥力最小,分子内能最低,交叉式构象的势能比重叠式低约 12.5 kJ/mol。

在两种典型构象之间有无数种构象,其能量介于两者之间。乙烷的各种构象之间能量相差不大,在室温下就可以相互转化,因此不能分离。一般乙烷是各种构象异构体的混合物,其中交叉式构象所占的比例较大,称为优势构象。

2. 正丁烷的构象

正丁烷可以看作是乙烷分子中两个氢原子被甲基取代的产物,常用纽曼投影式表示。

正丁烷绕 C2—C3 键旋转时,产生 4 种典型构象:全重叠式、部分重叠式、邻位交叉式和对位交叉式,如图 11-5 所示为正丁烷的构象。它们的能量由高到低的顺序是全重叠式>部分重叠式>邻位交叉式>对位交叉式,它们的稳定性顺序则相反,其中对位交叉式最稳定,为优势构象。

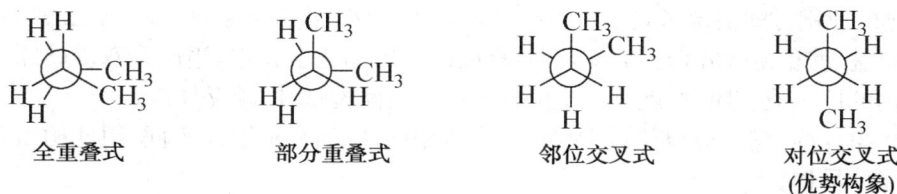

全重叠式　　　　部分重叠式　　　　邻位交叉式　　　对位交叉式
(优势构象)

图 11-5　正丁烷的构象

正丁烷的 4 种典型构象的能量相差不大,所以它也是构象异构体的混合物,但主要是以对位交叉式和邻位交叉式构象存在,前者约占 70%,后者约占 30%,其他构象的比例很小。

二、烯烃的结构

烯烃(alkene)的结构特点是分子中含有碳碳双键,双键由 1 个 σ 键和 1 个 π 键组成。含一个碳碳双键的烯烃称为单烯烃,简称烯烃。链状单烯烃分子的通式为 C_nH_{2n}。

烯烃分子中的碳碳双键的键长为 0.134 nm,比碳碳单键的键长(0.154 nm)短。

最简单的烯烃为乙烯。乙烯分子中,2 个碳原子各以一个 sp^2 杂化轨道沿键轴重叠,形成 C—C σ 键,又以其余的 2 个 sp^2 杂化轨道分别与氢的 1s 轨道重叠,共形成 4 个 C—H σ 键,这 5 个 σ 键均在同一平面上,2 个碳原子还各有 1 个未参与杂化的 p 轨道,它们均垂直于乙烯分子所在平面,彼此平行重叠,形成碳碳 π 键,如图 11 - 6 所示:

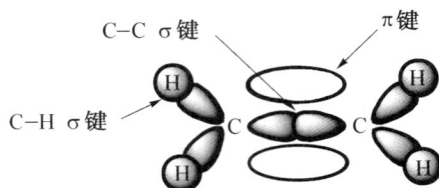

图 11 - 6 乙烯的分子结构

与 σ 键相比,π 键重叠的程度小,所以 π 键的键能小,键不稳定。乙烯分子中碳碳双键的键能为 610.28 kJ/mol(25 ℃),小于碳碳单键键能(346.94 kJ/mol,25 ℃)的两倍。由此可知,碳碳双键中的 π 键比 σ 键容易断裂。π 电子云呈块状分布在键轴的上下方,离核较远,受核的约束力小,故 π 键的极化度较 σ 键大,这是烯烃化学反应主要发生在 π 键上的原因。

(一)烯烃的构造异构

烯烃不仅具有碳链异构,还因分子中官能团(碳碳双键)的位置不同而产生位置异构。

例如,丁烯(C_4H_8)有 3 种构造异构体:

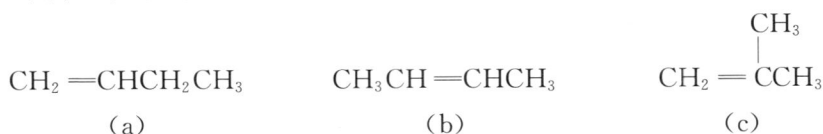

$$CH_2=CHCH_2CH_3 \qquad CH_3CH=CHCH_3 \qquad CH_2=\underset{\underset{CH_3}{|}}{C}CH_3$$

$$\text{(a)} \qquad\qquad\qquad \text{(b)} \qquad\qquad\qquad \text{(c)}$$

其中(a)、(b)与(c)互为碳链异构体,而(a)和(b)碳链骨架相同,双键位置不同,互为位置异构体。

(二)烯烃的顺反异构

π 键的成键方式决定了它不可以绕键轴自由旋转,否则会导致 p 轨道无法达到最大程度的重叠,使稳定性降低。因此,在具有碳碳双键的化合物中,当两个双键碳原子上各连有不同的原子或基团时,就可产生两种不同的空间构型,即顺反异构。

与构象异构类似,构型异构体间分子构造相同、空间排列取向不同,因此构型异构也是一种立体异构。

两个相同原子或基团处在双键同侧的称为顺式(cis),分处双键两侧的称为反式(trans)。例如,2-丁烯有如下两种立体异构体:

$$
\begin{array}{c}
\text{H} \\
\diagdown \\
\text{C}=\text{C} \\
\diagup \quad\quad \diagdown \\
\text{CH}_3 \quad\quad \text{CH}_3
\end{array}
$$

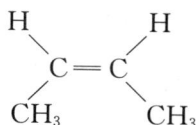

顺-2-丁烯
沸点:4 ℃

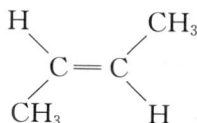

反-2-丁烯
沸点:1 ℃

顺反异构体不仅在理化性质上存在差异,而且生理活性也不相同。例如,维生素 A 的结构中具有 4 个双键,全部是反式构型,如果其中出现顺式构型,则生理活性大大降低。

并不是所有含碳碳双键的化合物都存在顺反异构,只有两个双键碳原子上均连有两个不相同的原子或基团时,才具有顺反异构。如果有一个双键碳原子连有两个相同原子或基团时,就没有顺反异构。例如 1-丁烯仅有一种空间排布方式,不存在顺反异构体。

因此,产生顺反异构必须同时具备以下两个条件:①分子中存在着限制原子自由旋转的因素,如双键或环(脂环)结构;②每个不能旋转的原子必须连有两个不同的原子或基团。

用顺式或反式来标记顺反异构体时,当双键碳原子上连有四个不同原子或基团时,用顺/反命名法命名就有困难。例如:

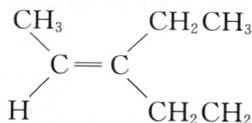

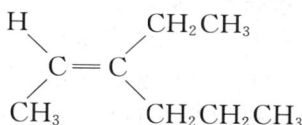

为解决这个问题,IUPAC(国际纯粹和应用化学联合会)提出了 Z/E 构型标记法。

用 Z/E 构型标记法命名异构体时,首先必须用次序规则来确定双键两端碳原子上所连接的两个原子或基团的优先次序,然后根据不同优先次序的两个原子或基团在双键两侧排列情况来规定构型。若两个优先的原子或基团在双键同侧,则定为 Z 型(德文 zusammen,意"相同"),如处在双键异侧,则定为 E 型(德文 entgegen,意"相反")。

次序规则是各种取代基按照优先次序排列的规则,具体如下:

(1) 按原子的原子序数大小排列,原子序数大者优先于小者,孤对电子的优先次序最小。原子序数相同的同位素,比较原子质量的大小,如 D(氘)优先于 H(氢)。

(2) 基团排序时,当两个基团的第一个原子完全一样时,就比较与其直接相连的原子,依此类推,直到比较出优先顺序为止。如—CH_3 与—Cl 相比,—Cl 的原子序数大于—CH_3 中与主链直接相连的 C 原子的原子序数,故—Cl 的优先顺序大于—CH_3;再如—CH_3 和—CH_2CH_3 相比,—CH_3 中与 C 连接的是 H、H、H,而—CH_2CH_3 中与第一个 C 相连的是 C、H、H,故—CH_2CH_3 优先于—CH_3。

(3) 对于含有双或叁键的取代基,可以将其看作 2 个或是 3 个单键与相同的原子相连。例如:

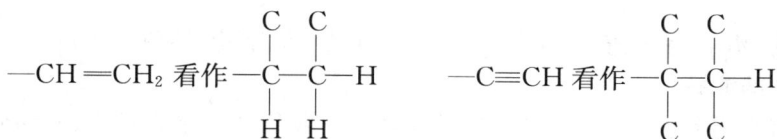

$$
-CH=CH_2 \text{ 看作 } -\underset{\underset{H}{|}}{\overset{\overset{C}{|}}{C}}-\underset{\underset{H}{|}}{\overset{\overset{C}{|}}{C}}-H \qquad\qquad -C\equiv CH \text{ 看作 } -\underset{\underset{C}{|}}{\overset{\overset{C}{|}}{C}}-\underset{\underset{C}{|}}{\overset{\overset{C}{|}}{C}}-H
$$

由此可得下列常见基团的优先次序:—I > —SH > —CH_2Cl > —$COOH$ > —CHO > —CH_2OH > —CN > —$C(CH_3)_3$。

根据上述原则,用 Z/E 构型标记法可分别将下列化合物命名为:

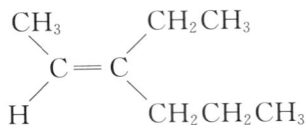

E-3-乙基-2-己烯

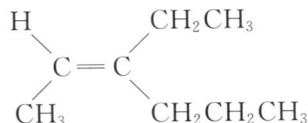

Z-3-乙基-2-己烯

Z/E 构型标记法适用于所有顺反异构体,顺/反和 Z/E 构型标记法使用的规则不同,不存在对应关系,即 Z 型并不相当于顺式,E 型也不相当于反式。例如:

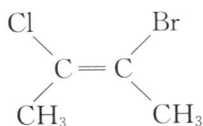

Z-2-氯-3-溴-2-丁烯

顺-2-氯-3-溴-2-丁烯

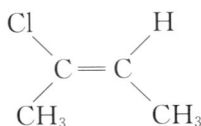

E-2-氯-2-丁烯

顺-2-氯-2-丁烯

三、炔烃的结构

炔烃(alkyne)的结构特点是分子含有碳碳叁键(C≡C),碳碳叁键由 1 个 σ 键和 2 个 π 键组成。链状单炔烃分子的通式为 C_nH_{2n-2}。

最简单的炔烃为乙炔。乙炔分子中,2 个碳原子各以 1 个 sp 杂化轨道沿键轴重叠形成 C—C σ 键,另 1 个 sp 杂化轨道与氢的 1s 轨道重叠形成 2 个 C—H σ 键,乙炔分子中的 C—C σ 键和 2 个 C—H σ 键在一条线上,键角为 180°,因此乙炔是直线形分子。除了形成 σ 键,每个碳原子还以余下的 2 个相互垂直的 p 轨道分别平行重叠,形成 2 个相互垂直的 π 键,这 2 个 π 键又垂直于 C—C σ 键的键轴,如图 11 - 7 所示:

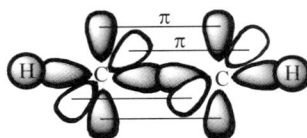

图 11 - 7　乙炔的结构

炔烃分子中的碳碳叁键的键长为 0.120 nm,比烯烃中碳碳双键更短。

和烯烃类似,炔烃不仅具有碳链异构,还因分子中官能团(碳碳叁键)的位置不同而产生位置异构。例如,4 个碳的炔烃存在下列位置异构体:

HC≡CCH₂CH₃　　　　　　CH₃C≡CCH₃

1-丁炔　　　　　　　　　2-丁炔

第二节　烷、烯、炔的命名

有机化合物的命名是依据 IUPAC 命名原则结合汉字特点而制定的。

一、烷烃的命名

烷烃的命名是各类有机化合物命名的基础,一般分为普通命名法(common nomenclature)和系统命名法(systematic nomenclature)。

（一）普通命名法

普通命名法只适合于结构简单的烷烃。

直链烷烃按分子中所含碳原子数称"正某烷"（简称"某烷"），"某"即碳原子数，用甲、乙、丙、丁、戊、己、庚、辛、壬、癸分别表示 1～10 个碳原子，10 个以上用汉语数字十一、十二、十三……表示，例如：

$$CH_3CH_2CH_3 \qquad CH_3CH_2CH_2CH_3 \qquad CH_3(CH_2)_{10}CH_3$$

  （正）丙烷   （正）丁烷   （正）十二烷

含支链且碳数较少的烷烃也可以用普通命名法命名，用"异"或"新"表示碳链一端有 $(CH_3)_2CH—$ 和 $(CH_3)_3C—$ 结构并且再无其他取代基的烷烃。

例如，含 5 个碳原子的烷烃有正戊烷、异戊烷、新戊烷三种，结构式如下：

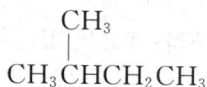 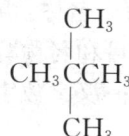

$$CH_3CH_2CH_2CH_2CH_3$$

  （正）戊烷   异戊烷   新戊烷

烃分子去掉一个或几个氢原子所剩下的基团称为烃基。脂肪烃基常用 R— 表示。烷烃、烯烃和炔烃分子中去掉一个氢原子所剩下的基团分别称为烷基、烯基和炔基。烃基的名称根据相应的烃而定，常见的基团结构和名称见表 11-2 所示：

表 11-2 常见基团结构和名称

基团结构	名称	基团结构	名称
$CH_3—$	甲基	$CH_3CH_2—$	乙基
$CH_3CH_2CH_2—$	丙基	$(CH_3)_2CH—$	异丙基
$(CH_3)_2CHCH_2—$	异丁基	$CH_3CH_2\underset{\underset{CH_3}{\mid}}{CH}—$	仲丁基
$CH_3\overset{\overset{CH_3}{\mid}}{\underset{\underset{CH_3}{\mid}}{C}}—$	叔丁基	$CH_2=CH—$	乙烯基
$CH_3CH=CH—$	丙烯基	$CH_2=CHCH_2—$	烯丙基

烃分子中的饱和碳原子按直接连接其他碳原子的数目不同可分为伯、仲、叔、季 4 种类型，只与另外 1 个碳原子直接相连的碳原子称伯碳原子（或称一级碳原子、1°碳原子）；与另外 2 个碳原子直接相连的碳原子称为仲碳原子（或二级碳原子、2°碳原子），与 3 个碳原子直接相连的碳原子称为叔碳原子（或三级碳原子、3°碳原子），与 4 个碳原子直接相连的碳原子称为季碳原子（或四级碳原子、4°碳原子）。例如：

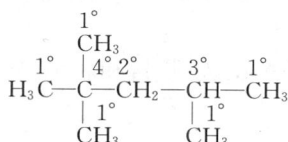

连接在伯碳、仲碳和叔碳上的氢原子分别称为伯氢原子（1°氢原子）、仲氢原子（2°氢

原子)和叔氢原子(3°氢原子)。

(二)系统命名法

直链烷烃的系统命名法与普通命名法相同,只是不加"正"字,对有支链的烷烃,看作是直链烷烃的衍生物。

烷烃系统命名法的命名原则主要有:

(1)选主链:选择最长的碳链作主链,所有的支链都作取代基,按主链所含碳原子数称某烷。当有不同选择时,选含取代基最多的那条作主链。

(2)主链编号:主链上有取代基的从靠近取代基的一端开始对主链进行编号(使得取代基编号尽量低,即"最低系列原则");如果两个不同取代基位于相同位次时,按次序规则比较基团,从靠近优先次序小的基团一侧开始编号。

(3)写出名称:相同的取代基要合并,如有不同取代基,先写不优先的基团;将取代基的位次、数目和名称写在母体名称前面,位次用1、2……阿拉伯数字表示,取代基的数目用一、二……汉字数字表示,位次和名称之间用短线"一"连接起来。

例如:

$$CH_3CHCH_2CH_3$$
$$\quad\ \ |$$
$$\quad\ \ CH_3$$

2-甲基丁烷

$$\quad\quad\quad\quad\quad\quad\quad\quad CH_3$$
$$\quad\quad\quad\quad\quad\quad\quad\quad |$$
$$CH_3CHCH_2CCH_2CH_3$$
$$\quad\ \ |\quad\quad\ \ |$$
$$\quad\ \ CH_3\quad CH_2CH_3$$

2,4-二甲基-4-乙基己烷

$$CH_3CHCH_2CHCH_2CH_3$$
$$\quad\ \ |\quad\quad\quad |$$
$$\quad\ \ CH_3\quad\ \ CH_2CH_3$$

2-甲基-4-乙基己烷

$$\quad\quad\quad\quad\quad\quad\quad CH_2CH_3$$
$$\quad\quad\quad\quad\quad\quad\quad |$$
$$CH_3CH_2CHCH\ CHCHCH_3$$
$$\quad\quad\quad\ \ |\quad\quad\quad |$$
$$\quad\quad\quad\ \ CH_3\quad\quad CH_2CH_3$$

3,6-二甲基-5-乙基辛烷

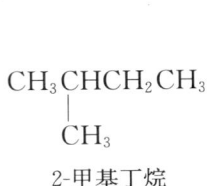

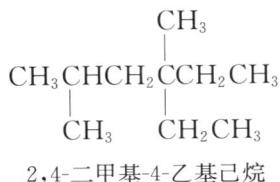

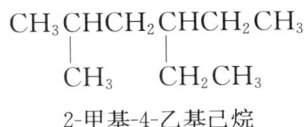

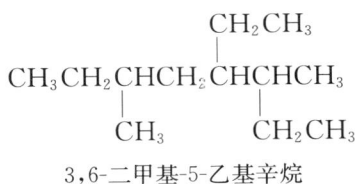

2,5-二甲基-4-异丙基庚烷

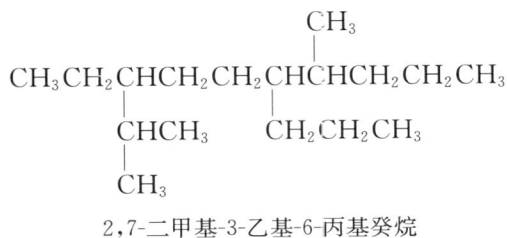

$$\quad\quad\quad\quad\quad\quad\quad\quad\quad\quad\quad CH_3$$
$$\quad\quad\quad\quad\quad\quad\quad\quad\quad\quad\quad |$$
$$CH_3CH_2CHCH_2\ CH_2CHCHCH_2CH_2CH_3$$
$$\quad\quad\quad |\quad\quad\quad\quad\quad\quad\ |$$
$$\quad\quad\quad CHCH_3\quad\quad\quad CH_2CH_2CH_3$$
$$\quad\quad\quad |$$
$$\quad\quad\quad CH_3$$

2,7-二甲基-3-乙基-6-丙基癸烷

二、烯烃的命名

含有单官能团化合物(如烯烃、炔烃、醇、醛、酮和羧酸等)的命名主要有三步:

(1)选主链:选取包含官能团在内的最长碳链为主链(若此时仍有不同选择,参见烷烃的系统命名法)。

(2)主链编号:从靠近官能团一侧开始编号,使得官能团编号尽量小(若此时仍有不同选择,参见烷烃的系统命名法)。

(3)写出名称:先写出取代基的位次、数目和名称,再写出官能团的位次和名称。

例如:

$CH_2\!=\!CHCH_2CH_3$ $CH_3CH\!=\!CHCH_3$ 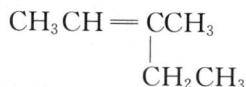

       1-丁烯   2-丁烯   3-甲基-2-戊烯

对于含有多个相同官能团的化合物,选主链时,要注意尽量把官能团都选入主链;写出名称时,注意标明官能团的个数。例如:

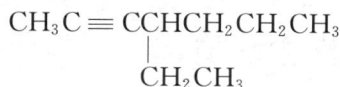

2,3-二甲基-4-乙基-1,4-戊二烯

三、炔烃的命名

炔烃的命名和烯烃类似,例如:

$CH_3C\!\equiv\!CCHCH_2CH_2CH_3$ $CH\!\equiv\!CCH_2CHCH(CH_3)_2$

         | |

      CH_2CH_3 $C\!\equiv\!CCH_2CH_3$

      4-乙基-2-庚炔   4-异丙基-1,5-辛二炔

四、含多种官能团化合物的命名

含有多个不同官能团的化合物,其命名原则为:

(1)选择母体官能团:根据附录Ⅵ中母体官能团的优先次序,选择较优先的官能团做母体官能团。

(2)选择主链:选取包含母体官能团在内的(如有可能尽量包含次官能团)最长碳链为主链,其余与单官能团化合物命名原则相同。

(3)编号:从临近母体官能团一侧开始编号,使得其编号尽量小,其余与单官能团化合物命名原则相同。

(4)写出名称:按照先取代基后母体写出化合物的系统名称。

例如:

$CH_3CHCH_2CHCH_2CHO$ $CH_3CCH_2CHCOOH$

     | | || |

    OH CH_3 O CH_3

    3-甲基-5-羟基己醛   2-甲基-4-戊酮酸

特别地,当化合物同时含有双键和叁键,应选择含有双、叁键的最长的碳链为主链;如双键和叁键距离碳链末端的位置不同,从靠近碳链末端的一侧编号,如双键和叁键距离碳链末端的位置相同,则从靠近烯烃的一侧开始编号;写名称时双键总是写在前面、叁键写在后面,即"某烯炔"。

例如:

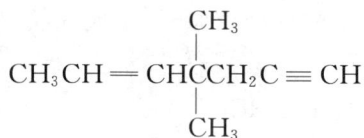

     4,4-二甲基-5-庚烯-1-炔   1-戊烯-4-炔

第三节 烷、烯、炔的物理性质

常温常压下,4 个碳原子以下的烷烃均为气体,含 5 个至 16 个碳原子的直链烷烃为液体,含 17 个碳原子及以上的烷烃是固体。

常温常压下,4 个碳原子以下的烯烃为气体,含 5 个至 18 个碳原子的烯烃为液体,高级烯烃是固体。炔烃物理性质与烯烃类似。

烷、烯、炔一般都不溶于水,而溶于非极性的有机溶剂。

直链的烷、烯、炔的沸点和熔点均随着相对分子质量的增加而升高。

第四节 烷、烯、炔的化学性质

一、烷烃的化学性质

烷烃分子中均为 σ 键,故常温下烷烃比较稳定,一般不与强酸、强碱、强氧化剂(如高锰酸钾)、还原剂反应。

在光照、高温或催化剂等外界条件的影响下,烷烃也可发生一些化学反应。

有机分子中的原子或基团被另一原子或基团取代的反应称为取代反应(substitution reaction)。若被卤原子取代,则称为卤代反应(halogenation reaction)。

烷烃在光照、高温或催化剂影响下能发生卤代反应。

例如,在日光照射或是加热至约 300 ℃ 条件下,甲烷和氯气反应,得到氯化氢和一氯甲烷、二氯甲烷、三氯甲烷(氯仿)及四氯甲烷(四氯化碳)等的混合物。

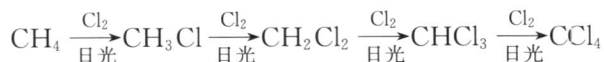

$$CH_4 \xrightarrow[\text{日光}]{Cl_2} CH_3Cl \xrightarrow[\text{日光}]{Cl_2} CH_2Cl_2 \xrightarrow[\text{日光}]{Cl_2} CHCl_3 \xrightarrow[\text{日光}]{Cl_2} CCl_4$$

烷烃卤代反应的机理是自由基反应(又称为游离基反应),它可分为链引发、链增长和链终止三个阶段。

下面以甲烷氯代为例,简单介绍自由基取代的反应机理。

(1)链引发阶段:氯分子吸收光能,氯氯键均裂产生氯自由基。

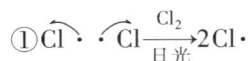

$$①Cl \frown Cl \xrightarrow[\text{日光}]{Cl_2} 2Cl \cdot$$

(2)链增长阶段:氯自由基很活泼,夺取甲烷分子中的一个氢原子,生成氯化氢分子和一个甲基自由基,甲基自由基再夺取氯气分子中的一个氯原子,生成一氯甲烷和一个氯自由基……②和③反应循环进行,形成了反应链。

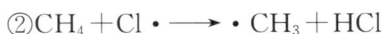

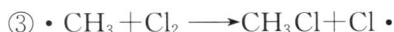

$$②CH_4 + Cl \cdot \longrightarrow \cdot CH_3 + HCl$$

$$③ \cdot CH_3 + Cl_2 \longrightarrow CH_3Cl + Cl \cdot$$

(3)链终止阶段:当反应进行到一定阶段时,自由基与体系中可反应的有机化合物碰撞的概率减少,自由基之间相遇的概率增大,自由基之间互相结合生成稳定分子。反应④、⑤和⑥使得链反应难以继续进行。

④$Cl \cdot + Cl \cdot \longrightarrow Cl_2$

⑤$Cl \cdot + \cdot CH_3 \longrightarrow CH_3Cl$

⑥$\cdot CH_3 + \cdot CH_3 \longrightarrow CH_3CH_3$

在链增长阶段还存在如下反应,使得甲烷氯代反应产物还有二氯甲烷、三氯甲烷及四氯甲烷等。

$$CH_3Cl + Cl \cdot \longrightarrow \cdot CH_2Cl + HCl$$

$$\cdot CH_2Cl + Cl_2 \longrightarrow CH_2Cl_2 + Cl \cdot$$

$$CH_2Cl_2 + Cl \cdot \longrightarrow \cdot CHCl_2 + HCl$$

$$\cdot CHCl_2 + Cl_2 \longrightarrow CHCl_3 + Cl \cdot$$

$$CHCl_3 + Cl \cdot \longrightarrow \cdot CCl_3 + HCl$$

$$\cdot CCl_3 + Cl_2 \longrightarrow CCl_4 + Cl \cdot$$

由以上过程看出,烷烃的卤代反应是由于共价键的均裂产生自由基而引起的,自由基一旦形成,便引发一连串反应,这样的反应称为连锁反应。反应产物是以四种卤代烷为主的混合物,通过控制反应条件,可使其中某种卤代烷成为主产物。

二、烯烃的化学性质

碳碳双键由一个 σ 键和一个 π 键组成,其中 π 键比较活泼,易断裂而发生化学反应。

（一）催化加氢

有机化合物分子中的 π 键打开,试剂的两部分分别加到 π 键所在的两个原子上,这种反应称为加成反应。

烯烃不易与氢气发生加成反应,加入催化剂（Ni、Pd、Pt 等）可以降低反应的活化能,使反应容易进行,烯烃加氢产物为烷烃。

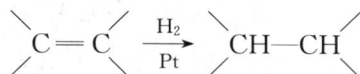

（二）亲电加成

烯烃中 π 键的电子受原子核的束缚较弱,容易发生极化,可以与卤素、卤化氢等发生亲电加成反应。

1. 与卤素的加成

烯烃与卤素（Br_2、Cl_2 等）反应生成二卤代烷。

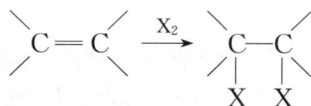

例如:

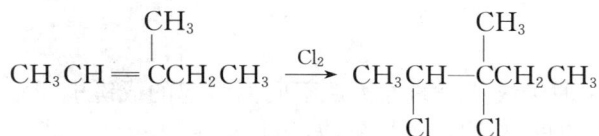

烯烃和溴水的加成产物是无色的,因此,此类反应常用于鉴别烯烃,反应现象为红棕色的溴水褪色。

2. 与卤化氢的加成

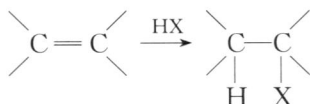

例如:

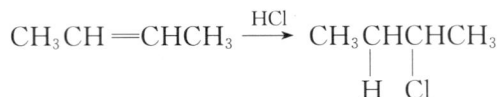

烯烃和卤化氢加成的活性次序为 $HI>HBr>HCl$,这是由它们的极化度决定的。

不对称烯烃与卤化氢等极性试剂发生加成反应时,试剂中带正电的部分总是加在含氢多的双键碳原子上,试剂中带负电的部分总是加在含氢少的双键碳上。这一经验规则叫马尔可夫尼可夫(Markovnikov)规则,简称马氏规则。例如:

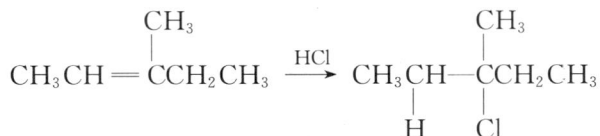

3. 亲电加成反应机理

实验证明,反应分两步进行,以乙烯加氯化氢反应为例:

第一步,首先乙烯分子的 π 电子云受极性溶剂、极性试剂或极性的容器壁的影响发生极化,两个碳原子分别带部分正电荷(用 δ^+ 表示)和部分负电荷(用 δ^- 表示),由氯化氢产生的氢离子 H^+ 进攻乙烯带 δ^- 的碳原子,π 键完全异裂,得 π 电子的碳原子提供一对电子与 H^+ 成键,形成碳正离子中间体:

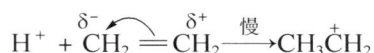

此步骤中 π 键断裂,生成能量较高的碳正离子中间体,反应速率较慢,是速率控制步骤,由于这一步反应的进攻试剂是带正电荷的亲电试剂(H^+),因此该加成反应称为亲电加成反应。

第二步,碳正离子与带负电荷的氯离子结合,生成氯乙烷:

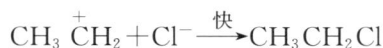

马氏规则可以从诱导效应和碳正离子稳定性两个方面来加以解释。

(1)诱导效应

组成共价键的原子电负性不同时,形成共价键的一对共用电子总是偏向电负性比较大的原子一侧,形成的共价键有极性,电子偏移的方向通常是以 C—H 键作为标准。

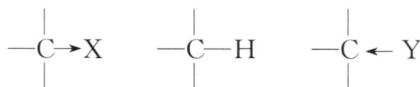

这种由于分子中原子或基团的电负性不同而引起的成键电子沿着碳链向一个方向偏移,致使分子极化的现象,称作诱导效应(inductive effect),用符号 I 表示。若电负性

大于 H 的原子或基团(X)取代了 H,则 C—X 键的电子对偏向 X,并且通过静电引力,沿着碳链使分子内其他的共价键的电子对向着 X 方向偏移,称 X 为吸电子基,由 X 引起的诱导效应称为吸电子诱导效应,用—I 表示;反之,若 Y 的电负性小于 H,则 C—Y 键的电子对偏向 C,称 Y 为供电子基团,由 Y 引起的诱导效应称为供电子诱导效应,用+I 表示。

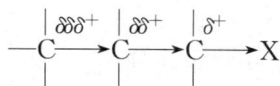

诱导效应随着碳链的增长迅速减弱,一般到第三个共价键后基本消失。

常见的吸电子基团和供电子基团及其电负性次序如下:

吸电子基团:—NO_2>—F>—Cl>—Br>—I>—OR>—NHCOR>—C_6H_5。

供电子基团:—CH_3>—CH_2CH_3>—$CH(CH_3)_2$>—$C(CH_3)_3$。

不对称烯烃分子中,含氢较少的双键碳原子上连有较多的烃基,由于烃基的供电子诱导效应,π 电子云偏向含氢较多的双键碳原子,使其电子云密度较大而带部分负电荷。亲电取代反应发生时,首先是试剂卤化氢中带正电荷的 H^+ 进攻带部分负电荷的双键碳原子,生成新的 σ 键,得碳正离子中间体,然后,卤化氢中的卤负离子 X^- 和碳正离子结合,生成符合马氏规则的加成产物。如丙烯和卤化氢的加成:

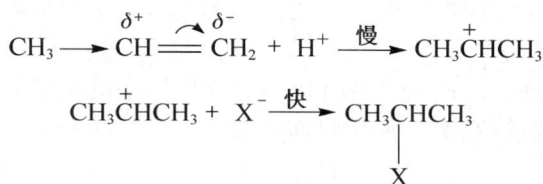

(2)碳正离子稳定性

烯烃亲电加成反应中,第一步是速率控制步骤,而影响这一步快慢的是碳正离子的稳定性:碳正离子越稳定,反应所需的活化能越低,反应速率就越快。

一个带电系统的稳定性决定于所带电荷的分布情况:电荷越分散,系统越稳定。甲基、乙基等烃基的给电子效应(+I 效应)把电子推向碳正离子,而使碳正离子的正电荷分散。常见的碳正离子的稳定性顺序为:

烯丙基碳正离子
(苄基碳正离子)>叔碳正离子>仲碳正离子>伯碳正离子>甲基碳正离子

如下例:

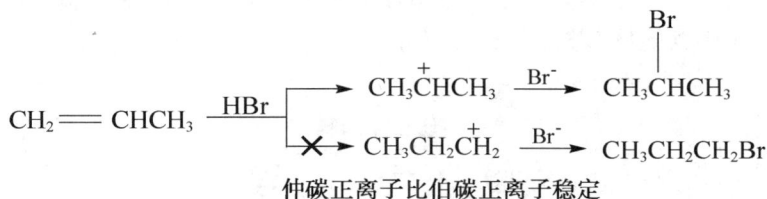

仲碳正离子比伯碳正离子稳定

(三)氧化反应

烯烃与较强氧化剂反应(如酸性高锰酸钾溶液),根据双键碳原子结构不同,碳碳双键可以被氧化生成酮、羧酸或二氧化碳。

=CH₂ 结构的碳氧化生成 CO_2，=CHR 结构的碳氧化生成 RCOOH，=CRR′结构的碳氧化生成 RCOR′。例如：

$$CH_3CH{=}CH_2 \xrightarrow[H^+]{KMnO_4} CH_3COOH + CO_2$$

$$CH_3CH_2CH{=}C(CH_3)_2 \xrightarrow[H^+]{KMnO_4} CH_3CH_2COOH + CH_3\underset{\underset{O}{\|}}{C}CH_3$$

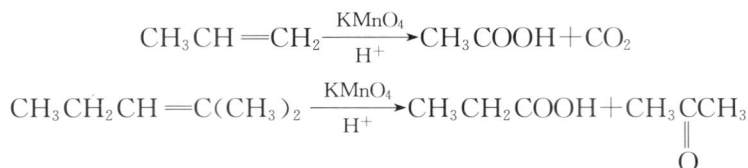

通过分析氧化产物，可以反推出烯烃的结构。

高锰酸钾作为氧化剂时，其现象为高锰酸钾溶液的紫色褪去，由于烷烃不能被高锰酸钾氧化，可以利用这一反应鉴别烯烃与烷烃。

（四）聚合反应

在一定条件下，由低相对分子质量的化合物有规律地相互结合成相对分子质量很大的化合物的反应，称为聚合反应（polymerization reaction）。例如，乙烯在高温、高压和催化剂存在下聚合成聚乙烯。

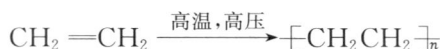

$$CH_2{=}CH_2 \xrightarrow{\text{高温，高压}} {\Big[} CH_2CH_2 {\Big]}_n$$

上例中乙烯称为单体，n 称为聚合度。

三、共轭烯烃的化学性质

二烯烃分子中含有两个碳碳双键，通式为 C_nH_{2n-2}，与炔烃相同。根据两个双键的相对位置可将二烯烃分为三类：

聚集二烯烃（cumulative diene）：两个双键连在同一个碳原子上，如丙二烯，两端的氢原子位于相互垂直的两个平面内，两个双键连在同一个碳原子上，因此丙二烯不稳定。

孤立二烯烃（isolated diene）：两个双键被两个或两个以上的单键隔开，如 1,4-戊二烯，两个双键距离较远，彼此基本不影响，其性质和单烯烃类似。

共轭二烯烃（conjugated diene）：两个双键被一个单键隔开，如 1,3-丁二烯。共轭二烯烃结构特殊，其化学性质也与一般烯烃不同。

以 1,3-丁二烯为例介绍共轭二烯烃的结构和性质。

（一）共轭二烯烃的结构

1,3-丁二烯分子中 4 个碳原子均为 sp^2 杂化，分子中所有的 σ 键（3 个碳碳 σ 键和 6 个碳氢 σ 键）均在同一平面上，称为分子平面；每个碳原子上有一个未参与杂化的 p 轨道，它们相互平行重叠，这样电子云不像结构式表示那样定域在 C1—C2 以及 C3—C4 之间，而是扩展到四个碳原子之间，这种现象称为电子的离域，具有电子离域现象的分子称为共轭分子。像 1,3-丁二烯这种由 π 键组成的共轭体系称为 π - π 共轭。

1,3-丁二烯中共轭体系如图 11 - 8 所示：

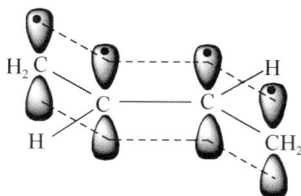

图 11 - 8　1,3-丁二烯的 π - π 共轭体系示意图

形成共轭体系的条件是:参与共轭的原子必须共平面;系统中有 3 个或以上可实现平行重叠的 p 轨道;有一定数目的 p 电子。

共轭体系的存在导致 π 电子的运动范围扩大了,每个 π 电子在由 4 个碳原子组成的共轭 π 键轨道上运动,被 4 个碳原子核所吸引,系统更加稳定;电子离域的另一个结果是 π 电子云分布平均化,键长平均化。实验表明,1,3-丁二烯分子中 π 键的键长(0.134 nm)比单烯烃的双键键长(0.133 nm)略长,而 C2—C3 之间的键长(0.146 nm)明显小于烷烃中碳碳单键键长(0.154 nm)。

当共轭体系受到外电场影响时,这种影响(电子效应)可以通过电子的运动沿着整个共轭链传递,这种通过共轭体系传递的电子效应称作共轭效应(conjugative effect),用符号 C 表示。

根据使分子中其他部位的电子云密度增减的情况,将共轭效应分为供电子共轭效应(+C 效应)和吸电子共轭效应(—C 效应)。

常见的共轭体系主要有:

(1) π-π 共轭体系:单、双键交替排列构成的共轭体系称为 π-π 共轭体系,如 1,3-丁二烯等。

(2) p-π 共轭体系:原子的 p 轨道与相邻的 π 键轨道重叠所组成的共轭体系称为 p-π 共轭体系,它有下述几种情况:

在氯乙烯(CH_2 =CHCl)分子中,氯原子未共用电子对占据的 p 轨道与双键 π 轨道在侧面重叠,形成 p-π 共轭体系,参与共轭的电子数多于原子数,称为多电子共轭($p_多$-π 共轭),如下所示:

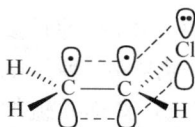

在烯丙基碳正离子 CH_2 =$CHCH_2^+$ 中,带正电荷的碳原子为 sp^2 杂化,三个 sp^2 杂化轨道分别与两个 H、一个 C 形成了三个 σ 键,没有成键的空 p 轨道与双键中的 π 轨道侧面重叠形成 p-π 共轭体系,在这样的 p-π 共轭体系中,其电子数少于原子数,是一种缺电子共轭($p_空$-π 共轭),如下所示:

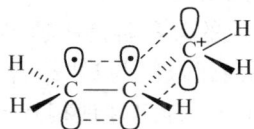

烯丙基游离基则为等电子共轭体系($p_等$-π 共轭),如下所示:

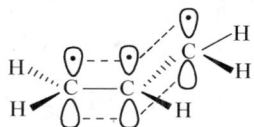

(3) σ-π 与 σ-p 超共轭体系:C—Hσ 键的轨道也可以与相邻 π 键的轨道发生一定程度的侧面重叠,这种离域体系称为 σ-π 超共轭体系。此外,C—Hσ 键的轨道与相邻原子未成键的 p 轨道也有类似侧面重叠,这种离域体系称为 σ-p 超共轭体系。σ-p 超共

轨体系中,p 轨道可以是空轨道,也可以有 p 电子。

　　超共轭体系因轨道重叠程度低,电子离域的程度也低,所以产生的共轭效应也比 $\pi-\pi$、$p-\pi$ 共轭体系弱,对体系稳定性的贡献也小。

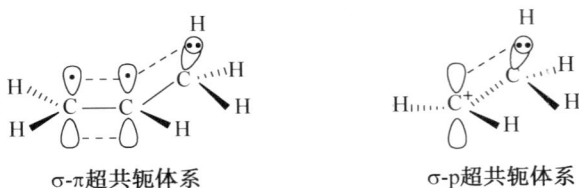

σ-π超共轭体系　　　　　　　　σ-p超共轭体系

　　在 $\sigma-\pi$、$\sigma-p$ 两种超共轭体系中,电子云大多是从多电子的 σ 键轨道流向 π 键轨道或 p 轨道。

　　$\sigma-p$ 超共轭效应也可用于解释碳正离子的稳定性。除了烷基的供电子诱导效应外,带正电荷的碳原子连接的甲基越多,形成的 $\sigma-p$ 超共轭的概率越高,$\sigma-p$ 超共轭效应越强,电荷分散的程度越高,体系越稳定。所以常见的碳正离子的稳定性顺序是:

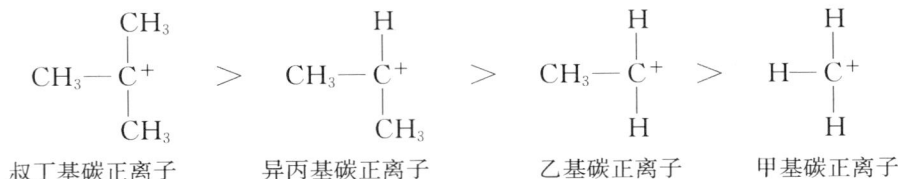

叔丁基碳正离子　　　　异丙基碳正离子　　　　乙基碳正离子　　　　甲基碳正离子

（二）共轭二烯烃的性质

1. 1,3-丁二烯与 HX 的加成反应

1,3-丁二烯与 HX 反应生成两种产物,一种是试剂 HX 中的 H^+ 和 X^- 分别加在 1,3-丁二烯的 C1 和 C2 上,称 1,2-加成产物;另一种是试剂 HX 中的 H^+ 和 X^- 分别加在 1,3-丁二烯的 C1 和 C4 上,称 1,4-加成产物,又称共轭加成产物。

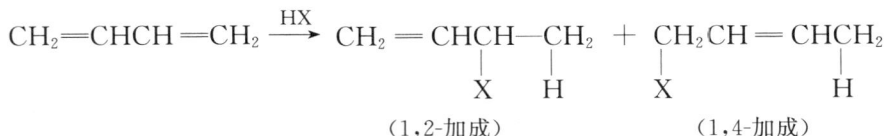

（1,2-加成）　　　　　　（1,4-加成）

2. 共轭效应对 1,4-加成产物的解释

1,3-丁二烯与 HX 加成时,反应的第一步是决速步骤,HX 中带正电荷的 H^+ 进攻底物,引起共轭链上 π 电子云的交替极化,H^+ 与 C1 结合,产生中间体 a,进而通过 π 键的转移,中间体 a 转化为中间体 b,且 b 与 a 能迅速地相互转化:

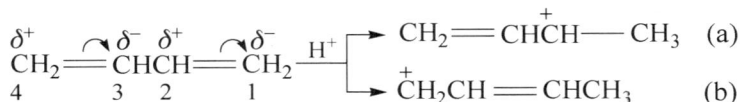

　　第二步是快反应,X^- 和 C2 或 C4 结合生成 1,2-加成或 1,4-加成产物。

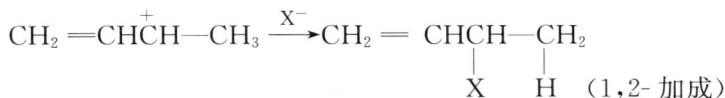

$$\overset{+}{CH_2}CH=CHCH_3 \xrightarrow{X^-} CH_2CH=CHCH_2$$

$$\underset{X}{|} \qquad \underset{H}{|} \quad (1,4-加成)$$

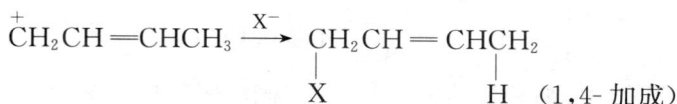

四、炔烃的化学性质

和烯烃类似,炔烃分子中的 π 键比较活泼,易断裂而发生化学反应,可以和炔烃加成的试剂有氢气、卤素、卤化氢等。

(一) 催化加氢

炔烃在催化剂(Ni、Pd、Pt 等)作用下与氢气发生加成反应生成烯烃,继而生成烷烃。

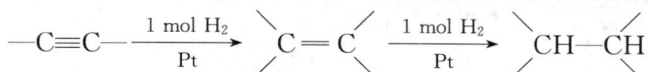

$$-C\equiv C- \xrightarrow[Pt]{1\ mol\ H_2} \diagdown C=C \diagup \xrightarrow[Pt]{1\ mol\ H_2} \diagdown CH-CH \diagup$$

(二) 亲电加成

炔烃和烯烃类似,可以与卤素、卤化氢等发生亲电加成反应,由于叁键碳原子是 sp 杂化,其电负性略大于烯烃中 sp^2 杂化的双键碳原子,故在进行亲电加成反应时,炔烃反应速率比烯烃略慢些。

1. 与卤素的加成

炔烃与足量卤素反应可以生成四卤代烷。例如:

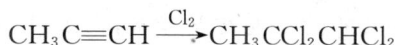

$$CH_3C\equiv CH \xrightarrow{Cl_2} CH_3CCl_2CHCl_2$$

分子中如果同时存在双、叁键,加 1 mol 卤素时,亲电反应优先发生在双键上,如下例:

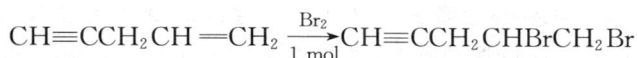

$$CH\equiv CCH_2CH=CH_2 \xrightarrow[1\ mol]{Br_2} CH\equiv CCH_2CHBrCH_2Br$$

2. 与卤化氢的加成

烯烃可以与 2 mol HX 发生亲电加成反应,不对称炔烃与 HX 的亲电加成遵循马氏规则。例如:

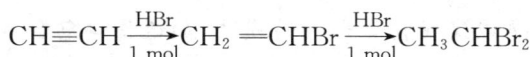

$$CH\equiv CH \xrightarrow[1\ mol]{HBr} CH_2=CHBr \xrightarrow[1\ mol]{HBr} CH_3CHBr_2$$

(三) 氧化反应

炔烃与酸性高锰酸钾等氧化剂反应,碳碳叁键被氧化生成羧酸或二氧化碳。碳碳叁键所连的基团不同,产物不同:连有烃基 R 的叁键碳被氧化成 RCOOH,连有 H 的叁键碳被氧化成 CO_2。例如:

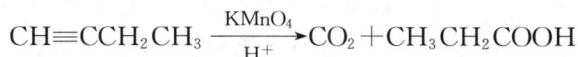

$$CH\equiv CCH_2CH_3 \xrightarrow[H^+]{KMnO_4} CO_2 + CH_3CH_2COOH$$

(四) 聚合反应

和烯烃类似,炔烃可以在高温、高压和催化剂存在下发生聚合反应。此外,炔烃还可以发生如下聚合反应:

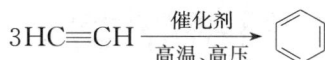

$$3HC\equiv CH \xrightarrow[高温、高压]{催化剂} \hexagon$$

(五) 炔化物的生成

与叁键碳原子相连的氢原子具有一定的活泼性,可被金属取代,生成炔化物,反应常用的试剂为硝酸银的氨溶液或氯化亚铜的氨溶液,例如:

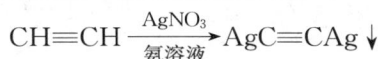

$$CH\equiv CH \xrightarrow[氨溶液]{AgNO_3} AgC\equiv CAg\downarrow$$

$$CH\equiv CH \xrightarrow[\text{氨溶液}]{\text{Cu}_2\text{Cl}_2} CuC\equiv CCu\downarrow$$

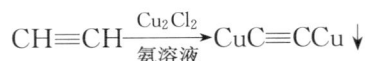

具有—C≡CH结构(端基炔结构)的炔烃与硝酸银的氨溶液反应时,产物为白色沉淀,与氯化亚铜的氨溶液反应时,产物为红棕色沉淀,这两者常用于端基炔的鉴别。

重要的烷、烯、炔

甲烷为无色无嗅气体,与空气、氧气或氯气能生成易爆炸的混合物。甲烷可以作为燃料,在工业上还可以作为生产甲醇等的原料。

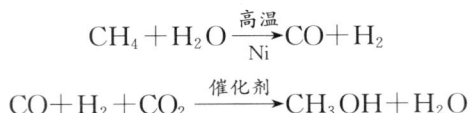

$$CH_4+H_2O \xrightarrow[\text{Ni}]{\text{高温}} CO+H_2$$

$$CO+H_2+CO_2 \xrightarrow{\text{催化剂}} CH_3OH+H_2O$$

辛烷有18个构造异构体,其中2,2,4-三甲基戊烷(又称为异辛烷)的震爆现象最少,规定其辛烷值为100,而正庚烷的抗爆性差,规定其辛烷值为0,这两种标准燃料以不同的体积比混合起来,可得到各种不同的抗震性等级的混合液,在发动机相同工作条件下与待测燃料进行对比,抗震性与样品相等的混合液中所含异辛烷百分数即为该待测燃料的辛烷值。常用辛烷值作为汽油的重要质量指标,而且汽油的型号也用它的数值来表示。汽油辛烷值越大,抗震性越好,质量也越好。

石蜡几乎完全由烃类组成,其中大多是直链烷烃或支链很少的烷烃,按其状态可以分成固体石蜡、液体石蜡和微晶蜡三种。液体石蜡的润滑作用在临床上有较广泛的应用,例如在吸痰时用液体石蜡做润滑剂,可以减少气道的痰痂形成和气道阻塞;液体石蜡在肠内不被消化,吸收极少,对肠壁和粪便起润滑作用,且能阻止肠内水分吸收,软化大便,使之易于排出,常被用作泻药。

凡士林常作为配制药膏的原料,由于凡士林具有防水性,不易和水混合,涂抹在皮肤上可以保持皮肤湿润,可以保护伤口部位的皮肤,加速伤口愈合。凡士林虽然没有杀菌能力,但由于它能阻挡空气中的细菌和皮肤接触,从而降低了感染的可能性。

乙烯是合成纤维、合成橡胶、合成塑料(聚乙烯及聚氯乙烯)、合成酒精(乙醇)等的基本化工原料;乙烯作为植物激素,常用作水果和蔬菜的催熟剂。

异戊二烯系统名称为2-甲基-1,3-丁二烯,是无色液体,不溶于水,能与乙醇、乙醚、丙酮和苯等溶剂混溶。异戊二烯容易自身聚合或与别的不饱和化合物共聚合,在催化剂存在下聚合生成顺-1,4-聚异戊二烯,其结构和性能相当于天然橡胶;少量异戊二烯与异丁烯共聚,生成丁基橡胶;异戊二烯还用于制造农药、医药、香料及黏结剂等。

乙炔是最简单的炔烃。微溶于水,易溶于乙醇、苯、丙酮。乙炔燃烧时能产生高温,氧炔焰的温度可以达到3 200 ℃左右,用于切割和焊接金属。乙炔化学性质活泼,能与许多试剂发生加成反应,是有机合成的最重要原料之一。

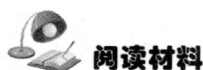

阅读材料

聚 合 物

聚乙烯(polyethylene,简称 PE)是乙烯经聚合制得的一种热塑性树脂。常温下不溶于一般溶剂,吸水性小,电绝缘性优良。聚乙烯无臭,无毒,手感似蜡,具有优良的耐低温性能(最低使用温度可达－100～－70 ℃),化学稳定性好,能耐大多数酸碱的侵蚀(不耐具有氧化性质的酸)。

聚乙烯塑料无毒、透明、透气性好,常用于制造生活用品如简易食品包装袋、一次性注射器等。

聚丙烯(polypropylene,简称 PP)为无毒、无臭、无味的乳白色高结晶的聚合物,密度只有 $0.85～0.93$ g/cm^3,是目前所有塑料中最轻的品种之一。

聚丙烯的化学稳定性很好,除能被浓硫酸、浓硝酸侵蚀外,对其他各种化学试剂都比较稳定。此外,聚丙烯塑料无毒、强度好,其耐热性和透明度都优于聚乙烯,常用于制造生活用品、塑料医疗器械,如透明塑料脸盆、一次性注射器等。

许多饮料瓶、矿泉水瓶的底部都有一个带有箭头的三角形标志,里面标有数字,不同的数字代表不同的材料,详见表 11-3 所示:

表 11-3 塑料瓶标识与成分

数字标识	主要成分	特点及主要用途
1	PET(聚对苯二甲酸乙二醇酯)	耐热至 70 ℃,不能循环使用,也不宜用于装热水
2	HDPE(高密度聚乙烯)	可耐 110 ℃高温,常用作清洁用品的容器、标明"食品用"的塑料袋可用作盛装食品的容器
3	PVC(聚氯乙烯)	一般工作温度不高于 80 ℃,已经极少用于包装食品
4	LDPE(低密度聚乙烯)	110 ℃热熔,常用做保鲜膜、塑料膜等
5	PP(聚丙烯)	耐 130 ℃高温,微波炉餐盒采用这种材质制成
6	PS(聚苯乙烯)	耐热又抗寒,用于制造碗装泡面盒、发泡快餐盒,但不能放进微波炉中,不能用于盛装强酸、强碱性物质
7	PC(聚碳酸酯)	耐热温度范围是－45～135 ℃,多用于制造奶瓶、太空杯、防护镜等。也曾用于制造奶瓶,但 PC 中残留的双酚 A,温度愈高,释放愈多,速度也愈快,因此不应以 PC 水瓶盛热水

聚乙烯醇(简称 PVA)是一种水溶性高分子聚合物,为无毒材料,具有良好的生物相容性。在药学方面的应用主要集中在膜剂、凝胶剂以及药物缓控释给药系统。

聚乙烯醇是一种良好的凝胶材料,广泛用于凝胶剂的制备中。凝胶用于药物制剂,可以延长药物与病灶部位的接触时间,有利于提高药物的利用度;当凝胶材料与水或消化液接触时,形成凝胶屏障而具有控释作用。

聚乙烯醇水凝胶在眼科方面有重要的应用。将聚乙烯醇和水、甘油、二甲亚砜等混合,冷却后得到透明的水凝胶,可用于制造软性接触眼镜,具有透气性好、含水量大以及吸附蛋白质少等特点。聚乙烯醇经钴 60 照射,交联形成高分子水凝胶,其含水量、屈光指数、比重等和人体玻璃体接近,是理想的人工玻璃体材料。

习　题

1. 用系统命名法命名下列化合物。

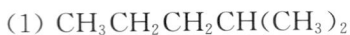

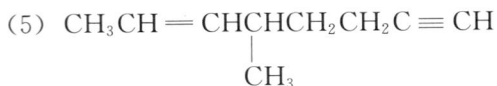

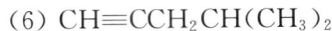

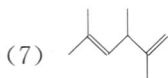

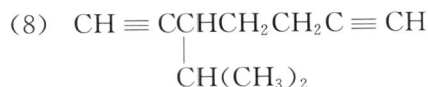

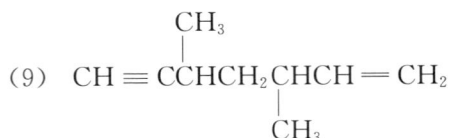

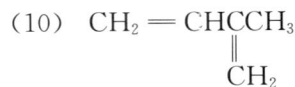

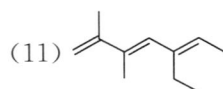

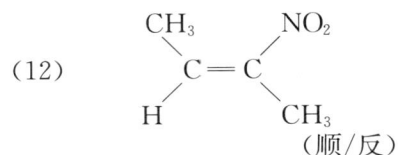

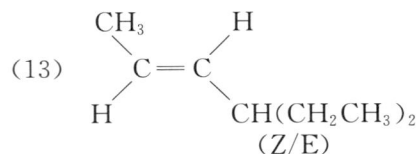

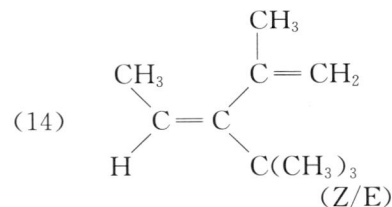

(1) $CH_3CH_2CH_2CH(CH_3)_2$

(2)

(3) $(CH_3)_2CHC(CH_3)_3$

(4) $CH_2=CHCH(CH_3)_2$

(5) $CH_3CH=CHCH CH_2CH_2C\equiv CH$
　　　　　　　　　|
　　　　　　　　CH_3

(6) $CH\equiv CCH_2CH(CH_3)_2$

(7)

(8) $CH\equiv CCHCH_2CH_2C\equiv CH$
　　　　　　|
　　　　$CH(CH_3)_2$

(9) $\quad\quad\quad CH_3$
　　　　　　|
$CH\equiv CCHCH_2CHCH=CH_2$
　　　　　　　　　|
　　　　　　　　CH_3

(10) $CH_2=CHCCH_3$
　　　　　　‖
　　　　　CH_2

(11)

(12)
$$\begin{array}{cc} CH_3 & NO_2 \\ \diagdown & \diagup \\ C=C \\ \diagup & \diagdown \\ H & CH_3 \end{array}$$
（顺/反）

(13)
$$\begin{array}{cc} CH_3 & H \\ \diagdown & \diagup \\ C=C \\ \diagup & \diagdown \\ H & CH(CH_2CH_3)_2 \end{array}$$
（Z/E）

(14)
$$\begin{array}{cc} & CH_3 \\ & | \\ & C=CH_2 \\ CH_3 & | \\ \diagdown & C \\ C=C \\ \diagup & \diagdown \\ H & C(CH_3)_3 \end{array}$$
（Z/E）

2. 指出下列化合物中各个碳原子的杂化类型。

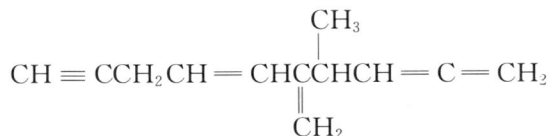

$$CH\equiv CCH_2CH=CHCCHCH=C=CH_2$$
　　　　　　　　　　|　|
　　　　　　　　CH_2　CH_3

3. 指出下列化合物中各个碳原子的类型（伯、仲、叔、季）。

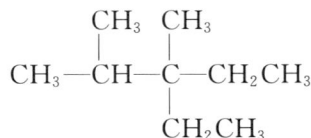

$$\begin{array}{c} CH_3 \quad CH_3 \\ | \quad\quad | \\ CH_3-CH-C-CH_2CH_3 \\ | \\ CH_2CH_3 \end{array}$$

4. 写出分子式为 C_5H_{10} 链状化合物的所有构造异构体。

5. 完成下列反应式。

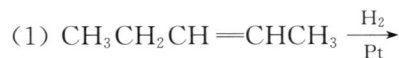

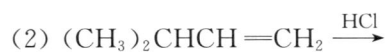

(1) $CH_3CH_2CH=CHCH_3 \xrightarrow{\ H_2\ }{}_{Pt}$

(2) $(CH_3)_2CHCH=CH_2 \xrightarrow{\ HCl\ }$

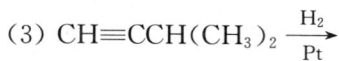

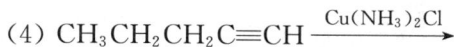

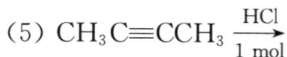

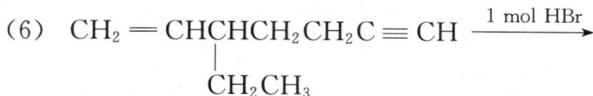

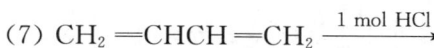

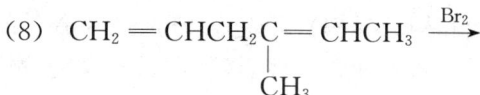

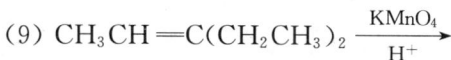

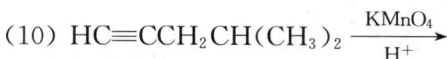

(3) $CH{\equiv}CCH(CH_3)_2 \xrightarrow[Pt]{H_2}$

(4) $CH_3CH_2CH_2C{\equiv}CH \xrightarrow{Cu(NH_3)_2Cl}$

(5) $CH_3C{\equiv}CCH_3 \xrightarrow[1\ mol]{HCl}$

(6) $CH_2{=}CHCHCH_2CH_2C{\equiv}CH \xrightarrow{1\ mol\ HBr}$
　　　　　　$|$
　　　　　CH_2CH_3

(7) $CH_2{=}CHCH{=}CH_2 \xrightarrow{1\ mol\ HCl}$

(8) $CH_2{=}CHCH_2C{=}CHCH_3 \xrightarrow{Br_2}$
　　　　　　　　$|$
　　　　　　　CH_3

(9) $CH_3CH{=}C(CH_2CH_3)_2 \xrightarrow[H^+]{KMnO_4}$

(10) $HC{\equiv}CCH_2CH(CH_3)_2 \xrightarrow[H^+]{KMnO_4}$

6. 写出化合物 $ClCH_2CH_2Cl$ 的典型构象,其中哪种构象是优势构象?

7. 用简单的化学方法鉴别下列各组化合物。

(1) $CH_3CH{=}CHCH_2CH_3$ 和 $CH_2{=}CHCH_2CH_2CH_3$

(2) $CH_3C{\equiv}CCH_2CH_3$ 和 $CH{\equiv}CCH_2CH_2CH_3$

(3) 2-甲基丁烷、3-甲基-1-丁炔和3-甲基-1-丁烯

8. 先写出下列二烯烃的结构式,再指出它们各属于哪种类型的二烯烃。

(1) 2-甲基-1,4-己二烯　　(2) 2E,4E-2,4-己二烯　　(3) 2,4-二甲基-2,3-己二烯

9. 分子式为 C_4H_8 的两种开链化合物,分别与HBr反应时,主产物为同一种卤代烷,试推测它们可能的结构。

10. 具有相同分子式的两个化合物 A 和 B,催化加氢后都可以生成2-甲基丁烷,A 和 B 可与两分子溴加成,分别生成 C 和 D,A 可与硝酸银的氨水溶液作用产生白色沉淀,B 则没有沉淀生成。试写出 A、B、C、D 可能的结构式。

11. 化合物 A(分子式为 C_5H_{10})可以使溴水和酸性高锰酸钾褪色,它与酸性高锰酸钾反应可得 B(分子式为 C_4H_8O)和一种可使澄清石灰水浑浊的气体。试推测 A 和 B 可能的结构。

12. 同分异构体 A 和 B(分子式为 C_4H_6)都能使溴水褪色,A 与银氨溶液反应可以生成白色沉淀,而 B 不能,A 能与热的高锰酸钾反应生成 CO_2 和 CH_3CH_2COOH,B 与热的高锰酸钾反应则生成 CO_2 和 $HOOCCOOH$。试推测 A、B 可能的结构。

（朱　荔）

第十二章 环 烃

学习要求

掌握:环烷烃的结构(构造异构、顺反异构和构象异构);环烷烃、环烯烃的命名;环烷烃化学性质(卤代、加成);苯的结构;苯系芳烃的命名和化学性质(芳环亲电取代、侧链的取代及氧化)。

熟悉:芳环的加成。

了解:稠环芳烃的结构和命名。

环烃是具有环状结构的碳氢化合物,根据其结构和性质,可以分为脂环烃和芳香烃,根据环烃中环的个数,可分为单环烃和多环烃两类。

脂环烃(alicyclic hydrocarbon)性质和脂肪烃类似,根据成环碳原子个数,可将单环脂环烃分为三元环、四元环、五元环等。

芳香烃(aromatic hydrocarbon)是一类具有芳香性的环烃,其中含有苯环结构的芳香烃称为苯系芳烃。

第一节 脂环烃

脂环烃分为饱和脂环烃(环烷烃)和不饱和脂环烃(环烯烃和环炔烃)两类。本节主要介绍环烷烃的相关知识。

一、环烷烃

(一)环烷烃的结构

环烷烃分子中碳原子均采取 sp^3 杂化,环烷烃的稳定性和环的几何形状及角张力有关:键角越接近 $109.5°$,分子越稳定;偏差越大,角张力越大,分子越不稳定。

1. 环丙烷的结构

环丙烷的碳碳键形成时,碳原子并不是沿杂化轨道的对称轴"头碰头"重叠,实际测得环丙烷的碳碳 σ 键的键角为 $105.5°$。三个碳原子在两两成键时,采取在两原子核连线的外侧重叠的方式,形成弯曲键(又称香蕉键),图 12 - 1 为环丙烷的弯曲键示意图。

这种弯曲 σ 键的电子云在两原子核连线的外侧,离碳原子核相对较远,受核的束缚力较小,容易极化,易受

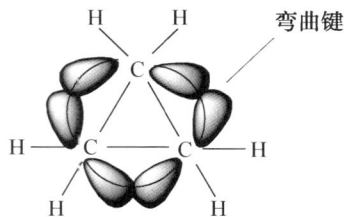

图 12 - 1 环丙烷的弯曲键示意图

到亲电试剂的进攻,发生亲电加成反应。

2. 环丁烷、环戊烷和环己烷的结构

环丁烷的结构与环丙烷类似,碳碳键也是弯曲的 σ 键,不同的是环丁烷弯曲程度低,轨道重叠的程度增大,且环丁烷的四个碳原子并不是在同一个平面上,其碳碳 σ 键的键角为 111.5°,环张力小于环丙烷,因此它比环丙烷稳定。

五元及以上的环烷烃,由于成环的碳原子不在一个平面上,碳碳键的键角已接近或等于 109.5°,环张力很小甚至没有环张力。

3. 取代环烷烃的顺反异构

在脂环化合物中,环的结构也限制了碳原子的自由旋转,因此当环上两个或多个碳原子连接的原子或基团不相同时,就可产生不同的立体异构体。

在判断脂环烃顺反异构的构型时,将构成环的碳原子看作平面的,如果相同(或相似)的基团在平面的同侧称为顺式,在两侧的称为反式,例如:

顺-1,4-二甲基环己烷　　　　　反-1,4-二甲基环己烷

4. 环己烷的构象

环己烷分子中的六个碳原子不在同一平面上,其分子自动折曲成不同构象,其中椅式和船式是两种典型构象。

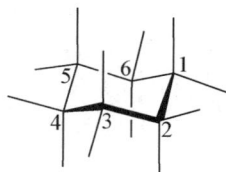

环己烷椅式构象　　　　　环己烷船式构象

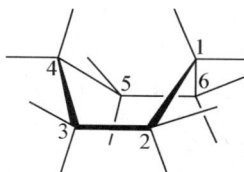

环己烷的椅式和船式构象可通过环的扭动而相互转换。船式构象中 C2—C3 和 C5—C6 两对碳原子的键处于完全重叠式;而椅式构象中,两个相邻碳原子的键都处于邻位交叉式,所以椅式构象比船式构象稳定,是环己烷的优势构象。

在环己烷的椅式构象中,6 个碳原子可以看成由 C1、C3、C5 和 C2、C4、C6 构成的两个平面,这两个平面(又称为环平面)相互平行,环己烷中 12 个 C—H 键可以分成两类,6 个 C—H 键与环平面垂直,称为直立键(又称 a 键或竖键),其中三个竖直向上,三个竖直向下;另外 6 个 C—H 键则与环平面成 19.5°夹角,叫做平伏键(又称 e 键或横键),其中三个向上倾斜,三个向下倾斜,环己烷椅式构象中每个碳原子都有一个 a 键和一个 e 键。

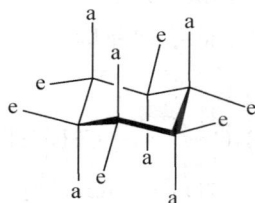

环己烷可以通过环的翻转,从一种椅式构象(Ⅰ)转换成另一种椅式构象(Ⅱ),两种构象能量相同,翻转能垒为 46 kJ/mol,故在室温下就可以自由翻转,即环己烷是这两种

椅式构象的动态平衡体。

翻转后,构象(Ⅰ)中的 a 键转变为构象(Ⅱ)中的 e 键,构象(Ⅰ)中的 e 键转变为构象(Ⅱ)中的 a 键:

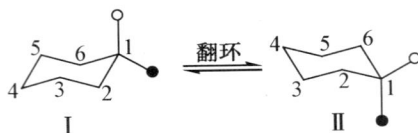

I   翻环   Ⅱ

一取代环己烷的优势构象是取代基在 e 键的构象。

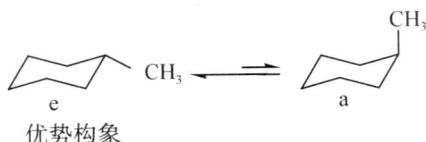

e
优势构象   a

如果是多取代环己烷,一般是 e 键上取代基多的构象为优势构象。例如,反-1,4-二甲基环己烷的优势构象为:

如果同一碳上有不同的取代基时,则体积大的取代基处于 e 键上的为优势构象。例如,1-甲基-1-叔丁基环己烷的优势构象为:

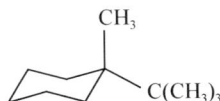

(二)环烷烃的命名

环烷烃的系统命名与烷烃相似,根据环上碳原子数目,称为环某烷。常见的环烷烃有:

环丙烷   环丁烷   环戊烷   环己烷

一取代环烷烃在命名时,以环某烷为母体,前面加上烃基的名称,如甲基环己烷、乙基环己烷等。多取代环烷烃中,按"最低系列原则",例如:

甲基环丙烷   1,1,2-三甲基环戊烷   2,4-二甲基-1-异丙基环己烷

如果有多种编号方式都满足"最低系列原则",则让优先顺序小的基团有较低的编号,如下例:

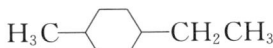

H_3C —⟨环⟩— CH_2CH_3
1-甲基-4-乙基环己烷

(三)环烷烃的物理性质

低级环烷烃在常温下为气体(如环丙烷、环丁烷等)或液体(如环戊烷、环己烷等);高

级环烷烃在常温下为固体。

（四）环烷烃的化学性质

环烷烃因环的大小不同,存在性质上的差异。三、四元环结构不稳定,化学性质比较活泼。

环烷烃一般不与高锰酸钾反应,表现出与烷烃相似的性质,因此可用高锰酸钾鉴别环烷烃和不饱和烃。

1. 取代反应

和烷烃类似,在高温、光照等条件下,环烷烃能与卤素发生自由基取代反应。

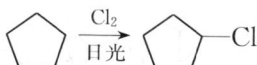

2. 加成反应

小环(三元、四元环)的环烷烃很容易与氢、卤素、卤化氢发生开环加成反应。例如环丙烷的加成反应:

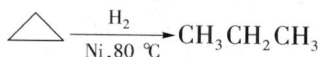

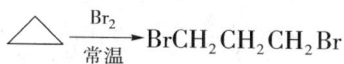

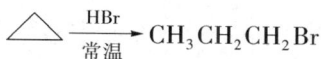

环丁烷也能发生上述反应,只是需要更高的温度,例如:

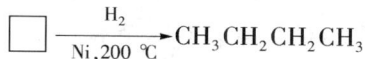

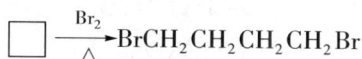

环丙烷(或环丁烷)的烷基衍生物也容易发生开环加成反应,环的断裂发生在含氢最多与含氢最少的两个碳原子之间,加成方向遵循马氏规则。例如:

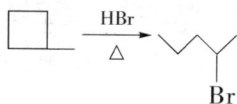

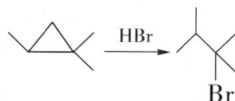

五、六元环烷烃难以发生开环加成反应。因此可以用红棕色的溴水鉴别三、四元环和五、六元环的环烷烃,前者褪色,后者不褪色。

二、不饱和脂环烃

不饱和脂环烃的命名和烯烃、炔烃类似,即根据环上碳原子数目称环某烯或环某炔,环上碳原子的编号,从双键或叁键碳开始,其他根据"最低系列原则"编号。例如:

3,4,5-三甲基-1-环己烯   6-乙基-1,4-环庚二烯

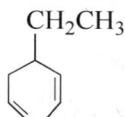

不饱和脂环烃的化学性质与相应的烯烃、炔烃类似,也可以进行亲电加成反应、氧化反应等。

重要的环烷烃

环丙烷在医药上可用作全身麻醉剂,由于其特殊的骨架结构,在有机化学中应用也较为广泛。取代环丙烷是多种药物中的重要结构单元,如环丙沙星、恩罗沙星和司帕沙星等。

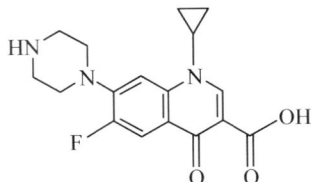

环丙沙星

除虫菊酯作为广谱杀虫剂用于防治多种害虫,其结构常为取代环丙烷羧酸酯。

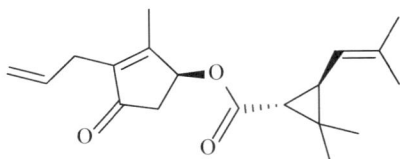

烯丙菊酯

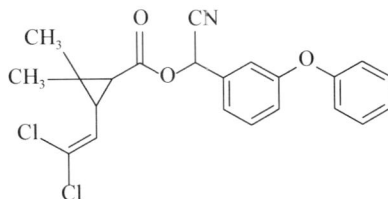

氯氰菊酯

环己烷为无色有刺激性气味的液体。不溶于水,可与乙醇、乙醚、丙酮、苯等多种有机溶剂混溶。常作为溶剂,如橡胶和涂料的溶剂、胶黏剂的稀释剂、油脂萃取剂等;也常用于有机合成,如制备环己醇和环己酮等有机物。

金刚烷(adamantane)基本结构是椅式环己烷,具有良好的热稳定性、润滑性和亲油性,且无毒无味,其衍生物可用做高级润滑剂、照相感光材料表面活性剂、杀虫剂、催化剂等,也可用做抗癌、抗肿瘤的药物,如金刚烷胺,是最早用于抑制流感病毒的抗病毒药物之一。

金刚烷

金刚烷胺

第二节　芳香烃

根据分子中是否存在苯环,可将芳香烃分为苯系芳烃和非苯芳烃,本节只讨论苯系芳烃。

一、苯分子的结构

杂化轨道理论认为,苯分子中的 6 个碳原子均为 sp^2 杂化,每个碳原子都以 3 个杂化轨道分别与相邻的 2 个碳原子和 1 个氢原子形成 3 个 σ 键,故苯分子碳架呈正六边形结构;每个碳原子都有1个未参与杂化的2p轨道,彼此平行重叠,形成了1个包含6个碳原子在内的闭合的"大π键",从而形成了苯的闭合共轭体系,此共轭体系的电子云均匀、对称地分布于分子平面上方和下方。

由于共轭效应的作用,π电子高度离域,电子云密度完全平均化,故构成苯环的六个碳原子完全相同,苯环中没有单双键之分,键长也完全平均化,苯环具有特殊的稳定性,不容易发生破坏苯环的加成和氧化反应。

苯的结构除保留凯库勒式外,常用苯的现代结构式表示,即正六边形中心加个圆圈来表示,圆圈表示离域的π电子云。

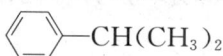

苯的凯库勒式　　　　　苯的现代结构式

二、苯同系物的命名

苯的同系物可看作苯环上的氢原子被烃基取代的产物。

一烃基苯命名时,以苯环为母体,烷基为取代基,称为"某苯",如下列:

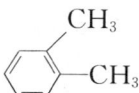　　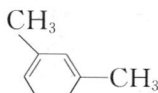　　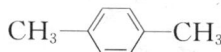

甲苯　　　　　　　　　　异丙苯　　　　　　　　　叔丁苯

二烃基苯及三烃基苯,因烃基在苯环上的相对位置的不同,存在位置异构体。

二烃基苯有三种异构体,命名时需标明两个烃基在苯环上的位置,除了用阿拉伯数字表示取代基的位次外,也可用汉字"邻"、"间"、"对"或用简写符号"o"、"m"、"p"表示两取代基的相对位置,例如:

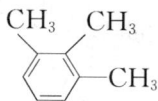　　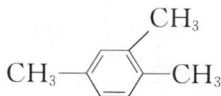　　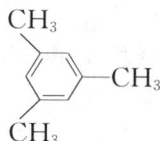

1,2-二甲苯　　　　　1,3-二甲苯　　　　　　1,4-二甲苯
邻二甲苯　　　　　　间二甲苯　　　　　　　对二甲苯
o-二甲苯　　　　　　m-二甲苯　　　　　　　p-二甲苯

三烃基苯如三个烃基相同,则有三种异构体,如三甲苯的三种异构体及其名称如下:

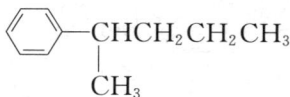　　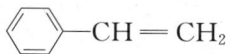

1,2,3-三甲苯　　　　　1,2,4-三甲苯　　　　　1,2,5-三甲苯
连三甲苯　　　　　　　偏三甲苯　　　　　　　均三甲苯

苯环上如果连有复杂烷基或不饱和烃基时,以苯环为取代基,侧链为母体命名,例如:

2-苯基戊烷　　　　　　　　　　　　苯乙烯

芳香烃分子中去掉 1 个氢原子,剩下的部分称为芳烃基(aryl),用 Ar 表示,苯基(phenyl)用 Ph 或 Φ 表示。常见的芳烃基有:

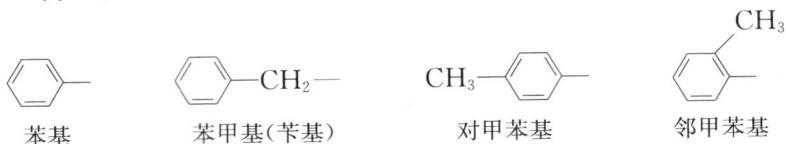

苯基　　　　　　苯甲基(苄基)　　　　　对甲苯基　　　　　邻甲苯基

三、苯及同系物的物理性质

苯及其同系物多为无色液体,密度小于水,不溶于水,易溶于乙醚、四氯化碳等有机溶剂。

沸点随相对分子质量增加而增高,熔点与相对分子质量和分子形状有关,越对称熔点越高。

四、苯及同系物的化学性质

苯环存在的闭合共轭体系使得环系稳定性高,一般情况下,难以发生加成反应和氧化反应,而容易发生环上氢原子被取代的反应,芳香化合物这一特殊的化学性质称为芳香性。

(一) 芳环的亲电取代反应

苯环受到亲电试剂的进攻,环上氢原子可以被取代,根据进攻试剂不同,将苯环的亲电取代反应分为卤代、硝化、磺化等。

1. 卤代反应

在三卤化铁(或铁粉)的催化下,苯环上氢原子可被卤原子取代,例如:

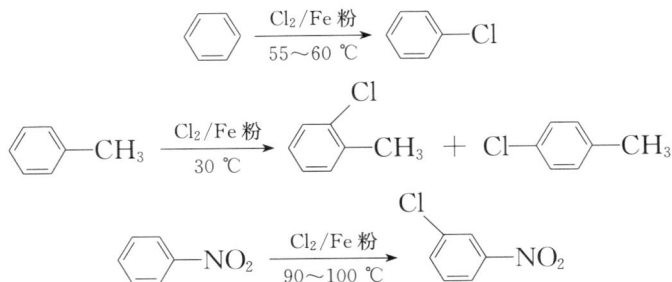

2. 硝化反应

在浓硝酸和浓硫酸的混酸作用下,苯环上的氢被硝基取代,例如:

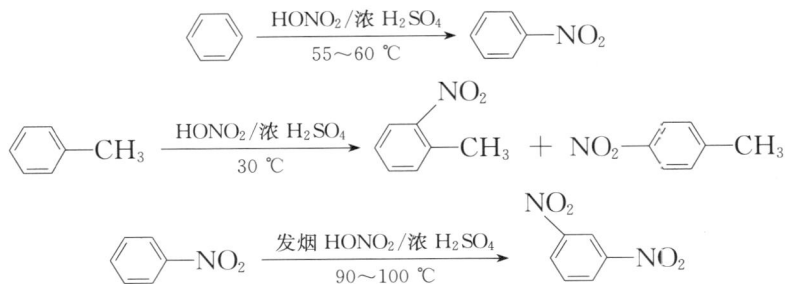

3. 磺化反应

在发烟硫酸(含有三氧化硫的浓硫酸)的作用下,苯环上氢原子被磺酸基取代生成苯磺酸。

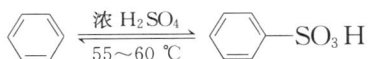

磺化反应是可逆反应,苯磺酸与过热水蒸气作用时,可水解脱去磺酸基又生成苯。这种可逆反应在芳香族化合物的分离提纯以及有机合成中有重要的意义。

（二）芳环亲电取代反应机理及定位效应

1. 芳环亲电取代反应机理

苯环上氢被取代的反应是由于亲电试剂的进攻而引起的,故属于亲电取代反应。

首先在催化剂作用下,产生亲电试剂(E^+)：

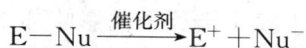

$$E—Nu \xrightarrow{\text{催化剂}} E^+ + Nu^-$$

E^+进攻苯环,生成不稳定的碳正离子中间体(称为 σ 络合物)：

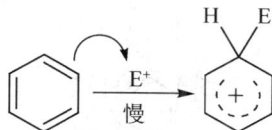

此碳正离子中间体失去一个质子,生成苯的取代物：

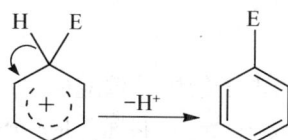

2. 芳环亲电取代反应定位效应及解释

取代苯发生亲电取代反应时,新进入的基团进入苯环的位置及难易程度取决于原有取代基的种类,而与新进入基团的种类无关。苯环上原有的取代基称作定位基,定位基决定新进入基团的位置和难易程度的规律称为定位规律。

定位基可分为邻、对位定位基和间位定位基两类,见表 12-1 所示：

表 12-1 定位基分类

邻、对位定位基	强致活基	$—O^-$，$—NH_2$，$—OH$，$—OR$			
	中等致活基	$—\overset{\text{O}}{\underset{\|}{\text{OCR}}}$，$—\overset{\text{O}}{\underset{\|}{\text{NHCR}}}$			
	弱致活基	$—CH_3$，$—C_6H_5$			
	弱致钝基	$—X$			
间位定位基	弱致钝基	$—\overset{\text{O}}{\underset{\|}{\text{CR}}}$，$—\overset{\text{O}}{\underset{\|}{\text{COH}}}$，$—\overset{\text{O}}{\underset{\|}{\text{COR}}}$，$—\overset{\text{O}}{\underset{\|}{\text{CH}}}$			
	中等致钝基	$—CN$，$—SO_3H$			
	强致钝基	$—\overset{+}{N}R_3$，$—NO_2$，$—CF_3$			

邻、对位定位基(又称第一类定位基)活化苯环(卤素除外),并使新基团进入其邻位和对位,其结构特征为:定位基中与苯环直接相连的原子大多具有未共用电子对,或定位基为供电子基团。

间位定位基(又称第二类定位基)钝化苯环,并使新基团进入其间位,其结构特征为:定位基中与苯环直接相连的原子上一般具有重键或带有正电荷。

3. 芳环亲电取代反应定位效应的解释

苯环是一个电子云分布均匀的闭合大 π 体系,当苯环上连接一个取代基时,这个取代基就能使苯环原有的电子云分布发生改变。

邻、对位定位基(除卤素外)能使苯环电子云密度增高,尤其是定位基的邻位和对位电子云密度增加更为显著。所以邻、对位定位基(除卤素外)有利于苯环的亲电取代反应,对苯环有致活作用,且亲电试剂容易进攻邻、对位的碳原子。

例如甲苯,甲基对苯环的供电子诱导效应(+I)使电子云从甲基向苯环转移,同时甲基的 C—Hσ 键与苯环上的大 π 键有 σ-π 超共轭效应(+C),这两种效应都使苯环上的电子云密度增加,但它们对苯环上每个碳原子的影响却不一样,用弯箭头表示共轭链交替极化方向,可以看出甲基的邻、对位带部分负电荷,电子云密度较间位大,因此甲基是邻、对位定位基。

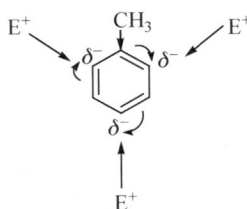

又如苯酚,羟基对苯环具有吸电子的诱导效应(-I),但羟基氧原子的 p 轨道上的孤对电子又可以与苯环上的大 π 键发生 p-π 共轭效应(+C),这两种效应相反,在反应时,动态共轭效应占优势,总的结果使苯环上电子云密度增加,且共轭链出现交替极化,使羟基的邻、对位电子云密度增加更为显著。所以,当苯酚进行亲电取代反应时,比苯容易进行,且取代反应主要发生在羟基的邻位和对位。

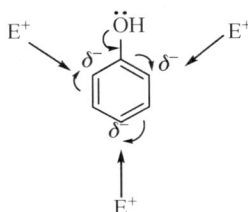

O^-、—NR_2、—NH_2、—OH、—OR、—NHCOR、—OCOR、—X 等和羟基类似,都是活化苯环的邻、对位定位基。

间位定位基可以使苯环上电子云密度降低,因而不利于苯环的亲电取代反应,对苯环起了钝化作用。

例如硝基苯,硝基对苯环有吸电子的诱导效应(-I),同时硝基中氮氧间的 π 轨道与苯环的大 π 键构成 π-π 共轭体系,由于氮氧的电负性比碳强,使共轭体系的电子云移向硝基(-C),诱导效应与共轭效应的方向一致,两者共同作用的结果,降低了苯环的电子云密度,因此,硝基苯进行亲电取代反应比苯困难,且主要产物是间位取代物。

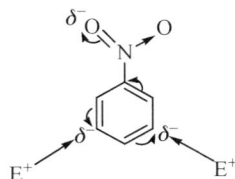

卤素是一类致钝的邻、对位定位基,其主要原因为:

（1）卤素对苯环存在吸电子诱导效应（$-I$），同时卤原子 p 轨道上的孤对电子与苯环上的大 π 键发生 p-π 共轭效应（$+C$），由于卤素的共轭效应弱于诱导效应，故卤素使苯环钝化，即卤代苯的亲电取代活性降低。

（2）卤素的供电子共轭效应使苯环共轭链出现交替极化，其结果使卤原子的邻、对位电子云密度高于间位，所以卤原子是邻、对位定位基。

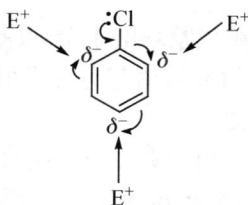

（三）烷基苯侧链的反应

1. 烷基苯侧链的氧化反应

苯环不易被氧化，而一些苯的同系物（如甲苯、乙苯等）苯环上的侧链烃基容易被强氧化剂（高锰酸钾或重铬酸钾等）氧化。

不论侧链烷基长短，只要与苯环直接相连的碳原子（α碳原子）上连有氢原子，都可以被氧化成羧基，如果 α 碳原子没有连氢原子（如叔丁苯），则侧链不被氧化。例如：

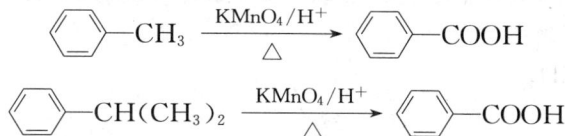

2. 烷基苯侧链的卤代反应

在光照、高温或自由基引发剂（如过氧化苯甲酰等）存在下，烷基苯侧链上的氢原子可以被卤原子取代，反应优先发生在 α 位。例如：

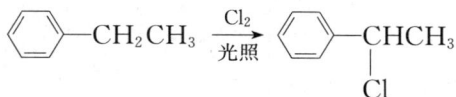

（四）加成反应

苯环难发生加成反应，但在特殊条件下（如高温、高压、催化剂、日光等），可发生加成反应，例如：

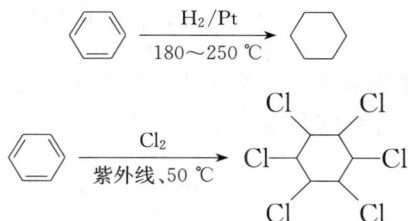

五、稠环芳烃

多环芳烃是指分子中含有两个或两个以上苯环的芳烃。根据苯环间连接方式不同，多环芳烃可以分成稠环芳烃、联苯和多苯取代脂肪烃。本节只讨论稠环芳烃。

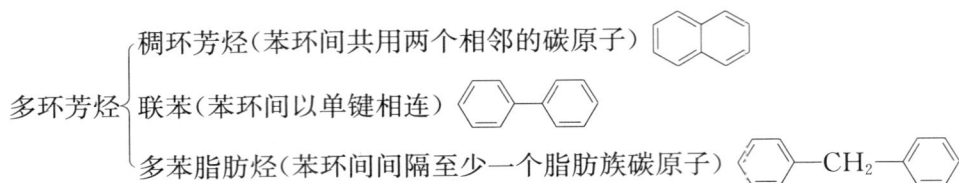

多环芳烃 {稠环芳烃(苯环间共用两个相邻的碳原子)
联苯(苯环间以单键相连)
多苯脂肪烃(苯环间间隔至少一个脂肪族碳原子)}

（一）萘

萘是由两个苯环稠合而成的,组成萘环的十个碳原子都是 sp^2 杂化,所有碳原子共平面,每个碳原子上各有一个未杂化的 p 轨道与分子平面垂直,形成一个闭合的共轭体系,萘环有芳香性,其化学性质和苯类似。

萘及其衍生物命名时,两个环共用的碳原子不编号,余下 8 个碳原子,从与共用碳原子相邻的碳原子开始编号,编完一个环再编另一个环系。萘分子中 1、4、5、8 位称为 α位,2、3、6、7 位称为 β 位。

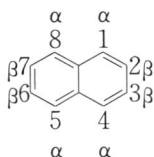

取代萘的编号从与取代基临近的 α 碳开始,如有不同选择,按"最低系列原则"进行编号。

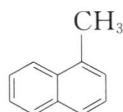 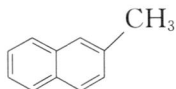 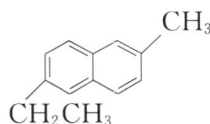

1-甲基萘　　　　　　　2-甲基萘　　　　　　　2-甲基-6-乙基萘
（α-甲基萘）　　　　　（β-甲基萘）

（二）蒽和菲

蒽和菲分子中碳原子有 α、β、γ 三种位置。

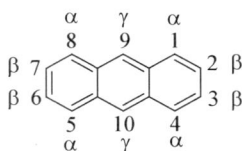 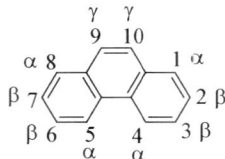

菲完全氢化后的产物称为多氢菲,多氢菲与环戊烷稠合后的产物称为环戊烷多氢菲。环戊烷多氢菲是甾族化合物的基本骨架。

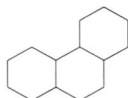 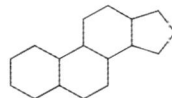

多氢菲　　　　　　　　　环戊烷多氢菲

（三）致癌芳香烃

致癌芳香烃（carcinogenic aromatic hydrocarbon）是一类可引起癌肿的多环稠苯芳烃,例如:

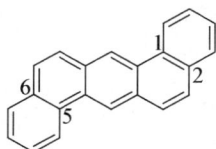

1,2,5,6-二苯并蒽   1,2,3,4-二苯并菲

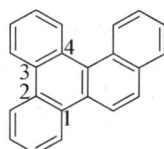

重要化合物

苯在常温下为一种无色、有甜味的透明液体,并具有强烈的芳香气味,苯可燃,有毒,也是一种致癌物质。苯是一种石油化工基本原料,苯与乙烯生成乙苯,乙苯是制备苯乙烯的原料,后者可用于生产塑料;苯与丙烯生成异丙苯,后者可以经异丙苯法来生产丙酮与制树脂和黏合剂的苯酚。

萘是无色晶体,熔点80.5 ℃,易挥发,有特殊气味,可以驱虫,萘是工业上最重要的稠环芳香烃之一,常用于制造染料、橡胶助剂和杀虫剂等。

萘曾用做防霉除虫的卫生球,但由于萘会导致肝脏和神经系统损伤,还可能导致喉癌和大肠癌,现在防霉除虫用品中已经禁止使用萘。

阅读材料

致 癌 烃

致癌烃是指具有致癌性的多环芳香烃。

多环芳烃(polycyclic aromatic hydrocarbons,PAHs)是一类含有两个或两个以上苯环的碳氢化合物,是常见的污染物,工业废气、汽车尾气以及垃圾焚烧等都会产生多环芳烃。

很多多环芳烃有致癌、致突变的危害,暴露于多环芳烃可能会增加患肺癌、口腔癌、食道癌以及膀胱癌等的概率。孕妇在妊娠期间暴露于多环芳烃,不仅对母体健康有影响,还会通过胎盘、血液循环,使胎儿间接暴露于多环芳烃,会造成早产概率增加、胎儿宫内发育迟缓、低出生体质量等,对人类健康极为不利。

卷烟烟气也是人类暴露于多环芳烃的一大来源。卷烟烟气中多环芳烃有数百种之多,主要是烟草在高温缺氧条件下不完全燃烧产生的。虽然其总含量不高,但由于其中很多是高致癌活性的,故对人体危害很大。

三环芳香烃的两种异构体蒽(anthracene)和菲(phenanthrene),它们某些甲基衍生物有致癌性。例如9,10-二甲基蒽、1,2,9,10-四甲基菲等都有致癌性。

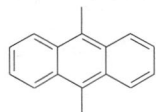

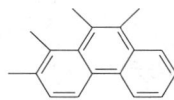

9,10-二甲基蒽   1,2,9,10-四甲基菲

三环以上的多环芳香烃多数都有致癌性,芘及其衍生物就是典型的代表。

比如3,4-苯并芘,又称苯并(α)芘,是多环芳烃中毒性最大的一种强致癌物,它和黄曲霉素及亚硝胺并称为世界公认的三大强致癌物质。

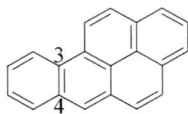

3,4-苯并芘

汽车废气中含有大量3,4-苯并芘,经叶片及根转入植物体内。

芘在食品中本身并不含或含量极少,但加工、贮运、烹调过程中往往受到污染,例如榨油和轧面过程中往往由于机油滴落造成污染;再如烟熏和火烤食品时,大量油的滴落燃烧,生成的烟附着在食品表面,造成污染。

减少污染可采取以下措施:改进生产工艺,防止工业"三废"对水体、土壤和空气的污染;禁止在柏油路面上晾晒农作物;少食用烧烤和熏制的肉制品,不食用烤焦炭化的肉制品;尽量不吸烟等。此外,微生物修复技术也是去除多环芳烃污染环境的一种方法,比如将芽孢杆菌、动胶杆菌、木霉等用于苯并芘的降解,效果良好。

习 题

1. 用系统命名法命名下列化合物。

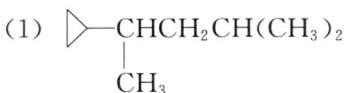

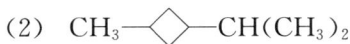

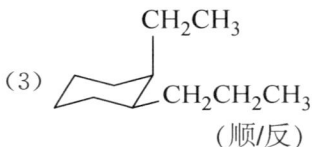

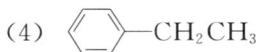

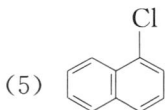

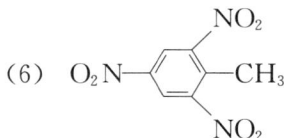

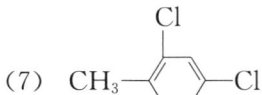

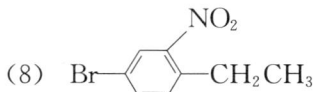

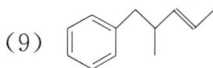

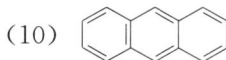

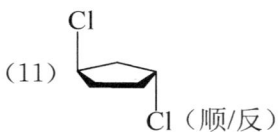

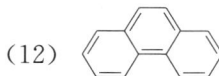

(1)

(2)

(3)
(顺/反)

(4)

(5)

(6)

(7)

(8)

(9)

(10)

(11) （顺/反）

(12)

(13)

(14)

2. 写出下列化合物中存在哪种共轭(或超共轭)效应。

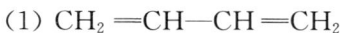

(1) $CH_2 = CH - CH = CH_2$

(2) $CH_2 = CH - C \equiv CH$

(3)

(4)

3. 写出分子式为 C_6H_{12} 环状化合物的所有构造异构体。

4. 完成下列反应式。

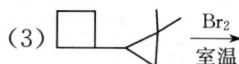

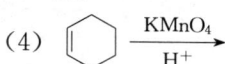

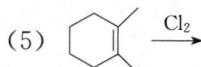

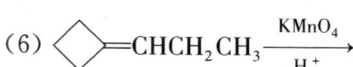

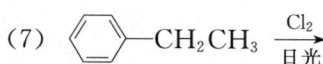

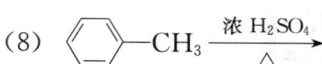

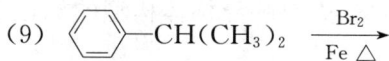

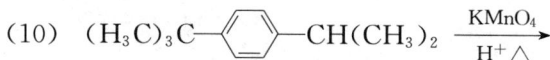

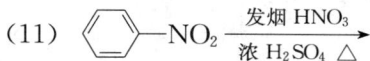

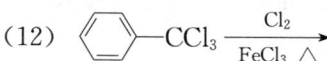

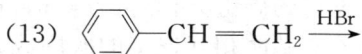

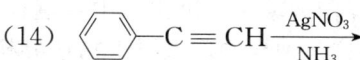

(1) ⬠ $\xrightarrow{\text{Cl}_2}$ 日光

(2) ⬛ $\xrightarrow[\triangle]{\text{HBr}}$

(3) ▢◁ $\xrightarrow[\text{室温}]{\text{Br}_2}$

(4) ⬡ $\xrightarrow[\text{H}^+]{\text{KMnO}_4}$

(5) 甲基环己烯 $\xrightarrow{\text{Cl}_2}$

(6) ▢=CHCH$_2$CH$_3$ $\xrightarrow[\text{H}^+]{\text{KMnO}_4}$

(7) ⬡—CH$_2$CH$_3$ $\xrightarrow[\text{日光}]{\text{Cl}_2}$

(8) ⬡—CH$_3$ $\xrightarrow[\triangle]{\text{浓 H}_2\text{SO}_4}$

(9) ⬡—CH(CH$_3$)$_2$ $\xrightarrow[\text{Fe }\triangle]{\text{Br}_2}$

(10) (H$_3$C)$_3$C—⬡—CH(CH$_3$)$_2$ $\xrightarrow[\text{H}^+ \triangle]{\text{KMnO}_4}$

(11) ⬡—NO$_2$ $\xrightarrow[\text{浓 H}_2\text{SO}_4 \triangle]{\text{发烟 HNO}_3}$

(12) ⬡—CCl$_3$ $\xrightarrow[\text{FeCl}_3]{\text{Cl}_2}$

(13) ⬡—CH=CH$_2$ $\xrightarrow{\text{HBr}}$

(14) ⬡—C≡CH $\xrightarrow[\text{NH}_3]{\text{AgNO}_3}$

5. 写出下列化合物的优势构象。

(1) 顺-1,3-二甲基环己烷　(2) 反-1-甲基-4-叔丁基环己烷　(3) 顺-1,2-二氯环己烷

6. 下列各组化合物中哪个硝化反应活性大?

(1) 苯和硝基苯　(2) 甲苯和氯苯

7. 用箭头表示芳环发生亲电取代反应时亲电试剂进攻的位置。

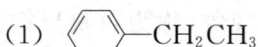

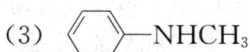

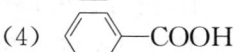

(1) ⬡—CH$_2$CH$_3$

(2) ⬡—Br

(3) ⬡—NHCH$_3$

(4) ⬡—COOH

8. 用简单的化学方法鉴别下列各组化合物。

(1) 苯、甲苯和苯乙炔

(2) 环丙烷、环丁烷、环戊烷和环戊烯

9. 化合物 A、B 和 C 的分子式均为 C_5H_{10}，A 存在顺反异构，B 和 C 不存在顺反异构，A 在室温下可使溴水和酸性高锰酸钾褪色，B 和 C 在室温下可使溴水褪色，但不能使酸性高锰酸钾褪色。试推测 A、B、C 可能的结构。

10. A、B 和 C 三种芳烃的分子式都是 C_9H_{12}，氧化时 A 得一元酸，B 得二元酸，C 得三元酸，进行硝化时 A 和 B 分别主要得到两种一硝基化合物。C 只得到一种一硝基化合物，试推测 A、B、C 可能的结构。

（朱　荔）

第十三章　旋光异构

学习要求

掌握：对映体、非对映体、内消旋体、外消旋体的概念；对映异构体构型的标记方法（D/L 标记、R/S 标记）。

熟悉：对映异构体的费歇尔投影式。

了解：对映异构在医学上的意义。

同分异构现象在有机化学中普遍存在。前面已讨论过的碳链异构、位置异构、官能团异构等，这几种异构现象属于构造异构，即分子中原子或基团相互连接的次序或方式不同而产生的异构。有些化合物分子中原子互相连接的次序或方式相同，但在空间的排列方式不同，因而呈现的异构现象称为立体异构。在立体异构中，像前面介绍过的顺反异构是由于分子的构型不同而产生的异构称为构型异构；凡构型相同，但因分子内单键旋转而呈现的异构称为构象异构。因此分子结构的三个层次构造、构型、构象都存在着异构现象。

在构型异构中除顺、反异构外，还存在着一种重要的异构现象，称为对映异构。例如，人们在剧烈运动后肌肉会分解出乳酸，即 α-羟基丙酸（$CH_3CHOHCOOH$），而葡萄糖经过某种细菌发酵后也能得到乳酸。实验证明，这两种乳酸的分子式和构造式都相同，它们的化学性质和绝大多数物理性质相同，但两者对平面偏振光的作用却不同，好像物体和镜像一样互呈对映关系。像这种构造相同、构型不同互呈镜像对映关系的立体异构称为对映异构，对映异构体之间不能互相重叠。对映异构体之间由于旋光性能不同，故旋光异构体又称为旋光异构或光学异构。

旋光性不同的异构体，对机体的作用常常不同：如右旋维生素 C 有抗坏血病的作用，而左旋体则没有；左旋氯霉素治疗伤寒等疾病有效，右旋体则几乎无效。上述立体异构现象，目前普遍称为对映异构。为避免误解，本书在下面的叙述中，仍采用旋光异构的概念。

一、旋光性、旋光仪、旋光度和比旋光度

光是电磁波，其振动方向与前进方向垂直。普通光中含有各种波长的光，在垂直于前进方向的各个平面内振动。振动方向和光波前进方向构成的平面叫做振动面，光的振动面只限于某一固定方向的，叫做平面偏振光，简称偏振光。

能使平面偏振光的偏振面旋转的性质称为旋光性。使平面偏振光向右旋转（顺时针方向）的物质叫做右旋体，用符号（＋）或 d 表示；使平面偏振光向左旋转（反时针方向）的物质叫做左旋体，用符号（－）或 l 表示。

旋光物质使平面偏振光旋转的一定角度叫旋光度（又称旋光角）。旋光物质的旋光

方向和旋光度都可用旋光仪来测定。

旋光仪的横截面示意图如图 13-1 所示：

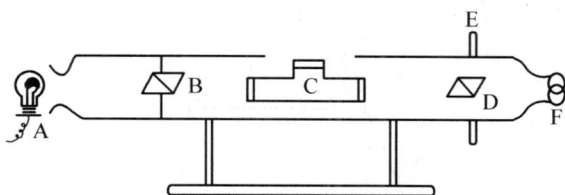

图 13-1　旋光仪构造示意图
A. 光源；B. 起偏棱镜；C. 盛液管；D. 检偏棱镜；E. 回转刻度盘；F. 目镜

旋光仪里有两块尼科尔棱镜，起偏棱镜（B）固定不动，其作用是把光源（A）投入的光变成平面偏振光，D 是检偏棱镜，它与回转刻度盘（E）相连，可以转动，用以测定振动平面的旋转角度。C 为待测样品的盛液管，F 是观察用目镜。

旋光度的大小除与旋光物质本身的结构有关外，还与物质的浓度、溶液的厚度（即盛液管的长度）、温度、光的波长以及溶剂的性质有关，所以一般用比旋光度来表示。旋光度和比旋光度的关系可用下式表示：

$$[\alpha]_D^{25} = \frac{\alpha}{c \times l}$$

式中：$[\alpha]_D^{25}$ 为比旋光度；α 为旋光度；c 为浓度（$g \cdot mL^{-1}$），纯液体可用密度 ρ；l 为盛液管的长度，以 dm 为单位；D 为光谱中的钠光 D 线（$\lambda = 589.3$ nm）。

因此，物质的比旋光度就是当温度为 25 ℃，光源为钠光，盛液管长度为 1 dm，旋光物质的浓度为 1 g·mL^{-1} 时的旋光度。在描述一个物质的比旋光度时，应将测试条件全部表述清楚（包括溶剂）。上面公式既可以用来计算旋光性物质的比旋光度，也可用以测定物质的浓度或鉴定物质的纯度。

二、产生旋光异构现象的原因

物质的分子和它的镜像不能重叠，这种类似左、右手互为实物与镜像关系，彼此又不能重叠的现象称为手性（chirality）。

任何一个具有旋光性的分子必定是手性分子，手性分子通常必定产生旋光性，但也有极少数手性分子没有或旋光活性很小，或者在某些波长的光段不表现出旋光性。

任何一个能够和它的镜像完全重叠的分子，都不具有旋光性，这样的分子称为非手性分子（achiral molecules）。分析无旋光性物质分子的内部结构，总是可以找到一些对称因素。

对大多数有机化合物来说（尤其是链状化合物），对称面（能将分子分成实物和镜像关系的平面）是最常见的对称因素。如反-1，2-二氯乙烯和二氯甲烷分子中都存在对称面（图 13-2），它们都不具有手性，没有对映体和旋光性。

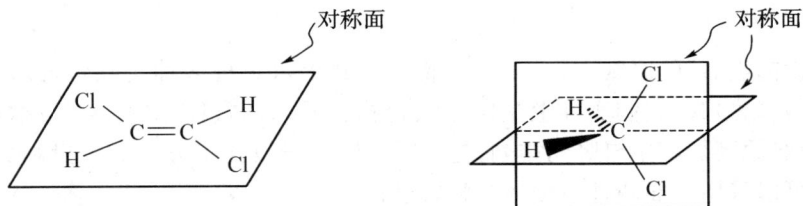

图 13-2　反-1，2-二氯乙烯和二氯甲烷的对称面

如果有机分子中存在一个假想的点,从分子中任一原子或基团向该点作一条直线,再从该点将直线延长,在等距离处遇到相同的原子或基团,则该点即为此分子的对称中心,对称中心的符号用 i 表示,如图 13-3 所示:

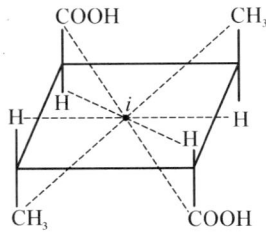

图 13-3　对称中心

通常,具有对称面和对称中心的分子是非手性的,该分子无旋光性,也无旋光异构体。

有机化合物分子具有手性的最常见情况是存在手性碳原子。手性碳原子是指与 4 个不相同的原子或基团相连的碳原子,常用"＊"号标出,如:

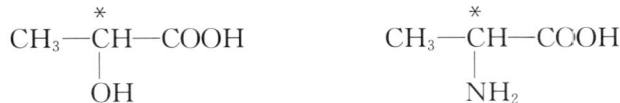

必须指出的是,有手性碳原子的分子并不一定是手性分子,而没有手性碳原子的分子也并不一定不是手性分子。但当一个分子中只有一个手性碳原子时,它一定是手性分子。

三、费歇尔投影式

旋光异构体中的原子或基团具有相同的连接次序和方式,但有不同的空间构型,采用传统的平面结构式,将不能清楚地表明其空间关系,而采用立体图式又非常不方便。这里介绍一种常用而简单的费歇尔(Fischer)投影式,它是将一个立体模型在纸平面上投影而得到的式子,投影的原则是"横前竖后"。以下面的(Ⅰ)式为例:手性碳原子处于中心,竖向的两个基团—COOH 和—CH₃ 指向纸平面的背后;横向的两个基团—OH 和—H 指向纸平面的前方。在费歇尔投影式中,通常省去手性碳,而用十字交叉线表示。

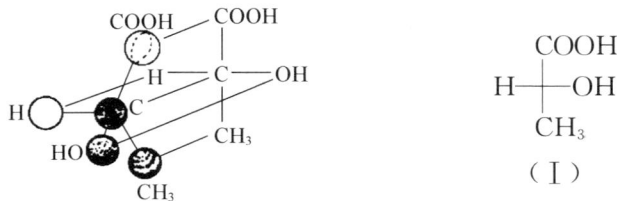

使用"横前竖后"的原则,同一个化合物在形式上可出现多种费歇尔投影式,如下面的(Ⅱ)、(Ⅲ)、(Ⅳ)式,它们实际上是同一化合物。所以通常使用"标准"费歇尔投影式,即按系统命名原则取其主链竖向排列,把"1"号碳原子放在上方。如果投影式不处于此种情况时,可以采用下面两种方法将投影式进行调整:

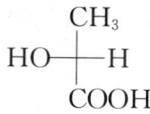

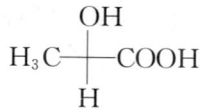

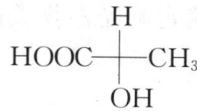

（Ⅱ）　　　　　　　　　（Ⅲ）　　　　　　　　　（Ⅳ）

1. 一个投影式不离开纸平面旋转 180°（此时空间构型不变），如与另一投影式相同，则此两投影式代表同一构型，如（Ⅰ）和（Ⅱ），（Ⅲ）和（Ⅳ）。必须注意，投影式不得离开纸平面旋转。同时，旋转 90°或 270°则投影式的构型正好相反。

2. 将某一个投影式中手性碳原子上连接的原子或基团经偶次交换后得到的投影式与另一个投影式相同，此两投影式代表同一构型，如（Ⅰ）和（Ⅳ），（Ⅱ）和（Ⅲ）。只有经过偶次交换投影式的构型才不变，如经奇次交换则投影式的构型正好相反。注意这种交换只能在同一手性碳原子上进行。

根据上述两条原则，可非常简便地将（Ⅱ）、（Ⅲ）、（Ⅳ）式调整为"标准"费歇尔投影式（Ⅰ）。

四、对映体与外消旋体

含一个手性碳原子的化合物，可以有两种空间构型，如乳酸。

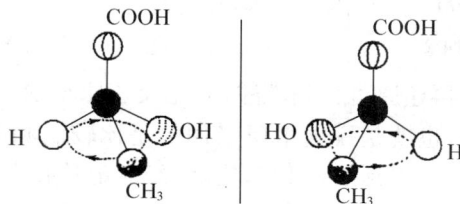

乳酸的立体模型

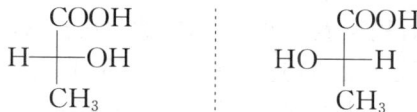

乳酸的费歇尔投影式

这两种空间构型之间存在着实物与镜像的关系，它们之间两两对映而不能重叠，具有这种关系的两个旋光异构体叫做对映体。这两个异构体在通常条件下理化性质相同，比旋光度亦相同，但旋光方向正好相反（一个为左旋体，另一个为右旋体），生理活性不相同。

由等量的左旋体和右旋体混合组成外消旋体（racemate），它们对平面偏振光的作用相互抵消，体系没有旋光性，用符号（±）或 dl 表示。药用合霉素就是左旋氯霉素（有效体）与其对映体的等量混合物，没有旋光性，是外消旋体。

外消旋体和相应的左旋或右旋体除旋光性能不同外，其他物理性质也有差异。例如，左、右旋乳酸的熔点为 53 ℃，而外消旋体的熔点为 18 ℃，但化学性质基本相同。在生理作用方面，外消旋体仍发挥其所含左右旋体的相应效能。

五、旋光异构体构型的表示方法

乳酸有两种构型，分别代表着旋光性不同的两种乳酸，但在 1951 年以前，人们并不知道乳酸的左旋体或右旋体的构型究竟是哪一个，也就是没有实验方法测定手性分子中的原子或基团在空间的真实排列情况（即分子的绝对构型）。因此，人为规定了以甘油醛为标准来确定旋光性物质的构型。甘油醛的两种构型可用"标准"费歇尔投影式表达如下：

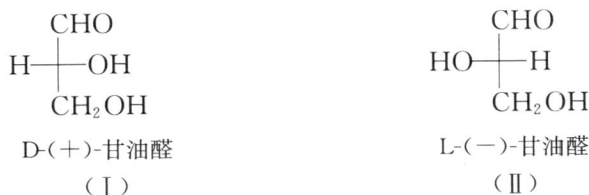

$$
\begin{array}{c}
\text{CHO} \\
\text{H} \!-\!\!\!\!\!-\!\!\!\!\!|\!\!\!\!\!-\!\!\!\!\!- \text{OH} \\
\text{CH}_2\text{OH}
\end{array}
\qquad\qquad
\begin{array}{c}
\text{CHO} \\
\text{HO} \!-\!\!\!\!\!-\!\!\!\!\!|\!\!\!\!\!-\!\!\!\!\!- \text{H} \\
\text{CH}_2\text{OH}
\end{array}
$$

D-（＋）-甘油醛   L-（－）-甘油醛

（Ⅰ）   （Ⅱ）

规定右旋体甘油醛的构型是以（Ⅰ）式表示，即手性碳原子上的羟基在投影式右边，为 D 型；左旋甘油醛的构型就是（Ⅱ）式，为 L 型。这种人为规定的构型，叫做相对构型。上式中，D 和 L 分别表示构型，而（＋）和（－）分别表示旋光方向。

在此基础上，通过一定的化学方法，可将其他旋光性化合物与甘油醛联系起来，以确定其构型。例如：

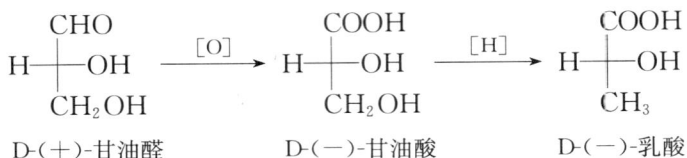

$$
\begin{array}{c}
\text{CHO} \\
\text{H} \!-\!\!\!|\!\!\!-\! \text{OH} \\
\text{CH}_2\text{OH}
\end{array}
\xrightarrow{\text{[O]}}
\begin{array}{c}
\text{COOH} \\
\text{H} \!-\!\!\!|\!\!\!-\! \text{OH} \\
\text{CH}_2\text{OH}
\end{array}
\xrightarrow{\text{[H]}}
\begin{array}{c}
\text{COOH} \\
\text{H} \!-\!\!\!|\!\!\!-\! \text{OH} \\
\text{CH}_3
\end{array}
$$

D-（＋）-甘油醛   D-（－）-甘油酸   D-（－）-乳酸

将右旋甘油醛氧化后再还原可得到乳酸，氧化及还原步骤中与手性碳原子相连的任何一个键都没有发生断裂，也就是说这里所采用的是比较温和的化学手段，并未因上述反应使分子的构型改变，因而得到的是 D-型乳酸，经测定其旋光方向是左旋的。

必须注意的是，旋光性化合物的旋光方向与构型之间没有固定的关联，如一个 D-型化合物可以是左旋的，也可以是右旋的。

以甘油醛为标准的 D/L 构型表示方法中，费歇尔投影式必须按系统命名原则取其主链竖向排列，"1"号碳原子放在上方，这时手性碳原子上的—OH（也可以是氨基酸中的—NH₂）在右边的是 D 型，在左边的是 L 型。如果投影式不符合这样的规定，应按前述两种方法加以调整。

D/L 构型表示法有一定的局限性，手性碳原子上既不连有—OH 又不连有—NH₂或化合物含有多个连有—OH 或—NH₂ 的手性碳原子时，难以用 D/L 构型表示法表示。

1970 年，IUPAC 建议采用 R/S 构型标记法，这种命名法是根据化合物的实际构型（即绝对构型）进行构型标记。与 D/L 构型法相比，它能更完整更准确地描述一个分子的空间构型。

R/S 绝对构型标记需首先根据基团的顺序规则确定与手性碳原子上 4 个基团优先顺序的大小，假设顺序为 a＞b＞c＞d。将优先顺序最小的基团 d 置于远离自己的视线方向，然后依据朝向视线方向的三个基团的优先次序，观察它们在空间的排列顺序，若 a，b，c 顺序为顺时针排列，规定为 R 构型（拉丁文 Rectus 的缩写）；若 a，b，c 顺序为逆时针方向排列，则定为 S 构型（拉丁文 Sinister 的缩写），如图 13 - 4 所示：

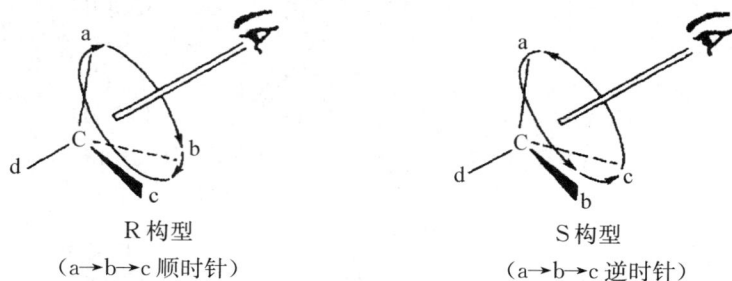

R 构型
（a→b→c 顺时针）

S 构型
（a→b→c 逆时针）

图 13-4　R-S构型标记法

费歇尔投影式和R/S构型可用下面简单的方法联系起来。

1. 当优先顺序最小的基团 d 位于 Fischer 投影式的横向时（不论在左或在右），则当 a→b→c 为顺时针方向时，此手性中心的构型为 S，逆时针方向时为 R。

（S）　　　　　　　　（R）

2. 当优先顺序最小的基团 d 位于 Fischer 投影式的竖向时（不论在上或在下），则当 a→b→c为顺时针方向时，此手性中心的构型为 R；反之为 S。

（R）　　　　　　　　（S）

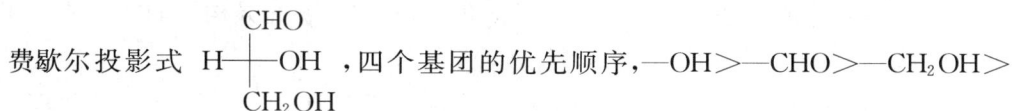

费歇尔投影式，四个基团的优先顺序，—OH＞—CHO＞—CH$_2$OH＞

—H，—H 和—OH 两个基团在 Fischer 投影式的横键上，处于纸平面的前方，靠近观察者，—CHO 和—CH$_2$OH 在 Fischer 投影式的竖键上，纸平面的后方，远离观察者，可以确定这是一个 R 构型。

R/S 标记法应用较广泛，当分子中含有多个手性碳原子时，能标记出每一个手性碳原子的构型。

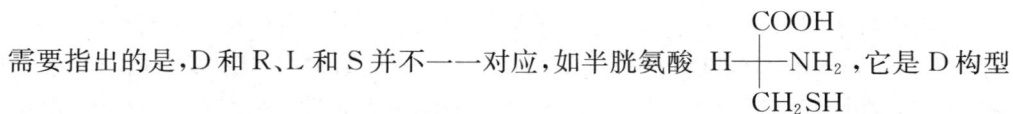

需要指出的是，D 和 R、L 和 S 并不一一对应，如半胱氨酸，它是 D 构型

（—NH$_2$ 在右侧），但由于优先顺序为—NH$_2$＞—CH$_2$SH＞—COOH＞—H，故又为 S 构型。

六、旋光异构体的数目与非对映体

含有一个手性碳原子的化合物，有两个旋光异构体（一对对映体）和一个外消旋体；含有两个不相同手性碳原子的化合物，有四个旋光异构体（两对对映体）和两个外消旋体。如 2-羟基-3-氯丁二酸的 4 个旋光异构体：

$$
\begin{array}{c}
\text{COOH} \\
H \overset{2}{-} OH \\
H \overset{3}{-} Cl \\
\text{COOH}
\end{array}
$$

(2S，3S)

（Ⅰ）

$$
\begin{array}{c}
\text{COOH} \\
HO \overset{2}{-} H \\
Cl \overset{3}{-} H \\
\text{COOH}
\end{array}
$$

(2R，3R)

（Ⅱ）

$$
\begin{array}{c}
\text{COOH} \\
H \overset{2}{-} OH \\
Cl \overset{3}{-} H \\
\text{COOH}
\end{array}
$$

(2S，3R)

（Ⅲ）

$$
\begin{array}{c}
\text{COOH} \\
HO \overset{2}{-} H \\
H \overset{3}{-} Cl \\
\text{COOH}
\end{array}
$$

(2R，3S)

（Ⅳ）

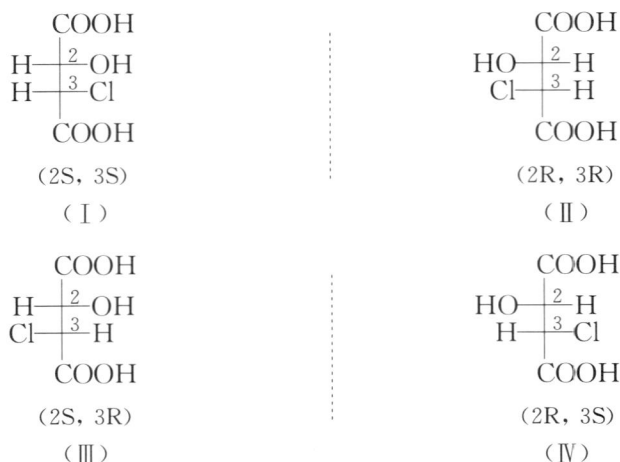

（Ⅰ）和（Ⅱ），（Ⅲ）和（Ⅳ）为两对对映体，其余则互为非对映体。非对映体之间虽然互为旋光异构体，但相互之间没有实物和镜像的关系，它们的旋光性、比旋光度、生理活性和物理性质都不相同。在化学性质上，虽然发生的反应类似，但反应速度亦有差异。

由上可见，旋光性物质分子中含有手性碳原子数目越多，旋光异构体数目也越多，含有 n 个不相同手性碳原子的化合物：

$$旋光异构体的数目 = 2^n$$
$$对映体的成对数目 = 2^n/2$$
$$外消旋体数目 = 2^n/2$$

七、内消旋体

实验证明，含有两个相同手性碳原子的化合物，它的旋光异构体的数目要少于 2^n。如酒石酸：

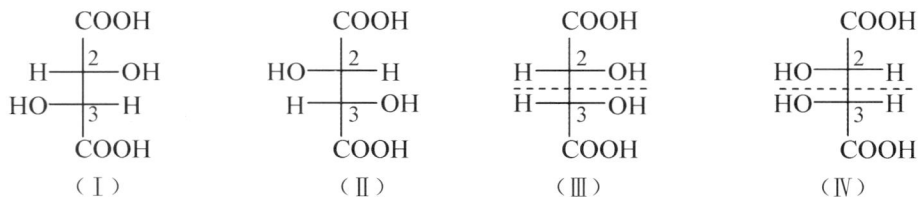

$$
\begin{array}{c}
\text{COOH} \\
H \overset{2}{-} OH \\
HO \overset{3}{-} H \\
\text{COOH}
\end{array}
$$

（Ⅰ）

$$
\begin{array}{c}
\text{COOH} \\
HO \overset{2}{-} H \\
H \overset{3}{-} OH \\
\text{COOH}
\end{array}
$$

（Ⅱ）

$$
\begin{array}{c}
\text{COOH} \\
H \overset{2}{-} OH \\
H \overset{3}{-} OH \\
\text{COOH}
\end{array}
$$

（Ⅲ）

$$
\begin{array}{c}
\text{COOH} \\
HO \overset{2}{-} H \\
HO \overset{3}{-} H \\
\text{COOH}
\end{array}
$$

（Ⅳ）

（Ⅰ）和（Ⅱ）是一对对映体，（Ⅲ）和（Ⅳ）从表面上看是一对对映体，实际上为同一化合物，它们属于同一个构型。在（Ⅲ）或（Ⅳ）中，C2 和 C3 之间存在一个对称面，将分子分为实物和镜象两个部分，因此分子无手性。这种分子结构中含有多个相同的手性碳原子，其旋光性恰好相反而且互相抵消，整个分子没有旋光性，这就叫内消旋体，用符号 m 或 meso 表示。因此，酒石酸实际上只有 3 个旋光异构体，即一对对映体和一个没有旋光性的内消旋体。由于分子内部产生对称因素则旋光异构体的数目少于 2^n。

内消旋体和外消旋体都没有旋光性，但两者有着本质的不同。前者是一个化合物，而后者是等量对映体的混合物，它可以分离成两种旋光性相反的化合物。在计算某一旋光性化合物的旋光异构体数目时，内消旋体算一种而外消旋体不计入内。

综上所述，分子的手性是分子产生旋光性的根本原因。一个分子中存在手性碳原子，并不一定是手性分子，如内消旋酒石酸；而一个分子中不存在手性碳原子，并不一定不是手性分子,如 2,3-戊二烯(丙二烯型分子),分子中不存在手性碳原子,但是分子既没有对称面也没有对称中心,所以 2,3-戊二烯是手性分子。

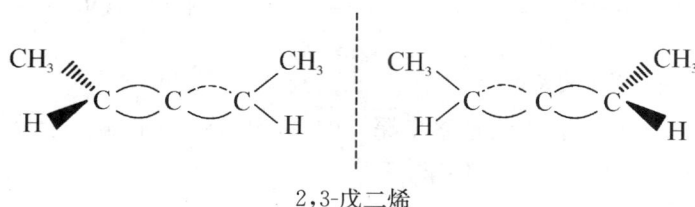

2,3-戊二烯

八、对映异构体在医学上的意义

对映异构体可能有不同的生理或药理作用,如:左旋麻黄碱的升压效能是右旋麻黄碱的 4 倍;左旋巴比妥钠对中枢神经有抑制作用,而右旋体则有兴奋作用;右旋抗坏血酸有抗坏血病作用,而左旋抗坏血酸则无此作用;左旋氯霉素对治疗伤寒病有效,而右旋体则无此作用等。这是因为药物首先与生物体内受体结合,而受体是一些具有特殊结构的生物大分子,往往具有手性,药物与受体的结合可因部位不同,以及结合点的多少而影响药物产生的活性。

对映异构体间也会因构型不同,与受体作用的有效部位不同,而显示出不同的生物效应,图 13－5 为对映异构体与受体作用的示意。非对映异构体间的理化性质不同,在机体内的分布及代谢与受体的作用也就不同,故生物活性亦不相同。

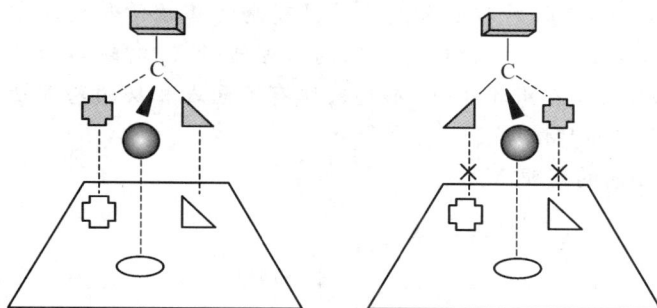

图 13－5 对映异构体与受体作用示意图

九、化合物的结构、构造、构型和构象

一般认为,如果一个具有确定构造的分子,它的原子或基团在空间有两种不同的三维空间排布,而这种排布仅仅借助于键的自由旋转就能相互转换,则为两种不同的构象;如果不能相互转换,则为两种不同的构型。构型和构象的区别可以简单地归纳如下:构型异构体可以相互分离,而构象异构体至今还不能用一定的化学方法将它们分离开来;构型异构体的相互转变要经过化学反应,涉及化学键的断裂和形成,需要较高的能量,而构象异构体的转变不涉及化学键的断裂和形成,仅仅通过键的旋转,一般在室温下即能完成。

构造规定了分子中原子或基团相互连接的次序和方式,同一分子组成可因构造不同而形成不同的构造异构体;同一构造也可因构型不同而形成构型异构体,如顺反异构体和旋光异构体;而同一构型的分子,还可因键的旋转而形成多种构象异构体,以 2,3-丁二醇为例,它有两种典型的构象:对位交叉式和邻位交叉式。

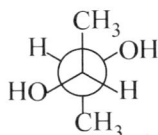

对位交叉式

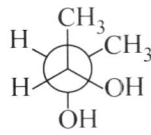

邻位交叉式

由此可见,构造、构型和构象是逐步深入的不同层次,当描述一个分子的结构时,除了分子的构造外,还应包括构型和构象。

同分异构现象可以归纳如下:

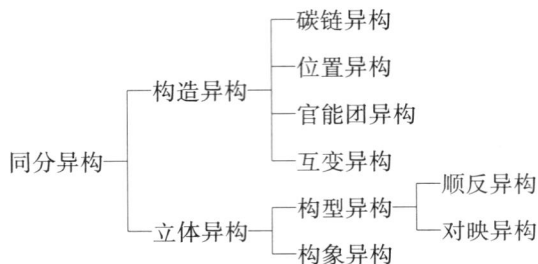

阅读材料

身边的手性药物

手性药物是指含有手性特征的药物。手性药物的药效学和毒理学表明手性药物有四种不同的药理活性情况:①对映体有相同的药理活性;②对映体活性类型相同但强度不同;③只有一个对映体有药理活性;④对映体有不同或相反的药理活性。生活中有很多手性药物符合上述四种情况。

1. 对映体有相同的药理活性

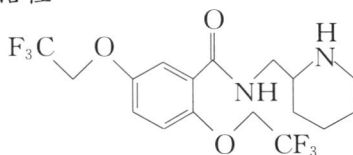

抗心率失常药——氟卡尼(Flecainide)

R-和S-氟卡尼异构体的抗心律失常和对心肌钠通道作用相同,吸收、分布、代谢、排泄性质也无显著区别,综合评价两者分不出优劣,同时也与外消旋体相差不多,所以临床上使用外消旋的氟卡尼。

2. 对映体活性类型相同但强度不同

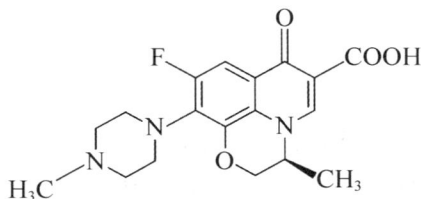

氧氟沙星(Levofloxacin)

S-(-)-氧氟沙星抑制细菌拓扑异构酶 II 的活性是 R-(＋)-型的 9.3 倍,是外消旋体的 1.3 倍。对各种细菌的抑菌活性 S 型强于 R 型 8～128 倍。目前左氟沙星已经取代了市场上使用的消旋氧氟沙星。

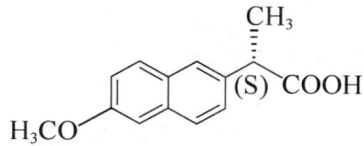

S-(＋)-萘普生(naproxen)

S-(＋)-萘普生的消炎和解热镇痛活性约为 R-(－)-萘普生的 10～20 倍,因此,临床上使用 S-(＋)-萘普生。

3. 只有一个对映体有药理活性

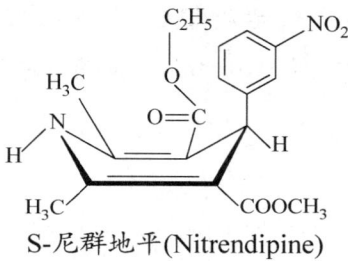 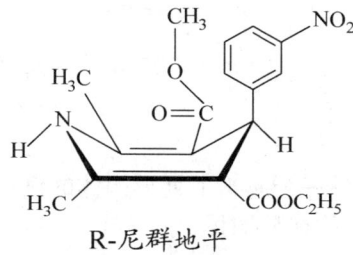

S-尼群地平(Nitrendipine)　　　　　　　　R-尼群地平

二氢吡啶类钙拮抗剂 S-型和 R-型尼群地平结构中 3,5-二羧基酯基不同,构成了分子的不对称,形成对映体,S 型为活性体。

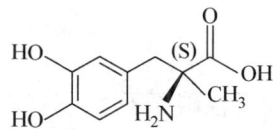

甲基多巴(methyldopa)

只有 S-甲基多巴具有降血压作用。

4. 对映体有不同或相反的药理活性

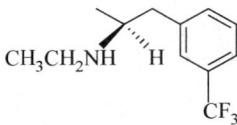 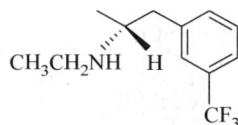

S-氟苯丙胺　　　　　　　　　　　　　　R-氟苯丙胺

减肥药 S-氟苯丙胺通过降低血浆中甘油三酯,提高游离脂肪酸、甘油和酮体水平,降低人体中脂肪贮存和合成,促使皮下脂肪分解。R-氟苯丙胺无减肥作用。

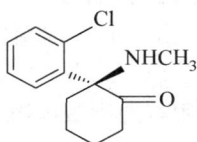 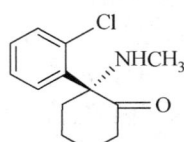

S-(+)-氯胺酮　　　　　　　　　　　　　　R-(−)-氯胺酮

静脉麻醉药氯胺酮(ketamine)，其 S-(＋)-异构体有分离麻醉作用，而 R-(-)-异构体则可产生兴奋和精神紊乱。

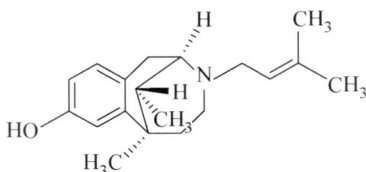

喷他佐辛

喷他佐辛(pentazocine)的镇痛作用主要源于左旋体，右旋体几乎无镇痛作用，但可增加出汗，使病人紧张烦躁。

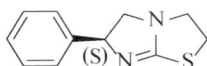
左旋咪唑

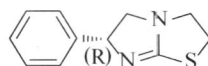
右旋咪唑

左旋咪唑(levamisole)有驱虫和免疫刺激作用，而右旋咪唑(dextramisole)有抗抑郁作用。

习 题

1. 举一个属于下列异构体的例子。

(1) 构造异构体
(2) 顺反异构体
(3) 对映异构体
(4) 非对映异构体

2. 指出下列化合物中有无对映异构体，若有，写出各异构体的费歇尔投影式，并用 R/S 表示手性碳原子的构型。

(1) 3-氯戊烷
(2) 2，3，4-三羟基丁醛
(3) 3-羧基-3-羟基戊二酸
(4) 2，3-二溴丁二酸

3. 用 R/S 标记下列化合物中手性碳原子。

(1)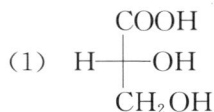

(2)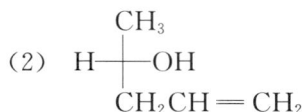

(3)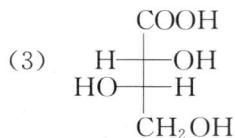

(4)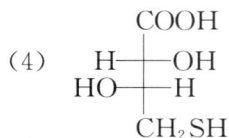

4. 假若 D-(＋)-甘油醛经温和氧化生成相应的甘油酸，而此酸是左旋的，那么下列名称中哪一个是正确的？

(1) D-(＋)-甘油酸
(2) D-(－)-甘油酸
(3) L-(＋)-甘油酸
(4) L-(－)-甘油酸

5. 有一羟基酸分子式为 $C_3H_6O_3$，具有旋光性，试写出它的一对对映体的费歇尔投影式，并用 R/S 表示其构型。

6. 1，2-二氯环丙烷有多少可能的构型异构体？写出所有的构型异构体，并标明构型。

(张振琴)

第十四章　卤代烃

学习要求

掌握：卤代烃的系统命名法；卤代烃的亲核取代反应、消除反应及查依采夫规则。
熟悉：卤代烃的分类。
了解：重要的卤代烃。

卤代烃可看作是烃分子中一个或多个氢被卤原子取代后所生成的化合物。其中卤原子是卤代烃的官能团。通常所说的卤代烃是指氯代烃、溴代烃和碘代烃，一般不包括氟代烃，这是由于后者的性质比较特殊，常单独讨论。

第一节　卤代烃的分类和命名

一、分类

根据卤代烃分子中所含卤原子的种类，可分为氟代烃、氯代烃、溴代烃和碘代烃。

根据卤代烃分子中所含卤原子的数目，可分为一卤代烃和多卤代烃。

根据卤代烃分子中所含烃基的类型，可分为脂肪族卤代烃（饱和卤代烃和不饱和卤代烃）、脂环族卤代烃、芳香族卤代烃。

根据与卤原子直接相连的饱和碳原子的类型，卤代烃可分为伯卤代烃、仲卤代烃和叔卤代烃。

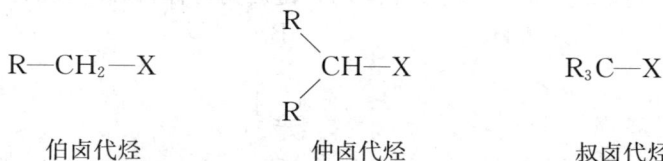

$$R—CH_2—X \qquad \begin{array}{c} R \\ | \\ CH—X \\ | \\ R \end{array} \qquad R_3C—X$$

$$\text{伯卤代烃} \qquad\qquad \text{仲卤代烃} \qquad\qquad \text{叔卤代烃}$$

不饱和卤代烃中，卤素与碳碳双键直接相连的卤代烃称为乙烯型卤代烃，与碳碳双键之间间隔一个 σ 键的卤代烃称为烯丙基型卤代烃，与碳碳双键之间间隔两个或两个以上 σ 键的卤代烃称为孤立型卤代烃。

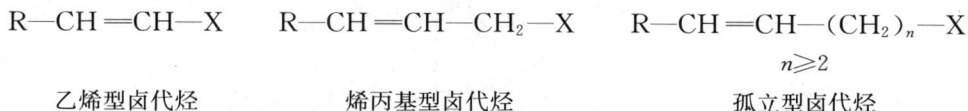

$$R—CH{=\!=}CH—X \qquad R—CH{=\!=}CH—CH_2—X \qquad R—CH{=\!=}CH—(CH_2)_n—X$$
$$n{\geqslant}2$$

$$\text{乙烯型卤代烃} \qquad\qquad \text{烯丙基型卤代烃} \qquad\qquad \text{孤立型卤代烃}$$

卤代芳烃中，卤素与苯环直接相连的卤代烃称为苯基型卤代烃，与芳环间隔一个 σ 键的卤代烃称为苄基型卤代烃，与芳环间隔两个或两个以上 σ 键的卤代烃称为孤立型卤代烃。

苯基型卤代烃　　　　苄基型卤代烃　　　　孤立型卤代烃

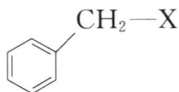

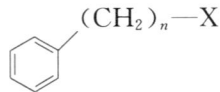

二、命名

结构比较简单的卤代烃可以按与卤原子相连烃基的名称来命名,称为卤代某烃或某基卤。

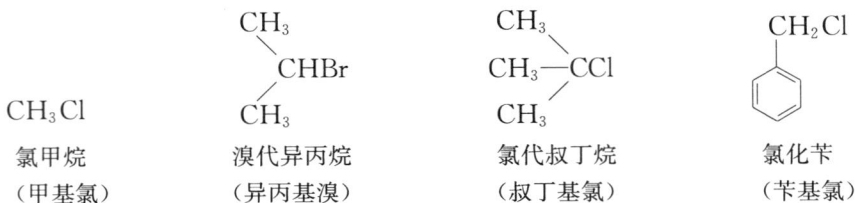

CH_3Cl

氯甲烷
（甲基氯）

溴代异丙烷
（异丙基溴）

氯代叔丁烷
（叔丁基氯）

氯化苄
（苄基氯）

结构较复杂的卤代烃按系统命名法命名,要注意的是,卤原子虽为卤代烃的官能团,但应选择含有卤原子的最长碳链作为主链,编号时卤素作为取代基,按照开链烃的命名法编号。例如:

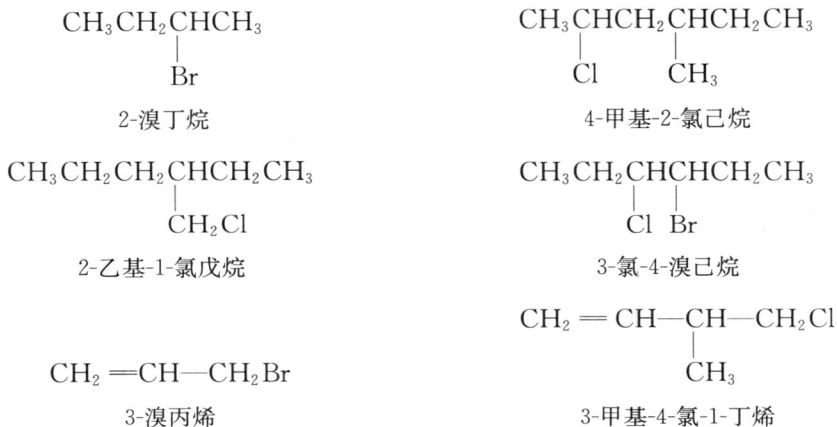

$CH_3CH_2CHCH_3$
　　　|
　　　Br

2-溴丁烷

$CH_3CHCH_2CHCH_2CH_3$
　　|　　　　|
　　Cl　　　CH_3

4-甲基-2-氯己烷

$CH_3CH_2CH_2CHCH_2CH_3$
　　　　　　|
　　　　　CH_2Cl

2-乙基-1-氯戊烷

$CH_3CH_2CH_2CHCHCH_2CH_3$
　　　　　　　|　|
　　　　　　Cl　Br

3-氯-4-溴己烷

$CH_2\!=\!CH\!-\!CH_2Br$

3-溴丙烯

$CH_2\!=\!CH\!-\!CH\!-\!CH_2Cl$
　　　　　　　|
　　　　　　CH_3

3-甲基-4-氯-1-丁烯

卤代芳烃的命名分为两种情况:当卤原子与芳环直接相连,以芳烃为母体,卤原子为取代基;当卤原子与侧链相连时,则以相应的开链烃为母体,卤原子和芳烃作为取代基。

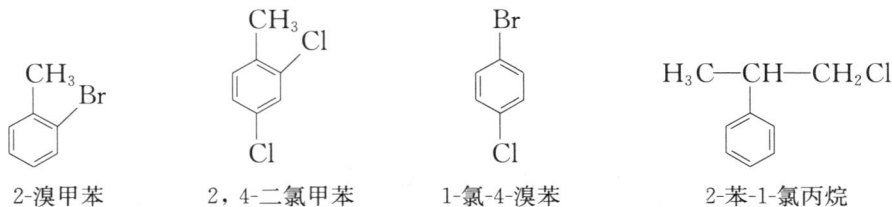

2-溴甲苯　　　　2,4-二氯甲苯　　　　1-氯-4-溴苯　　　　2-苯-1-氯丙烷

$H_3C\!-\!CH\!-\!CH_2Cl$

脂肪族卤代烃一般以脂环烃为母体,卤原子和支链都作为取代基。

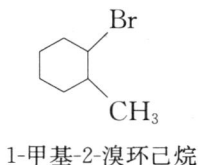

1-甲基-2-溴环己烷

第二节　卤代烃的性质

一、物理性质

在室温下,除氟甲烷、氟乙烷、氟丙烷、氯甲烷、氯乙烷及溴甲烷是气体外,其他常见的卤代烷都是液体。

一卤代烷具有一种不愉快的气味,其蒸气有毒,应尽量避免吸入。

卤代烃的沸点随着碳原子数的增加而升高。由于 C—X 键具有极性,增加了分子间的作用力,沸点较相应的烷烃高。

卤代烃的密度一般比水大。

二、化学性质

卤代烃的化学性质活泼,这是由官能团卤原子引起的。卤代烃分子中的碳卤键(C—X)是极性共价键,卤素带部分负电荷,碳原子带部分正电荷,与其他极性试剂作用时,卤代烃可以发生亲核取代反应、消除反应等。

（一）亲核取代反应

卤代烃中带部分正电荷的碳原子容易受到带负电荷的 OH^-,RO^-,CN^- 等或具有未共用电子对的 NH_3 等亲核试剂(nucleophile,用 Nu：或 Nu^- 表示)的进攻而发生亲核取代反应。亲核取代反应是卤代烷的典型反应,可用通式表示如下:

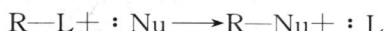

$$R—L+：Nu \longrightarrow R—Nu+：L$$

卤代烃发生亲核取代反应后,可转化成各种其他类型的化合物,因而被广泛应用于有机合成。例如,卤代烃在碱性条件下水解生成醇:

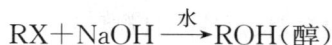

$$RX+NaOH \xrightarrow{\text{水}} ROH（醇）$$

卤代烃与 NaCN(或 KCN)在醇溶液中生成腈:

$$RX+NaCN \xrightarrow{\text{醇}} RCN（腈）$$

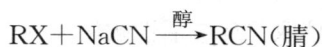

卤代烃与醇钠 $NaOR'$ 生成醚,此方法为 Williamson(威廉姆森)醚合成法:

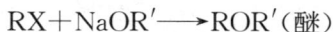

$$RX+NaOR' \longrightarrow ROR'（醚）$$

与氨反应合成胺类物质:

$$RX+NH_3 \longrightarrow RNH_2（胺）$$

此外,卤代烃还可与硝酸银的醇溶液发生取代反应,生成硝酸酯和卤化银沉淀:

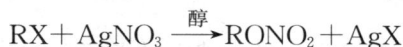

$$RX+AgNO_3 \xrightarrow{\text{醇}} RONO_2+AgX$$

相同条件下,叔卤代烃的反应速度最快,伯卤代烃最慢。根据卤代烃与硝酸银反应产生卤化银沉淀的快慢,可用来鉴别不同类型的卤代烃。

亲核取代反应中,碳卤键断裂的难易程度为 C—I＞C—Br＞C—Cl。氟代烷难发生取代反应。

不饱和卤代烃和卤代芳烃发生亲核取代反应时,反应活性取决于卤素与 π 键的相对位置。

乙烯型卤代烃和苯基型卤代烃中,卤原子极不活泼。这是由于卤原子的 p 轨道与 π 键形成 p-π 共轭,碳卤键电子云密度增加,卤原子与碳原子结合得更牢固。乙烯型卤代烃和苯基型卤代烃不易发生取代反应,与硝酸银醇溶液共热,无卤化银沉淀产生。

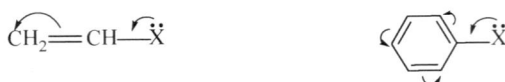

烯丙基型卤代烃和苄基型卤代烃的卤原子与 π 键之间不存在共轭效应,卤原子易离去,且卤原子离去后,转变为烯丙基碳正离子和苄基型碳正离子,这两种碳正离子带正电荷的碳原子的 p 轨道与相邻 π 键形成 p-π 共轭,使正电荷分散,碳正离子趋向稳定,有利于取代反应的进行。烯丙基型卤代烃和苄基型卤代烃在室温下即可与硝酸银醇溶液发生反应,生成卤化银沉淀。

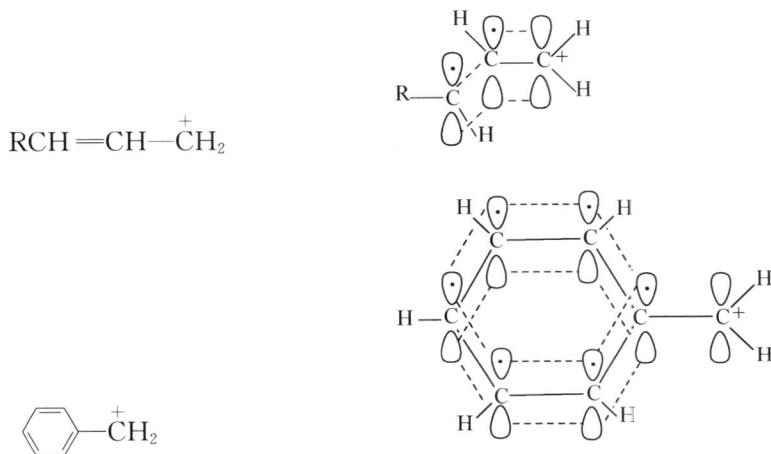

三类卤代烯烃卤原子的亲核取代反应活性顺序:

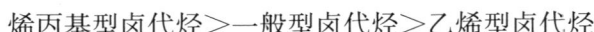

烯丙基型卤代烃＞一般型卤代烃＞乙烯型卤代烃

三类卤代芳烃卤原子的亲核取代反应活性顺序

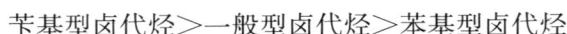

苄基型卤代烃＞一般型卤代烃＞苯基型卤代烃

（二）消除反应

卤代烃中 β-碳原子上的氢原子受到卤素吸电子诱导效应的影响而显酸性,与氢氧化钠(或氢氧化钾)等强碱的醇溶液共热,脱去 β-氢原子和卤素原子生成烯烃。这种在有机分子中脱去一个小分子(如水、氯化氢等)形成不饱和结构的反应称为消除反应。例如:

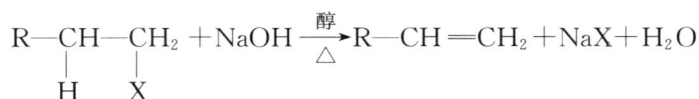

$$R\!-\!\underset{\underset{H}{|}}{C}H\!-\!\underset{\underset{X}{|}}{C}H_2 + NaOH \xrightarrow[\triangle]{醇} R\!-\!CH\!=\!CH_2 + NaX + H_2O$$

由于消除的是卤原子和 β-C 上的氢原子,故又称 β-消除反应。有些仲卤代烷和叔卤代烷含多个 β-C,发生消除反应时会有不同的消除取向,生成不同的烯烃。实验证明,消除反应的主要产物是生成双键碳原子上连有最多烃基的烯烃,即生成最稳定的烯烃。这一经验规律称为查依采夫(Saytzeff)规则。例如:

$$CH_3CH_2CH_2\underset{\underset{Br}{|}}{C}HCH_3 \xrightarrow[\triangle]{KOH,乙醇} CH_3CH_2CH=CHCH_3 + CH_3(CH_2)_2CH=CH_2$$

$$69\% \qquad\qquad 31\%$$

$$CH_3CH_2\underset{\underset{Br}{|}}{\overset{\overset{CH_3}{|}}{C}}CH_3 \xrightarrow[\triangle]{KOH,乙醇} CH_3CH=\overset{\overset{CH_3}{|}}{C}CH_3 + CH_3CH_2\overset{\overset{CH_3}{|}}{C}=CH_2$$

$$71\% \qquad\qquad 29\%$$

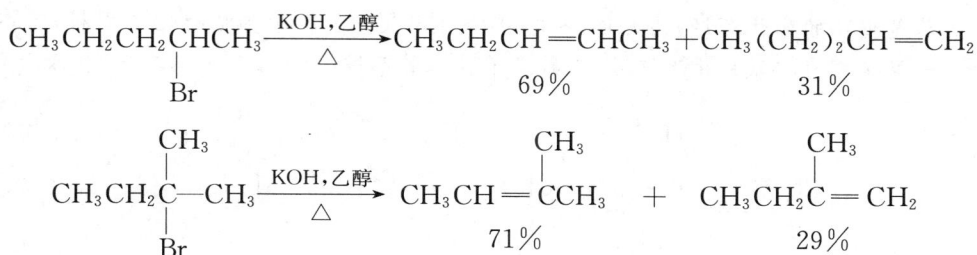

卤代烯烃或卤代芳烃消除时总是倾向于生成稳定的 π-π 共轭体系。

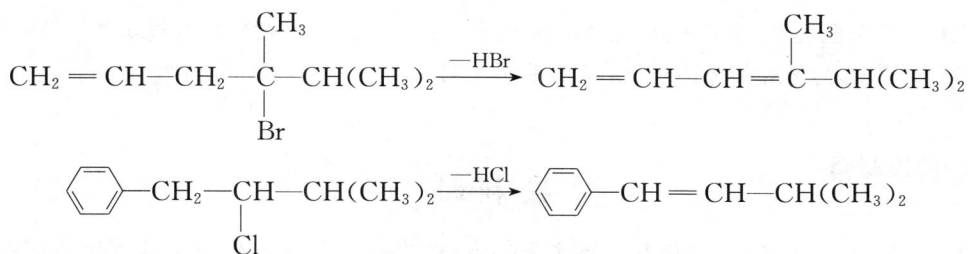

$$CH_2=CH-CH_2-\underset{\underset{Br}{|}}{\overset{\overset{CH_3}{|}}{C}}-CH(CH_3)_2 \xrightarrow{-HBr} CH_2=CH-CH=\overset{\overset{CH_3}{|}}{C}-CH(CH_3)_2$$

$$\text{（苯环）}-CH_2-\underset{\underset{Cl}{|}}{C}H-CH(CH_3)_2 \xrightarrow{-HCl} \text{（苯环）}-CH=CH-CH(CH_3)_2$$

重要的卤代烃

三氯甲烷($CHCl_3$)俗名氯仿,是一种无色而有香甜味的液体,沸点 61.2 ℃,是一种常用的有机溶剂,也是麻醉剂。

三氯甲烷在光和空气中能逐渐被氧化生成剧毒的光气:

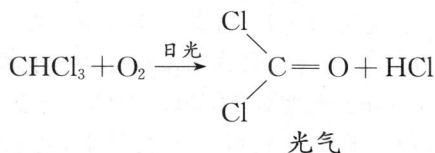

$$CHCl_3+O_2 \xrightarrow{日光} \underset{\underset{Cl}{|}}{\overset{\overset{Cl}{|}}{C}}=O + HCl$$

$$光气$$

由于医用氯仿必须十分纯净,所以需要保存在密封的棕色瓶中,常加入 1‰ 的乙醇以破坏可能生成的光气。

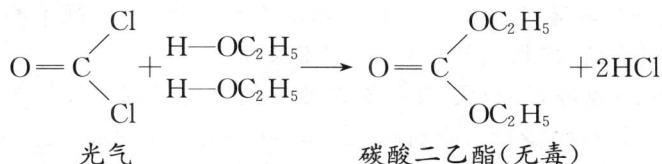

$$O=C\underset{Cl}{\overset{Cl}{<}} + \overset{H-OC_2H_5}{\underset{H-OC_2H_5}{}} \longrightarrow O=C\underset{OC_2H_5}{\overset{OC_2H_5}{<}} + 2HCl$$

$$光气 \qquad\qquad 碳酸二乙酯(无毒)$$

甲状腺素为四碘甲状腺原氨酸,有 D 型和 L 型之分。L 型甲状腺素为白色结晶,235—236 ℃分解,比旋光度 −4.4 °(3‰于 0.13 mol/L NaOH 与 70%乙醇中)。甲状腺素溶于碱溶液,不溶于水、乙醇和乙醚。甲状腺素可从动物甲状腺中提取,亦可由 3,5-二碘-L-酪氨酸为原料制取。甲状腺素有促进细胞代谢,增加氧消耗,刺激组织生长、成熟和分化等功能。体内甲状腺素过高过低均可能导致疾病。L-甲状腺素的生理活性是外消旋体的 2 倍,D-甲状腺素生理活性很低。

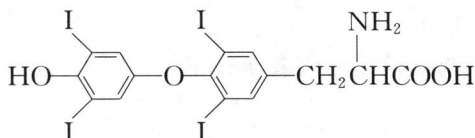

$$HO-\text{（苯环,2,6-二I）}-O-\text{（苯环,2,6-二I）}-CH_2-\underset{\underset{NH_2}{|}}{C}HCOOH$$

氯苯是重要的卤代芳烃，为无色液体，沸点 132 ℃，氯苯是重要的化工原料，可以用于合成一类早期有机氯杀虫剂 4,4′-二氯二苯基三氯乙烷(DDT，又叫二二三)和六六六。

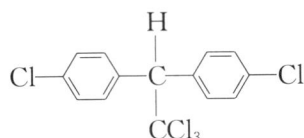

4,4′-二氯二苯基三氯乙烷　　　　　　　　六六六

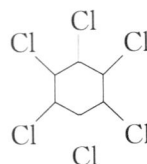

DDT 为白色晶体，具有较广泛的杀虫效率，由于它在光或空气下不易分解变质，残留药效期长，易造成积累和污染环境，现已禁止使用。

阅读材料

氟利昂

氟利昂，又名氟里昂，名称源于英文 Freon，它是一个由美国杜邦公司注册的制冷剂商标。在中国，一般将其定义为饱和烃(主要指甲烷、乙烷和丙烷)的卤代物的总称，在部分资料中氟利昂仅指二氟二氯甲烷(CCl_2F_2，即 R12，CFC 类的一种制冷剂)。

氟利昂在常温下都是无色气体或易挥发液体，无味或略有气味，无毒或低毒，化学性质稳定。

根据组成来定义，氟利昂可分为 CFC、HCFC、HFC 等 4 类。

CFC(Chlorofluorocarbon，或写作 CFCs，氟氯烃)类，组成元素氟(F)、氯(Cl)、碳(C)。由于对臭氧层的破坏作用最大，被《蒙特利尔议定书》列为一类受控物质。

HCFC(Chlorodifuoromethane，或写作 HCFCs、HCF，氢氯氟烃)类物质组成元素氢(H)、氯(Cl)、氟(F)、碳(C)，由于其臭氧层破坏系数较小，因此被视为 CFC 类物质的最重要的过渡性替代物质。

HFC(Hydrofluorocarbon，氢氟烃)类的组成元素氢(H)、氟(F)、碳(C)，臭氧层破坏系数为 0，但是气候变暖潜能值很高。在《蒙特利尔议定书》没有规定其使用期限，在《联合国气候变化框架公约》京都议定书中定性为温室气体。

最后一类是混合制冷剂，如 R401A，为二氯一氟甲烷(R22)、1,1-二氟乙烷(R152a)、1,1,1,2-四氟-2-氯乙烷(R124)分别以 53、13、34 的质量比例混合。

氟利昂的两大危害是破坏臭氧层、造成臭氧层空洞和产生温室效应，现已禁止使用。

1. 氟利昂与臭氧层空洞

氟利昂在大气中的平均寿命达数百年，所以排放的大部分氟利昂仍留在大气层中，其中大部分仍然停留在对流层，一小部分升入平流层。在对流层的氟利昂分子很稳定，几乎不发生化学反应。但是，当它们上升到平流层后，会在强烈紫外线的作用下被分解，含氯的氟利昂分子会离解出氯自由基，然后同臭氧发生连锁反应。

反应反复循环，一个氯氟利昂分子就能破坏多达 10 万个臭氧分子，即 1 kg 氟利昂可以捕捉消灭约 70 000 kg 臭氧。

氟利昂与臭氧的反应用化学方程式表示如下：

（1）氯氟烃分解

$$CF_2Cl_2 \longrightarrow CF_2Cl\cdot +Cl\cdot$$

（2）自由基链反应

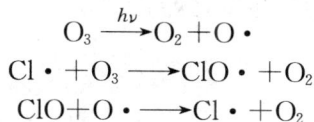

$$O_3 \xrightarrow{h\nu} O_2+O\cdot$$
$$Cl\cdot +O_3 \longrightarrow ClO\cdot +O_2$$
$$ClO+O\cdot \longrightarrow Cl\cdot +O_2$$

总反应式：
$$O_3+O\cdot \longrightarrow 2O_2$$

从反应总的结果看，氟利昂并未减少，但臭氧却变成了氧气，臭氧层被破坏，年复一年，在南极上空甚至出现了臭氧层空洞。臭氧层被破坏后，地球表面将会受到紫外线的照射，对地球产生极大的危害。例如微生物死亡，海洋中浮游生物死亡从而破坏海洋食物链，损伤动物和人的眼睛，降低人和动物的免疫力。

2. 氟利昂与温室效应

地球表面的温室效应的典型来源是大气中的二氧化碳，但大多氟利昂也有类似的特性，而且它的温室效应效果比二氧化碳还高。温室效应使地球表面的温度上升，引起全球性气候反常。如果地球表面温度升高的速度加快，科学家们预测，到2050年，全球温度将上升2～4 ℃，南北极地冰山将大幅度融化，导致海平面上升，使一些岛屿国家和沿海城市淹没于海水之中，其中包括纽约、上海、东京和悉尼。

习　题

1. 用系统命名法命名下列化合物。

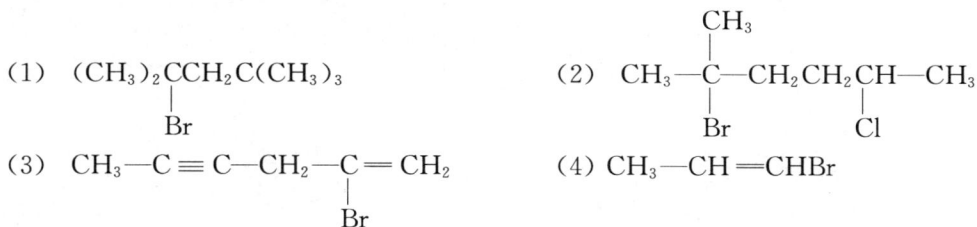

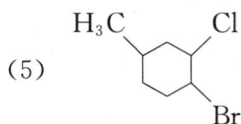

（1）$(CH_3)_2CCH_2C(CH_3)_3$
　　　　　|
　　　　　Br

（2）$CH_3-\overset{\overset{\displaystyle CH_3}{|}}{C}-CH_2CH_2\overset{\overset{\displaystyle }{}}{\underset{\underset{\displaystyle Cl}{|}}{C}H}-CH_3$
　　　　　|
　　　　　Br

（3）$CH_3-C\equiv C-CH_2-\underset{\underset{\displaystyle Br}{|}}{C}=CH_2$

（4）$CH_3-CH=CHBr$

（5）
$$\begin{array}{c} H_3C \quad\quad Cl \\ \text{（环己烷环，3位CH}_3\text{，2位Cl，1位Br）} \\ Br \end{array}$$

2. 写出符合下列名称的结构式。

（1）叔丁基氯　　　　　　　　（2）烯丙基溴

（3）苄基氯　　　　　　　　　（4）对氯苄基氯

3. 完成下列反应式。

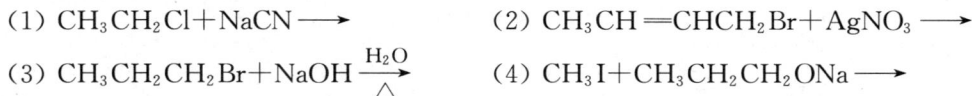

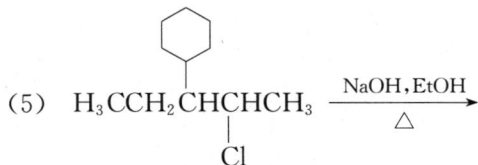

（1）$CH_3CH_2Cl+NaCN \longrightarrow$

（2）$CH_3CH=CHCH_2Br+AgNO_3 \longrightarrow$

（3）$CH_3CH_2CH_2Br+NaOH \xrightarrow[\triangle]{H_2O}$

（4）$CH_3I+CH_3CH_2CH_2ONa \longrightarrow$

（5）$H_3CCH_2\underset{\underset{\displaystyle Cl}{|}}{\overset{\overset{\displaystyle }{}}{C}H}CHCH_3 \xrightarrow[\triangle]{NaOH,EtOH}$
（C与环己基相连）

（6）　H_3CCH=$CHCH_2CHCH(CH_3)_2$ $\xrightarrow[\triangle]{\text{NaOH,EtOH}}$
　　　　　　　　　　　　　|
　　　　　　　　　　　　　Cl

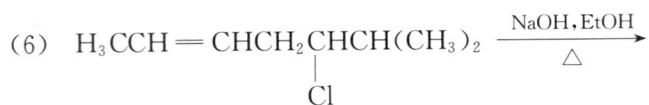

4. 哪些卤代烷脱卤化氢后可产生下列烯烃？

（1）　　　　　　　　　（2）

（3）　　　　　　　　　（4）

5. 某卤代烃 A 分子式为 C_3H_7Cl，与氢氧化钾醇溶液共热得到 B，B 的分子式为 C_3H_6，B 与氯化氢作用得到 A 的异构体 C，试推测 A、B 和 C 的结构，并写出有关的反应式。

（张振琴）

第十五章　醇、酚、醚

学习要求

掌握：醇、硫醇、酚、醚的命名；醇的结构及化学性质（卤代、脱水、酯化、氧化）；酚的结构及化学性质（弱酸性、显色、氧化）；醚的结构。

熟悉：邻二醇的鉴别；硫醇、硫醚的结构；醚的化学性质。

了解：硫醇、硫醚的性质。

醇(alcohol)、酚(phenol)、醚(ether)都属于烃的含氧衍生物。醇可看作是烃分子中 sp^3 杂化的碳原子上的氢被羟基(—OH,hydroxyl group)取代的化合物；酚是芳环上的氢被羟基取代的化合物。醇和酚都含有羟基官能团，分别称为醇羟基和酚羟基。醚可以看作是醇或酚羟基上的氢原子被烃基或芳烃基取代的化合物，分子中的 C—O—C 键称为醚键。醇、酚、醚的通式可表示为：

$$R—OH \qquad Ar—OH \qquad (Ar)R—O—R'(Ar')$$
$$\text{醇} \qquad\qquad \text{酚} \qquad\qquad \text{醚}$$

第一节　醇

一、醇的分类和命名

醇分子中的氧原子为 sp^3 不等性杂化，分别与碳原子及氢原子结合形成 σ 键，两对未共用电子对位于余下的两个 sp^3 杂化轨道中。由于氧原子的电负性较强，醇分子中的 O—H 键和 C—O 键都具有较强的极性。

（一）醇的分类

根据羟基所连烃基的不同，可将醇分为饱和醇、不饱和醇、脂环醇和芳香醇。

$$CH_3CH_2OH \qquad CH_2{=}CHCH_2OH$$
乙醇(饱和醇)　　　　烯丙醇(不饱和醇)　　　环己醇(脂环醇)　　　苄醇(芳香醇)

根据所含羟基的数目，醇又可分为一元醇、二元醇、三元醇等，含两个及两个以上羟基的醇统称为多元醇。

$$CH_3OH \qquad\qquad \begin{matrix} CH_2{-}CH_2 \\ | \quad\ | \\ OH \ \ OH \end{matrix} \qquad\qquad \begin{matrix} CH_2{-}CH{-}CH_2 \\ | \quad\ | \quad\ | \\ OH \ \ OH \ \ OH \end{matrix}$$
甲醇(一元醇)　　　　乙二醇(二元醇)　　　　　丙三醇(三元醇)

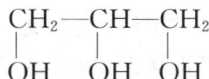

多元醇中的羟基一般与不同的碳原子连接,两个或三个羟基连接在同一碳原子上的结构不稳定,易脱水成稳定的醛、酮或羧酸。

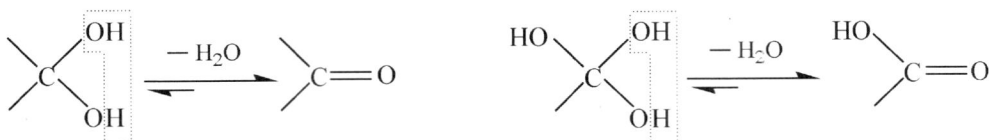

醇还可根据羟基所连饱和碳原子的类型,分为伯醇(1°醇)、仲醇(2°醇)和叔醇(3°醇)。

$$RCH_2OH \qquad\qquad RR'CHOH \qquad\qquad RR'R''COH$$

伯醇 　　　　　　　　 仲醇 　　　　　　　　 叔醇

羟基直接连接在双键碳原子上的醇称为烯醇(enol),一般情况下烯醇不稳定,易重排成较为稳定的醛或酮。

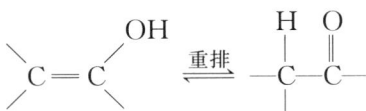

(二) 醇的命名

结构简单的一元醇可用普通命名法命名,通常是在"醇"前加上烃基的名称。

$$CH_3OH \qquad\qquad (CH_3)_2CHOH \qquad\qquad (CH_3)_3COH$$

甲醇 　　　　　　　　 异丙醇 　　　　　　　　 叔丁醇

结构复杂的醇多采用系统命名法,即选择含有羟基碳原子在内的最长碳链作为主链称为某醇,并从距羟基最近的一端开始编号,在醇名称前用阿拉伯数字标明羟基的位次,侧链或其他取代基的位次和名称则依次写在羟基位次之前。不饱和醇的主链则应选择既含有羟基又含有重键在内的最长碳链,编号时应使羟基的位次最小。多元醇命名时应选择连有尽可能多羟基在内的碳链作为主链,依羟基的数目称为某几醇,并在名称前标明羟基的位次。

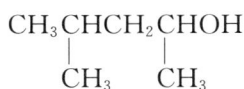

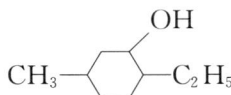

4-甲基-2-戊醇 　　　　　　 5-甲基-2-乙基环己醇 　　　　　　 5-苯基-3-戊烯-2-醇

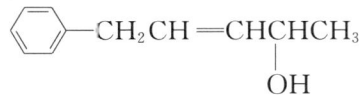

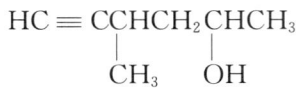

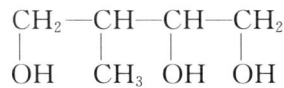

4-甲基-5-己炔-2-醇 　　　　　　 丙三醇(甘油) 　　　　　　 3-甲基-1,2,4-丁三醇

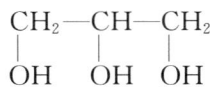

二、醇的物理性质

直链饱和一元醇中,4 个以下碳原子的醇为具有特殊气味和辛辣味道的液体,含 5～11 个碳原子的醇为具有不愉快气味的油状液体,12 个碳原子以上的醇为无嗅无味的蜡状固体。

低级醇的沸点比和它相对分子质量相近的烷烃要高得多,例如,甲醇(相对分子质量 32)的沸点为 64.7 ℃,而乙烷(相对分子质量 30)的沸点为 −88.6 ℃。这是由于醇分子间可形成氢键,当醇由液态变为气态时,不仅要破坏分子间的范德华引力,还必须消耗一定的能量来破坏氢键,故醇的沸点要比相应的烷烃高得多。

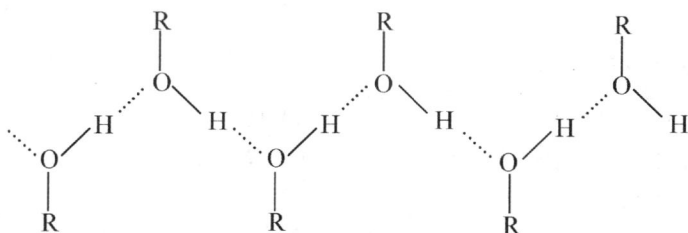

醇羟基间形成的氢键

由于醇羟基可以与水形成氢键,低级醇如甲醇、乙醇、丙醇等可与水以任意比例互溶。但是当醇中烃基增大时,醇羟基与水形成氢键的能力相应减小,醇在水中的溶解度也随之降低。多元醇因羟基多,在水中的溶解度也较大。

三、醇的化学性质

醇的化学性质主要由羟基决定,醇分子中的 C—O 键和 O—H 键都具有较大的极性,所以醇的反应主要发生在这两个部位。此外,醇羟基所连 α-碳上的氢原子受到羟基吸电子效应的影响比较活泼,容易被氧化。

(一) 酸性及与活泼金属的反应

醇羟基的 O—H 键是极性共价键,易发生断裂,表现出一定的酸性,醇可以与活泼金属如钾、钠等反应并生成氢气。

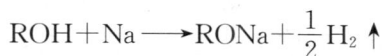

$$ROH + Na \longrightarrow RONa + \frac{1}{2}H_2 \uparrow$$

醇与金属钠的反应比水要温和得多,说明醇的酸性比水的酸性弱,这是由于醇分子中烃基的供电子诱导效应使氧原子上的电子云密度增加,不利于羟基中氢原子的解离。因此实验室中常利用乙醇来处理残留的少量金属钠。

醇钠为白色固体,遇水即水解,生成醇和氢氧化钠,在有机合成中,常作为强碱使用。

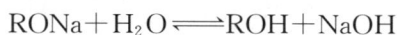

$$RONa + H_2O \Longrightarrow ROH + NaOH$$

(二) 与无机含氧酸的酯化反应

醇与酸作用脱去一分子水所得的产物称为酯,这种反应称为酯化反应。若酸为无机含氧酸(如硝酸、亚硝酸、硫酸、磷酸),产物则称为无机酸酯,例如:

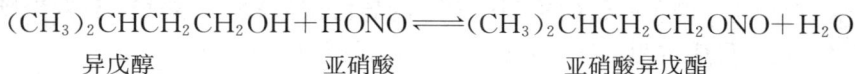

$$(CH_3)_2CHCH_2CH_2OH + HONO \Longrightarrow (CH_3)_2CHCH_2CH_2ONO + H_2O$$

　　　　异戊醇　　　　　　　　　亚硝酸　　　　　　　　亚硝酸异戊酯

亚硝酸异戊酯、硝酸甘油等在临床上用作扩张血管和治疗心绞痛的药物,硝酸甘油遇到震动会发生剧烈的爆炸,诺贝尔将其与一些惰性材料混合发明了安全炸药,提高了其稳定性。

硫酸是二元酸,可形成酸性和中性两种酯。硫酸二甲酯和硫酸二乙酯是很好的烷基化试剂;高级醇(C8~C18)的硫酸氢酯盐是一种阴离子表面活性剂,可作为洗涤剂的原料;人体内软骨中含有硫酸酯结构的硫酸软骨质。

$$CH_3CH_2OSO_2OH \qquad\qquad CH_3CH_2OSO_2OCH_2CH_3$$

　　硫酸氢乙酯(酸性酯)　　　　　　　　　　硫酸二乙酯(中性酯)

磷酸是三元酸,可以形成不同的磷酸酯。磷酸酯是有机体生长和代谢中极为重要的物质,如组成细胞的重要成分核酸、磷脂以及三磷酸腺苷、卵磷脂、脑磷脂等均含有磷酸酯的结构。

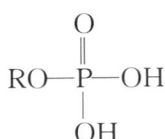

$$\underset{\text{磷酸烷基二氢酯}}{RO-\overset{\displaystyle O}{\underset{\displaystyle OH}{\overset{\|}{P}}}-OH} \qquad \underset{\text{磷酸二烷基氢酯}}{RO-\overset{\displaystyle O}{\underset{\displaystyle OH}{\overset{\|}{P}}}-OR} \qquad \underset{\text{磷酸三烷基酯}}{RO-\overset{\displaystyle O}{\underset{\displaystyle OR}{\overset{\|}{P}}}-OR}$$

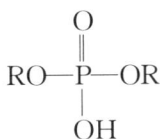

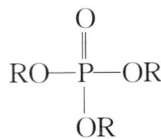

（三）与氢卤酸的反应

醇与氢卤酸发生亲核取代反应生成卤代烷，这是卤代烷碱性水解的逆反应。

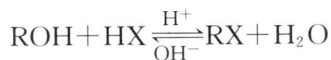

$$ROH+HX\underset{OH^-}{\overset{H^+}{\rightleftharpoons}}RX+H_2O$$

反应活性与氢卤酸的种类及醇的结构有关。醇的活性顺序为烯丙基型醇＞叔醇＞仲醇＞伯醇＞甲醇；氢卤酸的活性顺序为 HI＞HBr＞HCl。HCl 与醇的反应活性较低，需加无水氯化锌为催化剂。浓盐酸与无水氯化锌所配成的试剂称为卢卡斯（Lucas）试剂，6 个碳以下的低级醇能溶于 Lucas 试剂，相应的氯代烷则不溶。叔醇与 Lucas 试剂在室温下就能反应，立即浑浊；仲醇则作用较慢，静置数分钟后才有明显的浑浊出现；而伯醇在室温下不发生作用。利用卢卡斯试剂可以区别 6 个碳以下的一元伯、仲、叔醇。

（四）脱水反应

醇与脱水剂（如浓酸等）共热发生脱水反应，脱水方式随反应温度而异。如乙醇与浓硫酸共热至 140 ℃，发生分子间脱水生成乙醚（$C_2H_5OC_2H_5$）；而共热至 170 ℃，则发生分子内脱水反应生成乙烯。醇分子内脱水反应是一种消除反应；若消除取向有选择时，则遵循 Saytzeff 规则。

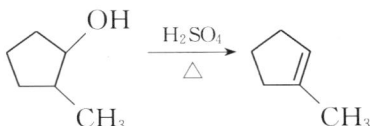

（五）氧化反应

伯醇或仲醇分子中，α-H 可以被酸性高锰酸钾或重铬酸钾等氧化剂氧化，伯醇首先被氧化成醛，醛继续被氧化生成羧酸，仲醇氧化生成酮。叔醇由于没有 α-H，一般不被上述氧化剂氧化。橙色的铬酸试剂（CrO_3 的硫酸溶液）与伯醇或仲醇发生反应，会转变成蓝绿色，这一反应常用于呼吸分析仪，用以检测司机是否酒后驾驶。

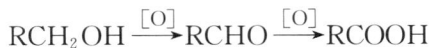

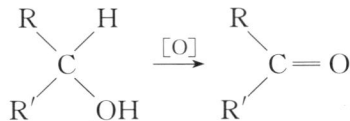

$$RCH_2OH\xrightarrow{[O]}RCHO\xrightarrow{[O]}RCOOH$$

$$\underset{R'}{\overset{R}{}}\overset{\overset{\displaystyle H}{|}}{\underset{\underset{\displaystyle OH}{|}}{C}}\xrightarrow{[O]}\underset{R'}{\overset{R}{}}C=O$$

醇的氧化反应除利用氧化剂外，还可直接用催化脱氢的方法进行。

（六）多元醇的特性反应

多元醇除具有一元醇的一般性质外，由于多个羟基间的相互影响，还具有其特殊的性质。例如邻二醇可与氢氧化铜反应，使氢氧化铜沉淀溶解，变成深蓝色的溶液，实验室中可利用此反应来鉴定具有两个相邻羟基的多元醇。

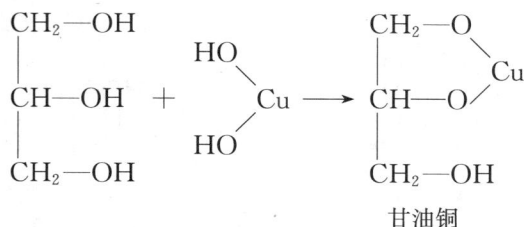

甘油铜

重要的醇

　　甲醇为无色透明液体,最初是从木材干馏得到的,故也称木醇。甲醇有毒,可直接侵害人的细胞组织,特别是侵害视网膜,内服少量(10 mL)可致人失明,量多(30 mL)可致死。这是因为甲醇在人体内氧化分解很慢,有蓄积作用,且其氧化产生的甲醛或甲酸在体内不能被很快利用而导致中毒致命。

　　乙醇为无色透明液体,乙醇是酒的主要成分,故俗称酒精。临床上使用其 70%~75%的水溶液做外用消毒剂。用乙醇作溶剂来溶解药品所制成的制剂叫酊剂,如碘酊等。乙醇在生物体内的氧化过程(主要在肝脏)是在酶催化下分步进行的:乙醇首先被肝脏转化为乙醛,此后转化为乙酸,产生的乙酸可供身体中的细胞利用,这就是人体可以承受适量酒精的原因。但过量饮酒会抑制中枢神经系统,甚至发生乙醇中毒;而酒后驾驶最容易引发交通肇事。

　　丙三醇俗称甘油,为带有甜味的无色黏稠液体,能以任何比例与水混溶。甘油吸湿性很强,对皮肤有刺激性,故用以润滑皮肤时,一般需先经稀释。甘油在药剂上可用作溶剂,如酚甘油、碘甘油等,对便秘患者,常用甘油栓或 50%甘油溶液灌肠,它既有润滑作用,又能产生高渗透压引起排便反射。甘油三硝酸酯(俗称硝化甘油)为浅黄色油状液体,是一种烈性炸药,稍微碰撞就会引起爆炸,历史上硝化甘油的商品化生产引起许多死亡事故,直到 1866 年诺贝尔(A. Nobel)发明安全炸药——硝化甘油和细粉状的硅藻土或锯屑的混合物才使此问题得到解决。硝化甘油也是一种药物,在生理学上的功能是扩张冠状动脉和放松平滑肌肉,可缓解心绞痛。

　　维生素 A 为不饱和的一元醇,包括 A_1 和 A_2 两种。维生素 A_1 又称视黄醇,系黄色片状结晶,存在于鱼肝油、蛋黄、乳汁中,它与三氯化锑反应呈现深蓝色,可用于定量测定。A_2 为 A_1 的 3,4-二脱氢衍生物,其生物活性约为 A_1 的一半。机体缺乏维生素 A 不仅会患夜盲症,而且会影响到正常的生长发育。

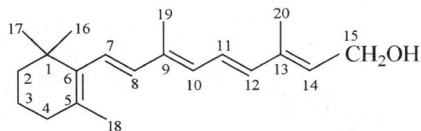

维生素 A_1

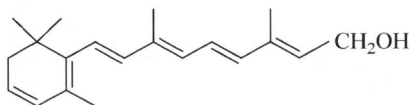

维生素 A_2

　　甘露醇和山梨醇互为同分异构体,仅 2 位手性碳原子的构型不同,均为白色易溶于水的固体,甜度大约是蔗糖的 50%左右,是无蔗糖甜食的甜味剂,适用于糖尿病人等食糖代用品。

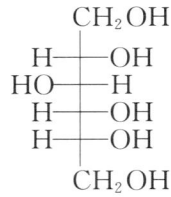
甘露醇

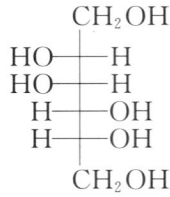
山梨醇

甘露醇在医药上可用作降压、脱水、利尿剂,用于防治水肿和早期急性肾功能不全,降低颅内压和眼内压,甘露醇注射液作为高渗降压药是临床抢救特别是脑部疾患抢救的常用药。甘露醇无吸湿性,干燥快,可用作药物的赋形剂和填充剂。在食品方面,由于其吸水性小,常用于麦芽糖、口香糖、年糕等食品的防黏粉。

山梨醇又称葡萄糖醇,也具有利尿脱水的特性,适用于治疗脑水肿及青光眼等。山梨醇除用于药物的固体分散剂、填充剂、稀释剂等,还是日化行业中比较好的保湿剂和表面活性剂。此外,山梨醇经发酵和化学合成可制备维生素C。

肌醇又称环己六醇,为治疗肝及心血管系统疾病的药物,是一种生物体内不可缺少的具有光学活性及生物活性的环状化合物,能促进细胞新陈代谢,改善细胞营养,促进发育,促进脂肪代谢,降低血脂,抑制胆固醇的生成及动脉硬化。由肌醇形成的肌醇磷脂是生物细胞的第二信息系统,对机体的代谢、信号转导和生理功能调控起着重要的调节和控制作用。

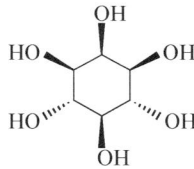
肌醇

紫杉醇是从红豆杉属植物(如太平洋紫杉)中提取的一种具有独特抗癌作用的二萜类化合物,对肿瘤细胞产生细胞毒性,导致细胞死亡,抑制肿瘤生长,广泛应用于乳腺癌、卵巢癌、非小细胞性肿瘤、前列腺癌等。但紫杉醇及其类似物由于来源困难,水溶性极低,口服无效且易引起过敏等极大地限制了其在临床上的应用,近年来对紫杉醇及其制剂的研究主要集中在缓控、长效、靶向等新剂型研究及化学半合成等方面。

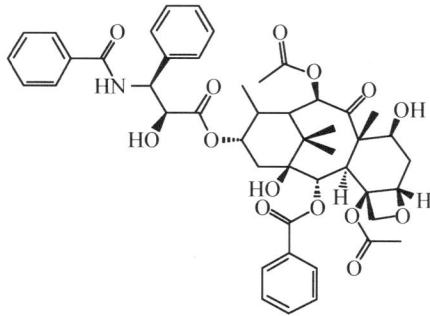
紫杉醇

第二节　酚

一、酚的结构、分类和命名

酚（Ar—OH）是羟基和芳环直接相连的化合物。酚羟基中的氧原子为 sp^2 杂化,氧原子有一个 p 轨道未参与杂化,该轨道中含有的孤对电子与苯环的大 π 键形成了 p - π 共轭体系,如图 15 - 1 所示。由于 p - π 共轭作用,酚羟基氧原子上的 p 电子向芳环方向转移,结果使得:苯环上的电子云密度相对增大,环上的亲电取代反应容易进行;C—O 键间的电子云密度增大,C—O 键变得牢固,—OH 不易被取代;氧原子上的电子云密度降低,O—H 键之间的电子云偏向氧的一方,造成 O—H 键极性增强,使氢易于以质子形式离去,表现出一定的酸性。

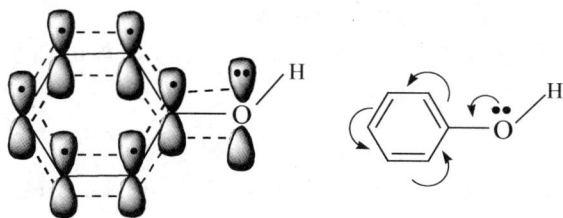

图 15 - 1　苯酚分子中的 p - π 共轭体系

酚可根据芳烃基的不同,分为苯酚、萘酚等;也可根据酚羟基的数目分为一元、二元、三元酚等,含两个及两个以上酚羟基的统称为多元酚。

酚的命名一般是以酚为母体,但当芳环上连有官能团优先顺序比酚羟基优先的官能团时,酚羟基则作为取代基命名;有些酚类化合物还习惯用其俗名。

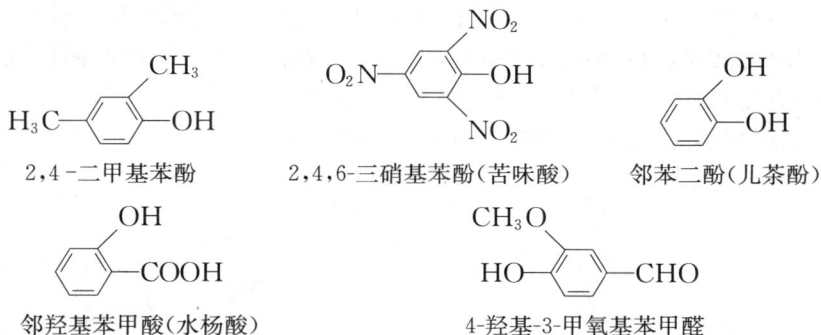

2,4 - 二甲基苯酚　　　　　2,4,6 - 三硝基苯酚(苦味酸)　　　邻苯二酚(儿茶酚)

邻羟基苯甲酸(水杨酸)　　　　　　4-羟基-3-甲氧基苯甲醛

二、酚的物理性质

酚大多为固体,少数烷基酚为高沸点的液体,由于酚分子间可形成氢键,所以沸点高。酚羟基也能与水分子间形成氢键,酚类化合物在水中有一定的溶解度,并且随羟基数目的增多溶解度增大。纯净的酚为无色,但往往由于被氧化而带有红色或褐色。

三、酚的化学性质

酚类化合物分子中含有酚羟基和芳环,它们具有羟基和芳环所具有的性质。但酚羟基与芳环直接相连,受芳环的影响,在性质上与醇羟基有一定的区别,如表现出更强的酸性及不易发生碳氧键的断裂反应。此外,酚的芳环也比相应的芳烃更容易发生亲电取代反应。

（一）酸性

酚类化合物呈弱酸性,酸性较醇强,苯酚可以溶于氢氧化钠溶液生成酚钠:

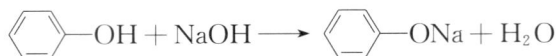

$$\text{C}_6\text{H}_5\text{—OH} + \text{NaOH} \longrightarrow \text{C}_6\text{H}_5\text{—ONa} + \text{H}_2\text{O}$$

苯酚的酸性比碳酸弱,向酚钠溶液中通入二氧化碳,苯酚就游离析出。

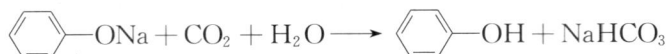

$$\text{C}_6\text{H}_5\text{—ONa} + \text{CO}_2 + \text{H}_2\text{O} \longrightarrow \text{C}_6\text{H}_5\text{—OH} + \text{NaHCO}_3$$

（二）与三氯化铁的显色反应

多数酚与三氯化铁作用时显色,如苯酚、间苯二酚与三氯化铁溶液作用都产生紫色,对苯二酚显暗绿色等。在有机分析上常利用这些反应作为酚类化合物的分析和鉴定。

除酚外,具有烯醇型结构的化合物也能与三氯化铁产生颜色反应。

（三）芳环上的亲电取代反应

酚羟基是强的邻、对位定位基,能使苯环活化,容易发生芳环上的亲电取代反应。例如苯酚在室温下与溴水即能迅速反应生成 2,4,6-三溴苯酚的白色沉淀,此反应非常灵敏,常用作苯酚的定性检验和定量测定。

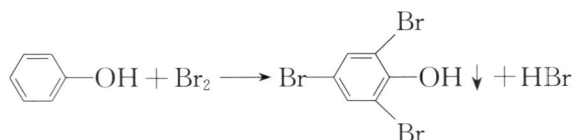

$$\text{C}_6\text{H}_5\text{—OH} + \text{Br}_2 \longrightarrow \text{(2,4,6-三溴苯酚)} \downarrow + \text{HBr}$$

苯酚在室温下与稀硝酸就能作用生成邻硝基苯酚和对硝基苯酚的混合物。

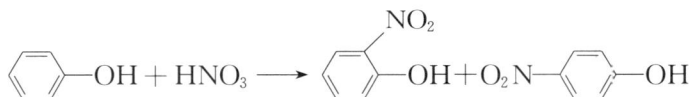

$$\text{C}_6\text{H}_5\text{—OH} + \text{HNO}_3 \longrightarrow \text{(邻硝基苯酚)} + \text{O}_2\text{N—C}_6\text{H}_4\text{—OH}$$

（四）酚的氧化反应

酚比醇容易被氧化,但过程复杂。酚类化合物在空气中放置被氧气缓慢氧化的过程称为酚的自氧化反应,因此某些酚类化合物在食品、药品等工业上广泛用作抗氧化剂,以减缓产品的氧化变质,如 4-甲基-2,6-二叔丁基苯酚等。

苯酚被氧化剂氧化后生成对苯醌,邻苯二酚则被氧化为邻苯醌。

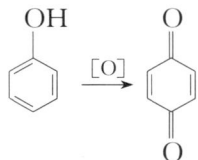

1,4-苯醌(对苯醌,黄色)　　　　　1,2-苯醌(邻苯醌,红色)

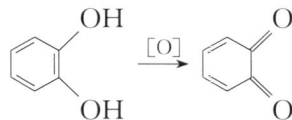

重 要 的 酚

苯酚俗称石炭酸,纯净的苯酚为无色菱形结晶,有特殊气味,在空气中放置因氧化而变成红色。室温时稍溶于水,在 65 ℃以上可与水混溶,也易溶于乙醇、乙醚、苯等有机溶剂。苯酚能凝固蛋白质,因此对皮肤有腐蚀性,并有杀菌效力,是外科最早使用的消毒剂,因为有毒,现已不用。但至今消毒剂的杀菌效力仍以苯酚系数来衡量。如某一消毒剂 A 的苯酚系数为 5,则表示在同一时间内,A 的浓度为苯酚浓度的 1/5 时,就具有与苯酚同等的杀菌效力。

甲苯酚又称煤酚，有邻、间、对三种异构体。除间位异构体为液体外，其他两种为低熔点固体，有苯酚气味，其杀菌效力比苯酚强，目前医药上使用的消毒剂"煤皂酚溶液"就是含有 $47\%\sim53\%$ 三种甲苯酚的肥皂水溶液，俗称"来苏儿"（Lysol），它对人体也是有毒的，可以透过皮肤进入人体。

邻苯二酚又称儿茶酚，在生物体内常以衍生物状态存在。例如，人体代谢中间体 3,4-二羟基苯丙氨酸（又名多巴，DOPA）以及常用的急救药物肾上腺素中均含有儿茶酚的结构。肾上腺素与去甲肾上腺素是体内肾上腺髓质分泌的主要激素，一般用于支气管哮喘、过敏性休克及其他过敏性反应的急救。异丙肾上腺素是人工合成的拟肾上腺素药，可用于平喘，商品名喘息定。

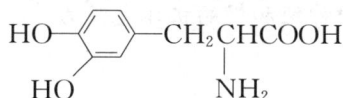

多巴

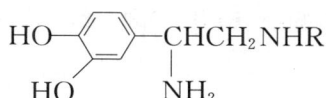

$R=-CH_3$　肾上腺素
$R=-H$　去甲肾上腺素
$R=-CH(CH_3)_2$　异丙肾上腺素

维生素E又名生育酚，广泛存在于植物中，以麦胚油中含量最高，豆类及蔬菜中也颇丰富。维生素E在自然界有多种异构体（α、β、γ、δ等），其中 α-生育酚的生理活性最高。维生素E为黄色油状物，在无氧条件下，对热稳定，由于它与动物生殖有关，临床上常用以治疗先兆流产和习惯性流产，也用以治疗痔疮、冻疮、胃十二指肠溃疡等。此外，有人认为机体的老化与体内因氧化作用而生成的自由基有关，而维生素E可作为一种自由基的清除剂或抗氧化剂，以减少自由基对机体的损害，目前临床上用于延缓老年早衰和记忆力减退，亦用于预防动脉粥样硬化、神经和皮肤的病变。

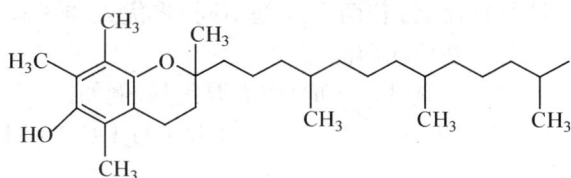

α-生育酚

酚类抗氧剂广泛用于食品及药物等的生产、贮藏过程中，其目的是防止或延缓其因氧化而导致的变质，其中受阻酚类抗氧剂是无污染、效率高、应用范围最广的一类，如：

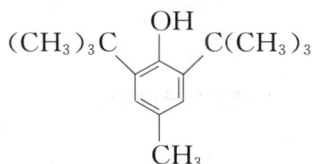

4-甲基-2,6-二叔丁基苯酚（butylated hydroxytoluene，BHT）

白藜芦醇是一种生物活性很强的天然多酚类物质，又称为芪三酚，存在顺式和反式两种异构体，它能以游离态和糖苷结合态2种形式在植物（如花生、葡萄、虎杖、桑葚等）中分布，有抗氧化效能，其中反式异构体的生物活性强于顺式。白藜芦醇可降低血液黏稠度，抑制血小板凝结和血管舒张，保持血液畅通，可预防癌症的发生及发展，具有抗动脉粥样硬化和冠心病、缺血性心脏病、高血脂的防治作用。

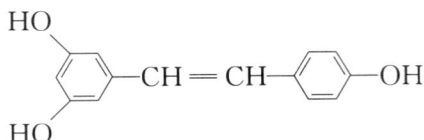

白藜芦醇

植物多酚是一类存在于植物体内的多羟基酚类化合物的总称,主要包括黄酮类、单宁类、花色苷类、酚酸类等,广泛存在于常见植物及植物性加工食品中,如茶叶、水果、蔬菜、谷物、豆类等以及葡萄酒、茶饮品、橄榄油、果汁、巧克力、咖啡等,是植物体内复杂酚类的次生代谢产物。研究表明,植物多酚具有抗氧化等多种生物活性和生理功能,如清除自由基、抗癌、抗辐射、抗菌、降血脂、抗衰老、保护神经和提高机体免疫力等。

第三节 醚

一、醚的结构、分类和命名

醚可看作是醇或酚分子中羟基上的氢原子被烃基取代的化合物,醚的官能团是醚键(C—O—C),醚键中氧原子为 sp^3 不等性杂化。

醚可分为单醚和混醚。两个烃基相同的醚称为单醚;两个烃基不同的醚称为混醚。

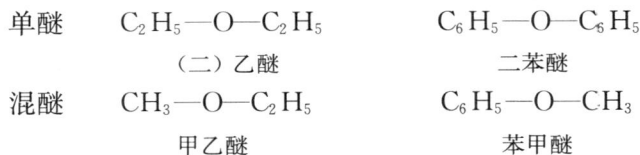

单醚　　　C_2H_5—O—C_2H_5　　　　　　C_6H_5—O—C_6H_5

(二)乙醚　　　　　　　　二苯醚

混醚　　　CH_3—O—C_2H_5　　　　　　C_6H_5—O—CH_3

甲乙醚　　　　　　　　苯甲醚

结构简单的醚,多按烃基命名;若两个烃基不同,将优先顺序较小的烃基放在前面;如果一个是芳烃基时,则芳烃基放在前面。

结构比较复杂的醚,则把烃氧基(—OR)作为取代基,例如:

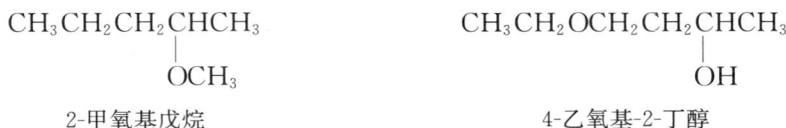

$CH_3CH_2CH_2CHCH_3$　　　　　　　　$CH_3CH_2OCH_2CH_2CHCH_3$

|　　　　　　　　　　　　　　　　　　　　　|
OCH_3　　　　　　　　　　　　　　　　OH

2-甲氧基戊烷　　　　　　　　　　　　4-乙氧基-2-丁醇

具有环状结构的环醚,一般称为环氧某烃或按杂环命名。

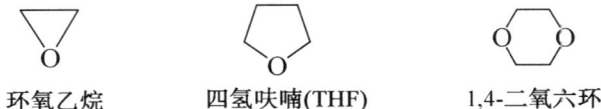

环氧乙烷　　　四氢呋喃(THF)　　　1,4-二氧六环

二、醚的物理性质

大多数的醚在常温下为液体,有香味,沸点比醇低得多,而与相对分子质量相当的烷烃相近,这是由于醚分子间不存在氢键的缘故。低级醚挥发性高,易燃,使用时要注意通风及避免使用明火和电器。

醚分子中的氧原子为 sp^3 杂化,C—O—C 之间有一定角度,所以醚有极性,而且由于含有电负性较强的氧原子,可与水或醇形成氢键,因此醚在水中的溶解度比烷烃大,并能溶于许多极性溶剂中,如常用的四氢呋喃和1,4-二氧六环能和水完全互溶。

三、醚的化学性质

醚是相当稳定的,其稳定性仅次于烷烃,它与强碱、氧化剂、还原剂以及活泼金属均不起作用,所以在有机反应中常用作溶剂。如四氢呋喃为无色透明的液体,能与水、醇、醚、酯和烃类等混溶,是非常优良的有机溶剂。

(一) 𬭩盐的生成

与醇或水相似,醚中氧原子上的孤对电子能接受质子,生成𬭩盐。

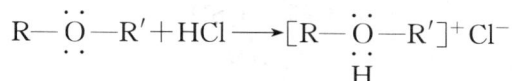

$$R-\overset{..}{\underset{..}{O}}-R'+HCl \longrightarrow [R-\overset{..}{\underset{H}{O}}-R']^+ Cl^-$$

醚接受质子的能力很弱,必须与浓强酸(如浓 HCl 或 H_2SO_4)在较低温度下才能形成𬭩盐。醚由于生成𬭩盐而溶解于浓强酸中,可利用此现象区别醚与烷烃或卤代烃。

(二) 形成过氧化物

醚对氧化剂很稳定,但如长期与空气接触,其 $\alpha-H$ 可被氧化生成过氧化物,例如:

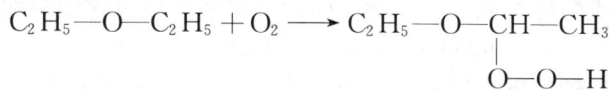

$$C_2H_5-O-C_2H_5 + O_2 \longrightarrow C_2H_5-O-\underset{\underset{O-O-H}{|}}{CH}-CH_3$$

过氧乙醚

过氧化物不易挥发,并且在受热或受到摩擦等情况下非常容易爆炸。因此,在蒸馏乙醚时,低沸点的乙醚被蒸出后,蒸馏瓶中便积存了高沸点的过氧化物,若继续加热便会猛烈爆炸。因此在蒸馏乙醚前必须检验是否含有过氧化物,并用还原剂如硫酸亚铁、亚硫酸钠或碘化钠等处理。贮存乙醚时,应放在棕色瓶中,市售的乙醚中常添加少量抗氧化剂。

重要的醚

乙醚为无色透明液体,极易挥发,有特殊刺激气味,在空气的作用下能氧化成过氧化物、醛和乙酸,暴露于光线下能促进其氧化。当乙醚中含有过氧化物时,在蒸发后所分离残留的过氧化物加热到 $100\ ℃$ 以上时能引起强烈爆炸;这些过氧化物可加 5% 硫酸亚铁水溶液振摇除去。乙醚在医药工业中用作药物生产的萃取剂和医疗上的麻醉剂。

乙醚是人类最早使用的一种吸入式麻醉剂,医用麻醉剂主要分为静脉麻醉剂、吸入麻醉剂、局部麻醉剂三大类。静脉麻醉药物属于非挥发性的全身麻醉药物,包括丙泊酚、氯胺酮、硫喷妥钠、依托咪酯等;局部麻醉剂包括普鲁卡因、丁卡因、阿替卡因、利多卡因、布比卡因、罗哌卡因以及甲哌卡因等;而吸入麻醉剂包括乙醚、氧化亚氮、氯仿、氟烷类等。目前临床上常使用的氟烷类,如恩氟烷(CHF_2OCF_2CHClF)、异氟烷($CF_3CHClOCHF_2$)、地氟烷($CF_3CH_2OCHF_2$)、七氟烷$[(CF_3)_2CHOCH_2F]$等均属于醚类化合物。

第四节 硫醇、硫醚

硫和氧处于周期表中的同一主族,含硫的有机化合物与含氧有机物性质相似,硫也能形成与氧类似的化合物——硫醇(mercaptan)和硫醚(thioether)。

$$R—SH \qquad\qquad R—S—R'$$

硫醇 硫醚

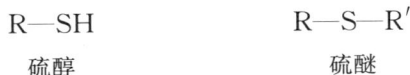

一、硫醇的结构和性质

醇分子羟基中的氧原子被硫原子取代后形成的化合物称为硫醇，—SH 称为硫羟基或巯基，它是硫醇的官能团。生物体内存在很多含有巯基的重要物质，如半胱氨酸、辅酶中的谷胱甘肽及辅酶 A 等，这些物质的生理作用与巯基密切相关。

硫醇的命名与醇相似，只要在烷基和醇之间加"硫"即可，如：

$$CH_3CH_2SH$$

乙硫醇

低级硫醇具有极难闻的臭味，工业上常在燃料气中加入少量叔丁硫醇或乙硫醇作为臭味剂，用来提示煤气管道是否泄漏。随着相对分子质量的增大，硫醇的臭味逐渐减弱，含 9 个碳原子以上的硫醇反而具有香气。硫醇形成氢键的能力比醇弱得多，因此硫醇的沸点和在水中的溶解度都要比相应的醇低得多。

硫醇的化学性质与醇相似，具有弱酸性，硫醇可溶于氢氧化钠溶液而生成硫醇钠。

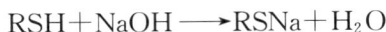

$$RSH + NaOH \longrightarrow RSNa + H_2O$$

硫醇可与汞、铅、砷等重金属氧化物或盐作用，生成不溶于水的硫醇盐。

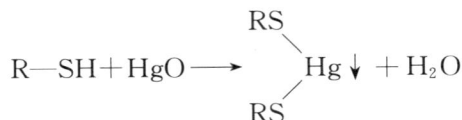

$$R—SH + HgO \longrightarrow \begin{matrix} RS \\ \diagdown \\ Hg\downarrow + H_2O \\ \diagup \\ RS \end{matrix}$$

许多重金属盐能引起人畜中毒，这是由于这些金属能与机体内某些酶中的巯基结合，使酶丧失其正常的生理作用所致。下列硫醇类化合物能与重金属形成不易解离的、无毒性的水溶性配合物由尿中排出，常作为重金属盐类中毒的解毒剂：

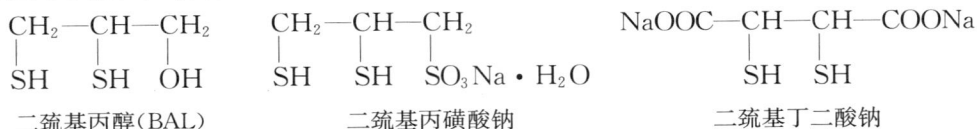

$$\begin{matrix} CH_2—CH—CH_2 \\ | \quad | \quad | \\ SH \quad SH \quad OH \end{matrix} \qquad \begin{matrix} CH_2—CH—CH_2 \\ | \quad | \quad | \\ SH \quad SH \quad SO_3Na\cdot H_2O \end{matrix} \qquad \begin{matrix} NaOOC—CH—CH—COONa \\ | \quad | \\ SH \quad SH \end{matrix}$$

二巯基丙醇（BAL） 二巯基丙磺酸钠 二巯基丁二酸钠

硫醇容易被氧化，在空气中或与弱氧化剂（如过氧化氢、碘等）作用，可生成二硫化物。

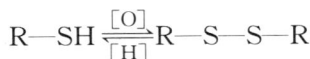

$$R—SH \underset{[H]}{\overset{[O]}{\rightleftharpoons}} R—S—S—R$$

在生物体中，巯基与二硫键之间的氧化还原反应是一个非常重要的生理过程；二硫键对于保护蛋白质分子的高级结构也起着重要的作用。

在强氧化剂作用下，硫醇可被氧化生成亚磺酸（RSO_2H），进一步氧化生成磺酸（RSO_3H）。

二、硫醚的结构和性质

醚分子中氧原子被硫原子取代后形成的化合物称为硫醚，例如：

$$CH_3—S—C_2H_5$$

甲乙硫醚

硫醚的物理性质和硫醇相似，但臭味不如硫醇强烈。硫醚因分子中的硫原子上有两对孤对电子，所以可以进一步与氧作用，氧化成亚砜，亚砜又进一步氧化成砜。

$$R-\overset{..}{\underset{..}{S}}-R' \xrightarrow{[O]} R-\overset{\overset{O}{\|}}{\underset{..}{S}}-R' \xrightarrow{[O]} R-\overset{\overset{O}{\|}}{\underset{\underset{O}{\|}}{S}}-R'$$

$$\text{亚砜} \qquad\qquad \text{砜}$$

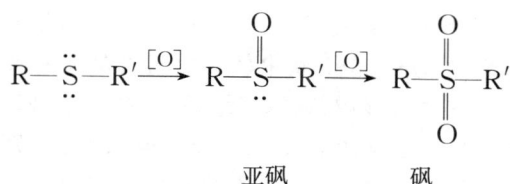

重要的含硫化合物

二甲亚砜(dimethyl sulfoxide，DMSO，CH_3SOCH_3)为无色、无臭的透明液体，凝固点 18.45 ℃，沸点 189 ℃。DMSO 具有极性，并且热稳定性好、毒性低，是一种非质子极性溶剂，能与水、乙醇、丙酮、醚、苯、氯仿等任意混溶，不仅能溶解水溶性物质，还能溶解脂溶性物质，被称为"万能溶媒"。DMSO 对许多药物具有溶解性、渗透性，本身具有消炎、止痛、促进血液循环和伤口愈合，并有利尿、镇静作用，能增加药物吸收和提高疗效，因此很多药物溶解在 DMSO 中，不用口服和注射，直接涂在皮肤上就能渗入体内，更重要的是提高了局部药物含量，降低药物对其他器官的危害。但由于其渗透能力强，在使用过程中必须戴手套，以防有毒物质以 DMSO 为载体进入机体，引起中毒。

很多有机硫化合物具有抑癌和杀菌作用，如大蒜中的大蒜素、十字花科蔬菜(甘蓝类、白菜类、萝卜类等)中的硫代葡萄糖苷(又称为芥子油苷)、萝卜硫素及其降解产物异硫氰酸盐衍生物等。新鲜大蒜中并不含有大蒜素，而含有它的前体蒜氨酸。蒜氨酸以不稳定、无臭的形式存在于大蒜中。鲜大蒜中存在的蒜氨酸经切片或破碎后蒜酶活化，催化蒜氨酸形成大蒜素，大蒜素进一步分解后形成具有强烈臭味的硫化物。

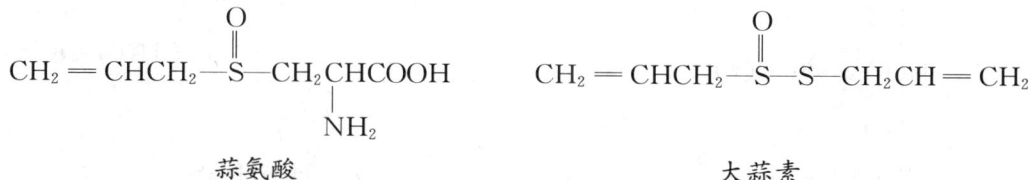

$$CH_2=CHCH_2-\overset{\overset{O}{\|}}{S}-CH_2\underset{\underset{NH_2}{|}}{C}HCOOH \qquad\qquad CH_2=CHCH_2-\overset{\overset{O}{\|}}{S}-S-CH_2CH=CH_2$$

$$\text{蒜氨酸} \qquad\qquad\qquad\qquad\qquad \text{大蒜素}$$

阅读材料

明星分子 NO

自诺贝尔发现硝酸甘油安全炸药，1879 年英国医生 W. Murrell 发现将硝酸甘油稀释后可作为心绞痛的长期治疗药物，可其作用机制并不清楚，直至 1987 年内源性一氧化氮机制的存在和意义被证明，硝酸甘油及其他有机硝酸酯、亚硝酸酯治疗心绞痛之谜才被揭开。研究发现硝酸甘油等进入机体后，能产生信号分子一氧化氮(NO)，使血管周围的平滑肌细胞舒展，血管扩张，从而使缺血心肌恢复血液供应，缓解症状。1992 年 NO 被美国 *Science* 杂志评为"明星分子"，1998 年美国科学家 Robert F. Furchgott，Louis J. Ignarro，Ferid Murad 等由于对"NO 作为心血管系统的信号分子"的杰出工作而获得诺贝尔医学/生理学奖。

NO 共有 11 个价电子，N 原子和 O 原子形成共价键后，在分子轨道上含有 1 个不成对电子，是一种同时具有脂溶性和水溶性的气体自由基。NO 化学性质活泼，在常温下极易与空气中的氧反应生成棕色的 NO_2，因此 NO 曾被看作是一种环境毒物，污染空气，形成酸雨，破坏臭氧层。然而 NO 一旦在细胞中产生，由于其扩散能力强和高脂溶性，极易在细胞内部扩散或者从一个细胞扩散到另一个细胞;其半衰期非常短,一般仅为 2～6 s,迅速和氧气反应生成二氧化氮,并且在水相中转变为硝酸盐或者亚硝酸盐。

NO 在哺乳动物体内分布广泛,遍及脑、血管、肺、生殖等多种器官。人体内一氧化氮是经由如下的途径合成的:在有左旋精氨酸(L-Arginine)、氧、还原型尼克酰胺腺嘌呤二核苷酸磷酸(NADPH)等底物的存在下,以黄素腺嘌呤二核苷酸(FDA)、黄素单核苷酸(FMN)、血红素、四氢叶酸(BH_4)、钙调节蛋白(CaM)为辅基,通过一氧化氮合成酶(NOS)催化合成。一氧化氮可以透过细胞膜并传递特定的信息或生物信号以调整细胞的活动,并指导机体完成某种功能。在其诸多功能中,以血管舒张作用最为重要。一氧化氮可舒张和扩张血管,以确保心脏的足够血供,同时也可阻止血栓形成。一氧化氮的另一个重要作用就是减慢动脉粥样硬化斑块在血管壁的沉积。免疫系统利用一氧化氮来抵御传染性细菌、病毒和寄生虫的侵袭,甚至以此抑制某种癌细胞的增殖。此外,NO在参与传递神经信号、抗血小板活性、抗溃疡、储存和恢复长期记忆等方面也发挥着重要作用。

习　题

1. 用系统命名法命名下列化合物。

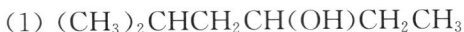

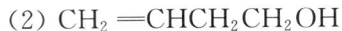

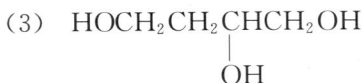

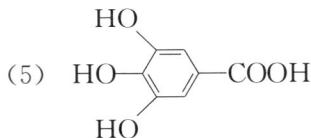

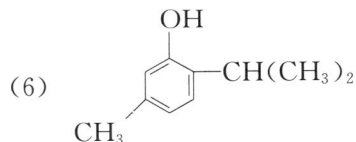

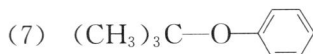

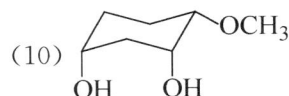

(1) $(CH_3)_2CHCH_2CH(OH)CH_2CH_3$

(2) $CH_2{=}CHCH_2CH_2OH$

(3) $HOCH_2CH_2CHCH_2OH$ 下有 OH

(4) $CH_2{=}CHOCH_3$

(5)

(6)

(7) $(CH_3)_3C{-}O{-}C_6H_5$

(8) $C_6H_5CH_2SH$

(9) $C_2H_5SC_2H_5$

(10)

2. 完成下列反应式。

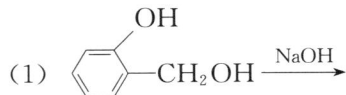

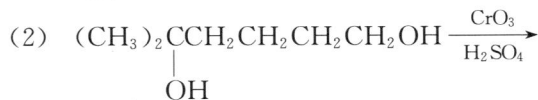

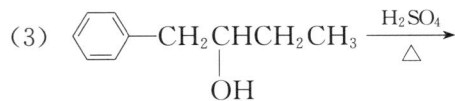

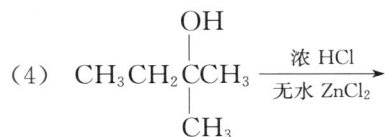

(1) $\xrightarrow{NaOH}$

(2) $(CH_3)_2CCH_2CH_2CH_2CH_2OH$ 下有 OH $\xrightarrow[H_2SO_4]{CrO_3}$

(3) $\xrightarrow[\triangle]{H_2SO_4}$

(4) $CH_3CH_2CCH_3$ 上有 OH 下有 CH_3 $\xrightarrow[\text{无水 } ZnCl_2]{\text{浓 } HCl}$

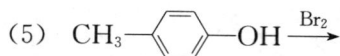

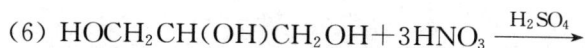

(5) $CH_3-\langle\bigcirc\rangle-OH \xrightarrow{Br_2}$

(6) $HOCH_2CH(OH)CH_2OH + 3HNO_3 \xrightarrow{H_2SO_4}$

3. 芥子气($ClCH_2CH_2-S-CH_2CH_2Cl$)是一种持久性糜烂性毒剂,对皮肤有腐蚀作用,沾在皮肤上可引起难以治愈的溃疡。芥子气为硫醚衍生物,可利用漂白粉的氧化作用将其氧化成毒性较小的砜类化合物,请用反应方程式表示其解毒机理。

4. 用简单的化学方法鉴别下列各组化合物。

(1) 乙醇、丙三醇、苯酚

(2) 正丁醇、2-丁醇、2-甲基-2-丙醇

(3) 正己烷、乙醚、正丁醇

5. 化合物 A 的分子式为 $C_6H_{10}O$,能与金属钠反应放出 H_2,并能使高锰酸钾溶液和 Br_2/CCl_4 溶液褪色。A 经催化加氢后得 B($C_6H_{12}O$),B 经氧化后得 C,C 的分子式与 A 相同。B 与浓硫酸共热得 D,D 经还原后得环己烷。试推测 A、B、C、D 可能的结构。

（姜慧君）

第十六章 醛、酮、醌

掌握:醛、酮的系统命名;醛、酮的主要化学性质(亲核加成反应、α-氢原子的反应、氧化反应、还原反应)。

熟悉:羰基的结构;醌的结构和命名。

了解:亲核加成反应机理。

醛(aldehyde)、酮(ketone)、醌(quinine)的结构特征是都含有羰基($\diagdown$C＝O$\diagup$),因此,又统称为羰基化合物。它们在理化性质上有很多相似之处,但又存在差别。在有机合成和医药上,不少羰基化合物具有重要的用途。

第一节 醛、酮

醛可看作是羰基与一个氢原子和一个烃基连接而成的一类化合物,其通式为

$$R-\overset{O}{\underset{||}{C}}-H$$,简写为 RCHO(甲醛例外)。醛分子中的—CHO 称为醛基,是醛的官能团,它位于分子碳链的一端。

酮可看作是羰基与两个烃基连接而成的一类化合物,其通式为 $R-\overset{O}{\underset{||}{C}}-R'$,简写为 RCOR'。酮分子中的羰基称为酮基,是酮的官能团,它位于分子碳链的中间。

一、醛、酮的分类和命名

醛、酮根据分子中所含羰基的数目,可分为一元醛、一元酮和多元醛、多元酮;根据烃基中是否含有不饱和键可分为饱和醛、酮和不饱和醛、酮;根据烃基的种类可分为脂肪族醛、酮,脂环族醛、酮和芳香族醛、酮。本章主要讨论一元醛、酮。

醛和酮的系统命名原则和醇类似。命名时选择含有羰基碳原子在内的最长碳链为主链,称为某醛或某酮,从靠近羰基的一端开始编号,让羰基碳原子具有较低的编号。在醛分子中,醛基一般都处于第一位,命名时可以不加以标明。酮分子中羰基的位次一般需要标明(简单酮如丙酮、丁酮例外)。例如:

CH₃CHO	(CH₃)₂CHCH₂CHO	CH₂＝CHCH₂CHO
乙醛	3-甲基丁醛	3-丁烯醛

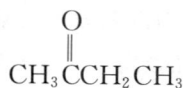
2-丁酮

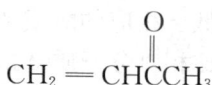
3-丁烯-2-酮

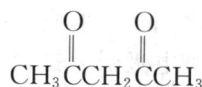
2,4-戊二酮

脂环族醛、酮和芳香族醛、酮命名时，一般以脂肪族醛、酮为母体，将脂环烃基、芳香烃基作为取代基，若羰基碳位于环内，命名原则类似脂肪酮，在最后名称前加"环"字。例如：

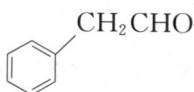
苯乙醛

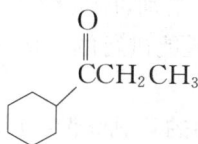
1-环己基-1-丙酮

环己酮

二、羰基的结构

羰基是由碳原子和氧原子以双键结合而成的基团，羰基中的碳原子和氧原子均为 sp^2 杂化，碳原子的三个 sp^2 杂化轨道形成的 σ 键在同一个平面上，键角约为 120°。碳和氧原子未参与杂化的 p 轨道与 σ 键所在的平面垂直，彼此平行重叠形成碳氧 π 键。最简单的羰基化合物甲醛的结构如图 16-1 所示：

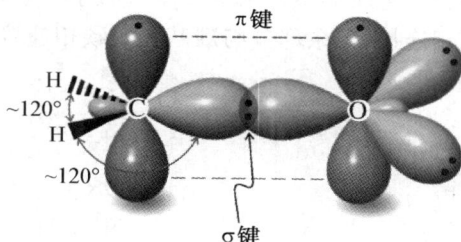

图 16-1 甲醛碳氧双键中 σ 键和 π 键示意图

醛、酮分子中羰基的碳氧双键和烯烃中的碳碳双键不同，羰基中氧原子的电负性大于碳原子，碳氧之间的电子云偏向氧原子方向，从而使氧原子附近的电子云密度增加，碳原子附近的电子云密度降低。因此碳氧双键为极性键，羰基碳带部分正电荷，而氧原子带部分负电荷，如图 16-2 所示：

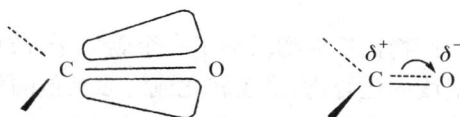

图 16-2 羰基 π 电子云分布示意图

羰基具有极性，故羰基化合物是极性分子。极性的羰基是醛、酮的官能团，是醛、酮的反应中心，并影响 α-H，使其活性增加而发生反应。

三、醛、酮的性质

（一）醛、酮的物理性质

在常温下除甲醛是气体外，低级和中级的饱和一元醛、酮为液体，高级醛、酮大多为固体。低级醛具有特殊的刺激味，中级醛、酮和一些芳香醛常具有特殊的香味。由于醛、酮分子之间不能形成氢键,故其沸点低于相应的醇或酚;但因为羰基具有较强的极性,分子间的静电吸引力较大,故沸点一般比相对分子质量相近的烷烃高。

醛、酮易溶于有机溶剂。醛、酮分子中羰基的氧原子能与水分子形成氢键,故低级醛、酮可溶于水,但随着碳原子数的增加,水溶性会逐渐降低。

(二)醛、酮的化学性质

醛、酮的化学性质主要决定于它们的官能团——羰基,它们具有很多相似的化学性质。但醛基和酮基在结构上存在差别,所以醛和酮的化学性质也有差异。一般来说,醛比酮具有更大的反应活性,某些醛能进行的反应,酮不能或难以进行。

1. 羰基的亲核加成反应

醛、酮分子中的羰基是由极性的碳氧双键组成的,与烯烃碳碳双键不同,易发生亲核加成反应。当极性分子与羰基化合物发生反应时,羰基中 π 键被打开,极性分子中带负电荷的部分加到羰基碳原子上,带正电荷的部分加到羰基氧原子上。整个反应可概括如下:

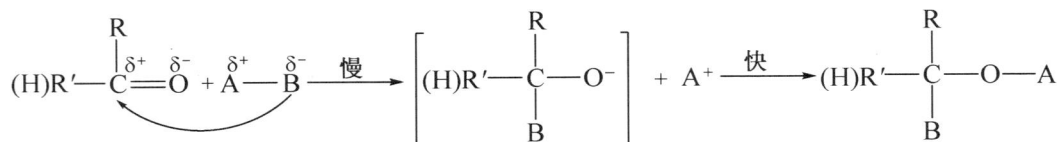

$$\underset{\delta^+}{(H)R'-\underset{R}{\overset{|}{C}}}=\overset{\delta^-}{O} + \overset{\delta^+}{A}-\overset{\delta^-}{B} \xrightarrow{\text{慢}} \left[(H)R'-\underset{B}{\overset{R}{\overset{|}{C}}}-O^-\right] + A^+ \xrightarrow{\text{快}} (H)R'-\underset{B}{\overset{R}{\overset{|}{C}}}-O-A$$

醛和酮可以与氢氰酸、醇、羟胺等亲核试剂发生亲核加成反应。在反应产物中,都是试剂中的氢与羰基上的氧相连接,其余部分与羰基上的碳相连接。

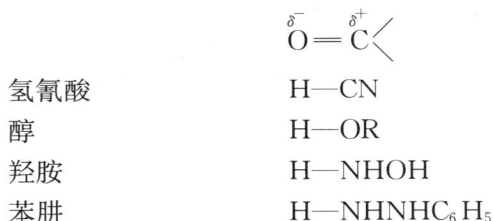

$$\overset{\delta^-}{O}=\overset{\delta^+}{C}\big\langle$$

氢氰酸   H—CN

醇   H—OR

羟胺   H—NHOH

苯肼   H—NHNHC$_6$H$_5$

(1)与氢氰酸的加成   醛和某些酮(脂肪族的甲基酮及碳数小于 8 的脂环酮)可与氢氰酸发生加成反应,生成 α-羟基腈,或称 α-氰醇。

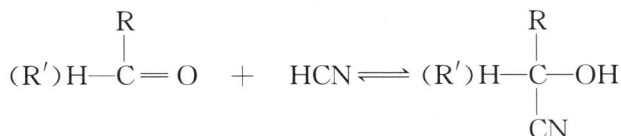

$$(R')H-\underset{}{\overset{R}{\overset{|}{C}}}=O + HCN \Longrightarrow (R')H-\underset{CN}{\overset{R}{\overset{|}{\underset{|}{C}}}}-OH$$

从上面反应可以看出,产物比反应物增加了一个碳原子,故此反应可用来增长碳链。此外,羟基腈是一类比较活泼的化合物,易于转化成许多其他的化合物。

实验表明,酸的存在使反应变慢;碱或氰化钠的存在则使反应加快。这说明反应中起决定作用的是 CN$^-$。酸的存在抑制了氢氰酸的解离,使 CN$^-$ 浓度降低;碱或氰化钠的存在能增加 CN$^-$ 离子浓度。

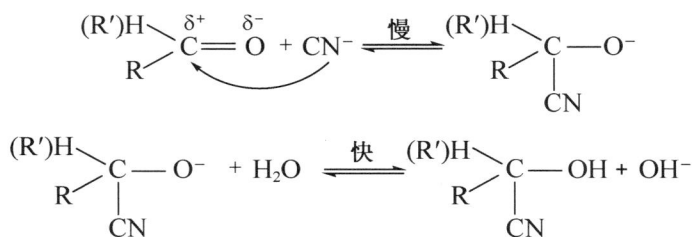

$$(R')H\underset{R}{\overset{\delta^+}{\diagdown}}\overset{\delta^-}{C}=O + CN^- \Longrightarrow (R')H\underset{R}{\diagdown}\underset{CN}{\overset{|}{C}}-O^-$$

$$(R')H\underset{R}{\diagdown}\underset{CN}{\overset{|}{C}}-O^- + H_2O \Longrightarrow (R')H\underset{R}{\diagdown}\underset{CN}{\overset{|}{C}}-OH + OH^-$$

上面的反应中,首先是氢氰酸中带负电荷的 CN^- 进攻羰基中带部分正电荷的碳原子,这种由亲核试剂进攻引起的加成反应称为亲核加成反应。它和烯烃中碳碳双键的亲电加成反应有着本质的区别。

醛基上连有一个烃基,而酮基上连有两个烃基,所以酮分子中烃基的＋I 效应大于醛,使得酮羰基碳原子上的正电荷比醛基碳上的少,不利于亲核试剂的进攻;另一方面,羰基是反应中心,在反应中心邻近,若有体积较大的烃基存在,空间效应则会阻碍亲核试剂的接近和进攻,使反应速度减慢甚至完全阻碍反应的进行。醛基和脂肪族甲基酮的空间位阻较小,亲核加成反应可以顺利进行。而碳数小于 8 的脂环酮,其空间位阻也较小,其活性大于同碳数的脂肪酮。

对于同一种亲核试剂而言,醛、酮的加成反应的难易程度取决于分子中原子间的电子效应和空间效应。综合两者影响的结果,醛、酮反应活性由大到小如下:

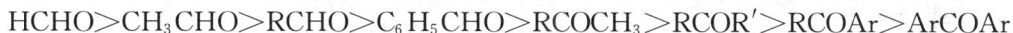

$$HCHO > CH_3CHO > RCHO > C_6H_5CHO > RCOCH_3 > RCOR' > RCOAr > ArCOAr$$

(2) 与醇的加成　醛与无水醇在干燥氯化氢的催化下,可发生加成反应,生成半缩醛,链状的半缩醛不稳定,可再与另一分子醇反应,脱水生成稳定的化合物缩醛。

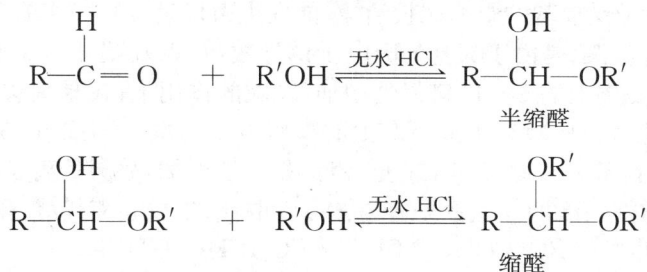

$$R-\overset{H}{\underset{}{C}}=O \ + \ R'OH \underset{无水\ HCl}{\rightleftharpoons} R-\overset{OH}{\underset{}{C}H}-OR' \quad \text{半缩醛}$$

$$R-\overset{OH}{\underset{}{C}H}-OR' \ + \ R'OH \underset{无水\ HCl}{\rightleftharpoons} R-\overset{OR'}{\underset{}{C}H}-OR' \quad \text{缩醛}$$

缩醛在碱性溶液中稳定,在稀酸中容易分解成原来的醛。有机合成中常利用此反应来保护醛基,避免活泼的醛基在反应中被破坏。

酮在相同的条件下不易生成缩酮。

(3) 与氨的衍生物的加成　氨分子中的氢原子被其他基团取代后的产物称为氨的衍生物,如羟胺、苯肼、2,4-二硝基苯肼等,它们可以与羰基化合物发生加成反应,故常把氨的衍生物称为羰基试剂,以 NH_2-Y 表示。其反应可用通式表示如下:

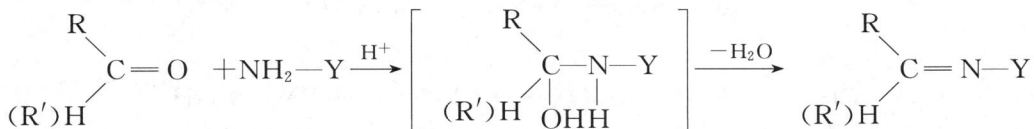

$$\underset{(R')H}{\overset{R}{C}}=O \ + NH_2-Y \xrightarrow{H^+} \left[\underset{(R')H}{\overset{R}{\underset{OHH}{C}}}-N-Y \right] \xrightarrow{-H_2O} \underset{(R')H}{\overset{R}{C}}=N-Y$$

某些羰基试剂与醛酮反应的相应产物如下:

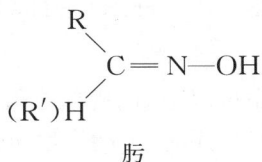

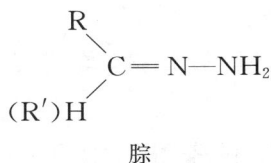

$$NH_2-OH \qquad\qquad \underset{(R')H}{\overset{R}{C}}=N-OH$$
羟胺 　　　　　　　　　　　　　 肟

$$NH_2-NH_2 \qquad\qquad \underset{(R')H}{\overset{R}{C}}=N-NH_2$$
肼 　　　　　　　　　　　　　 腙

$$NH_2{-}NH{-}\langle \text{苯环} \rangle$$

苯肼

$$\underset{(R')H}{\overset{R}{C}}{=}N{-}NH{-}\langle \text{苯环} \rangle$$

苯腙

$$NH_2{-}NH{-}\langle \text{苯环} \rangle{-}NO_2 \quad (NO_2)$$

2,4-二硝基苯肼

$$\underset{(R')H}{\overset{R}{C}}{=}N{-}NH{-}\langle \text{苯环} \rangle{-}NO_2 \quad (NO_2)$$

2,4-二硝基苯腙

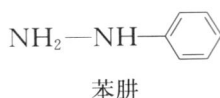

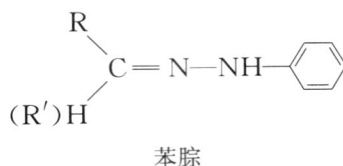

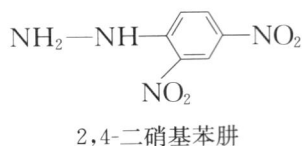

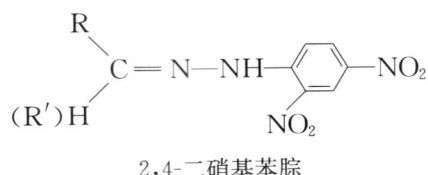

醛、酮与羰基试剂反应生成的肟、腙等大都是结晶,具有一定的熔点,常用来鉴别醛和酮。此外,肟、腙等化合物在稀酸作用下可水解生成原来的醛和酮,常用于醛或酮的分离和提纯。

2. α-氢原子的反应

醛、酮分子中与羰基直接相连的碳原子称为 α-碳原子,α-碳原子上连接的氢原子称为 α-氢原子。α-氢原子受羰基的影响比较活泼,能发生卤代反应和羟醛缩合反应。

α-氢原子比较活泼,是由于羰基的吸电子诱导效应,以及羰基与 α-氢原子之间的 σ-π 超共轭效应,使 α-碳上的 C—H 键极性增加,在碱的作用下,较易失去一个 α-氢原子从而形成一个碳负离子。碳负离子上新产生的孤对电子与羰基形成 p-π 共轭,电子云发生离域作用,负电荷被分散而使体系能量降低,稳定性增加,故碳负离子亦较易形成。

(1) 卤代反应:醛、酮的 α-氢原子容易被卤素取代,生成 α-卤代醛、酮。例如:

$$RCH_2CHO + Cl_2 \longrightarrow \underset{\underset{Cl}{|}}{RCHCHO} + HCl$$

$$RCOCH_3 + Cl_2 \longrightarrow RCOCH_2Cl + HCl$$

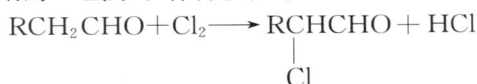

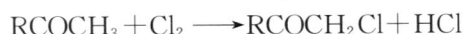

反应可以继续进行生成二卤代物或三卤代物。

醛、酮的卤代反应可以被酸、碱催化。在碱性条件下,当具有三个 α-氢原子的醛或酮(如乙醛、甲基酮)进行卤代反应时,由于生成的三卤代产物在碱性溶液中不稳定而分解,最终生成卤仿(三卤甲烷)和羧酸盐,此反应又称为卤仿反应。

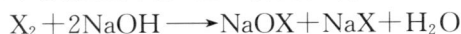

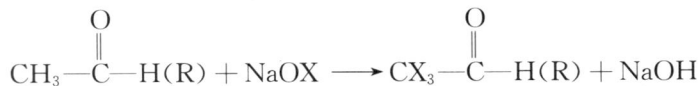

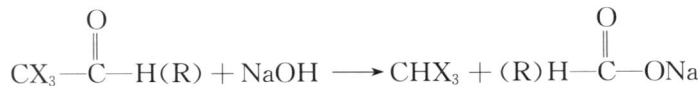

$$X_2 + 2NaOH \longrightarrow NaOX + NaX + H_2O$$

$$CH_3\overset{O}{\overset{\|}{C}}{-}H(R) + NaOX \longrightarrow CX_3\overset{O}{\overset{\|}{C}}{-}H(R) + NaOH$$

$$CX_3\overset{O}{\overset{\|}{C}}{-}H(R) + NaOH \longrightarrow CHX_3 + (R)H\overset{O}{\overset{\|}{C}}{-}ONa$$

从反应过程中可以看出,只有具有 $CH_3\overset{O}{\overset{\|}{C}}{-}H(R)$ 结构的醛或酮与卤素在碱性溶液(次卤酸钠溶液)作用时,才能发生卤仿反应。

但次卤酸钠是氧化剂,能将结构为 $CH_3\overset{OH}{\overset{|}{C}}H{-}H(R)$ 的醇氧化成结构为 $CH_3\overset{O}{\overset{\|}{C}}{-}H(R)$ 的醛、酮,因此凡结构为 $CH_3\overset{OH}{\overset{|}{C}}H{-}$ 的醇也能发生卤仿反应。

在卤仿反应中,常用试剂是碘的碱溶液,生成碘仿(CHI_3),故又称碘仿反应。碘仿是不溶于水的黄色固体,常用于鉴别具有这类结构特征的醛、酮和醇。

（2）羟醛缩合:在稀碱作用下,具有 α-氢原子的醛(酮比较难)可与另一分子醛(酮)的羰基加成,生成 β-羟基醛(酮),该反应称为羟醛缩合反应。例如:

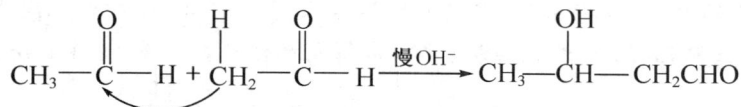

$$CH_3-\overset{O}{\overset{\|}{C}}-H + CH_2-\overset{O}{\overset{\|}{C}}-H \xrightarrow{\text{慢}OH^-} CH_3-\overset{OH}{\overset{|}{CH}}-CH_2CHO$$

无 α-氢原子的醛(酮)不能发生羟醛缩合反应。

β-羟基醛分子中的 α-氢原子同时受羰基和羟基的影响,比较活泼,稍受热即可发生分子内脱水反应,生成 α,β-不饱和醛。

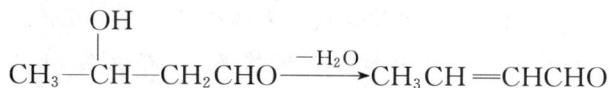

$$CH_3-\overset{OH}{\overset{|}{CH}}-CH_2CHO \xrightarrow{-H_2O} CH_3CH=CHCHO$$

3. 氧化和还原反应

（1）氧化反应:醛的羰基上连有氢原子,因此醛比酮容易被氧化,甚至弱氧化剂也能使醛氧化。常用的弱氧化剂有托伦(Tollens)试剂、斐林(Fehling)试剂和班氏(Benedict)试剂。这些试剂常用来鉴别醛和酮。但芳香醛只能与托伦试剂作用,不能与斐林试剂、班氏试剂作用,故可用来鉴别脂肪醛和芳香醛。

①托伦试剂:即氢氧化银的氨溶液,它与醛的反应可表示如下:

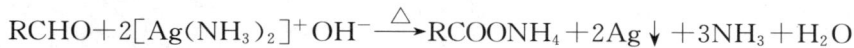

$$RCHO+2[Ag(NH_3)_2]^+OH^- \xrightarrow{\triangle} RCOONH_4+2Ag\downarrow+3NH_3+H_2O$$

该反应又称为银镜反应。

②斐林试剂:即硫酸铜、氢氧化钠和酒石酸钾钠组成的蓝色混合液。作为氧化剂的是 Cu^{2+},反应结果生成砖红色的氧化亚铜沉淀。

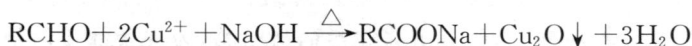

$$RCHO+2Cu^{2+}+NaOH \xrightarrow{\triangle} RCOONa+Cu_2O\downarrow+3H_2O$$

③班氏试剂:即硫酸铜、碳酸钠和柠檬酸钠组成的混合液。它与醛反应的结果与斐林试剂一致,因班氏试剂比斐林试剂更加稳定,常用于尿糖和血糖的临床检验。

（2）还原反应:醛、酮均可被还原,还原剂不同或条件不同,产物不同。例如醛、酮在金属催化剂 Ni、Pd、Pt 的催化下,可分别被加氢还原为伯醇和仲醇。

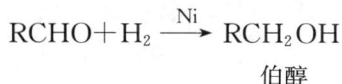

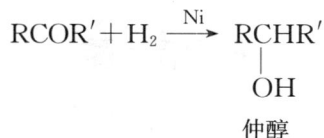

$$RCHO+H_2 \xrightarrow{Ni} RCH_2OH$$
$$\text{伯醇}$$

$$RCOR'+H_2 \xrightarrow{Ni} \underset{\underset{OH}{|}}{RCHR'}$$
$$\text{仲醇}$$

重要的醛和酮

甲醛($HCHO$)又称蚁醛,为有强烈刺激气味的无色气体,易溶于水。甲醛能使蛋白质凝固,所以可用作消毒剂和防腐剂。40％的甲醛水溶液又称福尔马林(formalin),常用于外科器械、传染病房的消毒和解剖标本的防腐。甲醛化学性质活泼,易发生氧化反应和聚合反应。甲醛经长期放置,可产生浑浊或出现白色沉淀,这是因为甲醛经聚合生成多聚甲醛的结果。为防止甲醛水溶液发生聚合,常加入少量的甲醇或乙醇。

甲醛与氨作用可得环六亚甲基四胺,药物名为优洛托品(Urotropine),临床上曾作尿道消毒剂,治疗肾脏及尿道感染,在体内慢慢水解,生成少量甲醛,由尿道排出时,将尿道内的细菌杀死。

乙醛(CH_3CHO)是无色液体,具有刺激性臭味,易溶于水、乙醇和乙醚中。将氯气通入乙醛可生成三氯乙醛,三氯乙醛易与水加成得到水合三氯乙醛,简称水合氯醛。

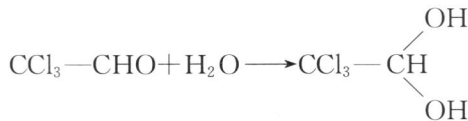

$$CCl_3{-}CHO + H_2O \longrightarrow CCl_3{-}CH{\Big\langle}_{OH}^{OH}$$

水合氯醛为无色透明结晶,熔点 57 ℃,具有刺激性臭味,易溶于水、乙醇和乙醚,是一种比较安全的镇静和催眠药,常用作催眠或灌肠给药治疗小儿惊厥。

丙酮(CH_3COCH_3)是无色具有特殊香味的液体,沸点为 56 ℃,能与水以及几乎所有的有机溶剂互溶,广泛用作溶剂及有机合成原料。糖尿病患者由于代谢紊乱,体内常有过量丙酮产生,从尿中排出。尿中丙酮的检出,临床常有两种方法,一种是碘仿反应,另一种是滴加亚硝酰铁氰化钠和氨水于尿中,如有丙酮存在,溶液就呈鲜红色。

樟脑是一种脂环族的酮类化合物,学名 2-莰酮,结构为:

樟脑是无色半透明结晶,具有穿透性的特殊芳香,有清凉感,常温下可挥发。医药上樟脑用作呼吸循环兴奋剂,10%樟脑酒精液用于冻疮的治疗。成药清凉油、十滴水、风油精、消炎镇痛膏等均含樟脑,樟脑也可用于驱虫防蛀。

视黄醛也称维生素 A 醛,是视黄醇氧化后的衍生物,为视紫红质的辅基,能与视蛋白组成视色素,启动对大脑的神经脉冲,从而形成视觉。视黄醛的结构为:

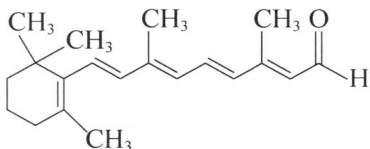

第二节　醌

一、醌的结构

醌是一类特殊的环状不饱和二酮,凡醌类化合物都具有 或 的结构单位,叫做醌型结构,分子中的碳碳双键和碳氧双键处于共轭状态。

醌类化合物可根据它们还原后生成酚的类别分为苯醌、蒽醌及菲醌等。例如:

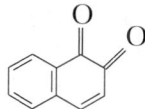 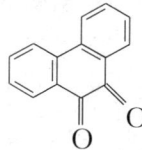

苯醌类　　　　　　　　萘醌类　　　　　　　　菲醌类

醌类化合物通常都有颜色，是许多指示剂或染料的母体。

二、醌的命名

以苯醌、萘醌等醌类化合物作为母体名称，两个羰基的位置可用阿拉伯数字表示，也可用"邻、间、对"或 α、β、γ 等希腊字母表示。母体上有取代基时，名称中要标明其位置、数目及名称。例如：

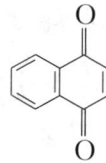

对苯醌　　　　　　　　邻苯醌　　　　　　　　α-萘醌

（1,4-苯醌）　　　　　（1,2-苯醌）　　　　　（1,4-萘醌）

黄色　　　　　　　　　红色　　　　　　　　　黄色

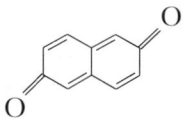 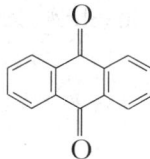 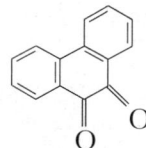

远萘醌　　　　　　　9,10-蒽醌　　　　　　9,10-菲醌

（2,6-萘醌）

橙色　　　　　　　　　淡黄色　　　　　　　　橙黄色

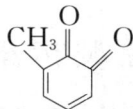

3-甲基-1,2-苯醌

重 要 的 醌

对苯醌是金黄色晶体，熔点 115.7 ℃，有毒，能腐蚀皮肤，可溶于醇和醚中。对苯醌乙醇溶液和对苯二酚乙醇溶液相混合，即有深绿色醌氢醌晶体析出：

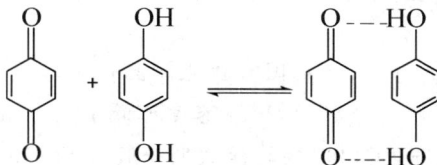

醌氢醌的缓冲液可用作标准参比电极，用于测定溶液的 pH。

α-萘醌是黄色结晶，熔点为 125 ℃，微溶于水，有刺激性气味。许多天然产物中都具

有 α-萘醌的结构,例如维生素 K_1 和 K_2 就是 α-萘醌的衍生物。

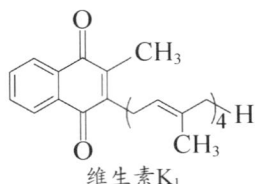
维生素K_1

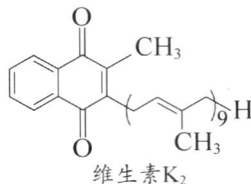
维生素K_2

维生素 K_1 和 K_2 的差别只在于支链,维生素 K_2 比 K_1 在支链中多 10 个碳原子。它们广泛存在于自然界,以猪肝和苜蓿中含量较多,此外一些绿色植物、蛋黄、肝脏中含量也比较丰富。维生素 K_1 和 K_2 都能促进血液凝固,可用作止血剂。

人工合成的 2-甲基-1,4-萘醌具有比维生素 K_1、K_2 更强的止血功能,但它难溶于水,医药上常用其亚硫酸氢钠的加成物,可溶于水,称为维生素 K_3。结构如下:

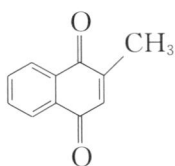
2-甲基-1,4-萘醌

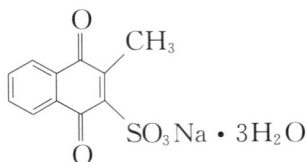
维生素 K_3

大黄素($C_{15}H_{10}O_5$)为橙黄色长针状结晶,属于蒽醌类化合物,不溶于水,溶于乙醇及碱溶液。可以作为轻泻药,另具有抗菌、止咳、抗肿瘤、降血压等作用。结构如下:

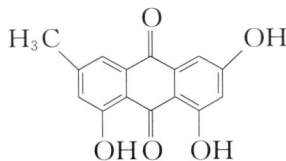
大黄素

阅读材料

家 装 污 染

家装污染是指室内装饰装修所用的材料散发有害有毒的污染物质会污染室内环境。如果室内空气中污染物含量过高,并且长期存在,会造成人体不适,严重的会影响健康。一般造成家装污染的物质有甲醛,苯系物(如苯、甲苯、二甲苯等),总挥发有机化合物(TVOC),游离甲苯二异氰酸酯(TDI),可溶性铅、镉、汞、砷等重金属元素等。

甲醛来源于人造板材、胶黏剂和涂料等;苯系物主要来源于油漆涂料、防水涂料、胶类漆类;总挥发有机化合物主要来源于油漆、胶类等;甲苯二异氰酸酯主要来源于聚氨酯涂料等。

甲醛具有凝固蛋白质的作用,在我国有毒化学品优先控制名单上高居第二位。一般正常装修的情况下,室内装修 5 个月后,甲醛溶度可低于 $0.1\ mg/m^3$,7 个月后,可降低至 $0.08\ mg/m^3$。日本研究表明,室内甲醛的释放期一般为 3～15 年。

如何去除甲醛? 简单的方法有:长时间通风(时间 6 个月以上);在居室中摆放绿色植物,如常春藤的叶子可以吸收苯、甲醛等,净化空气;万年青可以清除空气中三氯乙烯、硫化氢、苯、苯酚等有害气体;吊兰去除甲醛效果很好;芦荟摆放在卧室或客厅桌上可吸附甲醛等;利用活性炭吸附净化原理(如空气净化器)。这几种方法成本较低,效果也一般。

效果较好的去除甲醛的方法是:① 利用化学分解反应原理,使用甲醛捕捉剂,在装修过程中对板材等材料进行处理,从根本上解决甲醛持续释放问题,注意的是如果在装修后再使用,易造成二次污染,对人体和物体表面产生损害,同时成本相对比较高。② 通过生物方法去除,如优良的微生物和活性酶在短时间内可以对物品表面和次表面的甲醛、苯、氨、挥发性有机物等降解 90% 左右,以自然的生态降解原理,无二次污染,从根本上消除装修所产生的有害气体,并长期抑菌祛味,对饰面无损害,是推荐使用的方法,缺点是成本比较高。

习　题

1. 用系统命名法命名下列化合物。

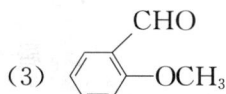

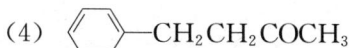

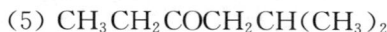

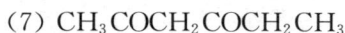

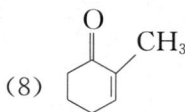

(1) $(CH_3)_3CCHO$

(2) $(CH_3)_2CHCOCH_3$

(3)

(4)

(5) $CH_3CH_2COCH_2CH(CH_3)_2$

(6) $(CH_3)_2C=CHCHO$

(7) $CH_3COCH_2COCH_2CH_3$

(8)

2. 完成下列反应式。

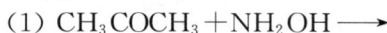

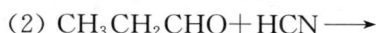

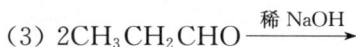

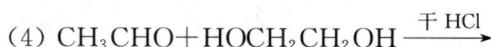

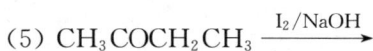

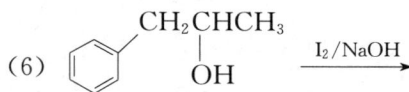

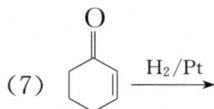

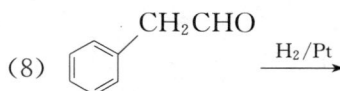

(1) $CH_3COCH_3 + NH_2OH \longrightarrow$

(2) $CH_3CH_2CHO + HCN \longrightarrow$

(3) $2CH_3CH_2CHO \xrightarrow{\text{稀 NaOH}}$

(4) $CH_3CHO + HOCH_2CH_2OH \xrightarrow{\text{干 HCl}}$

(5) $CH_3COCH_2CH_3 \xrightarrow{I_2/NaOH}$

(6) $\xrightarrow{I_2/NaOH}$

(7) $\xrightarrow{H_2/Pt}$

(8) $\xrightarrow{H_2/Pt}$

3. 用简便的化学方法鉴别下列各组化合物。

(1) 2-戊酮,3-戊酮

(2) 苯甲醛,苯甲醇

(3) 1-丙醇,丙醛,丙酮

4. 把下列化合物按羰基亲核加成活性由大到小的顺序排列。

(1) $(CH_3)_3CCOC(CH_3)_3$　　$CH_3COCH_2CH_3$　　$(CH_3)_3CCHO$　　CH_3CHO

(2) CH_3COCH_3　　C_6H_5CHO　　$C_6H_5COC_6H_5$

5. 下列化合物中,哪些能发生碘仿反应?

(1) CH_3COCH_3

(2) CH_3CH_2CHO

(3) CH_3CHO

(4) CH_3CH_2OH

(5) $C_6H_5CH_2CHO$

(6) $CH_3CH(OH)CH_2CH_3$

（7）$C_6H_5COCH_3$　　　　（8）$CH_3CH_2COCH_2CH_3$　　　（9）$HCHO$

6. 下列化合物中：

①$HCHO$　　　　②CH_3CHO　　　　③CH_3CH_2CHO　　　　④C_6H_5CHO

⑤CH_3COCH_3　　　　⑥$CH_3COCH_2CH_2CH_3$　　　　⑦$C_6H_5COCH_3$

⑧CH_3CH_2OH　　　　⑨$CH_3CH_2CH_2OH$　　　　⑩$CH_3CH(OH)CH_3$

（1）能与 HCN 反应的有哪些？

（2）不与羰基试剂反应的有哪些？

（3）与托伦试剂反应的有哪些？

（4）与斐林试剂反应生成砖红色沉淀的有哪些？

7. 某化合物 A，分子式 $C_5H_{12}O$，氧化后得 $B(C_5H_{10}O)$，B 能与苯肼反应，并能与碘的碱溶液发生碘仿反应。A 与浓硫酸共热生成 $C(C_5H_{10})$，C 与酸性高锰酸钾反应得丙酮和乙酸。试推测 A、B、C 可能的结构。

8. 某化合物 A，分子式 C_3H_8O 能与金属钠发生反应放出氢气；A 经氧化得到 $B(C_3H_6O)$，B 能发生碘仿反应，但是不与托伦试剂反应。试推测 A、B 可能的结构。

（居一春）

第十七章　羧酸、取代羧酸、羧酸衍生物

学习要求

掌握：羧酸、羟基酸、羰基酸、羧酸衍生物的命名；羧酸的结构及化学性质（酸性、成酯、脱羧）；羟基酸化学性质（酸性、氧化、受热反应）；羰基酸化学性质（酸性、酮式分解）。

熟悉：二元羧酸受热反应；酮式和烯醇式的互变异构现象；羧酸衍生物的亲核取代反应（水解、醇解、氨解）。

了解：重要羧酸、羟基酸和酮酸；酮酸的酸式分解。

羧酸(carboxylic acid)是一类具有酸性的有机化合物，官能团是羧基（—COOH）。一元羧酸的结构通式可简单表示为 RCOOH（甲酸中 R＝H）。

羧酸分子中，烃基上的氢原子被其他原子或基团取代的化合物称为取代羧酸，简称取代酸。根据取代基的种类可分为卤代酸、羟基酸、羰基酸和氨基酸等。例如：

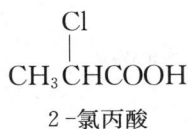

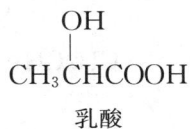

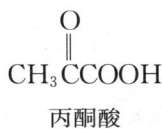

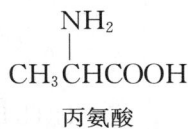

$$
\underset{\text{2-氯丙酸}}{\overset{\overset{\text{Cl}}{|}}{CH_3CHCOOH}}
\qquad
\underset{\text{乳酸}}{\overset{\overset{\text{OH}}{|}}{CH_3CHCOOH}}
\qquad
\underset{\text{丙酮酸}}{\overset{\overset{\text{O}}{\|}}{CH_3CCOOH}}
\qquad
\underset{\text{丙氨酸}}{\overset{\overset{\text{NH}_2}{|}}{CH_3CHCOOH}}
$$

羧酸衍生物是指羧基中的羟基被其他基团取代后的产物，其结构通式为 R—COL，主要有：

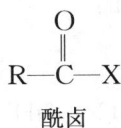

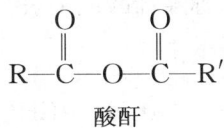

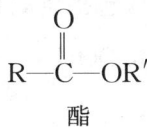

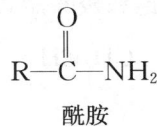

$$
\underset{\text{酰卤}}{\overset{\overset{\text{O}}{\|}}{R-C-X}}
\qquad
\underset{\text{酸酐}}{\overset{\overset{\text{O}\qquad\text{O}}{\|\qquad\|}}{R-C-O-C-R'}}
\qquad
\underset{\text{酯}}{\overset{\overset{\text{O}}{\|}}{R-C-OR'}}
\qquad
\underset{\text{酰胺}}{\overset{\overset{\text{O}}{\|}}{R-C-NH_2}}
$$

羧酸、取代羧酸及羧酸衍生物广泛存在于动植物中，有些是生物体内重要的代谢物质，与人类生活及医药卫生有着十分密切的关系。

第一节　羧　酸

一、羧酸的分类和命名

羧酸可根据烃基的不同、羧基的数目按表 17－1 分类。

表 17-1 羧酸的分类

分类		一元羧酸	二元羧酸
脂肪族羧酸	饱和羧酸	CH_3COOH 乙酸	$HOOCCOOH$ 乙二酸
	不饱和羧酸	$CH_2=CHCOOH$ 丙烯酸	$HOOCCH=CHCOOH$ 丁烯二酸
脂环族羧酸		⬡—COOH 环己基甲酸	HOOC—⬡—COOH 1,4-环己基二甲酸
芳香族羧酸		⬡—COOH 苯甲酸	⬡(COOH)(COOH) 邻苯二甲酸

羧酸常用俗名或系统命名法进行命名。俗名常根据其来源而命名,如 CH_3COOH 叫做醋酸,因来源于食醋而得名。

饱和脂肪酸命名:选择分子中含羧基的最长碳链作主链,按主链中碳原子数目称某酸。从羧基碳原子开始,用阿拉伯数字将主链编号。简单的羧酸也常用希腊字母标位,与羧基直接相连的碳原子为 α,其余依次为 β、γ、δ 等。例如:

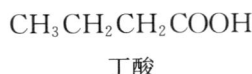

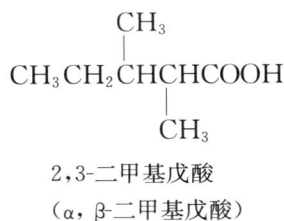

$$CH_3CH_2CH_2COOH$$
丁酸

$$CH_3CH_2\overset{\displaystyle CH_3}{\underset{\displaystyle CH_3}{CHCH}}COOH$$
2,3-二甲基戊酸
(α,β-二甲基戊酸)

不饱和羧酸命名:主链应包括重键和羧基,称某烯酸或某炔酸。例如:

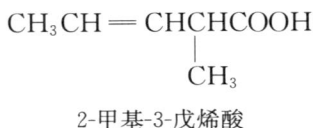

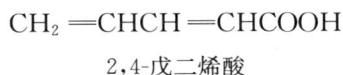

$$CH_3CH=\underset{\displaystyle CH_3}{CHCH}COOH$$
2-甲基-3-戊烯酸

$$CH_2=CHCH=CHCOOH$$
2,4-戊二烯酸

脂肪族二元羧酸命名:取分子中含两个羧基的最长碳链作为主链,称某二酸。例如:

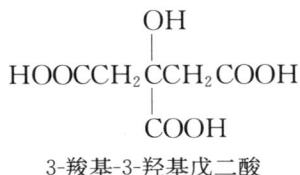

$$HOOCCH_2\overset{\displaystyle OH}{\underset{\displaystyle COOH}{C}}CH_2COOH$$
3-羧基-3-羟基戊二酸

脂环族和芳香族羧酸命名:把脂环和芳环看作取代基,以脂肪族羧酸作为母体进行命名。

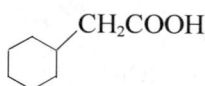

环己基乙酸

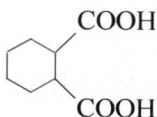

1,2-环己基二甲酸

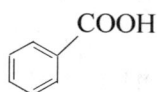

苯甲酸

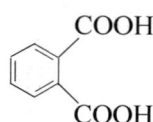

邻苯二甲酸

二、羧酸的物理性质

甲酸、乙酸、丙酸、丁酸易溶于水,其余羧酸随相对分子质量的增加溶解度逐渐减小。由于羧酸分子间可以通过分子间氢键形成稳定的双分子缔合体,所以羧酸的沸点比相对分子质量相近的醇的沸点高。

三、羧酸的结构

羧酸的化学性质是由官能团羧基决定的。羧基由羰基和羟基组成,但非羰基与羟基的简单加合,而是结合成一个整体基团表现出其自身的特性。

羧基中的碳原子是 sp^2 杂化状态,它的 3 个杂化轨道分别与两个氧原子和一个碳原子(在甲酸中为氢原子)形成三个 σ 键,余下一个 p 轨道与羰基氧原子的 p 轨道形成 π 键。羧基中羟基氧上有一对孤对电子,与羰基中的 π 键形成 $p-\pi$ 共轭体系(图 17-1)。

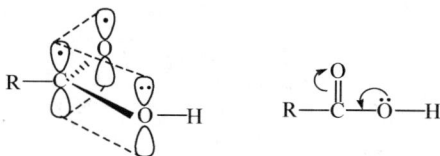

图 17-1 羧基中 p-π 共轭示意图

$p-\pi$ 共轭使电子云密度分布平均化,从而导致键长的平均化。$p-\pi$ 共轭降低了羧基中羰基碳原子的正电性,不利于发生亲核反应,羧基中羰基发生亲核加成反应的活性远不如醛酮羰基;此外,$p-\pi$ 共轭导致羧基中羟基上氧原子的电子移向羰基,最终导致羟基中 O—H 键极性增加,具有明显酸性。

四、羧酸的化学性质

(一)酸性

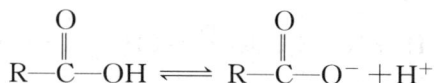

羧酸一般都属于弱酸,其 K_a 在 $10^{-4}\sim10^{-5}$ 之间,比碳酸和苯酚的酸性强。羧酸能分解碳酸氢钠,放出二氧化碳,而酚不能。利用此性质可以区别羧酸与酚类。

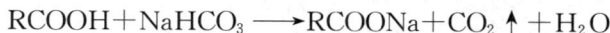

羧酸的钾、钠盐易溶于水,因此常将难溶于水的含羧基的药物与碱作用而制成可溶性盐,以利于机体吸收。

(二)羧基中羟基的取代反应

羧基中的羟基可被卤原子(—X)、烃氧基(—OR)、酰氧基(—OCOR)和氨基(—NH₂)等取代,生成酰卤、酯、酸酐和酰胺等羧酸衍生物。

1. 酰卤的生成 羧酸可与 PCl_3、PCl_5、$SOCl_2$ 等化学试剂反应生成酰卤,即羧基中的羟基被卤原子取代。

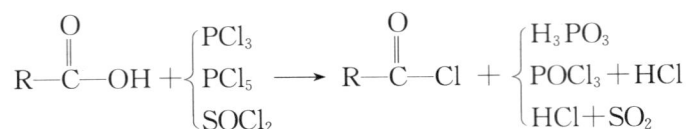

$$R-\overset{\displaystyle O}{\underset{\displaystyle \|}{C}}-OH + \begin{cases} PCl_3 \\ PCl_5 \\ SOCl_2 \end{cases} \longrightarrow R-\overset{\displaystyle O}{\underset{\displaystyle \|}{C}}-Cl + \begin{cases} H_3PO_3 \\ POCl_3 + HCl \\ HCl + SO_2 \end{cases}$$

例如：

$$CH_3COOH + PCl_3 \xrightarrow{50\ ℃} CH_3COCl + H_3PO_3$$

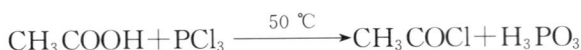

2. 酸酐的生成　一元羧酸与脱水剂 P_2O_5 等共热，两个羧酸分子间脱水生成酸酐，即羧基中的羟基被酰氧基取代。

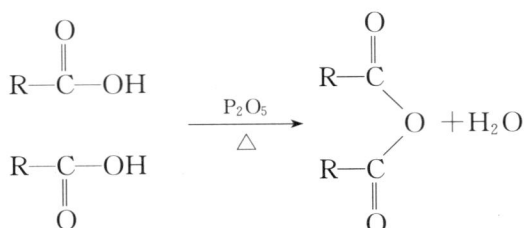

$$\begin{matrix} R-\overset{O}{\underset{\|}{C}}-OH \\ \\ R-\overset{}{\underset{\|}{C}}-OH \\ O \end{matrix} \xrightarrow[\triangle]{P_2O_5} \begin{matrix} R-\overset{O}{\underset{\|}{C}} \\ \qquad O \\ R-\overset{}{\underset{\|}{C}} \\ O \end{matrix} + H_2O$$

两个羧基相隔 2 个或 3 个碳原子的二元羧酸，易受热生成五元环或六元环的环状酸酐。

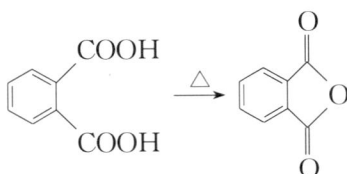

3. 酯的生成　羧酸可与醇生成酯和水，该反应称为酯化反应。酯化反应通式为：

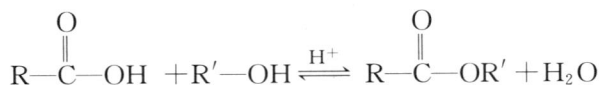

$$R-\overset{O}{\underset{\|}{C}}-OH + R'-OH \underset{}{\overset{H^+}{\rightleftharpoons}} R-\overset{O}{\underset{\|}{C}}-OR' + H_2O$$

羧酸和醇的酯化反应，一般是由羧酸中的羟基与醇羟基中的氢结合生成水。用含有同位素 ^{18}O 的乙醇与醋酸进行酯化反应，实验发现生成的酯分子中有 ^{18}O 存在。

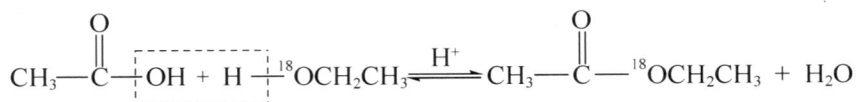

$$CH_3-\overset{O}{\underset{\|}{C}}-\boxed{OH + H}-^{18}OCH_2CH_3 \overset{H^+}{\rightleftharpoons} CH_3-\overset{O}{\underset{\|}{C}}-^{18}OCH_2CH_3 + H_2O$$

4. 酰胺的生成　羧酸与氨反应得到羧酸铵，再加热脱去一分子水生成酰胺，即羧基中的羟基被氨基取代。

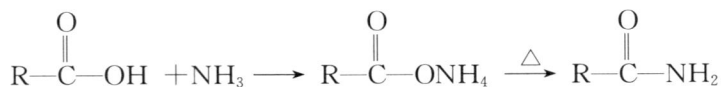

$$R-\overset{O}{\underset{\|}{C}}-OH + NH_3 \longrightarrow R-\overset{O}{\underset{\|}{C}}-ONH_4 \xrightarrow{\triangle} R-\overset{O}{\underset{\|}{C}}-NH_2$$

（三）脱羧反应

羧酸分子中羧基脱去二氧化碳的反应称为脱羧反应。其反应通式为：

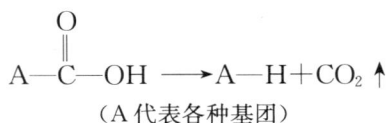

$$A-\overset{O}{\underset{\|}{C}}-OH \longrightarrow A-H + CO_2 \uparrow$$

（A 代表各种基团）

一般一元羧酸很难直接脱羧。当羧酸分子中 α-碳原子上连有吸电子取代基时，如

—NO_2、—X、—CN,脱羧反应比较容易进行。例如:

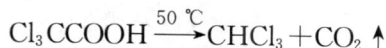

$$Cl_3CCOOH \xrightarrow{50\ ℃} CHCl_3 + CO_2 \uparrow$$

在生物体内,羧酸可在脱羧酶的作用下直接脱羧。

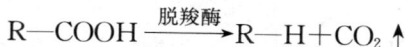

$$R—COOH \xrightarrow{脱羧酶} R—H + CO_2 \uparrow$$

脱羧反应是人体产生 CO_2 的主要代谢反应。

（四）二元羧酸受热时的特殊反应

二元羧酸受热时,随着两个羧基间距离不同而发生不同的反应。

1. 两个羧基直接相连或只间隔 1 个碳原子,受热发生脱羧反应,生成一元羧酸。

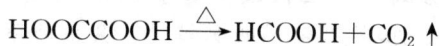

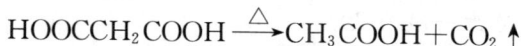

$$HOOCCOOH \xrightarrow{\triangle} HCOOH + CO_2 \uparrow$$

$$HOOCCH_2COOH \xrightarrow{\triangle} CH_3COOH + CO_2 \uparrow$$

2. 两个羧基间隔 2 个或 3 个碳原子,受热发生脱水反应,生成环酐。

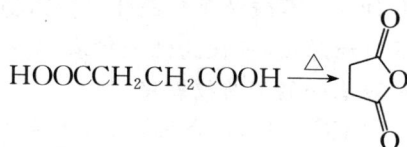

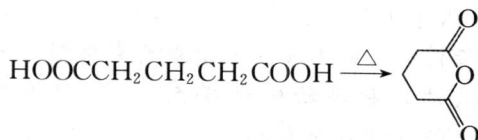

$$HOOCCH_2CH_2COOH \xrightarrow{\triangle}$$

$$HOOCCH_2CH_2CH_2COOH \xrightarrow{\triangle}$$

3. 两个羧基间隔 4 个或 5 个碳原子,受热发生脱水脱羧反应,生成环酮。

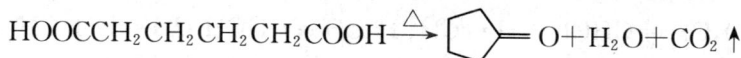

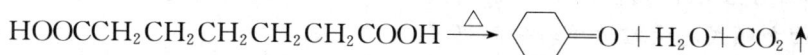

$$HOOCCH_2CH_2CH_2CH_2COOH \xrightarrow{\triangle} \quad =O + H_2O + CO_2 \uparrow$$

$$HOOCCH_2CH_2CH_2CH_2CH_2COOH \xrightarrow{\triangle} \quad =O + H_2O + CO_2 \uparrow$$

4. 两个羧基间隔 5 个以上碳原子,在高温时发生脱水反应,生成高分子链状酸酐。

重要的羧酸

甲酸俗名蚁酸,它存在于蜂类、某些蚁类及毛虫的分泌物中,也存在于植物界。甲酸是无色液体,沸点 100.5 ℃,具刺激臭味,能腐蚀皮肤。蜂蜇或荨麻刺伤后皮肤肿痛,就是由甲酸引起的。

甲酸结构特殊,分子中既有羧基又有醛基。

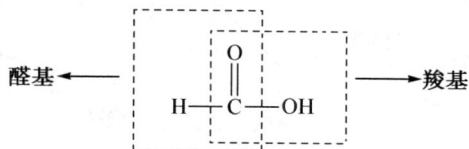

醛基 ←—　　　　　—→ 羧基

甲酸既有羧酸的性质,又有醛的性质;有银镜反应,也易被一般氧化剂氧化,氧化产物为二氧化碳和水。

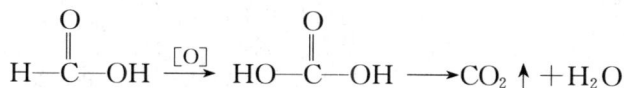

$$H—\overset{O}{\overset{\|}{C}}—OH \xrightarrow{[O]} HO—\overset{O}{\overset{\|}{C}}—OH \longrightarrow CO_2 \uparrow + H_2O$$

　　乙酸俗名醋酸，食醋中含 5％～8％ 的醋酸。纯净的乙酸为具有刺激气味的无色液体，沸点为 118 ℃，在低于 16.6 ℃ 时易凝结成冰状固体，所以无水乙酸又叫冰醋酸。

　　乙酸的稀溶液在医药上用作消毒剂，用于因烫伤、灼伤感染的疮面清洗。熏蒸食醋进行空气消毒，可预防流感。

　　过氧乙酸又称过醋酸（CH_3COOOH），在化学工业、医药卫生及日常生活中有广泛用途，它是一种高效广谱杀菌剂，对各种微生物均有效。采用 1％ 过氧乙酸水溶液足以杀死抵抗力强的芽孢、真菌孢子、肠道病毒和 SARS 病毒，用喷雾或熏蒸的方法均可达到空气和表面消毒的效果。浓度为 0.2％～0.5％ 的过氧乙酸溶液可用做各种预防消毒的消毒液，如传染病房消毒、医疗器械消毒、医院废水消毒等。

　　过氧乙酸是一种强氧化剂，具有较强的腐蚀性。其性质不够稳定，长期贮存会自然分解，蒸气易爆炸，市售浓度一般为 20％～40％。

　　乙二酸俗名草酸（HOOC—COOH），这是因为在许多植物，尤其是草中都含草酸的盐而得名，最常见的是钙盐和钾盐。草酸是无色晶体，有毒，易溶于水。

　　草酸酸性比甲酸强，且具有还原性，可被高锰酸钾氧化为二氧化碳和水。除甲酸、乙二酸等个别化合物外，羧酸中羧基一般不易被氧化。

　　苯甲酸又名安息香酸（C_6H_5COOH），白色固体，熔点为 120 ℃ 左右，微溶于冷水，能溶于热水，易溶于有机溶剂，易升华。

　　苯甲酸可用于制药、染料和香料工业。苯甲酸具有抑制真菌生长和防腐作用，它的水溶性钠盐常用作食品、饮料和药物的防腐剂，一般用量为 0.1％。苯甲酸苄酯 $C_6H_5COOCH_2C_6H_5$ 是一种治疗疥疮的药物。

　　花生四烯酸（5,8,11,14-二十碳四烯酸）的结构简式为：

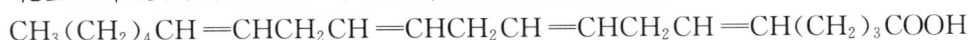

$$CH_3(CH_2)_4CH\!=\!CHCH_2CH\!=\!CHCH_2CH\!=\!CHCH_2CH\!=\!CH(CH_2)_3COOH$$

　　花生四烯酸在人体内能转化为前列腺素（PG），体内较重要的前列腺素是 PGE 和 PGF，它们由全顺式花生四烯酸转化而得。

　　花生四烯酸和其他人体所需要的高级多烯酸一样具有降血脂作用。某些深海鱼油中的多烯酸，如二十碳五烯酸（EPA）和二十二碳六烯酸（DHA）具有降血脂、抑制血小板聚集和延缓血栓形成等功效。

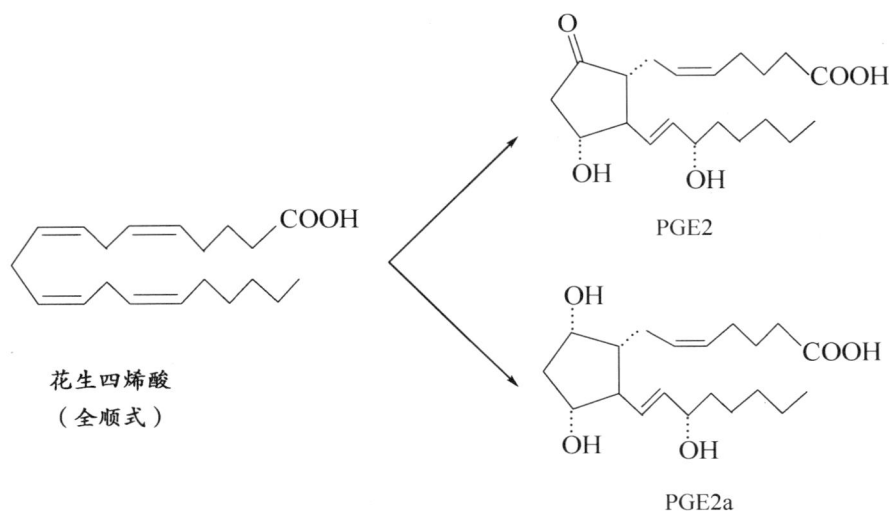

花生四烯酸
（全顺式）

PGE2

PGE2a

第二节　取代羧酸

羧酸分子中,烃基上的氢原子被其他原子或基团取代的化合物称为取代羧酸,简称取代酸。根据取代基的种类可分为卤代酸、羟基酸、羰基酸和氨基酸等。本节主要讨论羟基酸和羰基酸,氨基酸将在后面章节中讨论。

一、羟基酸

(一)羟基酸的分类和命名

羟基酸包括醇酸和酚酸。羟基酸分子中羟基连在脂肪烃基上的称为醇酸,羟基直接连在芳环上的称为酚酸。

羟基酸的系统命名法是以羧酸为母体,羟基为取代基来命名的。取代基的位置可用阿拉伯数字或希腊字母表示。由于许多羟基酸是天然产物,也常根据其来源采用俗名。例如:

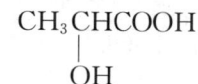

CH$_3$CHCOOH
    |
   OH

2-羟基丙酸
(α-羟基丙酸、乳酸)

HOOCCH$_2$CHCOOH
        |
      OH

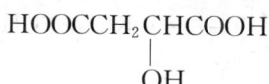

羟基丁二酸
(苹果酸)

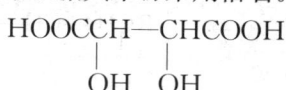

HOOCCH—CHCOOH
    | |
   OH OH

2,3-二羟基丁二酸
(酒石酸)

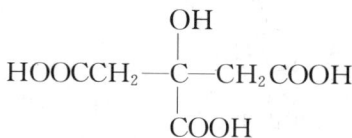

        OH
        |
HOOCCH$_2$—C—CH$_2$COOH
        |
      COOH

3-羧基-3-羟基戊二酸
(柠檬酸)

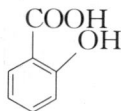

邻羟基苯甲酸
(水杨酸)

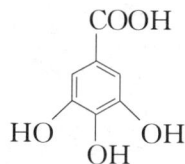

3,4,5-三羟基苯甲酸
(没食子酸)

(二)羟基酸的性质

1. 物理性质

醇酸一般是黏稠状液体或晶体,在水中的溶解度大于相应的脂肪酸和醇,而在乙醇中溶解度则较小。许多醇酸具有手性碳原子,因而具有旋光性。

酚酸是结晶固体,其熔点比相应的芳香酸高。

2. 化学性质

羟基酸含有两种官能团,具有酸和醇的典型反应。如羟基可酯化,可氧化成羰基,酚羟基与三氯化铁溶液显色;羧基可成盐,可成羧酸衍生物等。羟基酸分子中两种官能团的相互影响也表现出其特有的性质。

(1)酸性　由于羟基的吸电子诱导效应,醇酸的酸性比相应的羧酸强。诱导效应随传递距离的增长而减弱,因此 α-羟基酸酸性强于 β-羟基酸。例如:

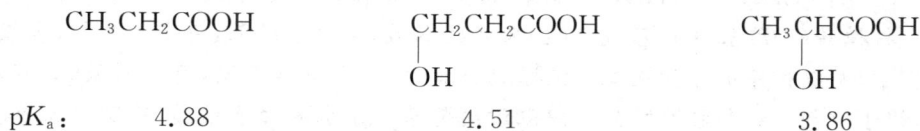

CH$_3$CH$_2$COOH

CH$_2$CH$_2$COOH
  |
 OH

CH$_3$CHCOOH
    |
  OH

pK_a:　　　4.88　　　　　　4.51　　　　　　3.86

具有吸电子诱导效应的其他基团也有类似的情况。

(2)氧化反应　醇酸中的羟基比醇中羟基易氧化。例如,稀硝酸不能氧化醇,但能氧化醇酸。

$$CH_3CHCOOH \xrightarrow{\text{稀 } HNO_3} CH_3CCOOH$$
$$\underset{OH}{|} \qquad\qquad \underset{O}{\|}$$

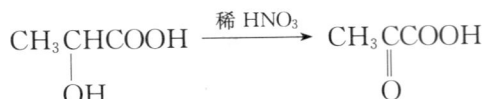

（3）脱水反应　醇酸受热易发生脱水反应,产物因羟基与羧基的相对位置不同而异。

① α-羟基酸受热时,两分子间交叉酯化,脱去两分子水而形成交酯。例如:

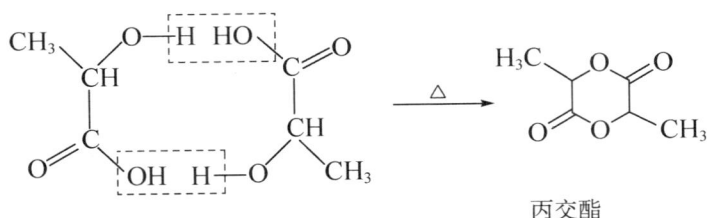

丙交酯

② β-羟基酸受热时,分子内脱水生成 α,β-不饱和酸。例如:

$$RCH{-}CH_2{-}COOH \xrightarrow{\triangle} RCH{=}CH{-}C{-}OH$$

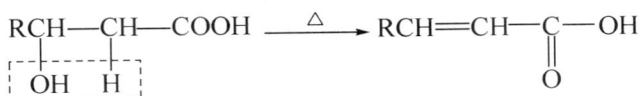

③ γ-羟基酸分子中的羟基和羧基在常温下即可脱水生成五元环的 γ-内酯。例如:

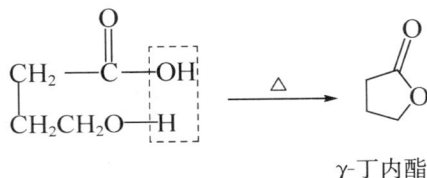

γ-丁内酯

δ-羟基酸也能脱水成六元环的 δ-内酯。

当羟基和羧基相距四个以上碳原子时,可发生分子间脱水生成链状聚酯。

重要的羟基酸

乳酸存在于酸牛奶中,也存在于动物的肌肉中,是肌肉中存在的糖原的代谢产物。乳酸是无色黏稠液体,熔点 18 ℃,吸湿性强,能溶于水、乙醇、乙醚。乳酸钙$[(CH_3CHOHCOO)_2Ca \cdot 5H_2O]$为白色无臭粉末,不溶于水,医学上作为治疗佝偻病、肺结核等缺钙病的辅助药物。乳酸钠在临床上用作酸中毒的解毒剂。

酒石酸以酒石酸氢钾存在于葡萄汁中。酒石酸氢钾难溶于水和乙醇。天然的酒石酸为透明结晶,熔点为 170 ℃。酒石酸的盐类用途甚广。如酒石酸氧锑钾$[KOOC{-}CHOH{-}CHOH{-}COO(SbO)]$俗名吐酒石,临床上用于治疗血吸虫病,亦用作催吐剂。酒石酸氢钾$(HOOC{-}CHOH{-}CHOH{-}COOK)$用于配制发酵粉;酒石酸钾钠$(KOOC{-}CHOH{-}CHOH{-}COONa)$用于配制斐林试剂等。

柠檬酸(3-羧基-3-羟基戊二酸)又名枸橼酸,为无色结晶,存在于柑橘、山楂、乌梅等果实中,尤以柠檬中含量最多。柠檬酸易溶于水、乙醇和乙醚,有强的酸味,常用作调味剂,用于配制汽水和酸性饮料。柠檬酸钠是易溶于水的白色结晶,有防止血液凝固和利尿作用。柠檬酸铁铵溶于水,用作补血剂。

水杨酸又名柳酸,是白色晶体,熔点 159 ℃,微溶于水,能溶于乙醇和乙醚中,加热可升华。

乙酰水杨酸又名阿司匹林(Aspirin),具有解热、镇痛、抗血栓形成及抗风湿的作用,刺激性较水杨酸小,是内服退热镇痛药。

对氨基水杨酸简称 PAS,为抗结核药。

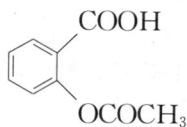

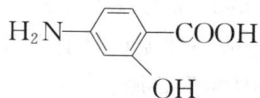

乙酰水杨酸　　　　　　　　　　对氨基水杨酸

二、羰基酸

(一)羰基酸的命名

在羰基酸中,羰基在分子碳链末端的是醛酸;在分子中间的是酮酸。

命名羰基酸时,选择含羰基和羧基在内的最长碳链为主链,称为某醛酸或某酮酸。命名酮酸时,须标明酮羰基的位置。例如:

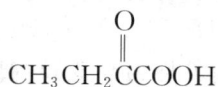

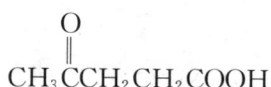

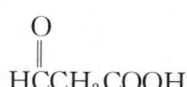

2-丁酮酸　　　　　　　　4-戊酮酸　　　　　　　丙醛酸

(α-丁酮酸)　　　　　　(γ-戊酮酸)

(二)酮酸的化学性质

酮酸分子中含有羧基和酮羰基,它既有羧酸的性质,如成盐、成酯等反应,同时也有酮羰基的性质,如与 2,4-二硝基苯肼等发生亲核加成反应。此外,它还有两种官能团相互影响引起的脱羧和分解反应。

1. 酮酸的脱羧反应

酮酸与稀硫酸共热,生成少一个碳原子的醛(或酮)和二氧化碳。

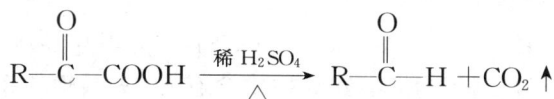

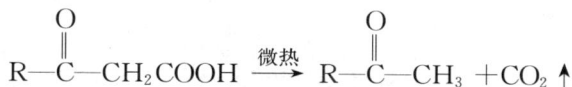

β-酮酸比 α-酮酸更容易发生脱羧,通常将 β-酮酸的受热脱羧反应称为酮式分解。

2. 酮酸的分解反应

β-酮酸与浓碱共热时,在 α-碳原子和 β-碳原子之间发生断裂,生成两分子羧酸盐。

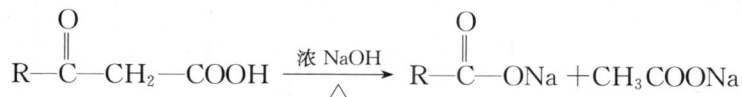

β-酮酸与浓碱共热分解反应称为酸式分解。

β-酮酸分子中酮基与羧基同时影响 α-碳原子,使其电子云密度降低,与羧基或酮羰基之间的 σ 键均易断裂,因条件不同而发生酮式分解或酸式分解。

$$R-\overset{\overset{O}{\|}}{C} \dashv CH_2 \dashv \overset{\overset{O}{\|}}{C}-OH$$

酸式分解　酮式分解

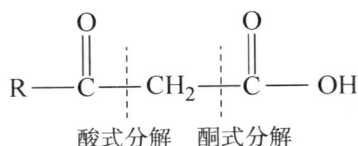

（三）酮式-烯醇式互变异构现象

乙酰乙酸乙酯是一种无色具有香味的液体,沸点为 180 ℃,微溶于水,易溶于乙醇和乙醚,是有机合成中的重要原料。

乙酰乙酸乙酯的化学性质比较特殊,它除了具有酯和酮的性质以外,还具有烯醇的性质。例如它能和氢氰酸等发生加成反应,也能和金属钠作用放出氢气,能使溴水褪色,使三氯化铁溶液显色。这是因为乙酰乙酸乙酯分子中存在酮式和烯醇式两种结构,乙酰乙酸乙酯是酮式和烯醇式两种异构体的混合物所形成的动态平衡体系：

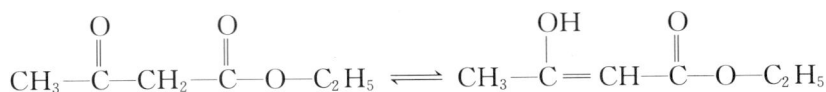

$$CH_3-\overset{\overset{O}{\|}}{C}-CH_2-\overset{\overset{O}{\|}}{C}-O-C_2H_5 \Longrightarrow CH_3-\overset{\overset{OH}{|}}{C}=CH-\overset{\overset{O}{\|}}{C}-O-C_2H_5$$

这种能够互相转变的两种异构体之间存在的动态平衡现象称为互变异构现象(tautomerism),其相互转变的异构体称为互变异构体(tautomer)。互变异构现象不仅限于酮式-烯醇式的动态平衡,还存在其他类型的互变异构现象。

从理论上讲,具有 $-\overset{\overset{O}{\|}}{C}-\overset{\overset{H}{|}}{C}-$ 结构的化合物都存在酮式-烯醇式互变现象,但它们的烯醇式含量的比例差别较大。例如,丙酮中的烯醇式仅为 0.000 25%,而 2,4-戊二酮中的烯醇式高达 76%,可见烯醇式含量与分子结构有关。

一般说来,分子中具有 $-\overset{\overset{O}{\|}}{C}-CH_2-\overset{\overset{O}{\|}}{C}-$ 结构,并且其中至少有一个是酮羰基的化合物,烯醇式比例就比较高,因为烯醇式结构中含有 $\pi - \pi$ 共轭体系,分子内氢键的形成更增加了系统的稳定性。

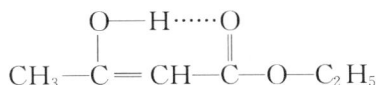

$$CH_3-\overset{\overset{O-H\cdots\cdots O}{|\qquad\quad\|}}{C}=CH-C-O-C_2H_5$$

除乙酰乙酸乙酯外,还有许多物质也都能产生互变异构现象。如某些糖类、某些含氮化合物等。

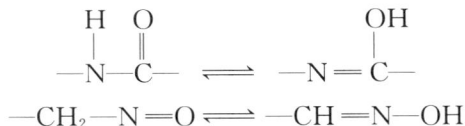

$$-\overset{\overset{H}{|}}{N}-\overset{\overset{O}{\|}}{C}- \Longrightarrow -N=\overset{\overset{OH}{|}}{C}-$$

$$-CH_2-N=O \Longrightarrow -CH=N-OH$$

重要的酮酸

丙酮酸是无色液体,沸点 165 ℃,易溶于水、乙醇和乙醚。

丙酮酸可由乳酸氧化而得,也能还原生成乳酸。

$$CH_3-\underset{\underset{OH}{|}}{CH}-COOH \underset{[H]}{\overset{[O]}{\rightleftharpoons}} CH_3-\underset{\underset{O}{\|}}{C}-COOH$$

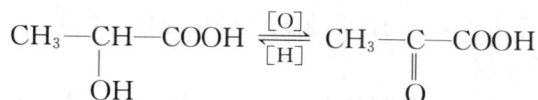

β-丁酮酸、β-羟基丁酸和丙酮三者在医学上统称为酮体（ketone bodies）。酮体是脂肪酸在人体中氧化的中间产物，在正常情况下能进一步分解，因此正常人血液中只含微量酮体。糖尿病患者的代谢发生障碍，使血液和尿中酮体的含量增加，从而使血液的酸性增强，有发生酸中毒的可能，所以检查血液和尿液中酮体的含量可帮助诊断疾病。临床上检验酮体主要是对酮体中丙酮的测定，其方法是在尿中滴加亚硝酰铁氰化钠 $[Na_2Fe(CN)_5NO]$ 和氨水，若有丙酮存在则显紫红色；若滴加亚硝酰铁氰化钠和氢氧化钠则显鲜红色。

草酰乙酸（α-酮丁二酸）可溶于水，是人体内物质代谢的重要中间产物。

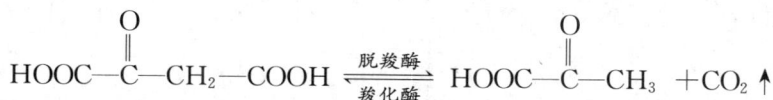

$$HOOC-\underset{\underset{O}{\|}}{C}-CH_2-COOH \underset{羧化酶}{\overset{脱羧酶}{\rightleftharpoons}} HOOC-\underset{\underset{O}{\|}}{C}-CH_3 + CO_2\uparrow$$

α-酮戊二酸的结构式为 $HOOCCOCH_2CH_2COOH$，为可溶于水的晶体，熔点为 109～110 ℃。α-酮戊二酸在酶的催化下发生氧化脱羧后形成琥珀酸。

$$\begin{matrix} COCOOH \\ | \\ CH_2CH_2COOH \end{matrix} \xrightarrow[{[O]}]{-CO_2} \begin{matrix} CH_2COOH \\ | \\ CH_2COOH \end{matrix}$$

　　　α-酮戊二酸　　　　　　　琥珀酸

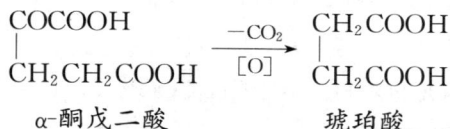

第三节　羧酸衍生物

羧酸衍生物通常是指羧酸分子中羧基中的羟基被其他基团取代后的产物。其结构通式为 RCOL，主要有：

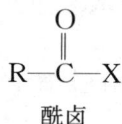

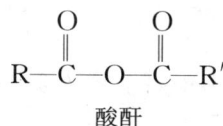

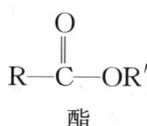

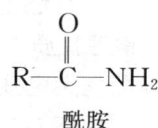

$$R-\underset{\underset{O}{\|}}{C}-X \qquad R-\underset{\underset{O}{\|}}{C}-O-\underset{\underset{O}{\|}}{C}-R' \qquad R-\underset{\underset{O}{\|}}{C}-OR' \qquad R-\underset{\underset{O}{\|}}{C}-NH_2$$

　　酰卤　　　　　　　　酸酐　　　　　　　　　酯　　　　　　　　酰胺

羧酸衍生物结构上共同点是分子中都含有酰基 $R-\underset{\underset{O}{\|}}{C}-$ 。

酰基是羧酸分子中去掉羧基中的羟基所剩余的基团。命名时把相应的羧酸名称中的"酸"字改为"酰基"即可。例如：

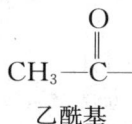

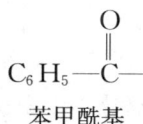

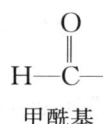

$$CH_3-\underset{\underset{O}{\|}}{C}- \qquad C_6H_5-\underset{\underset{O}{\|}}{C}- \qquad H-\underset{\underset{O}{\|}}{C}-$$

　　乙酰基　　　　　　　苯甲酰基　　　　　　甲酰基

其他含氧酸也可有相应的酰基，例如：

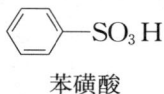

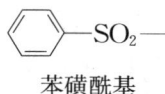

苯磺酸　　　　　　　　　　　苯磺酰基

本节讨论酰卤、酸酐和酯,酰胺将在含氮有机化合物一章中讨论。

一、羧酸衍生物的命名

酰卤的命名:根据其所含的酰基和卤原子的名称,称为"某酰卤"。例如:

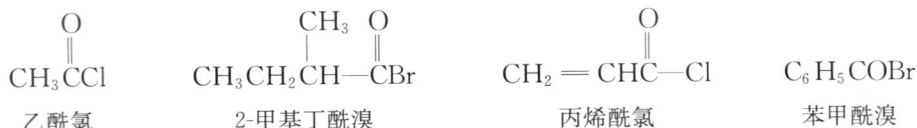

乙酰氯　　　　　2-甲基丁酰溴　　　　　丙烯酰氯　　　　　苯甲酰溴

酸酐的命名:根据生成酸酐的羧酸的名称,称为"某酸酐",酸字可省略。例如:

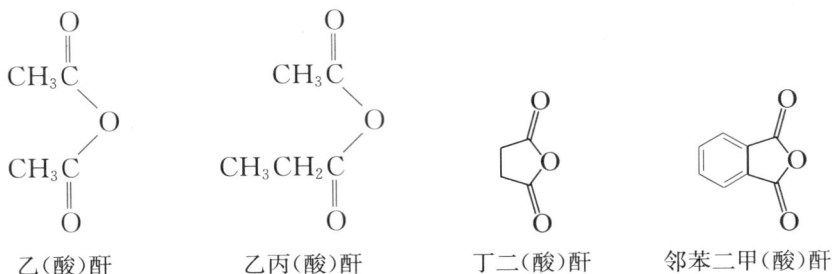

乙(酸)酐　　　　乙丙(酸)酐　　　　丁二(酸)酐　　　邻苯二甲(酸)酐

酯的命名:可根据生成酯的原料羧酸和醇的名称而叫"某酸某(醇)酯",其中醇字省略。例如:

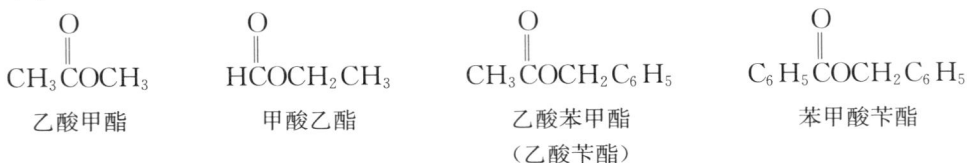

乙酸甲酯　　　　甲酸乙酯　　　　乙酸苯甲酯　　　　苯甲酸苄酯
　　　　　　　　　　　　　　　　（乙酸苄酯）

由二元羧酸生成的酯有两种:只有一个羧基被酯化的称酸性酯;两个羧基都被酯化的称中性酯。例如:

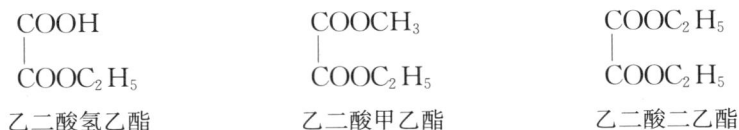

COOH	COOCH$_3$	COOC$_2$H$_5$
COOC$_2$H$_5$	COOC$_2$H$_5$	COOC$_2$H$_5$
乙二酸氢乙酯	乙二酸甲乙酯	乙二酸二乙酯

二、物理性质

低级酯是无色液体,具有水果香味。酯在水中溶解度大多都很小,但能溶于一般有机溶剂。低级酯能溶解许多有机物,故常用做有机溶剂。

酰卤、酸酐不溶于水,低级酰卤、酸酐是具有刺激性气味的液体,遇水分解。

三、化学性质

羧酸衍生物与亲核试剂水、醇、氨(或胺)的反应,依次称为羧酸衍生物的水解、醇解、氨解。反应通式为:

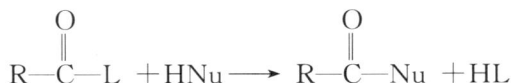

$$R{-}\overset{\overset{O}{\|}}{C}{-}L + HNu \longrightarrow R{-}\overset{\overset{O}{\|}}{C}{-}Nu + HL$$

反应是亲核试剂 HNu 中负电性部分 Nu$^-$ 进攻羧酸衍生物羰基碳原子,最终导致羧酸衍生物中的 L$^-$ 被亲核试剂负电性部分 Nu$^-$ 所取代。该反应是一个加成-消除反应,其历程可简单表示为:

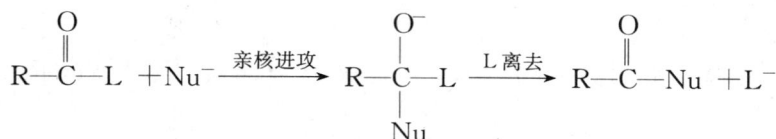

羧酸衍生物发生亲核取代反应活性次序为酰卤＞酸酐＞酯＞酰胺。

（一）水解

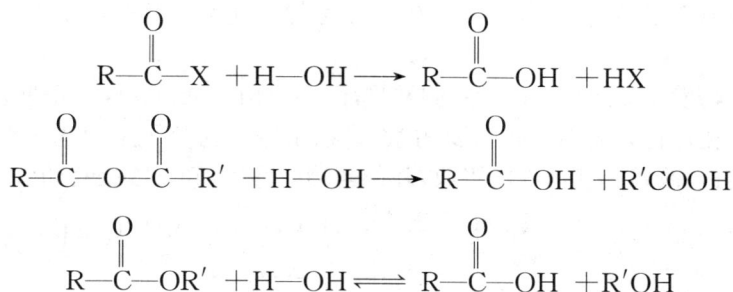

羧酸衍生物都能水解生成相应的羧酸，例如，乙酰氯遇水起猛烈的放热反应；乙酐遇水加热时才迅速反应；乙酸乙酯的水解需要酸或碱的催化并加热回流才能顺利进行。

（二）醇解

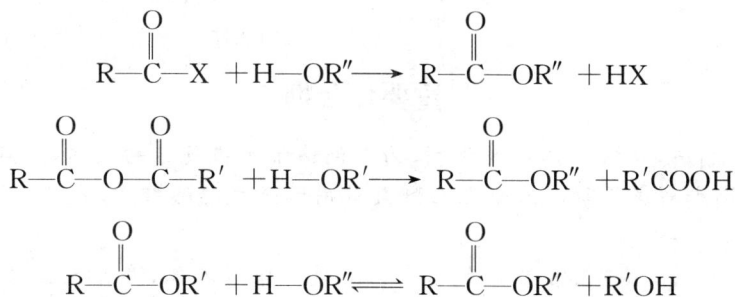

酯的醇解也叫酯交换反应，其反应特征是由一种酯和醇反应生成另一种酯和醇。该反应是可逆的，需要酸或醇钠催化。

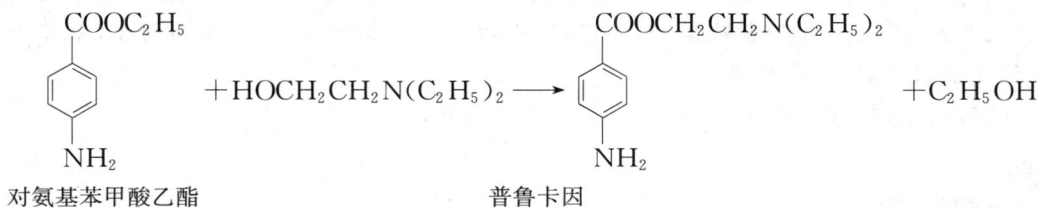

对氨基苯甲酸乙酯　　　　　　　　　　　　　　　　普鲁卡因

（三）氨解

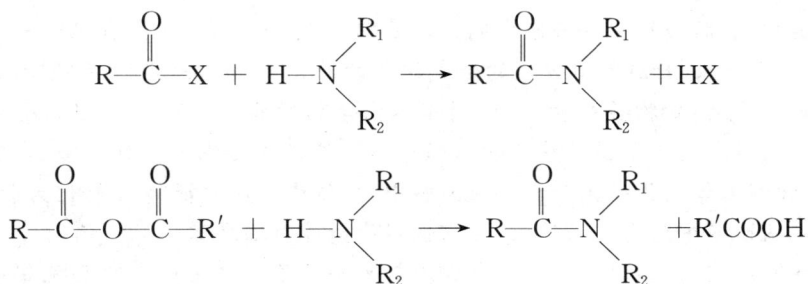

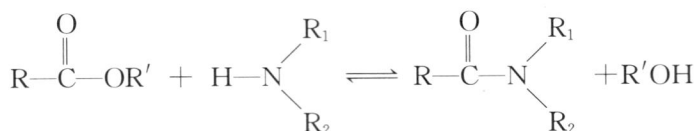

$$R-\overset{\overset{\displaystyle O}{\|}}{C}-OR' + H-\overset{\overset{\displaystyle R_1}{|}}{\underset{\displaystyle R_2}{N}} \rightleftharpoons R-\overset{\overset{\displaystyle O}{\|}}{C}-\overset{\overset{\displaystyle R_1}{|}}{\underset{\displaystyle R_2}{N}} + R'OH$$

氨解反应可不需外加催化剂。此外,叔胺因氮原子上无氢,不能发生酰化反应。

羧酸衍生物水解时都产生羧酸,醇解时都产生酯,氨解时都产生酰胺。这类反应又称为酰化反应或酰基转移反应,羧酸衍生物被称为酰化剂。其中乙酰氯、乙酸酐是常用的乙酰化试剂。

羧酸衍生物发生酰化反应的活性强弱次序为:酰卤＞酸酐＞酯＞酰胺。

酰化反应在药物合成中具有重要的意义,在某些药物分子中引进一个酰基,常可增加药物的脂溶性,改善其在体内的吸收,降低药物的毒性,延长或提高药效。例如:

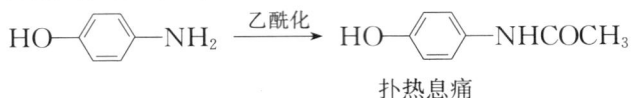

扑热息痛

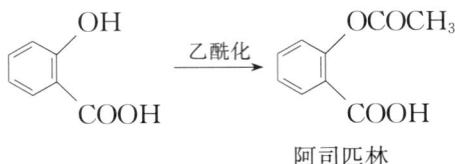

阿司匹林

重要化合物

乙酐俗名醋酐,是常用的乙酰化剂,为无色略带刺激气味的液体,沸点140 ℃,微溶于冷水,并逐渐水解成乙酸。工业上乙酐大量用于合成醋酸纤维,也用于药物、染料、香料等的制造。

光气是碳酸的二酰氯,常温下为无色气体,能压缩成液体,沸点8.3 ℃,易溶于苯、甲苯。光气是一种窒息性毒剂,它和酰氯一样,性质活泼,能与水、醇、氨作用而分解。温度升高时,分解速度加快。光气是有机合成的重要原料。

蜡是高级一元羧酸与高级一元醇形成的酯。存在于动植物中,有白蜡(来源于白蜡虫分泌物)、蜂蜡(来源于蜜蜂窝)和棕榈蜡(来源于棕榈树叶)等。蜡多为固体,不溶于水,溶于有机溶剂,不易水解。

蜡可用于制造纸、蜡模、软膏、防水剂和光滑剂等。

 阅读材料

酮　体

在肝脏中,脂肪酸氧化分解的中间产物乙酰乙酸、β-羟基丁酸及丙酮,三者统称为酮体(ketone bodies)。肝脏具有较强的合成酮体的酶系,但却缺乏利用酮体的酶系。酮体易在如下时候产生:食物摄入量低,限制碳水化合物饮食、饥饿、长时间的剧烈运动或未经处理或处理不当的Ⅰ型糖尿病。酮体容易被肝外组织转化为乙酰辅酶A,然后进入柠檬酸循环,被线粒体氧化产生能量。在大脑中,酮体通过乙酰辅酶A转化为长链脂肪酸。而大脑不能从血液中获得脂肪酸,因为它们不能通过血脑屏障。

酮体在肝细胞的线粒体中合成,合成原料为脂肪酸β-氧化产生的乙酰CoA。肝细胞线粒体内含有各种合成酮体的酶类。乙酰乙酸和 β-羟基丁酸在肝外线粒体中被代谢,低浓度丙酮由肝脏解毒产生乳酸,当血中酮体显著增高时,丙酮也可从肺直接呼出,使呼出气体有烂苹果味。

在正常情况下,机体产生少量酮体,随着血液运送到心脏、肾脏和骨骼肌等组织,作为能量来源被利用,血中酮体浓度很低,一般不超过 0.096 mmol/L,尿中也测不到酮体。当体内胰岛素不足或者体内缺乏糖分,脂肪分解过多时,酮体浓度增高,一部分酮体可通过尿液排出体外,形成酮尿。酮体是酸性物质,在血液中积蓄过多时,可使血液变酸而引起酸中毒,称为酮症酸中毒。

酮体检测技术:

1. 硝普盐法

硝普盐法是一种传统的检测酮体水平的半定量方法,在临床上得到了广泛的应用。它运用亚硝基铁氰化钠与乙酰乙酸在碱性条件下反应生成紫色化合物的原理来检测酮体。

2. 气相色谱法测定丙酮含量

呼出气体中的酮体含量与血液中的酮体含量成一定的比例关系,即对呼出气体中的酮体进行检测能够比较准确地反映血液中的酮体水平。

3. 比色法检测 β-羟基丁酸

β-羟基丁酸在 β-羟基丁酸脱氢酶的催化下与辅酶 I(NAD)作用生成乙酰乙酸和还原型辅酶 I(NADH),生成的 NADH 将无色的染料四唑(tetrazolium)还原为紫色的物质甲瓒(formazan)。

4. 分光光度法测定 β-羟基丁酸的含量

β-羟基丁酸在 β-羟基丁酸脱氢酶的催化下与辅酶 NAD 作用生成乙酰乙酸和 NADH,NADH 的生成量与样品中 β-羟基丁酸的浓度成正比。NADH 的生成量可由其在 340 nm 波长处的吸光度来反映,所以用分光光度计测定 NADH 在 340 nm 处吸光度的变化就可以间接地定量反映待测样品中 β-羟基丁酸的浓度。

习　题

1. 用系统命名法命名下列化合物。

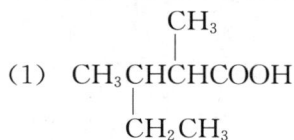

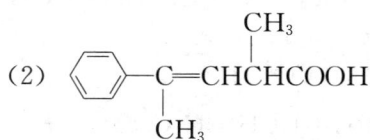

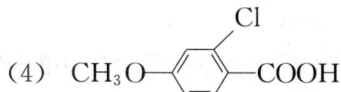

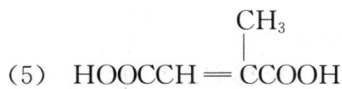

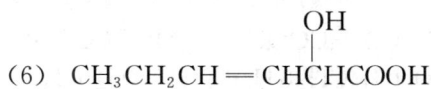

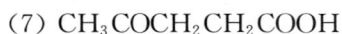

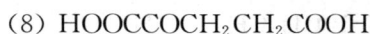

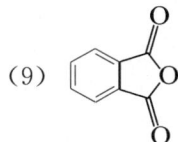

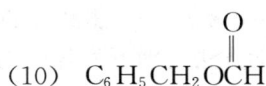

(1) $CH_3CHCHCOOH$（带 CH_3、CH_2CH_3 取代基）

(2) 苯基-C(CH_3)=CHCHCOOH（带 CH_3 取代基）

(3) 环戊基—COOH

(4) CH_3O—苯环—COOH（带 Cl 取代基）

(5) $HOOCCH=CCOOH$（带 CH_3 取代基）

(6) $CH_3CH_2CH=CHCHCOOH$（带 OH 取代基）

(7) $CH_3COCH_2CH_2COOH$

(8) $HOOCCOCH_2CH_2COOH$

(9) 邻苯二甲酸酐

(10) $C_6H_5CH_2OCH$（带 O）

(11)
$$\begin{array}{c} COOH \\ COOCH_3 \end{array}$$

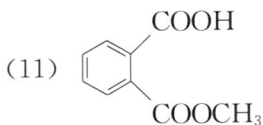

2. 写出下列反应主要产物。

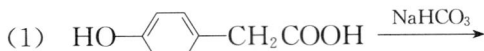

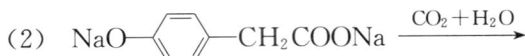

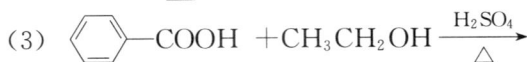

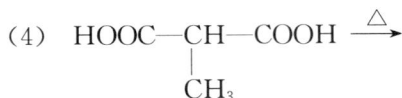

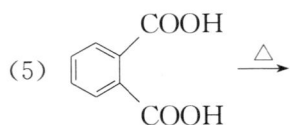

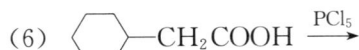

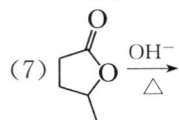

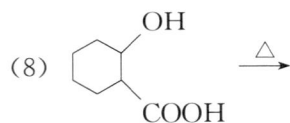

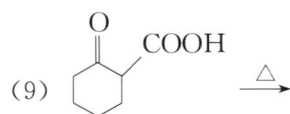

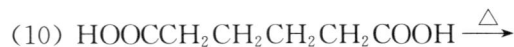

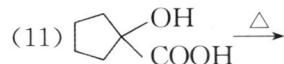

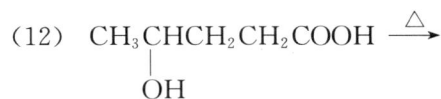

(1) $HO-\bigcirc-CH_2COOH \xrightarrow{NaHCO_3}$

(2) $NaO-\bigcirc-CH_2COONa \xrightarrow{CO_2+H_2O}$

(3) $\bigcirc-COOH + CH_3CH_2OH \xrightarrow[\triangle]{H_2SO_4}$

(4) $HOOC-CH-COOH \xrightarrow{\triangle}$
$\qquad\quad\ |$
$\qquad\quad CH_3$

(5)
$$\begin{array}{c} COOH \\ COOH \end{array} \xrightarrow{\triangle}$$

(6) $\bigcirc-CH_2COOH \xrightarrow{PCl_5}$

(7) $\xrightarrow[\triangle]{OH^-}$

(8)
$$\begin{array}{c} OH \\ COOH \end{array} \xrightarrow{\triangle}$$

(9)
$$\begin{array}{c} O \quad COOH \end{array} \xrightarrow{\triangle}$$

(10) $HOOCCH_2CH_2CH_2CH_2COOH \xrightarrow{\triangle}$

(11)
$$\begin{array}{c} OH \\ COOH \end{array} \xrightarrow{\triangle}$$

(12) $CH_3CHCH_2CH_2COOH \xrightarrow{\triangle}$
$\qquad\ |$
$\qquad OH$

3. 将下列各组化合物按酸性减小的顺序排列。

(1) (a) 甲酸,(b) 乙酸,(c) 三氯乙酸

(2) (a) HCOOH,(b) HOOCCOOH,(c) HOOCCOO⁻

(3) (a) CH_3CH_2COOH,(b) $CH_3CHClCOOH$,(c) $ClCH_2CH_2COOH$,
(d) $BrCH_2CH_2COOH$

(4) (a) 乙酸,(b) 苯酚,(c) 碳酸,(d) 乙醇,(e) 水

4. 用简单的化学方法区别下列各组化合物。

(1) 甲酸、乙酸、丙二酸

(2) 乙酸、乙二酸、乙酸乙酯

5. 某化合物分子式为 $C_4H_8O_3$，能与 $NaHCO_3$ 反应放出 CO_2，受热时易失去一分子水，若与 I_2 的 $NaOH$ 溶液作用，则有黄色沉淀生成。试推测该化合物可能的结构。

6. 某化合物 A(C_9H_9OBr)不能发生碘仿反应，但能与 2,4-二硝基苯肼作用。A 经还原得化合物 B($C_9H_{11}OBr$)，B 与浓 H_2SO_4 共热得化合物 C(C_9H_9Br)，C 具有顺反异构体，且氧化可得对溴苯甲酸。试推测 A、B、C 可能的结构。

（何广武）

第十八章 有机含氮化合物

掌握：胺的分类、胺的命名和化学性质（碱性、与亚硝酸反应）、酰胺的命名和化学性质（水解反应）。

熟悉：胺的化学性质（酰化）；一些重要的化合物（尿素、磺胺、胆碱、胆胺等）。

了解：胺、酰胺的结构；丙二酰脲、胍的结构。

有机含氮化合物是指分子中具有碳氮键的化合物，它们可以看作是烃分子中的一个或几个氢原子被各种含氮原子的官能团取代后的衍生物。含氮有机化合物在自然界中分布很广，和医学关系密切，如生命的物质基础蛋白质和核酸，正常生理过程中不可缺少的血红素、B 族维生素、一些重要的药物如肾上腺素、青霉素以及磺胺类药物等，都属于含氮有机化合物。本章主要讨论胺（amine）、酰胺（amide）及其重要衍生物。

第一节 胺

一、胺的分类、命名和结构

（一）分类

胺可看作是氮分子中的氢原子被烃基取代生成的化合物。根据烃基种类的不同，可分为脂肪胺和芳香胺；根据氮分子中的氢原子被烃基取代的数目不同，可分为伯胺（1°胺）、仲胺（2°胺）和叔胺（3°胺）。

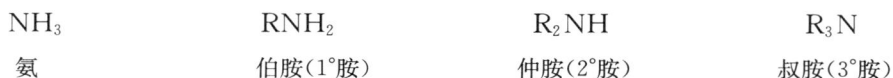

NH_3	RNH_2	R_2NH	R_3N
氨	伯胺（1°胺）	仲胺（2°胺）	叔胺（3°胺）

伯、仲、叔胺中分别含有（—NH_2）、亚氨基（ NH ）和次氨基（ N— ）。胺分子中的氮原子仅与脂肪烃基相连的为脂肪胺，与芳环直接相连的为芳香胺。

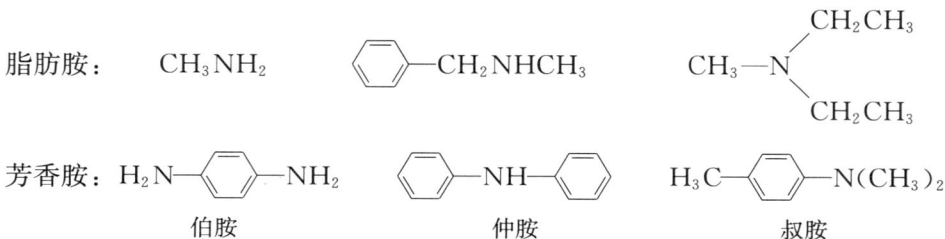

脂肪胺： CH_3NH_2 　　⬡—CH_2NHCH_3 　　CH_3—N（CH_2CH_3）（CH_2CH_3）

芳香胺： H_2N—⬡—NH_2 　　⬡—NH—⬡ 　　H_3C—⬡—$N(CH_3)_2$

伯胺　　　　　　　　　　仲胺　　　　　　　　　叔胺

铵离子中 4 个氢原子被烃基取代后的化合物称为季铵盐或季铵碱。

$$R_4N^+X^-$$ $$R_4N^+OH^-$$

季铵盐　　　　　　　　　　　　　　　季铵碱

季铵碱是一种强碱,碱性强度与氢氧化钠或氢氧化钾相当。

季铵类化合物中,4 个烃基可以相同,也可以完全不同。

应该注意,伯、仲、叔胺与伯、仲、叔醇的含义是不同的。伯、仲、叔醇是指羟基分别与伯、仲、叔碳原子相连接,而伯、仲、叔胺是根据氮原子所连烃基数目来确定。例如叔丁醇和叔丁胺,二者都具有叔丁基,但前者是叔醇,而后者则属于伯胺。

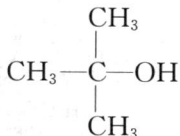

叔丁醇(叔醇)　　　　　　　　　　　　叔丁胺(伯胺)

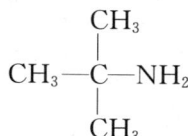

(二) 命名

简单的胺命名时,以胺为母体,在"胺"字前面写上烃基的数目和名称,称为"某某胺"。

$$CH_3NH_2$$ $$(CH_3)_2NH$$ $$(CH_3)_3N$$

甲胺　　　　　　　　　　二甲胺　　　　　　　　三甲胺

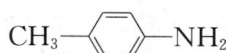

苯胺　　　　　　　　苯甲胺(苄胺)　　　　　　对甲苯胺

若连有不同的烃基,则将简单的烃基名称放在前面,复杂的烃基名称放在后面。

$$CH_3NHCH_2CH_3$$

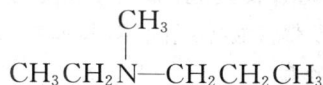

甲乙胺　　　　　　　　　　　　　　　　甲乙正丙胺

仲胺和叔胺氮原子上同时连有脂肪烃基和芳香烃基时,则以芳香烃基为母体来命名,在脂肪烃基的数目和名称前面冠以"N",表示此烃基是直接连在氮原子上,而不是连接在芳环上。

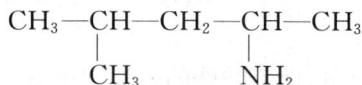 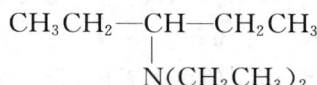

N-甲基苯胺　　　　　　　　　　　　N,N-二甲基苯胺

对于比较复杂的胺,常以烃为母体,氨基作为取代基来命名,例如:

$$CH_3-CH-CH_2-CH-CH_3$$
$$\quad\ \ |CH_3 \qquad\quad |NH_2$$

$$CH_3CH_2-CH-CH_2CH_3$$
$$\qquad\qquad\ |N(CH_2CH_3)_2$$

2-甲基-4-氨基戊烷　　　　　　　　　　3-二乙氨基戊烷

季铵类化合物可作为铵的衍生物来命名,例如:

$$[(CH_3)_3NC_2H_5]^+OH^-$$ $$(CH_3)_4N^+Cl^-$$

氢氧化三甲乙铵　　　　　　　　　　　氯化四甲铵

胺类化合物命名时,应注意"氨"、"胺"和"铵"字的用法。在表示基团时用"氨",如氨基、亚氨基、甲氨基($CH_3NH—$)等;表示氨的烃基衍生物时用"胺";表示季铵类化合物或

胺的盐时则用"铵"。

（三）结构

氨分子中有 3 个 N—H σ 键，分别由氮原子的 3 个 sp^3 杂化轨道与氢原子的 1s 轨道构成，此外，尚有一对未共用电子占有另一个 sp^3 杂化轨道。胺分子具有与氨类似的棱锥形空间结构。在脂肪胺分子中，氮原子的 3 个 sp^3 杂化轨道分别与氢原子的 1s 轨道或烃基中碳原子的杂化轨道形成 N—H 或 N—Cσ 键，还有一对未共用电子占有一个 sp^3 杂化轨道。因此不论伯、仲或叔胺都有与氨类似的棱锥形空间结构，仅键长和键角稍有差异。氨、甲胺和三甲胺的结构如图 18 - 1 所示：

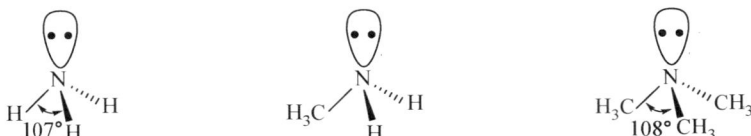

图 18 - 1　氨、甲胺和三甲胺结构

胺类氮原子上所具有的未共用电子对对它们的物理化学性质起着重要作用。

二、胺的性质

（一）物理性质

脂肪胺中，甲胺、二甲胺、三甲胺和乙胺都是气体，丙胺等三个碳以上的胺是液体，高级胺是固体。低级胺溶于水而高级胺不溶于水。低级胺的气味与氨相似，有的还具有鱼腥味，高级胺几乎没有气味。

伯胺和仲胺能形成分子间氢键，沸点比相近相对分子质量的烷烃要高，叔胺氮原子上无氢原子，不能形成氢键，沸点与相对分子质量相近的烷烃相近。

芳香胺是高沸点液体或固体，具有特殊的臭味，并有毒性。

（二）化学性质

1. 碱性

胺和氨相似，其水溶液显碱性。这是因为氮原子上的未共用电子对易与水中的氢离子结合使 OH^- 浓度增加。

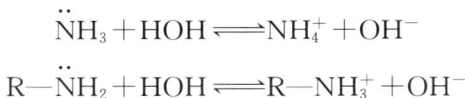

$$\ddot{N}H_3 + HOH \Longleftrightarrow NH_4^+ + OH^-$$

$$R—\ddot{N}H_2 + HOH \Longleftrightarrow R—NH_3^+ + OH^-$$

氨和几种胺的 pK_b 比较如下：

	$(CH_3)_2NH$	CH_3NH_2	$(CH_3)_3N$	NH_3	$C_6H_5NH_2$
pK_b	3.3	3.4	4.2	4.7	9.4

由上面 pK_b 值可以看出，脂肪胺的碱性稍强于氨，而芳香胺的碱性则比氨弱。

胺的碱性与结构密切相关，胺之所以具有碱性在于胺分子中氮原子上有未共用电子对，能接受质子，因此，氮原子上电子云密度的大小标志着其接受质子能力的大小，即碱性的强弱。

胺的碱性强弱由电子效应、溶剂化效应和空间效应共同决定。

从电子效应看，胺中氮原子上烷基越多，碱性就越强。若仅考虑电子效应的影响，胺的碱性强弱顺序应为：

$$叔胺＞仲胺＞伯胺$$

如果铵正离子中与氮原子相连的氢原子越多,铵正离子越易被水分子包围,铵正离子也就越稳定,这就是溶剂化效应。当胺分子与氮相连的烃基愈多,在水中的溶剂化效应越小,胺的碱性越弱。若仅考虑溶剂化效应,胺的碱性强弱顺序应为:

$$伯胺＞仲胺＞叔胺$$

胺分子中与氮相连的烃基越多越复杂,越能阻碍水中质子与氮原子接近,这种空间阻碍也能使胺的碱性降低。

在脂肪胺中,氮原子所连的烃基为供电子基团,它使氮原子上的电子云密度增大,接受质子的能力增强,因而脂肪胺的碱性比氨强。

芳香胺由于氮原子上未共用电子对对苯环存在供电子的共轭效应,如图 18-2 所示,氮原子上的电子云密度降低,与质子结合的能力减弱,并由于苯环的空间阻碍,故芳香胺的碱性比氨弱。

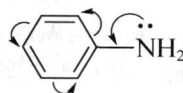

图 18-2 苯胺的结构

水溶液中胺的碱性是多种因素共同影响的结果。各类胺的碱性强弱大致表现如下:

$$脂肪仲胺＞脂肪\genfrac{}{}{0pt}{}{伯胺}{叔胺}＞芳香伯胺＞芳香仲胺＞芳香叔胺$$

胺具有碱性,可与酸形成盐。芳香胺碱性较弱,只能与强酸成盐。例如:

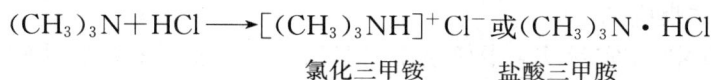

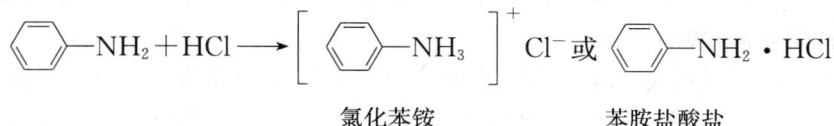

$$(CH_3)_3N+HCl\longrightarrow[(CH_3)_3NH]^+Cl^- 或 (CH_3)_3N·HCl$$

氯化三甲铵　　　　盐酸三甲胺

氯化苯铵　　　　苯胺盐酸盐

铵盐是结晶固体,易溶于水,性质较胺稳定。在制药工业中,常将难溶于水的胺类药物通过与酸成盐增加水溶性,以供药用。例如,局部麻醉剂普鲁卡因在水中溶解度小,且不稳定,通常把它制成易溶于水的盐酸普鲁卡因,以利于人体吸收。

2. 酰化反应

伯胺和仲胺都能与酰氯或酸酐反应。反应时胺中氮上氢原子被酰基 RCO—取代而生成酰胺。例如:

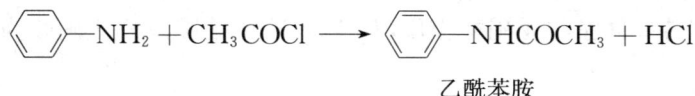

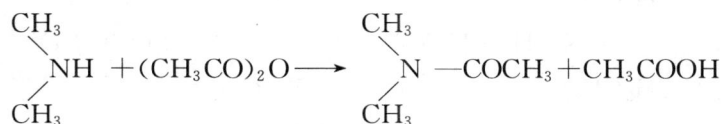

乙酰苯胺

N,N-二甲基乙酰胺

叔胺氮上没有氢原子,所以不发生酰化反应。

大多数胺是液体,而经过酰化后得到的酰胺是固体,有一定的熔点且比较稳定,所以常用此反应分离提纯伯胺和仲胺。

胺的毒性大且易被氧化,药物分子经酰化后可降低毒性,延长或提高疗效,在制药化学中有重要意义。例如:

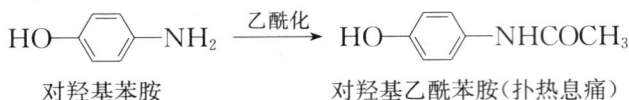

$$HO—\langle\bigcirc\rangle—NH_2 \xrightarrow{乙酰化} HO—\langle\bigcirc\rangle—NHCOCH_3$$

对羟基苯胺   对羟基乙酰苯胺(扑热息痛)

对羟基苯胺具有解热镇痛作用,但因毒性大而不宜用于临床,乙酰化后得到的扑热息痛不仅降低了毒性,还增强了疗效。

伯胺和仲胺还可与苯磺酰氯或对甲苯磺酰氯反应,生成相应的磺酰胺。由伯胺生成的磺酰胺氮上的氢受磺酰基影响呈弱酸性,可与碱成盐而溶于水;仲胺形成的磺酰胺氮上没有氢,不与碱成盐而在水溶液中呈固体析出;而叔胺则不被磺酰化,故在酸溶液中成盐溶解。常利用三类胺与苯磺酰氯反应产物在酸碱溶液中的溶解情况鉴别三类胺,此反应称为兴斯堡试验。

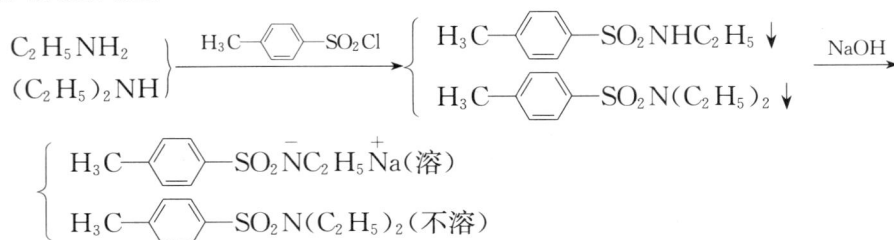

$$\left.\begin{array}{l}C_2H_5NH_2\\(C_2H_5)_2NH\end{array}\right\} \xrightarrow{H_3C—\langle\bigcirc\rangle—SO_2Cl} \left\{\begin{array}{l}H_3C—\langle\bigcirc\rangle—SO_2NHC_2H_5 \downarrow\\H_3C—\langle\bigcirc\rangle—SO_2N(C_2H_5)_2 \downarrow\end{array}\right. \xrightarrow{NaOH}$$

$$\left\{\begin{array}{l}H_3C—\langle\bigcirc\rangle—SO_2\overset{-}{N}C_2H_5\overset{+}{Na}(溶)\\H_3C—\langle\bigcirc\rangle—SO_2N(C_2H_5)_2(不溶)\end{array}\right.$$

3. 与亚硝酸反应

亚硝酸不稳定,在实际反应中所使用的亚硝酸是由亚硝酸钠和盐酸或硫酸作用制得。伯、仲、叔胺与亚硝酸反应各不相同,脂肪胺和芳香胺与亚硝酸反应也不相同。

（1）伯胺与亚硝酸的反应

脂肪族伯胺与亚硝酸反应,定量地放出氮气,因此可用于氨基（—NH_2）的定量测定。

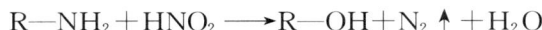

$$R—NH_2 + HNO_2 \longrightarrow R—OH + N_2 \uparrow + H_2O$$

芳香族伯胺与亚硝酸在低温（一般小于 5 ℃）及强酸水溶液中反应生成芳香重氮盐,此反应称为重氮化反应。

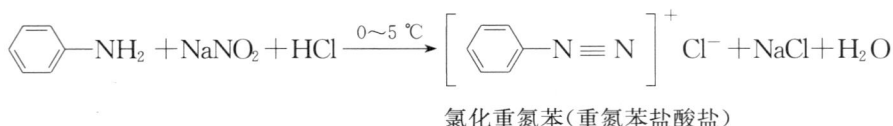

$$\langle\bigcirc\rangle—NH_2 + NaNO_2 + HCl \xrightarrow{0\sim5\ ℃} \left[\langle\bigcirc\rangle—N\equiv N\right]^+ Cl^- + NaCl + H_2O$$

氯化重氮苯(重氮苯盐酸盐)

（2）仲胺与亚硝酸的反应

脂肪仲胺和芳香仲胺与亚硝酸作用,都生成 N-亚硝胺。N-亚硝胺为中性黄色油状物或固体。

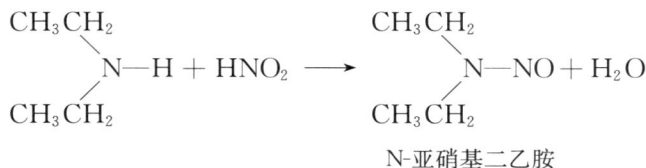

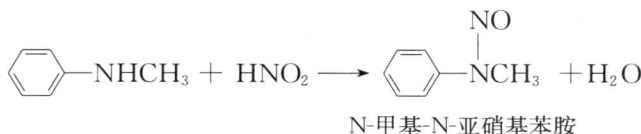

$$\begin{array}{l}CH_3CH_2\\ \quad\quad\quad N—H + HNO_2 \longrightarrow \begin{array}{l}CH_3CH_2\\ \quad\quad\quad N—NO + H_2O\\CH_3CH_2\end{array}\\CH_3CH_2\end{array}$$

N-亚硝基二乙胺

$$\langle\bigcirc\rangle—NHCH_3 + HNO_2 \longrightarrow \langle\bigcirc\rangle—\overset{NO}{\underset{|}{N}}CH_3 + H_2O$$

N-甲基-N-亚硝基苯胺

一系列的动物实验已证实亚硝胺化合物有强烈的致癌作用,可引起动物多种器官和组织的肿瘤,现已被列为化学致癌物。

某些食品防腐剂中的亚硝酸盐以及天然存在的硝酸盐还原为亚硝酸盐后,在肠道中会与仲胺作用生成亚硝胺。因此,亚硝酸盐、硝酸盐和能发生亚硝基化的胺类化合物进入人体内,都将是潜在的危险因素。

（3）叔胺与亚硝酸反应

脂肪叔胺氮上没有氢,与亚硝酸作用生成不稳定易水解的盐。

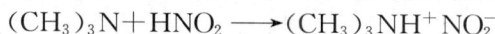

$$(CH_3)_3N + HNO_2 \longrightarrow (CH_3)_3NH^+NO_2^-$$

芳香叔胺与亚硝酸不生成盐,而是苯环对位上的氢原子被亚硝基取代,生成对亚硝基胺。

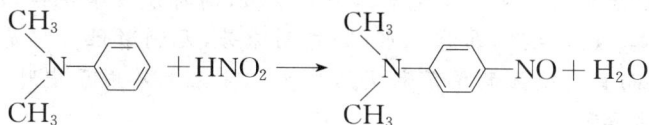

N,N-二甲基对亚硝基苯胺

N,N-二甲基对亚硝基苯胺为绿色晶体,由于反应是在强酸性条件下进行的,实际产物是以红色的盐酸盐形式存在,溶液在水中冷却,可析出黄色晶体。

综上所述,可以利用亚硝酸与脂肪族及芳香族的伯、仲、叔胺的不同反应来鉴别胺类化合物。

4. 芳胺的取代反应

在苯胺分子中,由于氨基与苯环形成共轭体系,使苯环电子云密度升高,所以苯胺很容易发生亲电取代反应。苯胺在水溶液中与卤素反应可立即生成 2,4,6-三溴苯胺白色沉淀。利用此性质可鉴别和定量测定苯胺。

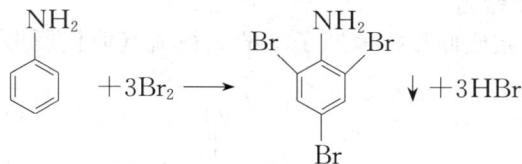

重要的胺

苯胺($C_6H_5NH_2$)为无色油状液体,沸点为 184.4 ℃,具有特殊气味,微溶于水,易溶于酒精和醚。苯胺有毒,会破坏血红素,空气中含量达万分之一时,几小时后人就会出现中毒症状,头晕,皮肤苍白,全身无力。

胆碱[$HOCH_2CH_2N^+(CH_3)_3OH^-$]是广泛存在于生物体中的季铵碱,因最早发现于胆汁而得名。胆碱为无色或白色结晶,吸湿性强,易溶于水和乙醇,不溶于乙醚和氯仿。胆碱是卵磷脂的组成成分,在体内参加脂肪代谢,有抗脂肪肝的功能。

胆碱与乙酸形成的酯称为乙酰胆碱,是神经传导的重要物质,具有重要的生理作用。其结构式如下:

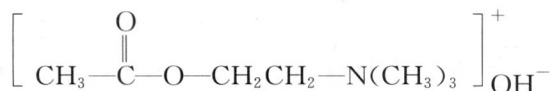

$$\left[CH_3 - \overset{O}{\overset{\|}{C}} - O - CH_2CH_2 - N(CH_3)_3 \right]^+ OH^-$$

胆胺($HOCH_2CH_2NH_2$)又名 2-羟基乙胺或乙醇胺,为无色黏稠液体,是脑磷脂水解产物之一,它是以结合状态存在于动、植物体内的胺类化合物。

　　肾上腺素和去甲肾上腺素是儿茶酚胺类物质,是从肾上腺髓质中提取、分离出来。肾上腺素是白色或淡棕色结晶粉末,无臭,味稍苦,微溶于水和醇,易溶于盐酸及氢氧化钠溶液中。肾上腺素具有升高血压、加速心率、舒张支气管、加强新陈代谢等作用,临床用做升压及止咳药。去甲肾上腺素常用于神经源性和中毒性休克的早期治疗,以升高血压,改善循环。

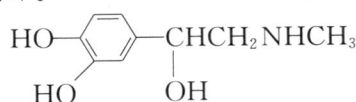

肾上腺素

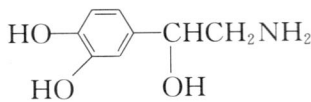

去甲肾上腺素

　　新洁尔灭化学名称为溴化十二烷基二甲基苄铵,简称溴化苄烷铵,属季铵盐,常温下为微黄色黏稠液体,吸湿性强,易溶于水,芳香而味苦,无刺激性。它是一种季铵盐阳离子表面活性剂,因而具有较强的杀菌和去污能力。临床上常用于皮肤、黏膜、创面、手术器械及术前手的消毒等。

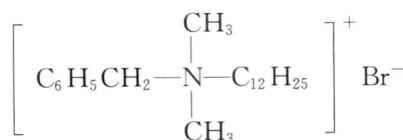

新洁尔灭

第二节　酰　胺

一、酰胺的结构和命名

　　酰胺可看作氨、伯胺或仲胺的氮原子上的氢被酰基取代所形成的化合物,具有下列结构通式:

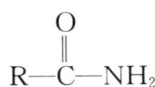

简单酰胺

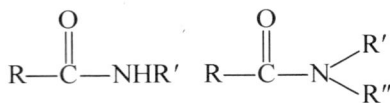

取代酰胺

　　简单酰胺命名时,在酰基名称之后加上"胺"字即可。例如:

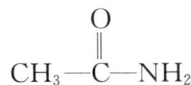

乙酰胺

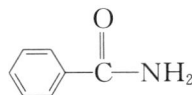

苯甲酰胺

　　若酰胺氮原子上连有取代基时,则将取代基名称写在酰胺之前,并冠以"N-"或"N，N-",表示该取代基与氮原子相连接。例如:

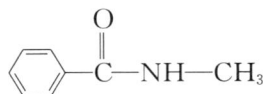

N-甲基苯甲酰胺

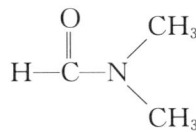

N,N-二甲基甲酰胺

二、酰胺的化学性质

(一)酸碱性

酰胺虽有氨基,但其在水溶液中不显碱性,而是近于中性,这是由于酰胺分子中氨基直接与羰基相连,氮原子上的未共用电子对与碳氧双键形成 p-π 共轭体系,氮原子上的电子云向羰基方向转移,氮原子上的电子云密度降低,接受质子的能力减弱,故酰胺水溶液不显碱性。

(二)水解

酰胺在酸、碱或酶的催化下可发生水解,生成羧酸(盐)及氨或胺(铵)。

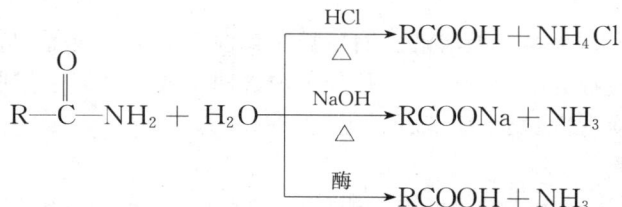

$$R-\overset{\overset{\displaystyle O}{\|}}{C}-NH_2 + H_2O \longrightarrow \begin{cases} \xrightarrow[\triangle]{HCl} RCOOH + NH_4Cl \\ \xrightarrow[\triangle]{NaOH} RCOONa + NH_3 \\ \xrightarrow{酶} RCOOH + NH_3 \end{cases}$$

三、重要的酰胺衍生物

(一)尿素

尿素简称脲,在结构上看作碳酸中两个羟基被两个氨基取代后所形成的碳酸二酰胺,其结构式如下:

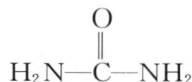

$$H_2N-\overset{\overset{\displaystyle O}{\|}}{C}-NH_2$$

尿素是人类和哺乳动物蛋白质代谢的产物,存在于尿中,成人每天约排出 30 g 尿素。

尿素具有酰胺的一般通性,但因两个氨基连在同一羰基上,所以还具有一些特殊性质。

1. 弱碱性

尿素分子中有两个氨基,具有弱碱性,但它的水溶液不能使石蕊试纸变色,只能与强酸成盐。

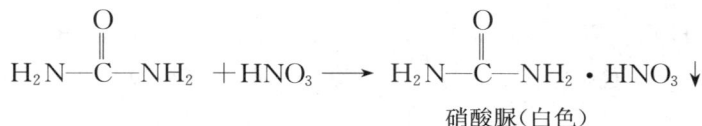

$$H_2N-\overset{\overset{\displaystyle O}{\|}}{C}-NH_2 + HNO_3 \longrightarrow H_2N-\overset{\overset{\displaystyle O}{\|}}{C}-NH_2 \cdot HNO_3 \downarrow$$

硝酸脲(白色)

尿素的硝酸盐和草酸盐难溶于水而易结晶,以此可从尿中提取尿素。

2. 水解反应

尿素在酸、碱或脲酶的作用下可发生水解反应。

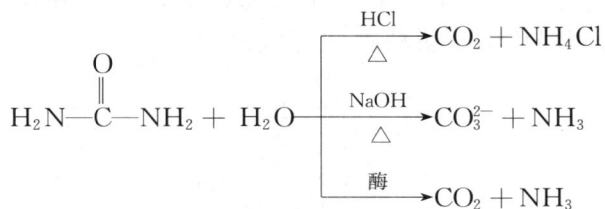

$$H_2N-\overset{\overset{\displaystyle O}{\|}}{C}-NH_2 + H_2O \longrightarrow \begin{cases} \xrightarrow[\triangle]{HCl} CO_2 + NH_4Cl \\ \xrightarrow[\triangle]{NaOH} CO_3^{2-} + NH_3 \\ \xrightarrow{酶} CO_2 + NH_3 \end{cases}$$

3. 与亚硝酸反应

尿素与亚硝酸反应,可定量放出氮气。通过测定氮气的体积,可定量测定尿素的含量。

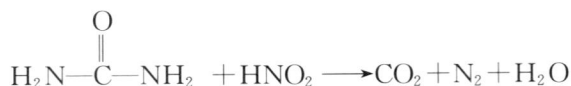

$$H_2N-\overset{\overset{\displaystyle O}{\|}}{C}-NH_2 \ +HNO_2 \longrightarrow CO_2+N_2+H_2O$$

4. 缩二脲反应

将固体尿素缓慢加热至 150~160 ℃（温度过高则分解），两分子尿素失去一分子氨生成缩二脲。

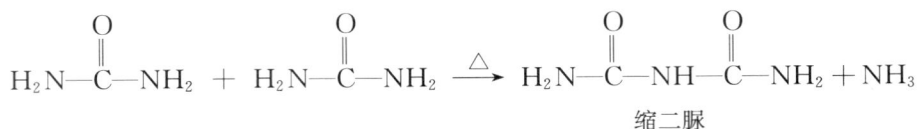

$$H_2N-\overset{\overset{\displaystyle O}{\|}}{C}-NH_2 \ + \ H_2N-\overset{\overset{\displaystyle O}{\|}}{C}-NH_2 \ \overset{\triangle}{\longrightarrow} \ H_2N-\overset{\overset{\displaystyle O}{\|}}{C}-NH-\overset{\overset{\displaystyle O}{\|}}{C}-NH_2+NH_3$$

缩二脲

缩二脲难溶于水，易溶于碱溶液。缩二脲在碱性溶液中与极稀的硫酸铜溶液作用产生紫红色，这个反应称为缩二脲反应。凡分子中含两个或两个以上酰胺键（肽键）的化合物（如多肽和蛋白质）都能发生缩二脲反应。

（二）丙二酰脲

丙二酰脲是尿素和丙二酰氯或丙二酸酯通过酰化反应而生成的化合物。

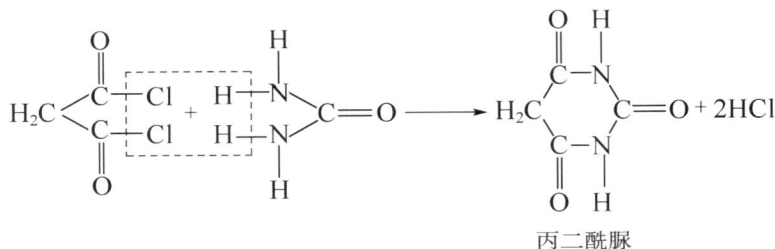

丙二酰脲

丙二酰脲为无色晶体，熔点为 245 ℃，微溶于水。分子中含有一个活泼的亚甲基和两个二酰亚氨基（$-\overset{\overset{\displaystyle O}{\|}}{C}-NH-\overset{\overset{\displaystyle O}{\|}}{C}-$），存在下列酮式-烯醇式互变异构：

酮式　　　　　　　　　　　　烯醇式

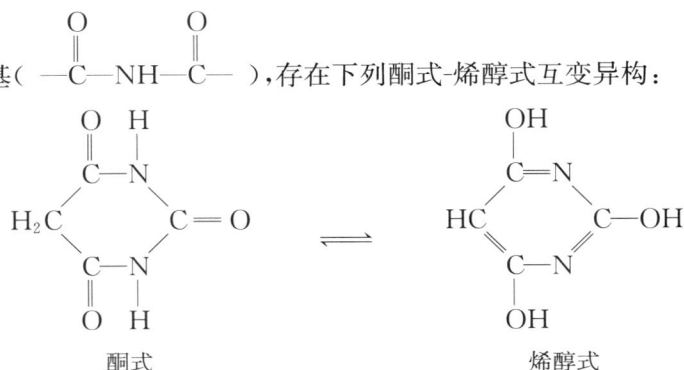

烯醇式羟基上的氢在水溶液中易解离出 H^+，因而呈酸性，故又称巴比妥酸。巴比妥酸本身无药理作用，但 C5 亚甲基上两个氢原子被烃基取代得到的取代物具有不同程度的镇静、催眠作用，总称为巴比妥类药物，其通式为：

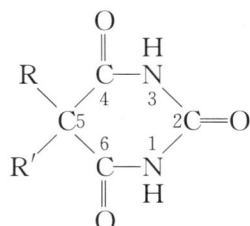

巴比妥类药物是结晶或结晶粉末,难溶于水,但由于存在酮式-烯醇式互变异构,其烯醇式钠盐易溶于水,临床上注射时常用其可溶性钠盐。巴比妥类药物有成瘾性,用量过大会危及生命。

（三）胍

胍可看作尿素分子中的氧原子被亚氨基(=NH)取代后的产物,故又称作亚氨基脲:

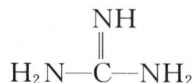

$$H_2N-\overset{\overset{\displaystyle NH}{\|}}{C}-NH_2$$

胍为无色晶体,熔点为 50 ℃,易溶于水,具强碱性,在空气中能吸收二氧化碳生成碳酸盐。含胍结构的药物很多,例如降压药物硫酸胍氯酚、降血糖药苯乙双胍(降糖灵)。

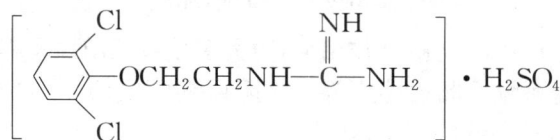

$$\left[\text{Cl环} -OCH_2CH_2NH-\overset{\overset{\displaystyle NH}{\|}}{C}-NH_2 \right] \cdot H_2SO_4$$

硫酸胍氯酚

$$\left[\text{苯环} -CH_2CH_2NH-\overset{\overset{\displaystyle NH}{\|}}{C}-NH-\overset{\overset{\displaystyle NH}{\|}}{C}-NH_2 \right] \cdot HCl$$

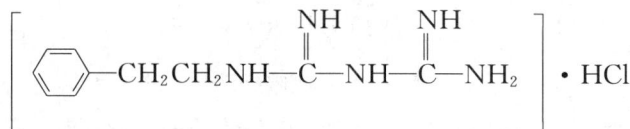

苯乙双胍盐酸盐

（四）磺胺类药物

磺胺类药物为一类化学抗菌药,能抑制多种细菌的生长和繁殖,它具有抗菌谱广、可以口服、吸收迅速、稳定、不易变质等优点。

磺胺类药物的基本结构是对氨基苯磺酰胺,简称磺胺(Sulfanilamide,缩写为 SN)。基本结构中有两个氮原子,一般将对氨基的氮原子称为 N4,磺酰胺基中氮原子称为 N1。

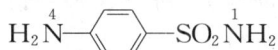

$$H_2\overset{4}{N}-\text{苯环}-SO_2\overset{1}{N}H_2$$

对氨基苯磺酰胺本身具有抑菌作用。当 N1 上的氢原子被某些基团取代,特别是被某些杂环取代时,能增强其抑菌作用;如果 N4 上的氢原子被取代时,则使其抑菌作用减弱或丧失,但 N4 上取代基能在体内分解而恢复成原来的氨基时,仍将具有原来的抑菌作用,所以游离的氨基对于发挥抑菌作用是必要的。

磺胺类药物为白色或淡黄色结晶粉末,无臭、无味或微苦,难溶于水,能溶于酸或碱。磺胺类药物为两性化合物,分子中对位氨基呈现碱性,能与酸成盐,故溶于酸中;分子中磺酰胺基上的氢具有酸性,能与碱成盐,因此能溶于碱中。常见的磺胺类药物如下:

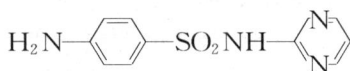

$$H_2N-\text{苯环}-SO_2NH-\text{嘧啶环}$$

磺胺嘧啶（SD）

磺胺嘧啶具有广谱及较强的抗菌活性,对革兰阳性及阴性菌均有抑制作用,可用于脑膜炎双球菌、肺炎球菌、淋球菌、溶血链球菌感染的治疗,能通过血脑屏障进入脑脊液,用于治疗流行性脑膜炎。

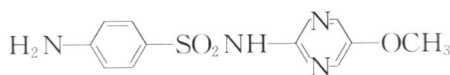
磺胺对甲氧嘧啶（SMD）

磺胺对甲氧嘧啶用于敏感菌所致的尿路感染、慢性支气管炎、肠道感染和皮肤软组织感染。

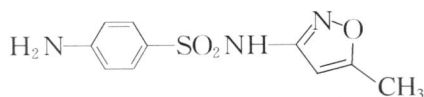
磺胺甲基异噁唑（新诺明，SMZ）

磺胺甲基异噁唑抗菌谱广，抗菌作用强，对大多数革兰阳性及阴性菌均有抑菌作用。适用于呼吸系统、泌尿系统及肠道感染等。能阻碍细菌生长，对葡萄球菌及大肠杆菌作用特别强。用作饲料添加剂对禽霍乱效果好。

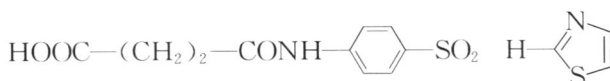
琥珀酰磺胺噻唑（SST）

琥珀酰磺胺噻唑口服后在肠内很少吸收，并在结肠内分解出磺胺噻唑而产生抑菌作用，疗效较磺胺脒强。磺胺噻唑在结肠内不吸收。主要用于肠炎、菌痢及肠管手术前准备，毒性较小。

阅读材料

抗菌消炎药

由于使用抗菌药后炎症也逐渐消失，所以人们习惯将抗菌药俗称为消炎药，消炎药和抗菌药是作用截然不同的两类药物。

抗菌药是指一类对体内外病原微生物（细菌、立克次体、支原体、衣原体、真菌等）具有抑制或杀灭作用的药物，包括抗生素（如青霉素、链霉素、红霉素等）、人工合成的抗菌药（如磺胺类、喹诺酮等）和抗菌中草药（如黄连）三类。抗菌药多用于感染性炎症，是针对引起炎症的各类病原微生物来发挥作用，有的可以抑制病原微生物的生长繁殖，有的则能杀灭病原微生物，主要通过干扰病原微生物的生化代谢过程而呈现抑菌或杀菌作用，易导致细菌的耐药性。

消炎药主要有非甾体类和甾体类。阿司匹林是非甾体类消炎药，肾上腺皮质激素类药物如强地松和地塞米松是甾体类消炎药。消炎药是指能抑制炎症因子产生或释放，使炎症得以减轻至消退，同时使炎症引起的疼痛得以缓解的药物。非甾体类消炎药具有解热镇痛作用，大多数都有抗炎抗风湿作用（对乙酰氨基酚除外），对非感染性炎症可迅速镇痛，消退关节炎症，减轻关节损伤。其作用原理是可通过抑制炎症反应时前列腺素的合成和释放，缓解炎症。甾体类消炎药具有很好的抗炎作用，在炎症早期可减轻渗出、水肿、毛细血管扩张、白细胞浸润和吞噬反应，从而改善红、肿、热、痛等症状，在炎症后期可抑制毛细血管和纤维母细胞的增生，延缓肉芽组织生成，防止黏连及瘢痕形成，减轻炎症后遗症。其作用原理是通过抑制炎症介质的产生和释放、诱导血管紧张素转化酶、调节细胞因子的产生,抑制一氧化氮合酶的活性等方面达到抗炎作用。

　　抗菌药和消炎药的概念、种类、作用机制都不尽相同,在使用这两类药物时应注意禁忌。使用消炎药应注意:禁忌超量服用,如服用过量解热镇痛药物可以引起肝功能衰竭,诱发炎症的哮喘的发生,使用时应该严格遵照药品使用说明书,注意用量;不可长期服用,以免造成如上腹不适、恶心呕吐、胃出血、过敏等诸多不良反应,不可随便联合用药,否则易出现肝肾功能、胃肠功能失调。使用抗菌药应注意:在未确诊细菌感染类型以前,宁可不服药,也不要自行到药房买药或配药,使用抗菌药的前提是通过医院检验和药敏试验来确定感染和感染细菌的类型,切勿重复用药或误用抗菌药。

　　我们身边也有很多既具有抗菌又具有消炎作用的物质,比如茶叶。《神农本草经》里说:"神农尝百草,日遇七十二毒,得茶(茶)而解之。"这虽然是神话,但饮用茶水能消炎解毒是劳动人民长期积累出来的经验。民间用茶姜合剂来治疗赤白痢;医生给实施手术的病人饮用绿茶,促使伤口愈合;在农村,习惯用茶汁来洗涤烂疮口,使伤口不发炎等也是利用茶叶的消炎作用。茶叶具有抗菌消炎作用是茶叶里含有茶多酚的缘故。研究表明,茶多酚对大肠杆菌、葡萄球菌、肺炎菌的生长繁殖有抑制作用。细菌多由蛋白质构成,茶多酚与细菌结合,即凝固变性。把霍乱杆菌放在浓茶汤里浸六分钟以上,多数细菌就会失去活力。所以,在干旱季节或遇饮水浑浊,或行军、勘探、旅行时,茶叶是不可缺少的保护健康的良伴。居住在沙漠地带的人们特别珍惜茶叶,也是由于茶叶具有抗菌和消炎的作用。

习　题

1. 写出下列化合物的结构式。

(1) 氢氧化三甲乙铵

(2) 苄胺

(3) 脲

(4) N, N-二甲基苯胺

(5) 苯甲酰胺

(6) 缩二脲

2. 用系统命名法命名下列化合物。

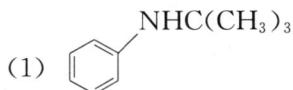

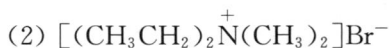

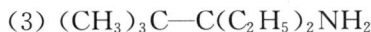

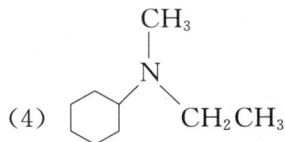

(1) 苯环上连 $NHC(CH_3)_3$

(2) $\left[(CH_3CH_2)_2\overset{+}{N}(CH_3)_2\right]Br^-$

(3) $(CH_3)_3C—C(C_2H_5)_2NH_2$

(4)

3. 完成下列反应式。

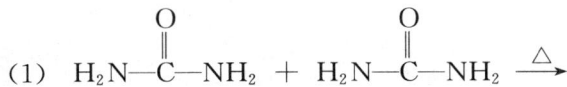

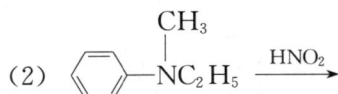

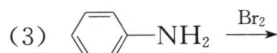

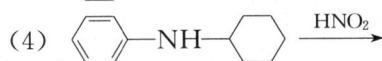

(1) $\underset{O}{H_2N—\overset{\|}{C}—NH_2} + \underset{O}{H_2N—\overset{\|}{C}—NH_2} \overset{\triangle}{\longrightarrow}$

(2) $\overset{HNO_2}{\longrightarrow}$

(3) $\overset{Br_2}{\longrightarrow}$

(4) $\overset{HNO_2}{\longrightarrow}$

4. 将下列化合物按碱性由强到弱顺序排列。

乙酰胺、苯胺、氨、三甲胺、氢氧化四甲铵

5. 用简单的化学方法鉴别下列各组化合物。

（1）丙胺、甲乙胺、三甲胺

（2）邻甲苯胺、N-甲基苯胺、苯甲酸和水杨酸

（3）尿素和乙酰胺

6. 化合物 A、B 和 C 分子式均为 C_3H_9N。A 和 B 与 HNO_2 反应均能放出氮气，C 和 HNO_2 反应则生成黄色油状物，试写出化合物 A、B 和 C 的结构式及名称。

（张振琴）

第十九章　杂环化合物、生物碱

掌握：常见杂环的命名和结构；吡咯和吡啶的碱性。

熟悉：五元杂环的亲电取代反应；吡啶的亲电取代反应。

了解：杂环及其重要衍生物；生物碱。

第一节　杂环化合物

由碳原子和非碳原子构成的环状物质称为杂环。非碳原子称为杂原子，常见的杂原子有氮、氧、硫等。杂环化合物在自然界分布极为广泛，如植物中的叶绿素，动物中的血红素、辅酶 A、核酸等，它们均含有杂环。杂环化合物也是合成许多药物、染料和合成树脂的重要原料。因此，杂环化合物在有机化合物中占有重要地位。

环醚、内酯、交酯等化合物都含有杂原子，但它们的性质与开链化合物相似，一般不把它们列入杂环化合物。本章将主要讨论环系较为稳定，具有一定程度芳香性的杂环化合物，即芳杂环化合物。

一、杂环化合物的分类和命名

杂环化合物可分为单杂环和稠杂环。常见的单杂环按环的大小分为五元杂环和六元杂环。稠杂环是由苯环与单杂环稠合而成或单杂环相互稠合而成。构成环的杂原子可以是一个或多个相同或不同的杂原子。

杂环化合物的命名主要采用音译的方法，即根据国际通用英文名称译音，选用同音汉字加"口"字旁的专用字作为杂环名称，所列名称已经规范，不得以其他谐音代替。

杂环化合物的编号原则如下：

1. 当环上只有一个杂原子时，杂原子的编号为 1。有时以希腊字母编号，靠近杂原子的碳原子为 α 位，其次为 β 位和 γ 位。如：

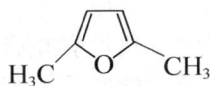

2,5-二甲基呋喃
（α,α'-二甲基呋喃）

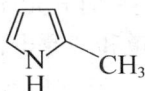

2-甲基吡咯
（α-甲基吡咯）

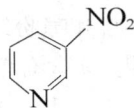

3-硝基吡啶
（β-硝基吡啶）

2. 当环上有两个相同的杂原子时,连接氢原子或取代基的杂原子编号为1,并使另一个杂原子的编号尽可能的小。如:

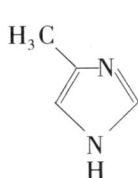 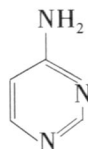

4-甲基咪唑   **4-氨基嘧啶**

3. 当环上有不相同的杂原子时,按氧、硫、氮的顺序编号,并使杂原子的编号尽可能小,如:

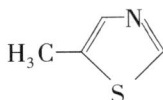

5-甲基噻唑

4. 特殊编号,如异喹啉、嘌呤等。

常见杂环化合物的结构、名称和编号如下:

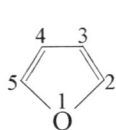 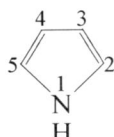 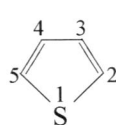 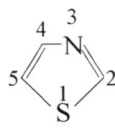 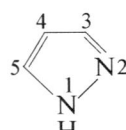 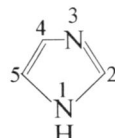

呋喃　　　　　吡咯　　　　　噻吩　　　　　噻唑　　　　　吡唑　　　　　咪唑
furan　　　　pyrrole　　　thiophene　　　thiazole　　　pyrazole　　　imidazole

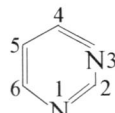 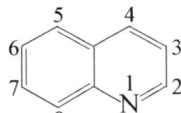 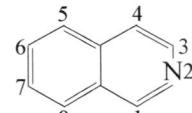

吡啶　　　　　　嘧啶　　　　　　喹啉　　　　　　异喹啉
pyridine　　　pyrimidine　　　quinoline　　　isoquinoline

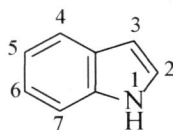 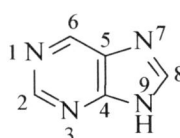

吲哚　　　　　　　嘌呤
indole　　　　　　purine

二、杂环化合物的结构

呋喃、吡咯和噻吩结构相似,都是平面五元环结构,成环的四个碳原子和一个杂原子都是 sp^2 杂化,碳含有单电子的 p 轨道和杂原子含有孤对电子的 p 轨道肩并肩形成闭合的大 π 键(图 19 - 1)。由于五个原子分享六个 π 电子,因此碳环上的电子云密度比苯环的高,亲电取代反应比苯容易发生。吡咯环氮原子上孤对电子参与共轭体系,因此碱性比苯胺还弱,相反其氮上的氢原子显示出一定程度的酸性。

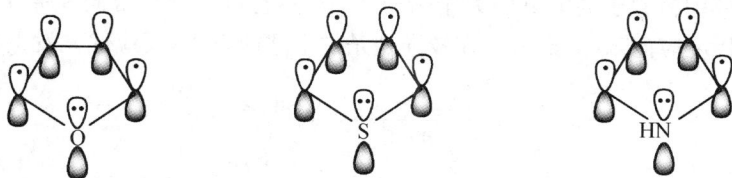

图 19-1 呋喃、噻吩、吡咯的结构

吡啶的结构与苯相似,都是平面六元环结构,成环的五个碳原子和一个氮原子都是 sp^2 杂化,碳含有单电子的 p 轨道和氮含有单电子的 p 轨道肩并肩形成闭合的大 π 键(图 19-2)。由于氮原子的电负性较强,导致吡啶环上碳原子周围电子云密度降低,因此亲电取代活性比苯低。吡啶环氮原子上孤对电子不参与环的共轭体系,能接受质子,故具有弱碱性。

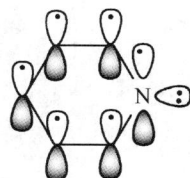

图 19-2 吡啶的结构

三、杂环化合物的性质

(一)酸碱性

吡咯碱性比苯胺还弱,相反其氮上的氢原子显示出一定程度的酸性,可与强碱如金属钾及固体氢氧化钾共热成盐。

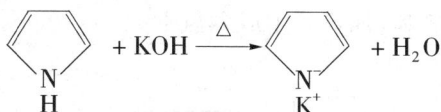

吡啶与水互溶,并呈现碱性。吡啶($pK_b=8.8$)的碱性比氨($pK_b=4.75$)弱,比苯胺($pK_b=9.3$)略强。

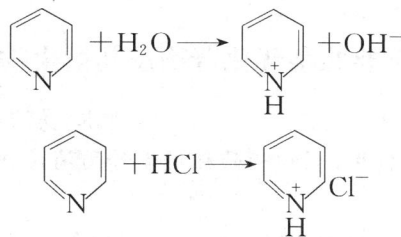

(二)亲电取代反应

五元单杂环化合物呋喃、吡咯、噻吩,杂原子上的孤对电子参与环的共轭体系,碳环上的 π 电子云密度高于苯,其亲电取代反应容易发生,反应优先发生在 α 位上。

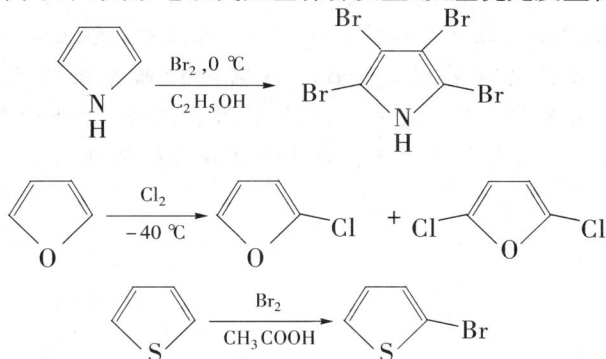

六元吡啶环中氮原子的电负性大于碳原子,碳环上的 π 电子云向氮原子转移而降低,因此其亲电取代反应比苯困难,只有在较强烈条件下才能发生,反应优先发生在 β 位。

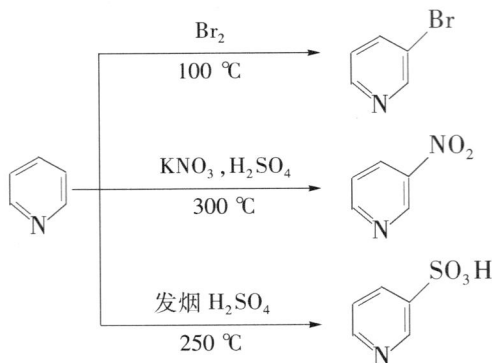

（三）加成反应

呋喃、噻吩和吡咯都可进行催化加氢反应,生成相应的四氢化物。

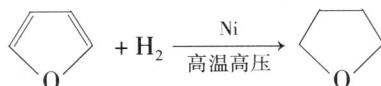

四氢呋喃

吡啶的还原加氢比苯容易,加氢后生成六氢吡啶。

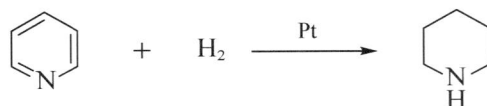

六氢吡啶（哌啶）

重要的杂环化合物及其衍生物

呋喃是无色易挥发的液体,沸点约 32 ℃,不溶于水,易溶于乙醇、乙醚等有机溶剂。

硝基呋喃类药物有抑菌作用,如呋喃西林用于外用消毒,呋喃肟用于治疗阴道感染。

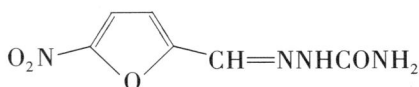

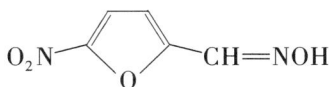

呋喃西林   呋喃肟

吡咯为无色液体,具有与苯胺相似的气味,沸点 131 ℃。不溶于水,能与乙醇、乙醚混溶。吡咯的衍生物广泛存在于自然界,如叶绿素、血红素和维生素 B_{12} 均含有吡咯环。

血红素的基本骨架称为卟吩（porphin）,它是由四个吡咯环通过四个次甲基（—CH ＝）在吡咯的 α 位相连而成的大环,成环的原子都在一个平面上,是一个复杂的共轭体系,具有芳香性。血红素分子中含有与卟吩环螯合的亚铁离子,它是血红蛋白中输送氧的组分。

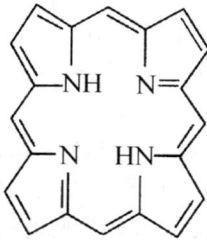

卟吩

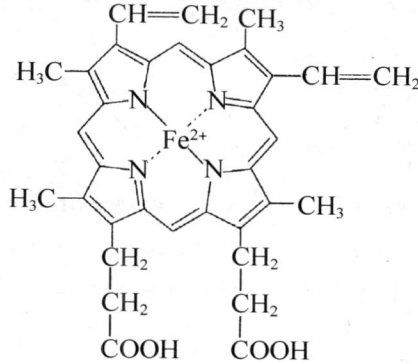

血红素

噻唑衍生物主要有维生素 B_1 和抗生素青霉素类。

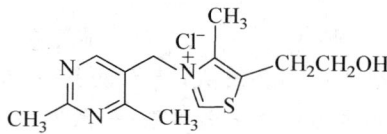

维生素 B_1

青霉素是霉菌属青霉菌所产生的一类抗生素的总称。天然的青霉素有 7 种,其中以苄青霉素的效用较好,其钠或钾盐为治疗革兰阳性菌感染的首选药物。

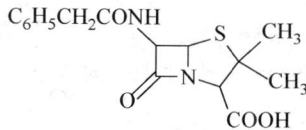

苄青霉素

含咪唑环的物质也广泛存在于自然界中,如组氨酸,它是蛋白质的组成成分之一。组氨酸可以脱羧生成组胺。组胺有收缩血管的作用,组胺过多往往发生过敏反应。

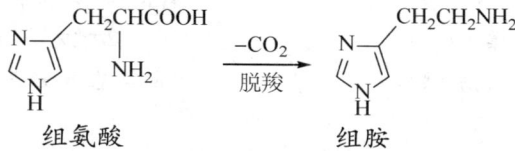

组氨酸　　　　　　组胺

吡啶是无色具有特殊臭味的液体,沸点 115.5 ℃,能与水、乙醇、乙醚混溶。吡啶可用作有机合成原料、溶剂和催化剂。

吡啶及其衍生物广泛存在于自然界中,如维生素 B_6。维生素 B_6 存在于肉类、谷物、豆类、酵母中,它包括下列三个组分:

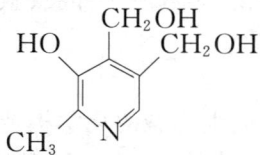

吡哆醇

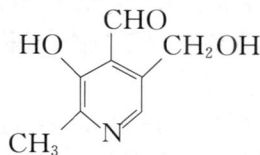

吡哆醛

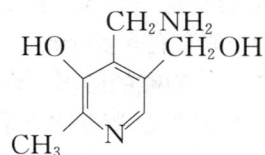

吡哆胺

维生素 B_6 是蛋白质代谢的必要物质,如缺少,蛋白质代谢就不能正常进行。

嘧啶是无色晶体,熔点为 22 ℃,易溶于水,碱性比吡啶弱。嘧啶的衍生物广泛存在于自然界,其重要的衍生物胞嘧啶、尿嘧啶和胸腺嘧啶是核酸的组成部分。

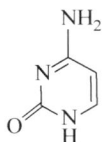 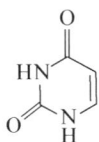 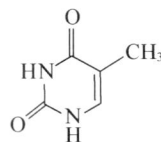

胞嘧啶(C)　　　　　尿嘧啶(U)　　　　　胸腺嘧啶(T)

(4-氨基-2-氧嘧啶)　　(2,4-二氧嘧啶)　　(5-甲基-2,4-二氧嘧啶)

这些嘧啶衍生物可以产生酮式和烯醇式互变异构现象,例如尿嘧啶的互变异构。

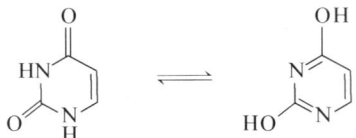

酮式　　　　　　　　烯醇式

嘌呤是由咪唑和嘧啶两个杂环稠合而成,是无色晶体,熔点 217 ℃,易溶于水,可溶于乙醇。嘌呤是两种互变异构体形成的平衡体系,平衡偏向于9H 形式。

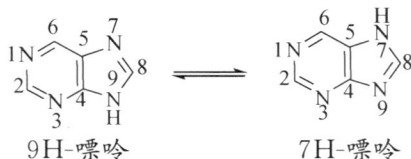

9H-嘌呤　　　　　　　7H-嘌呤

嘌呤本身不存在于自然界中,但它的衍生物却分布很广。嘌呤的衍生物腺嘌呤、鸟嘌呤为核酸的组成部分。

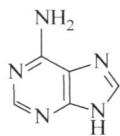 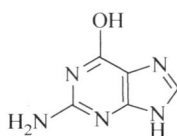

腺嘌呤(A)　　　　　　　鸟嘌呤(G)

(6-氨基嘌呤)　　　　　(2-氨基-6-羟基嘌呤)

第二节　生物碱

一、生物碱的概念

生物碱是一类天然的具有显著生理活性的含氮碱性化合物,多数属于仲胺、叔胺或季铵类,常含有含氮杂环。生物碱主要来源于植物,又称植物碱。

二、生物碱的分类和命名

生物碱的分类方法有多种。较常用的一种分类方法是根据生物碱的化学构造进行分类,如麻黄碱属有机胺类,一叶萩碱、苦参碱属吡啶衍生物类,茶碱属嘌呤衍生物类,小檗碱、吗啡碱属异喹啉衍生物类等。

生物碱多根据它所来源的植物命名,例如,烟碱是由烟草中提取得到而得名。生物碱的名称又可采用国际通用名称的译音,例如烟碱又叫尼古丁(nicotine)。

三、生物碱的理化性质

绝大多数生物碱由 C、H、O、N 元素组成,少数分子含有 Cl、S 等元素。多数生物碱呈固态,少数呈液体状态,并有挥发性。大多数生物碱具有旋光性,生物碱的生理活性与其旋光性密切相关。

生物碱都具有碱性。大多数生物碱极性较小,溶于氯仿、乙醚、乙醇、丙酮等有机溶剂,能溶于稀酸溶液并生成盐。季铵碱类生物碱易溶于水。

沉淀反应是利用大多数生物碱在酸性条件下,遇一些沉淀剂能生成弱酸性不溶性复盐或络合物沉淀。常用的沉淀试剂有碘化汞钾(K_2HgI_4)、碘化铋钾($BiI_3 \cdot KI$)、鞣酸等。对大多数生物碱来说,最常用的显色剂是改良的碘化铋钾试剂。

常见的生物碱

(一)麻黄碱(麻黄素)

麻黄是我国特产,四千年前即已入药。它含有多种生物碱,其中主要存在的是两种麻黄碱,其含量达 1.5%。即 D-(一)-麻黄碱(占 80% 左右)和 L-(+)-伪麻黄碱(约 20%),它们的结构如下(麻黄碱有 2 个不同的手性碳,有 4 个旋光异构体)。

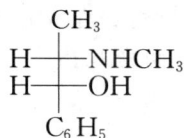

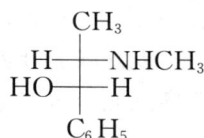

D-(一)-麻黄碱　　　　　　　L-(+)-伪麻黄碱

它们是非对映体,在生理效应上,D-(一)-麻黄碱是 L-(+)-伪麻黄碱的 5 倍,一般常用 D-(一)-麻黄碱。

将麻黄碱脱氧制得的脱氧麻黄碱是一种无味透明晶体,形状像冰糖又似冰,故又称"冰毒"。一般吸食 1~2 周即成瘾,对心、肺、肝、肾以及神经系统有毒害作用。近年又流行其衍生物如 3,4-亚甲基二氧甲基苯丙胺(MDMA),俗称"摇头丸""蓝精灵"等,对社会造成极大的危害。

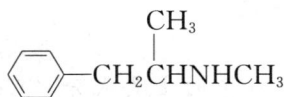

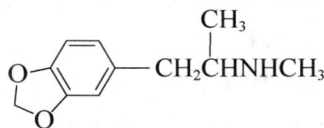

　　　N-甲基苯异丙胺(脱氧麻黄碱)　　　　　　　　　　　MDMA

(二)烟碱

烟草中含有十多种生物碱,其中最重要的(2%~8%)是烟碱和新烟碱,结构如下:

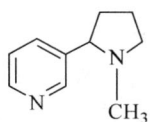

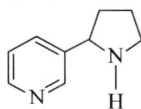

　　　　烟碱　　　　　　　　　　　新烟碱

它们均是微黄色的液体,少量有兴奋中枢神经、增高血压的作用,大量能抑制中枢神经系统,使心脏麻痹致死。几毫克的烟碱就能引起头痛、呕吐、意识模糊等中毒症状,吸烟过多的人逐渐会引起慢性中毒。

（三）吗啡碱

阿片是罂粟未成熟的浆汁,其中至少含有 25 种生物碱,而吗啡（morphine）是阿片中的主要生物碱,含量一般为 7%～14%,其结构中含有一个被还原了的异喹啉环。它的盐酸盐是强烈的镇痛药物,能持续 6 h,也可镇咳,但容易成瘾,只能作为解除晚期癌症病人的痛苦而使用。

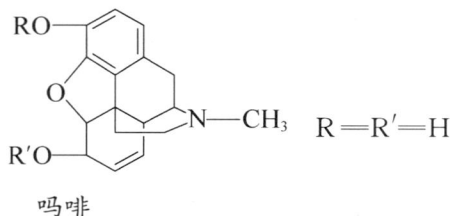

吗啡

当吗啡中的 R 为—CH₃ 所取代,得到能供药用的衍生物可待因,它的镇痛作用低,仅为吗啡的 1/6～1/2,但镇咳效用好,成瘾性也小。

将吗啡两个羟基均乙酰化,生成海洛因（heroin）,镇痛和麻醉作用均较吗啡强,但毒性也较吗啡大 5～10 倍,成瘾性更为严重,被列为禁用的麻醉药。海洛因纯品为白色结晶或粉末,是对人类危害最大的三大毒品（海洛因、可卡因、大麻）之一。

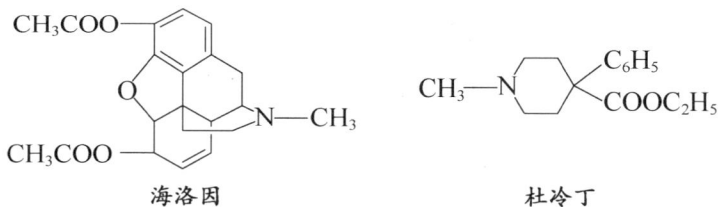

海洛因   杜冷丁

杜冷丁的化学名称叫哌替啶,是人工合成的吗啡代用品,其盐酸盐为白色结晶状粉末,无味,能溶于水和乙醇,一般制成针剂。对人体的作用机理与吗啡相似,但镇痛作用较吗啡小,具有一定成瘾性,被列入国家麻醉药品予以管制。

（四）古柯碱

古柯碱又叫可卡因（cocaine）,是南美洲产的古柯叶中的主要成分。可卡因俗名"可可精",属中枢神经兴奋剂,其盐类呈白色晶体状,无气味,味略苦而麻,易溶于水和酒精,兴奋作用强,也是一种强效局部麻醉剂。可卡因毒性大,易成瘾,过量使用可引起整个神经系统抑制,会因呼吸衰竭而死亡,也是对人类危害最大的三大毒品之一。

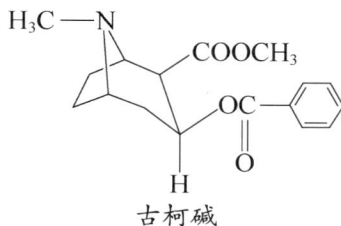

古柯碱

阅读材料

毒品及成瘾性

　　毒品通常指能使人成瘾的药物,这里"药物"一词与下面提及的药物滥用中"药物"一词,都是广义的概念,即包括医疗应用的药物,如吗啡、杜冷丁,又包括无医疗用途的化合物、天然植物、溶剂等,其种类很多,各国因其流行的种类不同而设定其范围。第十二届全国人民代表大会常务委员会第十六次会议修订的《中华人民共和国刑法》第 357 条规定,毒品是指鸦片、海洛因、甲基苯丙胺(冰毒)、吗啡、大麻、可卡因以及国家规定管制的其他能够使人形成瘾癖的麻醉药品和精神药品。国际禁毒公约将具有依赖特性的药物分为麻醉药品和精神药物两大类进行国际管制,它们有时候被统称为"精神活性药物"。这些药物如果被滥用即是毒品。广义的毒品还包括毒品原植物和毒品直接前体,如制造鸦片和海洛因的罂粟、提取可卡因的古柯、大麻植物及制造冰毒的麻黄碱等。

　　以国际公约为依据,可将有依赖性的药物或物质分为三大类:

　　1. 麻醉药品

　　(1)鸦片类:包括天然来源的鸦片以及其中所含的有效成分,如吗啡、可卡因,也包括人工合成或半合成的化合物如海洛因、杜冷丁、美沙酮、芬太尼及二氢埃托啡等。

　　(2)可卡因、古柯叶和古柯糊。

　　(3)大麻。

　　2. 精神药物

　　(1)镇静催眠药和抗焦虑药:如巴比妥类、苯二氮䓬类等。

　　(2)中枢兴奋剂:如苯丙胺、甲基苯丙胺、亚甲二氧甲基苯丙胺(MDMA)。

　　(3)致幻剂:如麦角酰二乙胺、北美仙人球碱、苯环利定(PCP)。

　　3. 其他类:烟、酒和挥发性溶剂

　　毒品成瘾(或药物依赖)是指毒品(或药物)和机体相互作用引起的身体和心理改变,为了再度追求药物引起的欣快感和避免停药后的痛苦戒断症状,而长期反复地、持续地以强迫性自我给药为特征的脑疾病。在众多的吸毒者中,青少年受人引诱或由于好奇心而开始吸毒的数量占有最大比例;现代生活的精神和心理压力也是知识层次稍高的吸毒者吸毒的一个原因;而医源性药物依赖者次之,一旦染上毒瘾,欲罢不能,即使一时戒了毒,但复吸率极高。戒毒后复吸原因既有主观因素,也有客观因素。一般来说,吸毒者的个人心理素质较差,一旦吸毒成瘾后,会不择手段,想办法筹毒资。即使少数人主动戒毒,也是基于身体健康状况或家属朋友的劝说等因素,但却不能持之以恒,只是生理上的脱瘾,而"心瘾"很难根除。

　　不同种类的毒品成瘾的机制有所不同,成瘾的速度也不同,以往的研究更多地停留在分子生物学方法上,认为吸毒者由于体内缺乏多巴胺或内啡肽及去甲肾上腺素等化学物质,通过毒品补充,刺激体内产生相应的化学物质,引起机体的欣快感而形成了"补偿理论"学说。而近几年应用现代功能影像学手段来研究毒品成瘾机制,也取得了一些证据。功能影像学包括功能磁共振成像(fMRI)、正电子发射计算机断层成像(PET)等,可将毒品成瘾的过程转变为可视化的影像学表现出来。目前主要集中对吸毒者局部脑血流和代谢显像,神经递质及其受体转运的显像,以及针对吸毒环境刺激任务的脑区反应的定位,进一步将研究其反应的神经回路等。由于中枢神经系统内存在奖赏系统,所有成瘾药物都能够兴奋脑内奖赏系统,产生奖赏效应而造成心瘾。成瘾者也可在相关的刺激(如视觉、听觉)下在脑部产生一定的兴奋。目前,有证据表明,长期吸食毒品者与正常人大脑 PET 成像对照,显示甲基苯丙胺成瘾者纹状体多巴胺转运体和可卡因成瘾者纹状体多巴胺 D2 受体明显少于正常对照组。海洛因成瘾者脑内双侧基底节区多巴胺转运体明显减少,这说明神经递质转运体也与药物成瘾存在某种联系。

习 题

1. 命名下列化合物。

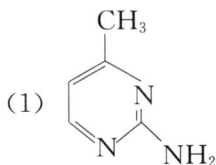

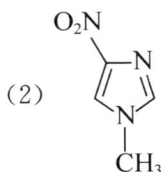

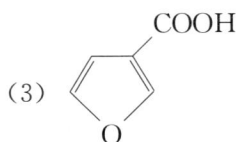

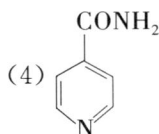

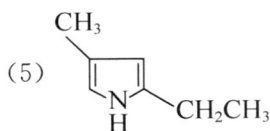

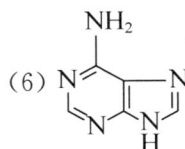

(1)

(2)

(3)

(4)

(5)

(6)

2. 完成下列反应式。

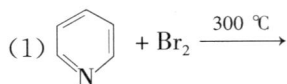

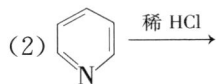

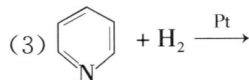

(1) $\text{吡啶} + Br_2 \xrightarrow{300\ ℃}$

(2) $\text{吡啶} \xrightarrow{\text{稀 HCl}}$

(3) $\text{吡啶} + H_2 \xrightarrow{Pt}$

3. 组胺的结构中有 3 个 N 原子,试比较它们碱性的大小。

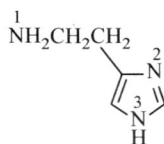

$$NH_2CH_2CH_2 \text{(咪唑环)}$$

(何广武)

第二十章 糖 类

学习要求

掌握:糖的概念和分类;重要的单糖(葡萄糖、果糖)的开链式、哈瓦斯式;单糖的主要化学性质(差向异构化、氧化、成苷)。

熟悉:二糖的分类;还原性二糖、非还原性二糖的结构特点;麦芽糖、乳糖、蔗糖的结构;多糖的结构特点。

了解:多糖(淀粉、糖原、纤维素)的结构特点。

糖类化合物(saccharide)是自然界分布最广的一类有机化合物,它是生物体维持生命活动所不可缺少的物质之一。糖类又称为碳水化合物,在最初研究糖类物质时,人们认为这类物质的分子组成只含有碳、氢、氧三种元素,分子式可以用通式 $C_m(H_2O)_n$ 表示。随着人们对糖类认识的不断深入,发现有些糖如几丁聚糖(甲壳素)还含有氮、硫元素;另有一些糖类的分子式并不符合通式 $C_m(H_2O)_n$,如脱氧核糖分子式为 $C_5H_{10}O_4$;而有些物质虽然符合糖的通式,但并不是糖,如乳酸($C_3H_6O_3$)。所以把糖类称做"碳水化合物"并不严谨,只因为习惯原因,目前仍常沿用这个名称。

糖类在人体的生命活动中有着重要意义。糖类是人体最重要的能源物质之一,人体所需能量的 70%以上来源于糖的氧化;糖类是人体细胞的构成成分,如细胞膜;糖类是生物体内许多物质的前体,如:氨基酸、核苷酸、脂肪、辅酶等都是通过糖代谢的中间产物转变而来;糖类是细胞之间互相识别的信息分子的组成成分,细胞识别包括生长、发育、受精、免疫、形态发生、癌变、衰老等,如糖蛋白的糖链等;糖类还与遗传信息的传递密切相关,如 DNA、RNA 分子都含有糖。

糖类在临床实践中有着重要价值。除了葡萄糖外,肝素是最常用的抗凝剂;右旋糖酐可作为血浆的代用品;许多新型的微生物多糖,如黄原胶(又名黄单胞菌多糖)是世界上生产规模最大、用途最广的微生物多糖;还有香菇多糖、茯苓多糖等植物多糖,能增加人体的免疫能力,抑制肿瘤细胞的繁殖;某些抗生素、毒素、凝集素等也都属于含糖复合物。

糖类从化学结构而言,是多羟基醛、多羟基酮以及它们的缩合物。糖类根据其能否水解及水解后生成分子数的多少,可分为 3 类:

1. 单糖指不能水解成更小分子的糖类,如葡萄糖、果糖等。

2. 低聚糖或寡糖指能水解成几个(一般指 2~10 个)单糖分子的糖类,本章主要讨论能水解成两分子单糖的二糖,如麦芽糖、蔗糖和乳糖等。

3. 多糖指能水解成许多单糖分子的糖类,如淀粉、纤维素和糖原等。

第一节 单 糖

单糖(monosaccharide)根据其所含羰基种类不同可分为醛糖和酮糖两类,并按分子中所含碳原子数目称为某醛糖或某酮糖。从糖类化合物的定义看,最简单的单糖是甘油醛和二羟基丙酮。

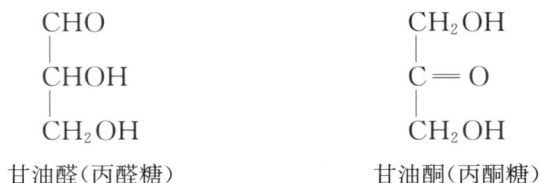

甘油醛(丙醛糖)　　　　　　甘油酮(丙酮糖)

医学上较为重要的几种单糖,如葡萄糖为己醛糖,果糖为己酮糖,核糖和脱氧核糖为戊醛糖。本节主要以葡萄糖和果糖为例,来讨论单糖的结构和性质。

一、单糖的结构

最简单的单糖甘油醛分子中只有一个手性碳原子,它有一对对映异构体。随着单糖分子中手性碳原子数目的增加,旋光异构体数目也增加。如葡萄糖分子中有四个不相同的手性碳原子,则应有 $2^4 = 16$ 个旋光异构体。

（一）葡萄糖的结构

1. 葡萄糖的开链结构和构型

单糖的结构常用费歇尔投影式来表示,一般将主链竖向排列,1 号碳原子写在上端,碳链编号自上而下。如葡萄糖(glucose,G)的结构可用下列几种结构式来表示。

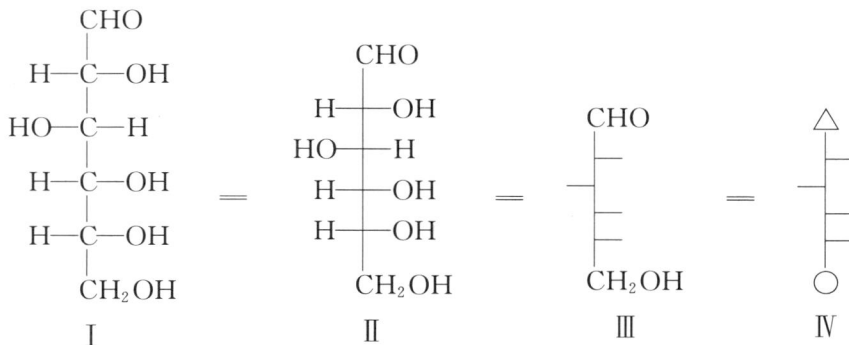

Ⅰ　　　　　Ⅱ　　　　　Ⅲ　　　　　Ⅳ

为书写方便,在Ⅲ式中已将手性碳原子省去,手性碳原子上的 H 亦省去,而只用一短横表示羟基(—OH);对于醛糖,还可以用"△"表示醛基,用"○"表示末位羟甲基(—CH₂OH),如Ⅳ式。

糖类物质的构型常用 D/L 标记法来标识。以甘油醛作为比较标准,如果分子中距羰基最远的一个手性碳原子上的构型与 D-甘油醛的相同,亦即羟基在费歇尔投影式中位于右侧者,则该糖属 D 型糖;反之则属 L 型糖。葡萄糖分子中距离羰基最远的手性碳原子上的羟基在右边,所以是 D 构型。自然界存在的单糖主要是 D 型糖,例如,D-果糖、D-核糖、D-半乳糖等。

糖的构型也可用绝对构型来表示,如 D-(＋)-葡萄糖 4 个手性碳原子的绝对构型分别为 2R,3S,4R,5R。

2. 葡萄糖的环状结构

（1）直立氧环式和 α-、β-构型：葡萄糖的开链结构难以解释它的一些性质，如葡萄糖含有醛基，应该可以与两分子的醇发生反应生成缩醛，事实上只与一分子醇反应就生成了缩醛；还有葡萄糖的变旋光现象也无法用开链结构来解释。

将葡萄糖从乙醇或吡啶溶液中结晶，可以得到两种葡萄糖结晶。实验测得，乙醇中得到的葡萄糖的比旋光度为 +112°，熔点为 146 ℃；而吡啶中结晶得到的葡萄糖的比旋光度为 +18.7°，熔点为 150 ℃。但若把前者溶解于水，则其比旋光度将由原来的 +112° 逐渐下降至 +52°；而把后者溶解于水，则其比旋光度也由原来的 +18.7° 逐渐上升至 +52°，两种情况达 +52° 后，均不再改变。像这种糖的比旋光度在溶液中向平衡值自行改变的现象叫做变旋光现象。显然，葡萄糖的开链结构无法解释这一现象。

现已证实，结晶葡萄糖是一种环状化合物，该环由醛基和 C5 上羟基发生加成反应形成五碳一氧的六元环。

D-葡萄糖由开链醛式结构转变成环状半缩醛结构时，C1 成为手性碳原子，对于 C1 来说，就可形成两种不同的构型，C1 上新形成的羟基称为半缩醛羟基，半缩醛羟基与决定糖相对构型的羟基（原 C5 上羟基）在同侧者称为 α-型，在异侧者称为 β-型。相应的葡萄糖就有 α-D-葡萄糖和 β-D-葡萄糖两种。这两种结晶性质稳定，熔点分别为 146 ℃ 和 150 ℃，比旋光度分别为 +112° 和 +18.7°，在水溶液中都能开环，并与开链式相互转化，形成一个互变平衡体系。三者在平衡时 α-型约为 36%，β-型约为 64%，而开链式仅微量。无论开始时是 α-型或 β-型，在溶液中达平衡时，三者的含量保持恒定，平衡体系的比旋光度恒定在 +52°。具有环状结构的单糖都具有变旋光现象。

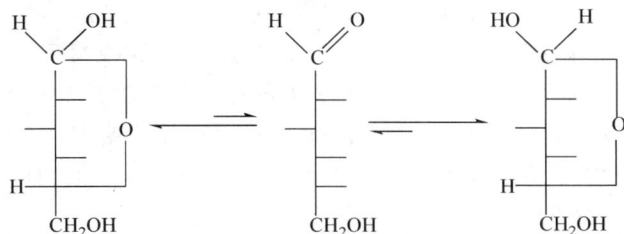

α-D-葡萄糖(~36%)　　　D-葡萄糖开链结构(微量)　　　β-D-葡萄糖(~64%)

（2）葡萄糖的哈瓦斯式：用费歇尔投影式表示糖的开链式结构比较清楚，但在表示环状结构时，却使氧桥键拉得过长，且不能清楚地反映出原子和基团在空间的相互关系。诺贝尔奖获得者哈瓦斯（W. N. Haworth）提出了改进写法，用平面六元环透视式表示葡萄糖的环状结构，被称为哈瓦斯式，克服了上述缺点。

现以 α-D-葡萄糖为例，介绍把环状结构的直立环氧式改写成哈瓦斯式的方法。

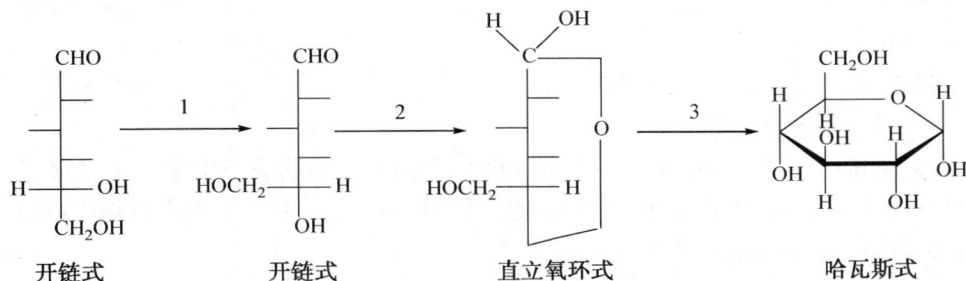

开链式　　　　　开链式　　　　直立氧环式　　　　　哈瓦斯式

上式中步骤 1 是将手性碳原子 C5 上所连接的—H、—OH 和—CH₂OH 进行偶次交换,使得—OH 位于 C5 的下方;步骤 2 是把开链式改写成直立氧环式;步骤 3 是将碳环的碳原子编号按顺时针方向排列于平面,即氧原子位于右上方,然后将直立氧环式中原位于碳链左侧的原子或基团都写在环的上方,而将原位于右侧原子或基团都写在环的下方,即左→上,右→下。通过上述三个步骤,就完成了从开链式到哈瓦斯式的转换。

哈瓦斯式中粗实线表示伸向纸平面前方,而细实线表示伸向纸平面后方,整个环垂直于纸平面。哈瓦斯式是实体的透视式,因此将其任意翻转,其构型均保持不变。

葡萄糖六元环哈瓦斯式与杂环化合物吡喃结构相似,故称吡喃糖,所以 α-D-葡萄糖的六元环状结构又称为 α-D-吡喃葡萄糖。

葡萄糖哈瓦斯式用 C5 上的羟甲基—CH₂OH 的位置来判定糖的构型。考虑到偶次交换和左→上,右→下的转变过程,若碳环的碳原子编号按顺时针方向排列,则 C5 上的—CH₂OH 在环平面上方者为 D 型,在下方者为 L 型。但若碳环的碳原子编号按逆时针方向排列,则 C5 上的—CH₂OH 在环平面下方者为 D 型,在上方者为 L 型。

在吡喃葡萄糖的哈瓦斯式中,无论碳环顺时针方向排列或逆时针方向排列,半缩醛羟基与 C5 上的—CH₂OH 在环平面同侧的为 β-型,在环平面异侧的为 α-型。

（3）构象式 哈瓦斯式比直立氧环式较合理地表示了葡萄糖的环状结构,但哈瓦斯式简单地把环当作平面,这不符合环的实际情况。事实上,吡喃葡萄糖与环己烷相似,也是以稳定的椅式构象存在的。

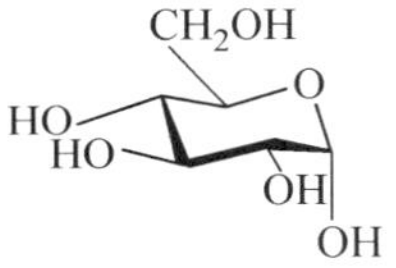

α-D-吡喃葡萄糖 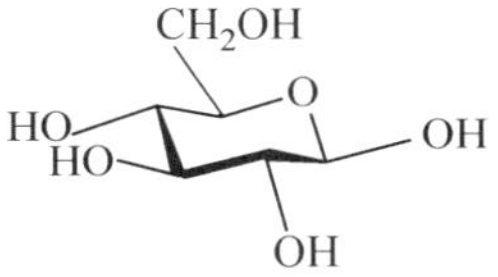　　　　　　　　β-D-吡喃葡萄糖

构象式中各原子或基团在环平面上方或下方的排布与在哈瓦斯式中是一致的。在 β-D-葡萄糖中,羟甲基和各羟基均位于 e 键,而在 α-D-葡萄糖中,C1 羟基却位于 a 键,所以 β-D-葡萄糖更稳定,是优势构象。这与在水溶液中 β-D-葡萄糖占 64%,而 α-D-葡萄糖只占 36% 是一致的。

单糖的直立氧环式、哈瓦斯式和构象式,有时不必指明 α-型和 β-型,此时可分别写作以下形式(以 D-葡萄糖为例):

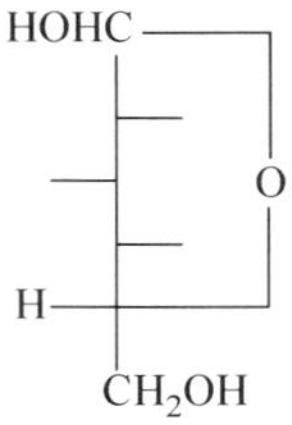

直立氧环式 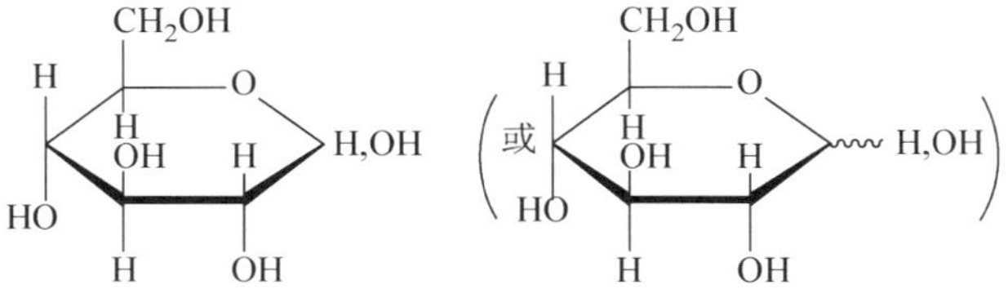　　　　　　哈瓦斯式 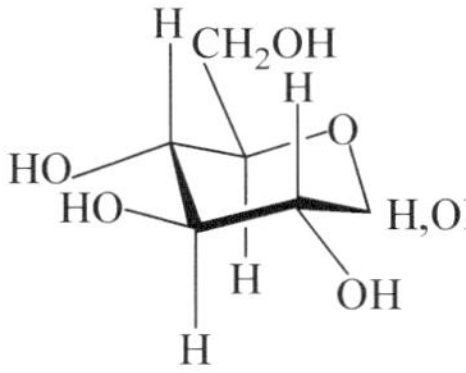　　　　　　　　　　　构象式

（二）果糖的结构

果糖(fructose)是一种己酮糖,是单糖中最甜的糖。果糖分子中距离羰基最远的碳原子上的羟基在右边,因此属于 D-型糖,通常称为 D-(一)-果糖。果糖在蔗糖中以结合态存在,在蜂蜜和水果中以游离态存在。

果糖的结晶也是吡喃糖,但自然界以结合态(如在蔗糖中)存在的果糖则主要是五元环,因为五元环哈瓦斯式与杂环化合物呋喃的结构相像,故称呋喃糖。吡喃果糖和呋喃果糖又各有 α-和 β-两种异构体,如 D-果糖在水溶液中有如下互变平衡体系:

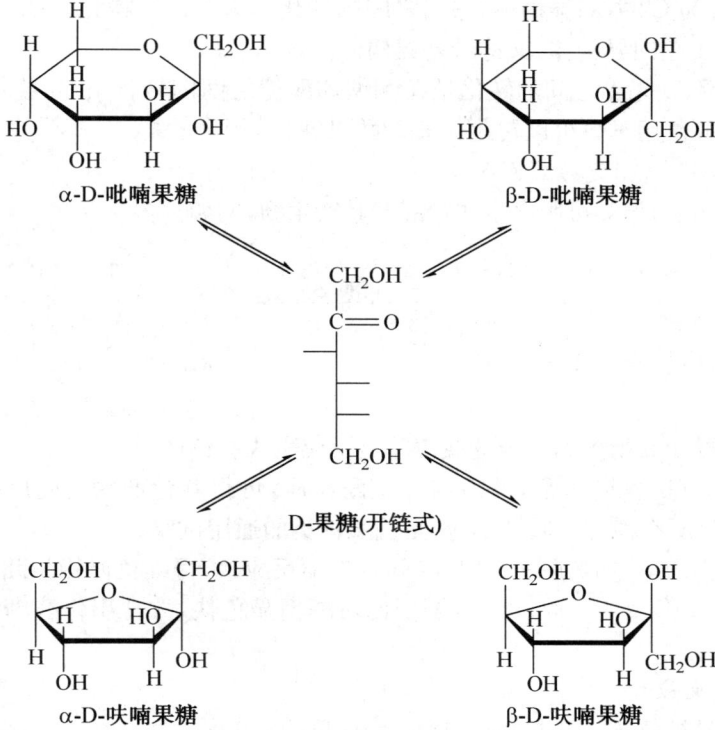

α-D-吡喃果糖　　　　　　　　　　　　β-D-吡喃果糖

D-果糖(开链式)

α-D-呋喃果糖　　　　　　　　　　　　β-D-呋喃果糖

二、单糖的性质

单糖是具有吸湿性的结晶,因含多个羟基,极易溶于水,不溶于乙醚、丙酮等溶剂,难溶于酒精。单糖易形成分子间氢键,故其熔、沸点高。单糖(除丙酮糖外)含有手性碳原子,有旋光性。

(一)差向异构化

单糖含有羰基和 α-氢原子,能形成酮式-烯醇式互变异构。用稀碱处理酮糖或醛糖,很容易发生互变异构现象,生成几种糖的混合物。例如,用稀碱处理 D-葡萄糖、D-果糖或D-甘露糖中的任何一种,都将得到这 3 种糖的混合物。

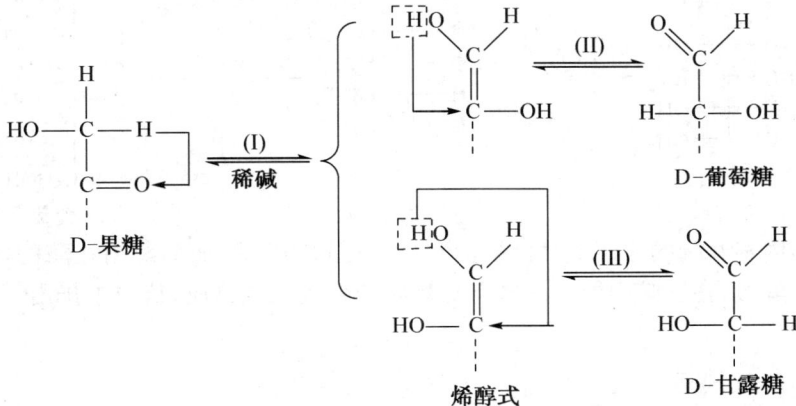

上述 3 种糖仅 C1 及 C2 结构不同,C3 以下的结构则完全相同。其中 D-葡萄糖和 D-甘露糖仅 C2 位上的构型不同,像这样含多个手性碳原子的旋光异构体之间,如果只有一个手性碳原子的构型不同,它们就互称为差向异构体。D-葡萄糖和 D-甘露糖仅在 C2 位上构型不同,称为 C2 差向异构体,它们之间的转化称为差向异构化。如果仅 C1 位上构型不同,称为 C1 差向异构体,又称端基异构体。

D-葡萄糖和 D-果糖之间的转化是在酮糖和醛糖之间的转化,在生物体内,6-磷酸葡萄糖在异构酶的作用下也可以转化为 6-磷酸果糖。

（二）脱水反应（糖类的显色反应）

在稀酸作用下,糖类可脱水生成糠醛及其衍生物,例如:

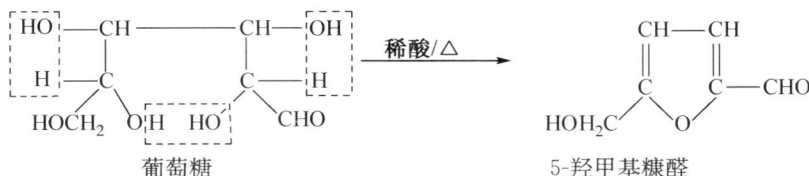

葡萄糖 　　　　　　　　　　　　　　　5-羟甲基糠醛

生成的糠醛及其衍生物可与酚或芳胺类反应生成有色产物。

若用浓 H_2SO_4 作脱水剂,然后与 α-萘酚反应,可得紫色产物。此反应称作莫里许(Molisch)反应,所有糖都呈阳性反应,是检验糖类的通用试验。

若在盐酸作用下,加热脱水,然后与间苯二酚反应,可得红色产物。此反应称作谢里瓦诺夫(Seliwanoff)反应。此反应对酮糖比对醛糖显色快,故常用作醛糖和酮糖的区别反应。

（三）氧化反应

单糖很容易被氧化,不同的氧化剂可得到不同的氧化产物。

醛糖和酮糖都能被弱氧化剂托伦试剂、斐林试剂和班氏试剂氧化。单糖的这种性质称为还原性。酮糖之所以能被氧化是因为上述 3 种弱氧化剂都是碱性试剂,在碱性条件下,酮糖首先发生差向异构化,转变成醛糖,从而被氧化。故一切单糖都是还原糖。

糖尿病患者由于血液中葡萄糖含量很大,以至出现于尿中。临床上可用班氏试剂来检验糖尿病患者的尿糖。

温和的酸性氧化剂溴水可以氧化醛糖而不能氧化酮糖,可用于区别醛糖和酮糖。若用较强的氧化剂稀硝酸,不仅醛基被氧化,伯醇羟基也被氧化,生成糖二酸。如:

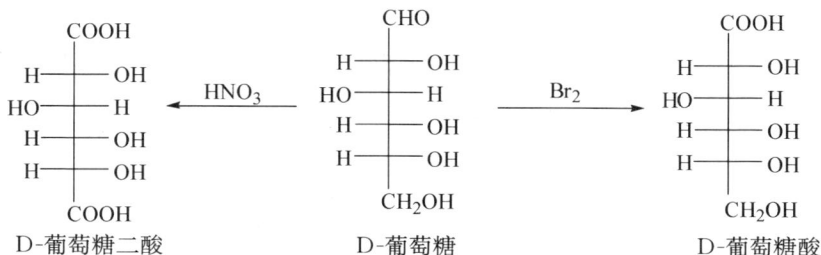

D-葡萄糖二酸 　　　　　D-葡萄糖 　　　　　D-葡萄糖酸

在人体内某些酶的作用下,醛糖还可被氧化成糖醛酸,如葡萄糖在酶的作用下被氧化成葡萄糖醛酸,在肝脏中能与一些有毒物质结合成无毒物质,从尿中排出,因而具有解毒保肝作用。

（四）成苷反应

单糖的半缩醛羟基比较活泼，可以与其他含有羟基（或氨基、巯基等）的化合物脱水，生成糖苷。例如，葡萄糖与无水甲醇在干燥氯化氢催化下，可脱水生成甲基葡萄糖苷。

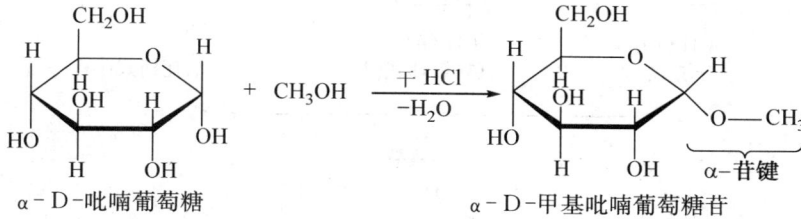

α-D-吡喃葡萄糖   α-D-甲基吡喃葡萄糖苷

糖苷一般由糖和非糖（苷元）两部分通过苷键结合而成。上例中糖的部分来自吡喃葡萄糖，甲基属于非糖部分（又称苷元），两部分通过氧原子结合成糖苷。由氧原子把糖和非糖部分连接起来的结构称为氧苷键，一般苷键即指氧苷键。此外还有氮苷键、硫苷键等，如生物体内能量传递和贮存的主要物质三磷酸腺苷（ATP）就是一种氮苷，其结构如图 20-1 所示，根据苷羟基的类型可分为 α-苷键和 β-苷键。

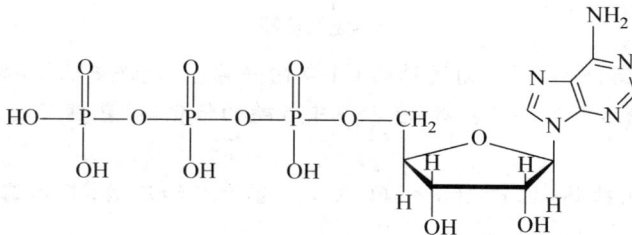

图 20-1 三磷酸腺苷（ATP）的结构

糖苷分子中没有半缩醛羟基，在中性或碱性溶液中，糖苷就不能产生开链结构，因此也就没有变旋光现象，没有还原性。糖苷在中性或碱性条件下比较稳定，但在酸或酶的作用下，可发生水解反应，得到相应的糖和苷元。例如，苦杏仁苷在消化道中可水解成由两分子 β-葡萄糖组成的龙胆二糖和苷元苦杏仁腈（羟基苯乙腈），后者进一步分解成苯甲醛和氢氰酸。

核糖与嘌呤、嘧啶形成的糖苷称为核苷，在生物学上具有重大意义。糖苷是一类重要物质，某些糖苷可作为糖的一种贮存形式，参与生物膜的组成。一些糖苷具有特殊的生理活性，如：苦杏仁苷具有祛痰止咳作用；强心苷能加强心肌收缩力；人参皂苷能强心补气、补肾益精等。

重要的单糖

D-核糖和 D-2-脱氧核糖是生物体内最重要的戊醛糖，常与一些杂环化合物结合成核苷，核苷再与磷酸结合而成核酸，核酸是核蛋白的辅基，核蛋白存在于一切生物的细胞中。

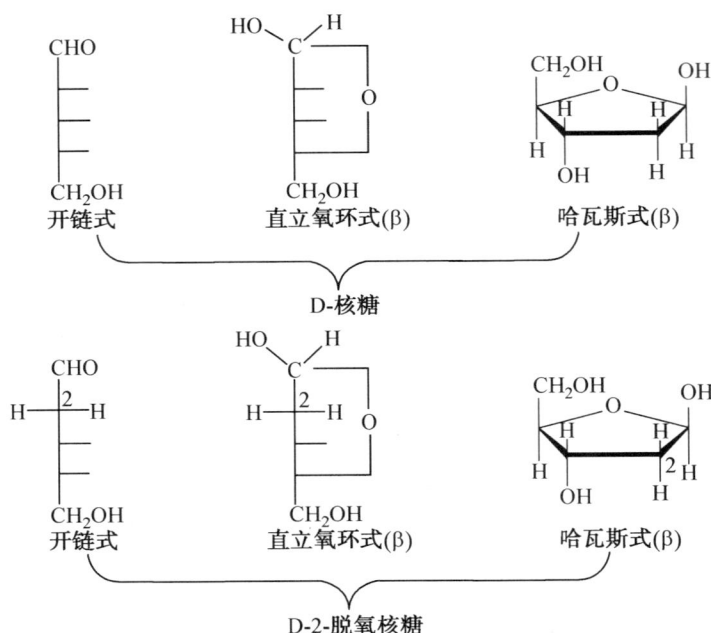

开链式   直立氧环式(β)   哈瓦斯式(β)

D-核糖

开链式   直立氧环式(β)   哈瓦斯式(β)

D-2-脱氧核糖

    D-半乳糖是己醛糖,为 D-葡萄糖的 C4 差向异构体,是许多低聚糖和多糖的组分,存在于乳汁中的乳糖水解可得半乳糖,在人体中经酶的催化,半乳糖可发生 C4 差向异构化而转变成葡萄糖。

    半乳糖为无色结晶,熔点 165～166 ℃,能溶于水和乙醇,其水溶液的比旋光度为 +83.3°。

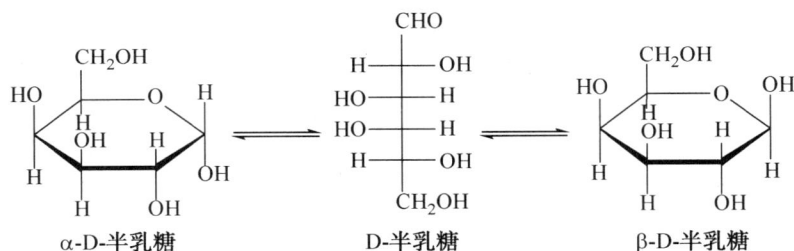

α-D-半乳糖   D-半乳糖   β-D-半乳糖

    氨基糖常以结合态存在于糖蛋白和黏蛋白中,天然氨基糖是己醛糖分子中 C2 的羟基被氨基取代的衍生物。重要的氨基糖有氨基葡萄糖和氨基半乳糖。氨基葡萄糖可用于治疗和预防全身所有部位的骨关节炎;氨基半乳糖常用于生化研究,引起动物肝炎实验等。二者的结构如下:

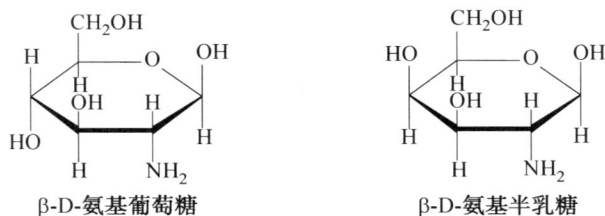

β-D-氨基葡萄糖   β-D-氨基半乳糖

第二节 二 糖

最常见的低聚糖是二糖。重要的二糖有蔗糖、麦芽糖、乳糖和纤维二糖等,它们的分子式均为 $C_{12}H_{22}O_{11}$,可看作是两分子单糖脱水所形成的糖苷,水解以后生成两分子单糖。

根据脱水方式不同,二糖分为还原性二糖和非还原性二糖。由一分子单糖的半缩醛羟基与另一分子单糖的醇羟基脱水生成的糖苷为还原性二糖。其分子结构中还保留着一个半缩醛羟基,水溶液中存在着环状结构与开链结构的互变平衡,因此,这类糖具有一般单糖的性质,有变旋光现象和还原性。

若两个单糖都以半缩醛(酮)羟基脱水,生成的二糖为非还原性二糖,该分子中没有半缩醛羟基,没有互变平衡,故此类二糖没有还原性,也没有变旋光现象。

一、麦芽糖

淀粉在淀粉酶的催化下或稀酸条件中部分水解,得到麦芽糖。麦芽糖由一分子 $\alpha-D$-葡萄糖的半缩醛羟基与另一分子 D-葡萄糖的 C4 羟基脱水以 $\alpha-1,4$-苷键结合而成的还原性二糖。其结构如下:

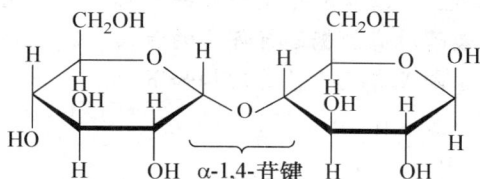

二、蔗糖

蔗糖存在于所有光合植物中,以甜菜和甘蔗中含量最多,它是由一分子 $\alpha-D$-葡萄糖 C1 上的半缩醛羟基与一分子 $\beta-D$-果糖 C2 上的半缩酮羟基通过脱水以氧苷键形成的非还原性二糖,既是 $\alpha-D$-葡萄糖苷,又是 $\beta-D$-果糖苷。其结构如下:

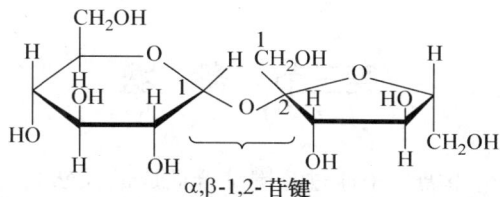

蔗糖是右旋糖,经转化酶水解后能产生等量的葡萄糖和果糖,其混合物是左旋的,该混合物又被称为转化糖。转化糖用于饮料工业中,蜂蜜中也含有大量的转化糖。

重要的二糖

麦芽糖为无色针状结晶,通常含一分子结晶水,分子式为 $C_{12}H_{22}O_{11} \cdot H_2O$,易溶于水,是淀粉水解的中间产物,在用淀粉发酵制酒的过程中,靠存在于麦芽(发芽的大麦)中的淀粉酶作催化剂进行水解而生成麦芽糖,甜味仅次于果糖。

麦芽糖可以被 α-葡萄糖苷酶水解,不被 β-葡萄糖苷酶水解。降糖药中有一种 α-葡萄糖苷酶抑制剂,如阿卡波糖(拜糖平)、伏格列波糖,就是通过抑制麦芽糖水解为葡萄糖,防止病人餐后血糖升高。

乳糖存在于人和哺乳动物的乳汁中而得名,人乳含乳糖 $5\%\sim8\%$,牛乳含乳糖 $4\%\sim5\%$。乳糖为白色结晶,含一分子结晶水,比旋光度$+53.5°$,是由一分子 $\beta-D$-半乳糖的半缩醛羟基与另一分子葡萄糖的 C4 羟基脱水而成的还原性二糖,其中苷键为 $\beta-1,4$-苷键。

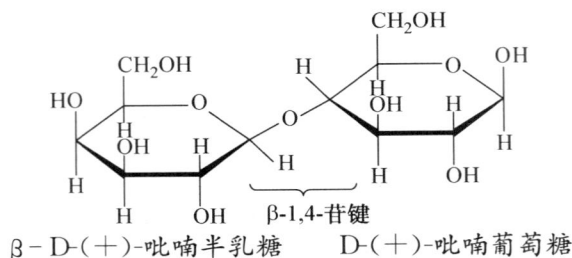

$\beta-D-(+)$-吡喃半乳糖　　　$D-(+)$-吡喃葡萄糖

乳糖不易溶解,味不甚甜,有还原性。乳糖的水解需要乳糖酶,婴儿一般都可消化乳糖,成人则不然。某些成人缺乏乳糖酶,不能利用乳糖,食用乳糖后会在小肠积累,产生渗透作用,使体液外流,引起恶心、腹痛、腹泻,这是一种常染色体隐性遗传疾病。

海藻糖,又称漏芦糖、蕈糖,是一种安全、可靠的天然糖类。海藻糖是由两分子葡萄糖以1,1-糖苷键构成的非还原性糖,对多种生物活性物质具有非特异性保护作用。海藻糖在自然界中许多可食用动植物及微生物体内都广泛存在,如人们日常生活中食用的蘑菇类、海藻类、豆类、虾、面包、啤酒及酵母发酵食品中都含有含量较高的海藻糖。《自然》杂志曾在 2000 年 7 月发表了对海藻糖进行评价的专文,文中指出:"对许多生命体而言,海藻糖的有与无,意味着生命或者死亡。"其结构如下:

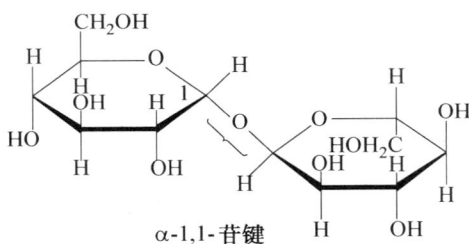

$\alpha-1,1$-苷键

第三节　多　糖

多糖是由成百上千个单糖分子通过苷键结合而成的天然高分子化合物,是一种聚合程度不同的长链分子混合物。多糖都能发生水解,最终生成单糖。水解后只生成一种单糖的叫均多糖,如淀粉、糖原和纤维素都是由 D-葡萄糖构成。水解后得到两种或两种以上单糖或单糖衍生物的称为杂多糖。如黏多糖、肝素等。

多糖没有还原性,也没有变旋光现象。大多数多糖为无定形粉末,没有固定的熔点,不溶于水,没有甜味。

一、淀粉

淀粉(starch)是无色粉末,主要存在于植物的种子和块根中,大米含淀粉 $62\%\sim82\%$,小麦含淀粉 $57\%\sim75\%$。由直链淀粉(又称糖淀粉)与支链淀粉(又称胶淀粉)两部分组成。

直链淀粉约占淀粉的 20%，它是由 α-D-葡萄糖通过 α-1,4-苷键连接而成的长链高分子化合物，没有或极少有支链，每个长链分子中含几百甚至上千个葡萄糖单位。

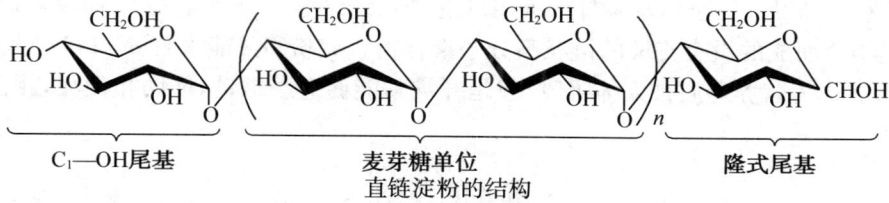

C₁—OH尾基　　　　麦芽糖单位　　　　　　　隆式尾基
直链淀粉的结构

由于分子内氢键的作用，直链淀粉卷曲成螺旋状（图 20-2），每圈约有 6 个葡萄糖单位。碘分子可以钻入螺旋中的空隙，形成蓝紫色的复合物，可鉴定淀粉或碘的存在。蓝色只在冷时出现，加热消失。

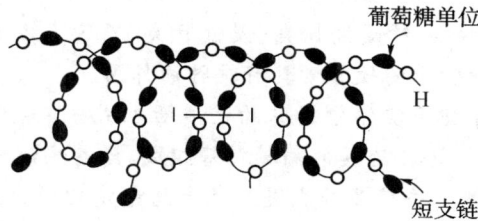

图 20-2　直链淀粉的螺旋状结构

支链淀粉约占淀粉的 80%，其分子高度分支化，由几百条短链组成，每条短链由 $20 \sim 25$ 个 α-D-葡萄糖单位以 α-1,4-苷键连接而成。在分支处，短链与短链之间则以 α-1,6-苷键相连接。整个支链淀粉分子中葡萄糖单位可多达百万个（图 20-3）。

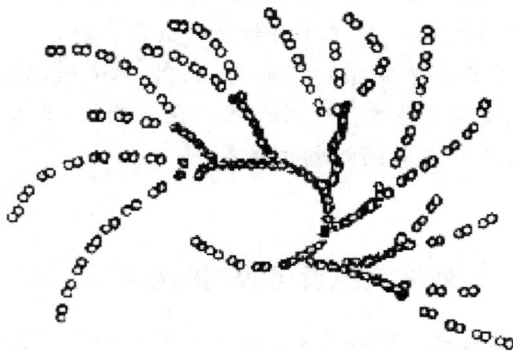

图 20-3　支链淀粉的分支链状结构

淀粉在彻底水解成葡萄糖之前，还经过一系列的水解中间产物，在不同的阶段，与碘反应所成颜色也不同。

二、糖原

糖原（glycogen）是动物体内储存的多糖，又称动物淀粉，主要存在于肝脏和肌肉中，分别称做肝糖原和肌糖原。当葡萄糖在血液中含量较高时，就转聚合成糖原储存于肝脏和肌肉中；当血液中葡萄糖含量较低时，糖原就会分解成葡萄糖，供给机体能量。糖原也是由 α-D-葡萄糖组成的，结构与支链淀粉相似，只是分支程度更高，每隔 $3 \sim 4$ 个葡萄糖单位就有一个分支，每条支链也更短些，约含 $12 \sim 18$ 个葡萄糖单位。

糖原是无色粉末，较难溶于冷水而易溶于热水，遇碘显紫红色。

三、纤维素

纤维素(cellulose)是自然界中分布最广的多糖。木材含纤维素 $50\%\sim70\%$,棉花含纤维素 $92\%\sim98\%$。此外,动物体内亦发现有动物纤维素。纤维素是 D-葡萄糖通过 β-1,4-苷键结合而成的没有支链的链状高分子聚合物。淀粉酶只能水解 α-1,4-苷键,所以纤维素不能作为营养物质被人体吸收,但是纤维素能促进肠蠕动,能防止便秘,预防大肠癌的发生。

重要的多糖

软骨素相对分子质量一般为 2 万~5 万,白色粉末,易溶于水,不溶于乙醇、丙酮、乙醚等有机溶剂。化学成分为 D-葡萄糖醛酸和乙酰氨基己糖(葡萄糖和半乳糖)通过 β-1,3-苷键相连,是一种酸性黏多糖。软骨素用于治疗神经性头痛、关节痛、偏头痛及动脉硬化症等;也用于治疗高血脂症,对慢性肾炎、慢性肝炎、角膜炎以及角膜溃疡有辅助治疗作用。2010 年报道鲨鱼软骨中的软骨素具有抗肿瘤作用。

香菇多糖是从优质香菇子实体中提取的优质活性成分,其主成分是具有分支的 β-1,3-D-葡聚糖,主链由 β-1,3-连接的葡萄糖基组成,沿着主链随机分布着由 β-1,6-连接的葡萄糖基,呈梳状结构。香菇多糖能提高患者的免疫功能,纠正微量元素的失调,常用于胃癌、肝癌、膀胱癌患者,能缓解症状,提高患者的生存质量。

透明质酸存在于眼球玻璃体、角膜、关节液和脐带中,有润滑、保护细胞的作用。恶性肿瘤中含有透明质酸酶,能使透明质酸分解,黏度减小,病原体或病毒得以侵入和扩散,精子内也含有透明质酸酶,从而使精子易于穿过黏液并进入卵子。

透明质酸是由 D-葡萄糖醛酸和 2-乙酰基-D-葡萄糖通过 β-1,3-苷键结合成的二糖单位,许多这样的二糖单位再通过 β-1,4-苷键结合成杂多糖。

肝素因肝脏内含量最多而得名,在心、肺、脾、肌肉、血管壁、肠黏膜及胸腺中也都有。肝素是凝血酶的对抗物,是动物体内的一种天然抗凝血物质,是由 D-葡萄糖醛酸-2-硫酸酯和 2-磺酰氨基-D-葡萄糖-6-硫酸酯组成的杂多糖。

阅读材料
糖尿病患者可服用的糖代品

糖尿病是一组以高血糖为特征的代谢性疾病。糖尿病患者长期存在于高血糖状态,易导致各种组织,特别是眼、肾、心脏、血管、神经出现慢性损伤、功能障碍等。糖尿病是一个需要长期治疗的疾病,控制血糖是关键。除了服药,饮食控制也是一个很重要的环节,饮食的科学合理,有助于药物的治疗,甚至可以逐渐减少药物的服用,保护肝脏等。

一般情况下,糖尿病患者每日摄入热量应在 6 000~7 500 kJ,其中碳水化合物占 60% 左右,相当于主食为 300~400 g。粗杂粮中糖分分解比较缓慢,适于糖尿病人;高纤维食物能减缓碳水化合物的分解吸收,有利于平衡血糖,也适用于糖尿病人。单糖和双糖进入人体后消化吸收比多糖(淀粉类)速度要快,在肠道可被直接吸收入血,使血糖迅速升高。我们日常食用的白糖、红糖、砂糖都是蔗糖,长期摄入,不仅会使餐后血糖升高,而且会使血脂升高,还可以产生胰岛素抵抗,加重糖尿病病情。因此,糖尿病患者在日常生活中应少食或不食单糖和双糖食物,可用甜叶菊、木糖醇等甜味剂来替代它们。

菊糖又名甜叶菊,主要含甜菊糖苷,从原产于拉丁美洲的一种菊科多年生植物的叶子中提取加工而成,甜度为蔗糖的 200～300 倍,甜味与蔗糖相似,具有低热能和防龋齿的功能,适用于糖尿病、冠心病、肥胖症和高血压患者服用,唯一不足是菊糖带有少许苦味。

木糖醇是一种常用甜味剂,可作为糖尿病患者专用食品的糖代品,在国外已应用很多年。过去曾有人说有降糖作用,现已证明缺乏科学依据。木糖醇不宜多用,一天不要超过 50 g,否则会引起腹泻。

罗汉果中医取之入药,可清肺止咳、润肠通便,主要成分为罗汉果苷,甜度为蔗糖的 300 倍,甜味类似菊糖,浓郁芬芳可口,是糖尿病患者的优良天然糖代品。

纽特健康糖是一种新型的高强度甜味剂,主要成分为阿斯巴甜,属蛋白质肽类物质,亦称氨基酸糖。经研究发现,它对糖尿病患者血糖控制并无不良影响,现在西方国家被采用较多。甜度为蔗糖 8～18 倍,有与蔗糖类似的天然甜味,无苦涩,能迅速溶解,用途十分广泛。

元贞糖是由蛋白糖、甜菊糖、罗汉果糖及甘草甜素等制成的蔗糖代用品,是近年来糖尿病、高血压病、冠心病和高血脂症等患者的常用甜味剂,无热量,甜度较高,作为牛奶、豆浆、咖啡等饮品的优良的白糖代用品,唯一美中不足的是成本较高。

习 题

1. 解释下列名词。

(1) 还原糖　　　　　　　　　　　　(2) 苷键

(3) 变旋光现象　　　　　　　　　　(4) 差向异构体

2. 写出 α-D-葡萄糖与下列试剂作用的反应式。

(1) 乙醇(无水 HCl)　　　(2) 溴水　　　(3) 稀硝酸

3. 下列四个单糖的结构式:

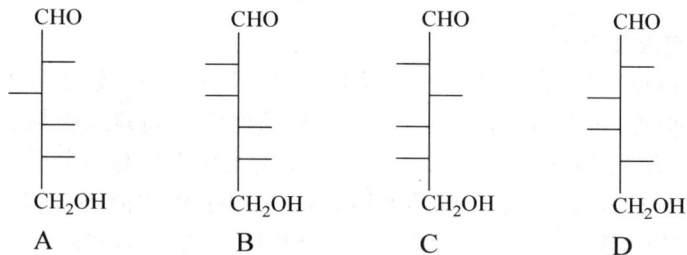

(1) 写出它们的构型和名称。

(2) 哪些互为对映异构体?

(3) 哪些互为非对异构映体?

(4) 哪些互为差向异构体?

4. 用简单的化学方法鉴别下列各组化合物。

(1) 葡萄糖和果糖　　　　　　　　　(2) 葡萄糖和蔗糖

(3) 麦芽糖和淀粉　　　　　　　　　(4) 蔗糖和淀粉

5. 1 mol(＋)-海藻糖($C_{12}H_{22}O_{11}$),在酸性条件下水解成 2 mol α-D-(＋)葡萄糖,海藻糖不能还原斐林试剂,无变旋光现象。试推测(＋)-海藻糖可能的结构。

(居一春)

第二十一章　脂类、甾族化合物

　　掌握：油脂的组成；油脂的主要化学性质（水解、加成、酸败）；甾族化合物的基本骨架。

　　熟悉：卵磷脂、脑磷脂的组成。

　　了解：胆固醇、维生素 D、胆汁酸、甾族激素等的结构和生理活性及作用。

　　脂类(lipids)是广泛存在于动植物体内的一类天然有机化合物，涉及范围广泛，主要包括油脂和类脂两大类，是构成生物体的重要成分。其共同特征是：难溶于水而易溶于有机溶剂，如丙酮、乙醚、氯仿等；具有酯的结构或成酯的可能。油脂是由高级脂肪酸和甘油形成的高级脂肪酸的甘油酯，习惯上用"脂"而不是"酯"来表示油脂；类脂则是一类结构或某些特性和油脂类似的物质，主要有磷脂、甾族化合物等。

第一节　油　脂

一、油脂的组成和命名

　　油脂是油和脂肪的总称，习惯上把室温下为液态的称为油，如花生油、豆油等；固态或半固态的称为脂肪，如牛油、猪油等。由动物和植物中得到的油脂是多种物质的混合物，其主要成分是高级脂肪酸的甘油酯。从化学结构上可看作是一分子甘油与三分子高级脂肪酸酯化所生成的三酰甘油。医学上称为甘油三酯，俗称油脂。若三酰甘油中的三个脂肪酸相同，称单三酰甘油，三个脂肪酸不同则称混三酰甘油，它们的结构通式如下：

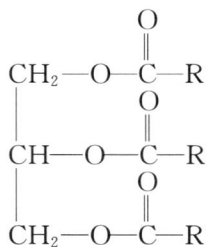

单三酰甘油

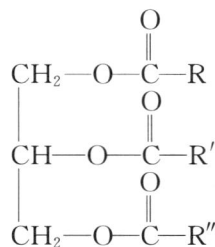

混三酰甘油

　　组成三酰甘油的脂肪酸绝大多数是含偶数碳原子的饱和及不饱和直链脂肪酸，在高等动植物体内主要存在十二碳以上的高级脂肪酸，十二碳以下的低级脂肪酸多存在于哺乳动物的乳脂中。例如，人体脂肪中的脂肪酸主要为 $C_{14} \sim C_{22}$ 的偶数直链脂肪酸，其中饱和脂肪酸以软脂酸(十六酸)和硬脂酸(十八酸)居多，而不饱和脂肪酸以油酸(9-十八碳烯酸)、亚油酸(9,12-十八碳二烯酸)和亚麻酸(9,12,15-十八碳三烯酸)最常见。

多数脂肪酸在人体内均能合成,只有亚油酸、亚麻酸、花生四烯酸等是人体内不能合成的,必须由食物供给,故称为"营养必需脂肪酸"。

单三酰甘油命名为"三某脂酰甘油"或"甘油三某脂酸酯",混三酰甘油用 α、β 和 α′ 标明脂肪酸的位次。

$$
\begin{array}{ll}
\text{CH}_2-\text{O}-\overset{\text{O}}{\overset{\|}{\text{C}}}-(\text{CH}_2)_{16}\text{CH}_3 & \alpha \quad \text{CH}_2-\text{O}-\overset{\text{O}}{\overset{\|}{\text{C}}}-(\text{CH}_2)_{16}\text{CH}_3 \\
\text{CH}-\text{O}-\overset{\text{O}}{\overset{\|}{\text{C}}}-(\text{CH}_2)_{16}\text{CH}_3 & \beta \quad \text{CH}-\text{O}-\overset{\text{O}}{\overset{\|}{\text{C}}}-(\text{CH}_2)_{14}\text{CH}_3 \\
\text{CH}_2-\text{O}-\overset{\text{O}}{\overset{\|}{\text{C}}}-(\text{CH}_2)_{16}\text{CH}_3 & \alpha' \quad \text{CH}_2-\text{O}-\overset{\text{O}}{\overset{\|}{\text{C}}}-(\text{CH}_2)_{7}\text{CH}=\text{CH}(\text{CH}_2)_{7}\text{CH}_3
\end{array}
$$

三硬脂酰甘油   α-硬脂酰-β-软脂酰-α′-油酰甘油

(甘油三硬脂酸酯)   (甘油-α-硬脂酸-β-软脂酸-α′-油酸酯)

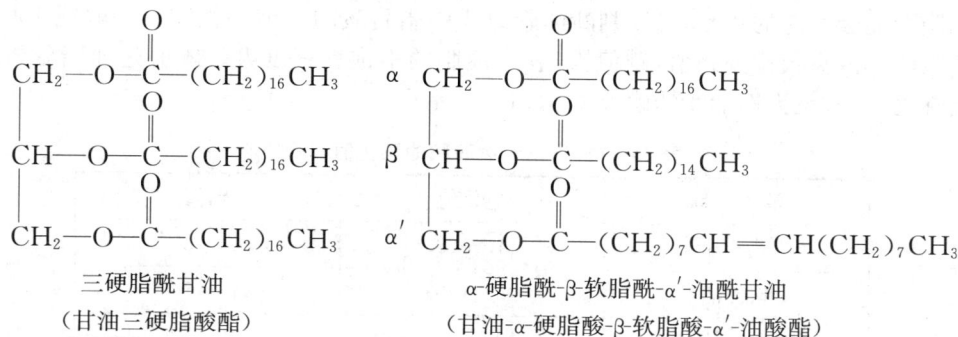

二、油脂的性质

(一)物理性质

纯净的油脂是无色、无味、无臭的物质,但常因含有色素和维生素等而显不同的颜色和气味。油脂的相对密度比水小,难溶于水,易溶于乙醚、氯仿、丙酮、苯及热乙醇等有机溶剂中,油脂的熔点和沸点与组成甘油酯中的脂肪酸的结构有关,脂肪酸的碳链越长越饱和,油脂的熔点越高;脂肪酸的碳链越短越不饱和,油脂的熔点则越低。由于天然油脂一般是混三酰甘油的混合物,所以没有恒定的沸点和熔点。

(二)化学性质

1. 水解和皂化

油脂是酯类化合物,在酸、碱或酶的催化下可发生水解反应,生成甘油和相应的高级脂肪酸。在碱性条件下,如氢氧化钠或氢氧化钾中水解,得到脂肪酸的钠盐(或钾盐)和甘油。油脂在碱性溶液中的水解称为皂化。

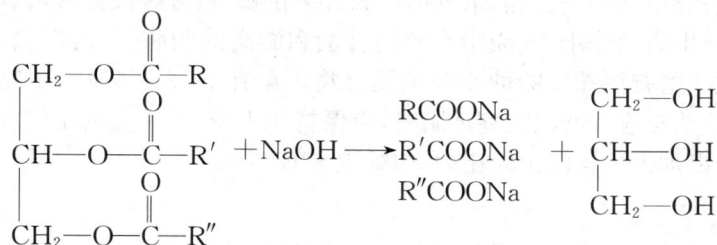

$$
\begin{array}{l}
\text{CH}_2-\text{O}-\overset{\text{O}}{\overset{\|}{\text{C}}}-\text{R} \\
\text{CH}-\text{O}-\overset{\text{O}}{\overset{\|}{\text{C}}}-\text{R}' \quad +\text{NaOH} \longrightarrow \begin{array}{l}\text{RCOONa}\\ \text{R}'\text{COONa}\\ \text{R}''\text{COONa}\end{array} + \begin{array}{l}\text{CH}_2-\text{OH}\\ \text{CH}-\text{OH}\\ \text{CH}_2-\text{OH}\end{array} \\
\text{CH}_2-\text{O}-\overset{\text{O}}{\overset{\|}{\text{C}}}-\text{R}''
\end{array}
$$

1 g 油脂完全皂化所需要的氢氧化钾的毫克数称为皂化值,常见天然油脂的皂化值见表 21-1 所示,根据皂化值的大小,可以判断油脂中所含脂肪酸的平均相对分子质量的大小。皂化值越大,脂肪酸的平均相对分子质量越小。皂化值是衡量油脂质量的指标之一。

2. 加成

含不饱和脂肪酸的油脂分子里的碳碳双键可以和氢、碘等进行加成反应。

(1)加氢:含不饱和脂肪酸较多的油脂,其中不饱和脂肪酸中的碳碳双键可以通过催化加氢转化为饱和脂肪酸,从而使油脂的不饱和程度降低,液态的油转化为半固态或固态的脂肪,因此加氢反应也称为"油脂的硬化"。

当油脂含不饱和脂肪酸较多时,容易氧化变质,经氢化后的油脂不易被氧化,有利于贮存和运输。目前我国油脂硬化的原料以棉籽油、菜油为主。氢化程度较低的主要用于生产人造奶油或作猪油的代用品。

（2）加碘:不饱和脂肪酸甘油酯中的碳碳双键也可以与碘发生加成反应。根据一定量油脂所能吸收碘的数量,可以判断油脂组成中脂肪酸的不饱和程度。一般把 100 g 油脂所吸收碘的克数称为碘值,碘值大,表示油脂的不饱和程度大。碘值是油脂分析的重要指标之一,常见天然油脂的碘值见表 21 - 1 所示:

表 21 - 1 常见天然油脂的皂化值和碘值

油脂名称	皂化值	碘值
乳　　油	210～230	26～28
猪　　油	195～203	46～70
牛　　油	190～200	30～48
橄榄油	187～196	79～90
豆　　油	189～195	127～138
棉籽油	190～198	105～114
红花油	188～194	140～156
亚麻油	187～195	170～185

某些油脂在医药上可作为软膏和搽剂的基质,有些可以作为注射剂的溶剂,还有些则可以直接作为药物使用。如蓖麻油常用作缓泻剂,鱼肝油可预防夜盲症、干眼症等。药典对于药用油脂的皂化值和碘值都有一定的要求。

3. 酸败

油脂储存过久会产生难闻的气味,这种现象称为油脂的酸败。引起油脂酸败的原因主要有两个:一是空气中的氧使油脂氧化生成过氧化物,再分解成低级醛、酮、酸等;二是空气中的水或微生物的作用,使油脂水解为甘油和游离的脂肪酸,再经微生物进一步氧化和分解,生成一些有特殊气味的小分子化合物。在有水、光、热及微生物的条件下,油脂很容易发生这些反应。所以贮存油脂时,应保持在干燥、不见光的密闭容器内,放在阴凉的地方;也可以加入少量的抗氧化剂,如维生素 E 等。

第二节 类 脂

生物体内除油脂外,还含有许多类脂,如磷脂、糖脂、甾醇等。这些类脂化合物往往具有不同的生理功能,是构成人体组织、器官的重要成分。本节主要讨论磷脂和甾醇类化合物。

一、磷脂

磷脂是一类含有磷酸基团的类脂化合物。磷脂存在于绝大多数细胞膜中,是细胞膜特有的主要组分,尤其是在脑和神经组织以及植物的种子和果实中有广泛分布,将其彻底水解可以得到多元醇、脂肪酸、磷酸和含氮有机碱。

按照和磷酸酯化的醇不同，可得到多种磷脂，主要为两种：甘油磷脂和神经磷脂。甘油磷脂是最常见的磷脂，可看作是磷脂酸的衍生物。最常见的磷脂酸衍生物有两种：卵磷脂和脑磷脂。卵磷脂是磷脂酸中磷酸和胆碱所形成的酯；脑磷脂则是磷脂酸中磷酸和乙醇胺（胆胺）所形成的酯。

（一）卵磷脂

卵磷脂又称磷脂酰胆碱。甘油中两个羟基分别与高级脂肪酸结合，另一个羟基通过酯键与磷酸结合，磷酸又与胆碱通过酯键相连。卵磷脂结构中胆碱具有碱性，磷酸具有酸性，结果在卵磷脂分子内形成带正电荷和负电荷的两性离子，其基本结构如下：

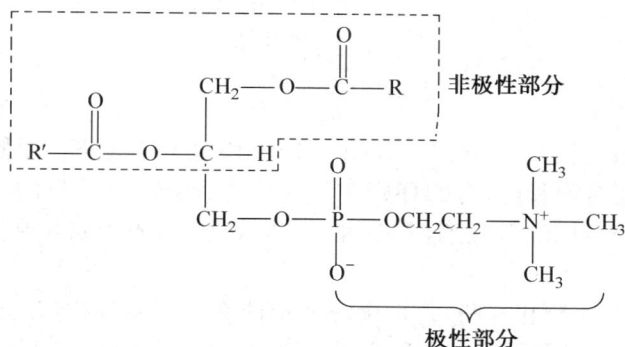

卵磷脂为无色蜡状固体，极易吸水，不溶于丙酮，易溶于乙醚、乙醇和氯仿。在空气中放置易氧化形成棕色或黄色过氧化物。

自然界存在的卵磷脂是几种异构体的混合物，主要是组成成分中的脂肪酸不同，常见的有软脂酸、硬脂酸、油酸和亚油酸等。胆碱属于强碱性的季铵碱，它与人体脂肪代谢有密切关系，能促进油脂迅速生成卵磷脂，因此可以防止脂肪在肝内大量存积，是常用的预防和治疗脂肪肝的药物。

（二）脑磷脂

脑磷脂又称磷脂酰乙醇胺，它与卵磷脂共存于动植物各组织器官中，以动物的脑中含量最高。其结构和理化性质与卵磷脂相似，不同的是与磷酸结合的是胆胺，其基本结构如下：

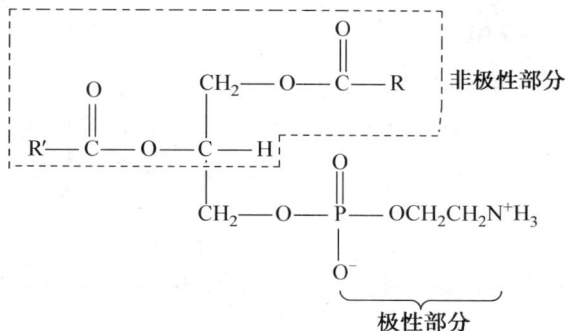

组成脑磷脂的脂肪酸有软脂酸、硬脂酸、油酸及少量花生四烯酸。脑磷脂与卵磷脂类似，也不稳定，易吸水，在空气中易被氧化成黑褐色，能溶于乙醚，不溶于丙酮，难溶于乙醇。根据在乙醇中溶解性的不同，可分离脑磷脂和卵磷脂。

脑磷脂与血液的凝固有关,存在于血小板内,能促使血液凝固的凝血激酶就是由脑磷脂与蛋白质所组成的。

二、甾族化合物

甾族化合物也称类固醇化合物,是一类广泛存在于动植物组织中的重要天然产物。这类化合物分子都具有一个环戊烷多氢菲的骨架,绝大多数甾族化合物除具有这种骨架外,还含有 3 个侧链。4 个环自左至右分别用 A、B、C、D 字母表示,环上的碳原子有固定的编号顺序,其基本结构可表示如下:

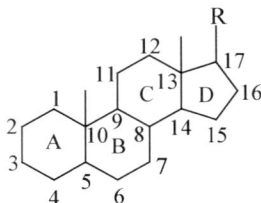

"甾"字中的"田"表示 4 个环,"巛"表示 C10、C13 及 C17 上的 3 个侧链取代基。基本骨架中,有的环是完全饱和的,有的环则在不同位置含有不同数目的双键。C10 和 C13 上连有的甲基称为角甲基,C17 上连有各种不同的烃基、氧原子或其他基团,C3 上一般连有羟基。

甾族化合物是 4 个环相并联,每两个环间都能有顺反两种构型,但实际上天然存在的甾族化合物只有 A、B 两环间存在顺反两种构型,而 B、C 和 C、D 环之间几乎都是反式并联。据此,甾族化合物分为两系:一种是正系(normal)或 5β-构型,以粪甾烷为代表,其A/B 两环为顺式并联,即 C5 上的氢原子和 C10 上的角甲基都伸向环系平面的前方,处在平面同侧,用实线表示;另一种为别系(allo)或 5α-构型,以胆甾烷代表,其 A/B 两环是反式并联,即 C5 上氢原子和 C10 上角甲基处于平面异侧,C5 上的氢原子是伸向环系平面的后方,用虚线表示。同样,环上的取代基也分为 α-取代和 β-取代,即和角甲基同侧的取代基为β-取代,用实线表示;与角甲基异侧的取代基为 α-取代,用虚线表示。

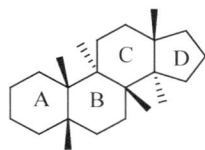

A/B 顺式

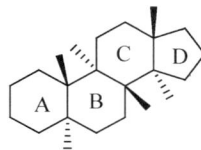

A/B反式

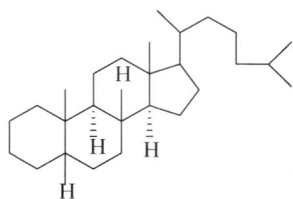

粪甾烷(A/B顺式)正系(5β系)

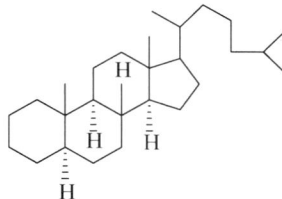

胆甾烷(A/B反式)别系(5α系)

重要的甾族化合物

胆固醇是一种动物甾醇,由于它是从胆结石中发现的固体醇,故称为胆固醇。胆固醇广泛存在于动物的各种组织中,集中存在于脑和脊髓中。胆固醇学名为胆甾醇,以醇或酯的形式存在于体内。当人体胆固醇代谢发生障碍时,血液中胆固醇含量升高,沉积于血管壁上,这是引起动脉粥样硬化的病因之一。近期有研究认为,体内长期胆固醇偏低也会诱发癌症。

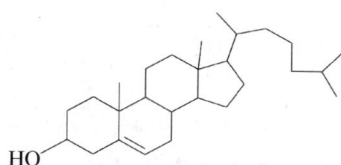

胆固醇的结构

维生素 D 是一类抗佝偻病维生素的总称,其中活性最高的是维生素 D_2 和维生素 D_3。维生素 D 广泛存在于动物体中,含量最多的是脂肪丰富的鱼类肝脏,也存在于牛奶、蛋黄中。若维生素 D 缺乏,儿童会引起佝偻病,成人则发生软骨病。

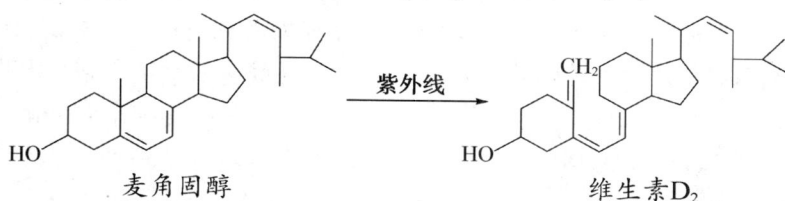

麦角固醇   维生素D_2

胆甾酸存在于人体和动物胆汁中,它们在机体中是由胆固醇形成的,较重要的有胆酸、脱氧胆酸等。胆甾酸在胆汁中大多和甘氨酸或牛磺酸($H_2NCH_2CH_2SO_3H$)结合成酰胺存在,各种结合胆酸以不同比例共存于各种动物的胆汁中,总称为胆汁酸。

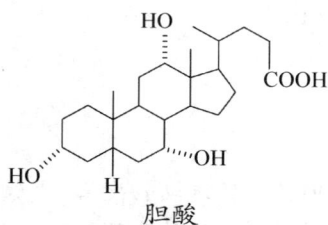

胆酸

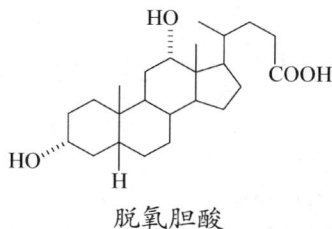

脱氧胆酸

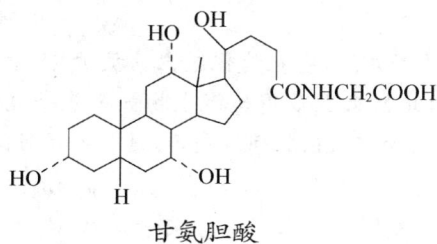

甘氨胆酸

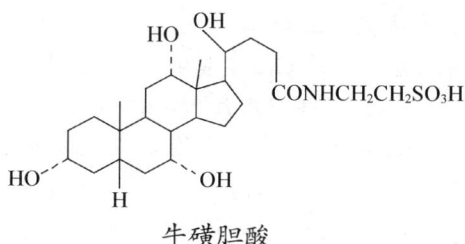

牛磺胆酸

在人体及动物小肠碱性条件下,胆汁酸以其盐的形式存在,称为胆汁酸盐,简称胆盐。胆汁酸盐是一种乳化剂,它能降低水与脂肪的界面张力,使脂肪呈微粒状态,以增加油脂与消化液中脂肪酶的接触面积,使油脂易于消化吸收。临床上还发现,胆汁酸和它们的衍生物对治疗老年慢性支气管炎有一定疗效。

肾上腺皮质激素是由肾上腺皮质所分泌的一类激素,从肾上腺皮质中能提取出来许多物质,其中有 7 种活性较强的激素,如皮质甾酮、可的松和醛固酮等。

皮质酮　　　　　17-羟-11-脱氢皮质酮(可的松)　　　　　醛固酮

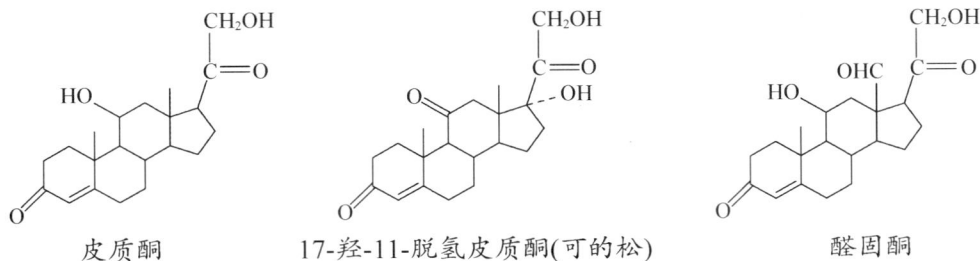

肾上腺皮质激素有调节糖或无机盐代谢等功能,其中可的松是治疗风湿性关节炎、气喘及皮肤病的药物。

临床应用中曾对氢化可的松的结构进行了改造,以提高皮质激素的临床疗效,获得了多种新型的药物。例如,地塞米松对类风湿性关节炎的疗效迅速而显著,其抗炎作用比氢化可的松约强 20 倍,而对电解质无明显影响。去炎松的抗炎效能为氢化可的松的20～40 倍,临床主要供外用以治疗各种皮肤病,并可制成针剂用于关节痛、急性扭伤、腱鞘炎等。又如肤轻松是外用最强的抗炎皮质激素之一,主要用于治疗各种皮肤病。

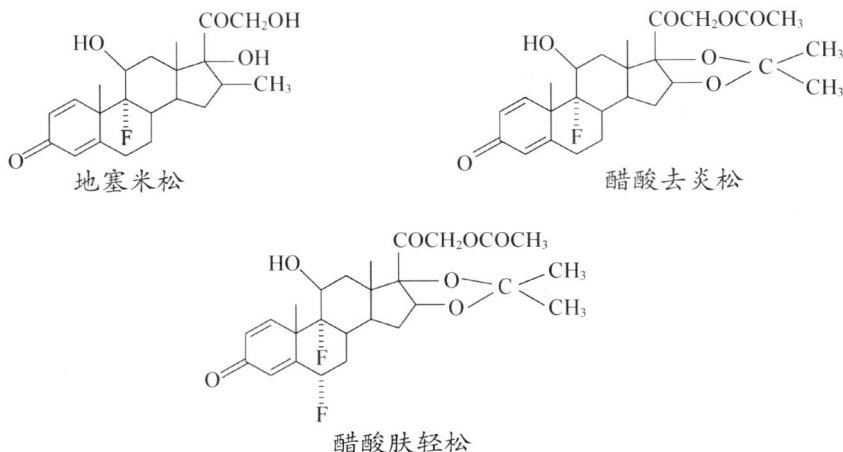

地塞米松　　　　　　　　　醋酸去炎松

醋酸肤轻松

性激素是性腺(睾丸、卵巢)所分泌的甾族激素,它们具有促进动物发育、生长及维持性特征的生理功能。性激素分为雄性激素和雌性激素两类。它们的生理作用很强,很少量就能产生极大的影响。

雄性激素都是 C19 类甾醇,其中活性最强的是睾丸酮,它在消化道内易被破坏,口服无效,虽制成油溶液供肌肉注射,但作用不持久。因此临床上多用其衍生物如甲基睾丸酮和睾丸酮丙酸酯等。前者性质稳定,可供口服;后者的油溶液供肌肉注射,可延长作用时间。

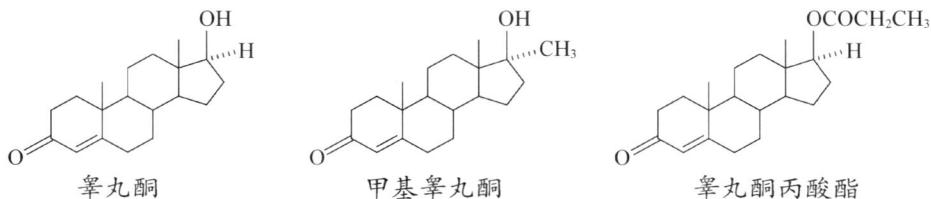

睾丸酮　　　　　　　　甲基睾丸酮　　　　　　　睾丸酮丙酸酯

雌性激素由卵巢分泌,它又分为雌激素和孕激素两类。雌激素是 C18 类甾醇,和雄性激素相比,它在 C10 位上少一个甲基,重要的雌激素有雌二醇、雌酮等。雌激素能促进雌性动物第二性征的发育和性器官的最后形成。孕激素是 C21 类甾醇,主要有孕酮,又称黄体酮,它的生理作用是促进子宫和乳腺的发育,抑制排卵,并使受精卵在子宫中发育,临床上用于防止流产等。在肝脏和胃肠道内易失效,口服效果不好,只能肌肉注射。炔诺酮和18-甲基炔诺酮活性大,可口服。

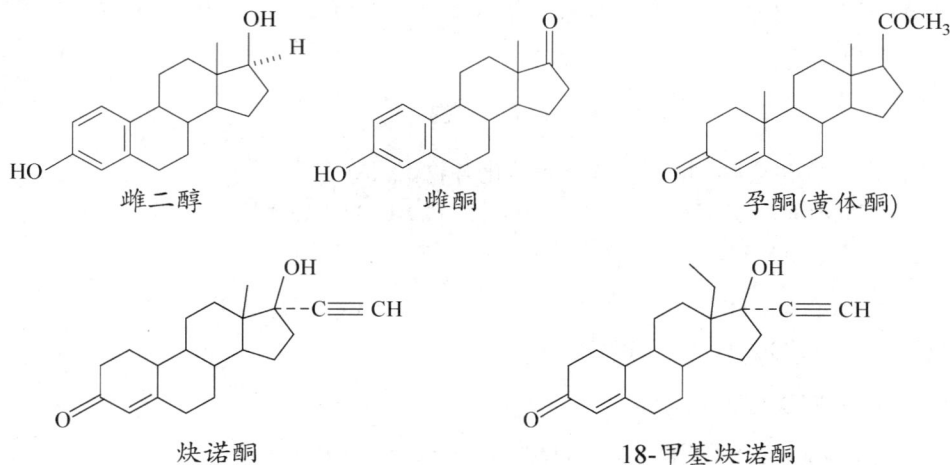

雌二醇　　　　　　　　　雌酮　　　　　　　　　孕酮(黄体酮)

炔诺酮　　　　　　　　　　　18-甲基炔诺酮

阅读材料

反式脂肪酸

反式脂肪酸(Trans fatty scids,TFA),又名反式脂肪,被称为"餐桌上的定时炸弹",主要来源于部分氢化处理的植物油。部分氢化油具有耐高温、不易变质、存放久等优点,在蛋糕、饼干、薯条、爆米花等食品中被普遍使用。过多摄入反式脂肪酸可使血液胆固醇增高,增加心血管疾病发生的风险。

2015 年,美国食品和药物管理局宣布,将在 3 年内完全禁止在食品中使用反式脂肪酸,以降低心脏疾病的发生率。

反式脂肪酸有天然和人工合成两种。人乳和牛乳中都天然存在反式脂肪酸,在牛奶中反式脂肪酸占脂肪酸总量的 4%～9%,人乳中约占 2%～6%。人工合成是指对植物油进行氢化改性后产生的一种不饱和脂肪酸,其结构中至少含一个反式构型双键的脂肪酸。反式脂肪酸不容易被人体消化吸收,容易在腹部积累,导致肥胖;若青壮年时期摄入过多,会影响神经系统的发育,故老年时患老年痴呆症的概率增加;法国国家健康与医学研究所的一项最新研究成果表明,反式脂肪酸能使有效防止心脏病及其他心血管疾病的胆固醇的含量下降,故易引发冠心病;反式脂肪酸会增加人体血液的黏稠度和凝聚力,易导致血栓的形成;怀孕或哺乳期妇女过多摄入,会影响胎儿或婴儿的生长发育;反式脂肪酸还会减少男性激素的分泌,对精子的活跃性产生负面影响等。

含有反式脂肪酸较高的食品有烘焙食品、奶酪、人造奶油、牛油、人造黄油、植物性奶油、珍珠奶茶、炼乳、咖啡伴侣等。在烹饪中反复使用的煎炸油,早点摊的油条、煎饼等,都会产生反式脂肪酸,随着加热时间越长,产生的反式脂肪酸就越多。

目前在超市的零食,除部分在营养成分表中标注零反式脂肪酸的,那些没有标示的不代表没有反式脂肪酸。食品配料表中隐藏反式脂肪酸的暗示语有:氢化植物油、氢化棕榈油、精炼植物油、代可可脂、食用氢化油、精炼菜籽油、植物起酥油、人造奶油、植物末、固体菜油、酥油等。

WHO 建议每天来自反式脂肪酸的热量不超过食物总热量的 1%（大致相当于 2 g）。中国采用了这一目标来做评估，英、法等国则把 2% 作为推荐标准。这不是个"安全标准"，而是指"低于这个标准，带来的风险可以接受"，我们追求的目标，应该是"尽可能低"的反式脂肪酸。

习 题

1. 命名下列化合物，并指出属于何类化合物。

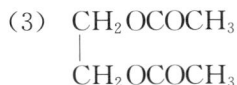

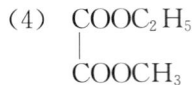

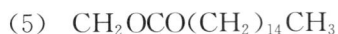

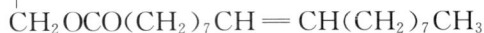

(1) $C_6H_5COOCOC_6H_5$

(2) $C_6H_5COOC_2H_5$

(3) $\begin{array}{l} CH_2OCOCH_3 \\ | \\ CH_2OCOCH_3 \end{array}$

(4) $\begin{array}{l} COOC_2H_5 \\ | \\ COOCH_3 \end{array}$

(5) $\begin{array}{l} CH_2OCO(CH_2)_{14}CH_3 \\ | \\ CHOCO(CH_2)_{16}CH_3 \\ | \\ CH_2OCO(CH_2)_7CH=CH(CH_2)_7CH_3 \end{array}$

2. 解释下列名词。

(1) 皂化值　　 (2) 碘值　　 (3) 酸败　　 (4) 硬化

3. 写出甾族化合物的基本结构并编号。

4. 写出油脂的通式。

5. 天然油脂中所含的脂肪酸有什么特点？

6. 写出胆酸结构式，并说明其 A/B 环属于顺式还是反式，环上羟基是 α-构型还是 β-构型。

（居一春）

第二十二章　氨基酸、多肽、蛋白质

掌握：氨基酸的结构和命名；氨基酸的两性解离及等电点。

熟悉：氨基酸的分类；氨基酸的化学性质（放氮、脱羧、脱水成肽）。

了解：多肽及蛋白质的结构。

　　蛋白质（protein）是一类结构复杂、功能特异的天然高分子化合物，存在于所有的生物体中，是生命的物质基础。蛋白质参与了生物体生命活动的每一进程，没有蛋白质就没有生命；蛋白质所行使的各种生物功能是由其复杂的三维结构决定的。蛋白质经酸、碱或蛋白酶催化水解，分子逐渐降解成相对分子质量越来越小的肽段，直到最终成为 α-氨基酸（amino acid）的混合物。α-氨基酸是组成多肽（peptide）和蛋白质的基本结构单元；蛋白质多肽链中 α-氨基酸的种类、数目和排列顺序决定了每一种蛋白质的空间结构，从而又决定了其生理功能。除蛋白质部分水解可产生长短不一的各种肽段外，生物体内还存在一类生物活性肽（bioactive peptide），它们往往含量低，却具有显著的生理活性。

第一节　氨基酸

一、氨基酸的结构、分类和命名

　　氨基酸为羧酸分子中烃基上的氢原子被氨基取代的一类化合物，根据氨基和羧基在分子中相对位置的不同，氨基酸可分为 α-、β-、γ-……、ω-氨基酸。

　　自然界中已发现的氨基酸有数百种，但由天然蛋白质完全水解并与核酸中的遗传密码相对应的用于在核糖体上进行多肽合成的氨基酸主要有 20 种，这 20 种氨基酸称为编码氨基酸（coding amino acid），属于 α-氨基酸（脯氨酸除外，为 α-亚氨基酸）。由于氨基酸分子中同时含有酸性的羧基和碱性的氨基，在生理条件下，羧基几乎完全以—COO^- 形式存在，大多数氨基主要以—NH_3^+ 形式存在，所以氨基酸分子是一偶极离子，一般以内盐（偶极离子或两性离子，zwitterion）形式存在，可用通式表示为：

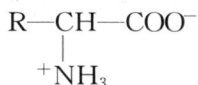

$$R-\overset{\underset{|}{\overset{+}{N}H_3}}{C}H-COO^-$$

　　式中 R 代表侧链基团，不同的氨基酸只是侧链 R 基团不同。20 种编码氨基酸中除甘氨酸外，其他各种氨基酸分子中的 α-碳原子均为手性碳原子，都具有旋光性。氨基酸的构型通常采用 D/L 标记法，构成蛋白质的编码氨基酸均为 L-型；如用 R/S 法标记，则除半胱氨酸为 R-构型外,其余的均为 S-构型。

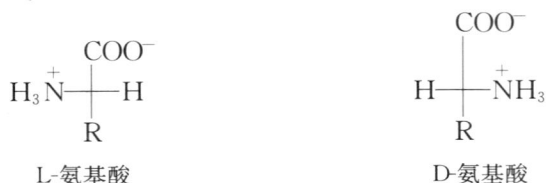

$$H_3\overset{+}{N}\text{——}H \quad\quad\quad H\text{——}\overset{+}{N}H_3$$

COO⁻ 结构，L-氨基酸 / D-氨基酸

L-氨基酸   D-氨基酸

编码氨基酸可采用不同方法进行分类。根据分子中所含氨基和羧基的相对数目分为酸性、中性和碱性氨基酸;根据 R 基团的化学结构可分为脂肪族、芳香族和杂环氨基酸。临床上常根据生理 pH 环境下侧链 R 基团的极性及所带电荷分为非极性 R 基、不带电荷的极性 R 基、带正电荷的 R 基和带负电荷的 R 基氨基酸。

氨基酸可采用系统命名法命名,但天然氨基酸更常用的是俗名,即根据其来源和特性命名,如从蚕丝中可得到丝氨酸,甘氨酸具有甜味,天冬氨酸最初是由天门冬的幼苗中发现的。IUPAC-IBC 规定了常见的 20 种编码氨基酸的命名及三字母、单字母的通用缩写符号(表 22－1),这些符号在表达蛋白质及多肽结构时被广泛采用。

表 22－1　20 种编码氨基酸的名称和结构

名　称	中文缩写	英文缩写		结构式	pI
甘氨酸(α-氨基乙酸) Glycine	甘	Gly	G	CH_2COO^- $\overset{+}{N}H_3$	5.97
丙氨酸(α-氨基丙酸) Alanine	丙	Ala	A	$CH_3\text{—}CHCOO^-$ $\overset{+}{N}H_3$	6.01
亮氨酸(γ-甲基-α-氨基戊酸) Leucine *	亮	Leu	L	$CH_3CHCH_2\text{—}CHCOO^-$ $CH_3 \quad \overset{+}{N}H_3$	5.98
异亮氨酸(β-甲基-α-氨基戊酸) Isoleucine *	异亮	Ile	I	$CH_3CH_2CH\text{—}CHCOO^-$ $CH_3 \quad \overset{+}{N}H_3$	6.02
缬氨酸(β-甲基-α-氨基丁酸) Valine *	缬	Val	V	$CH_3CH\text{—}CHCOO^-$ $CH_3 \overset{+}{N}H_3$	5.96
脯氨酸(α-吡咯啶甲酸) Proline	脯	Pro	P	—COO⁻ (吡咯啶环 $\overset{+}{N}H_2$)	6.30
苯丙氨酸(β-苯基-α-氨基丙酸) Phenylalanine *	苯丙	Phe	F	$\text{—}CH_2\text{—}CHCOO^-$ $\overset{+}{N}H_3$ (苯环)	5.48
蛋(甲硫)氨酸(α-氨基-γ-甲硫基戊酸)Methionine *	蛋	Met	M	$CH_3SCH_2CH_2\text{—}CHCOO^-$ $\overset{+}{N}H_3$	5.74
色氨酸[α-氨基-β-(3-吲哚基)丙酸]Tryptophan *	色	Trp	W	CH_2CHCOO^- $\overset{+}{N}H_3$ (吲哚环)	5.89

（续表）

名　　称	中文缩写	英文缩写		结构式	pI
丝氨酸(α-氨基-β-羟基丙酸) Serine	丝	Ser	S	$HOCH_2-\underset{\underset{NH_3}{+}}{C}HCOO^-$	5.68
谷氨酰胺(α-氨基戊酰胺酸) Glutamine	谷胺	Gln	Q	$H_2NCOCH_2CH_2\underset{\underset{NH_3}{+}}{C}HCOO^-$	5.65
苏氨酸(α-氨基-β-羟基丁酸) Threonine *	苏	Thr	T	$CH_3\underset{OH}{C}H-\underset{\underset{NH_3}{+}}{C}HCOO^-$	5.60
半胱氨酸(α-氨基-β-巯基丙酸) Cysteine	半胱	Cys	C	$HSCH_2-\underset{\underset{NH_3}{+}}{C}HCOO^-$	5.07
天冬酰胺(α-氨基丁酰胺酸) Asparagine	天胺	Asn	N	$H_2NCOCH_2\underset{\underset{NH_3}{+}}{C}HCOO^-$	5.41
酪氨酸(α-氨基-β-对羟苯基丙酸) Tyrosine	酪	Tyr	Y	$HO-\langle\rangle-CH_2-\underset{\underset{NH_3}{+}}{C}HCOO^-$	5.66
天冬氨酸(α-氨基丁二酸) Aspartic acid	天	Asp	D	$HOOCCH_2\underset{\underset{NH_3}{+}}{C}HCOO^-$	2.77
谷氨酸(α-氨基戊二酸) Glutamic acid	谷	Glu	E	$HOOCCH_2CH_2\underset{\underset{NH_3}{+}}{C}HCOO^-$	3.22
赖氨酸(α,ω-二氨基己酸) Lysine *	赖	Lys	K	$\overset{+}{H_3}NCH_2CH_2CH_2CH_2\underset{NH_2}{C}HCOO^-$	9.74
精氨酸(α-氨基-δ-胍基戊酸) Arginine	精	Arg	R	$H_2N-\underset{}{\overset{\overset{+}{N}H_2}{C}}-NHCH_2CH_2CH_2\underset{NH_2}{C}HCOO^-$	10.76
组氨酸 [α-氨基-β-(4-咪唑基)丙酸] Histidine	组	His	H	$CH_2-\underset{\underset{NH_3}{+}}{C}HCOO^-$ (imidazole ring)	7.59

* 为必需氨基酸,即人体内不能合成或合成的数量不能满足人体需要,必须由食物供给。

二、氨基酸的性质

α-氨基酸为无色结晶,熔点较高,一般在 200～300 ℃,多数在熔化前受热分解放出 CO_2。氨基酸一般都溶于水、强酸、强碱,难溶于乙醚、丙酮、氯仿等有机溶剂。

氨基酸的化学性质取决于分子中的羧基、氨基、侧链 R 基以及这些基团间的相互影响。氨基酸的羧基具有酸性,与碱作用成盐,与醇作用成酯,加热或在酶的催化作用下脱羧;氨基具有碱性,与酸作用成盐,与 HNO_2 作用定量放出氮气,氧化脱氨基生成酮酸,酰化生成酰胺；侧链 R 基的性质因基团的不同而异，如两分子半胱氨酸可被氧化成胱氨酸，酪氨酸具有酚羟基的性质等。

（一）两性解离和等电点

氨基酸分子中同时含有酸性的羧基和碱性的氨基，因此氨基酸是两性化合物，能分别与酸作用生成铵盐或与碱作用生成羧酸盐。一般情况下将氨基酸溶于水时，氨基酸不是以游离态的羧基和氨基存在的，而是以内盐的形式存在，此时它的酸性基团为—NH_3^+，碱性基团为—COO^-。若将此溶液酸化，则两性离子与 H^+ 离子结合成为阳离子；若向此水溶液中加碱，则两性离子与 OH^- 结合成为阴离子。

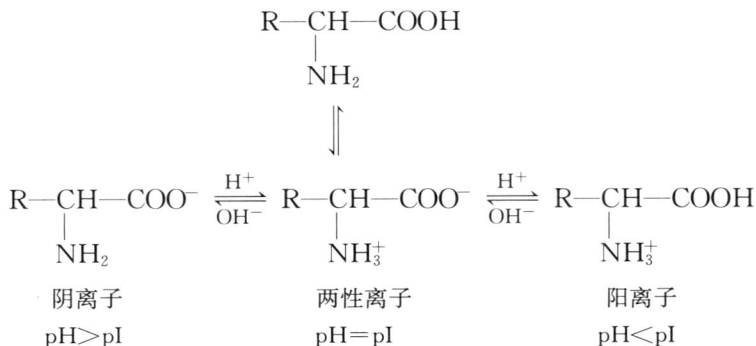

$$R—CH—COOH$$
$$|$$
$$NH_2$$

$$\underset{\text{阴离子}}{\underset{pH>pI}{R—\underset{|}{\underset{NH_2}{CH}}—COO^-}} \xrightleftharpoons[OH^-]{H^+} \underset{\text{两性离子}}{\underset{pH=pI}{R—\underset{|}{\underset{NH_3^+}{CH}}—COO^-}} \xrightleftharpoons[OH^-]{H^+} \underset{\text{阳离子}}{\underset{pH<pI}{R—\underset{|}{\underset{NH_3^+}{CH}}—COOH}}$$

上述平衡移动过程中氨基酸的荷电状态取决于溶液的 pH，调节溶液的 pH，使溶液中氨基酸的酸性解离与碱性解离相等（即所带正、负电荷数相等，氨基酸处于等电状态），此时溶液的 pH 称为该氨基酸的等电点（isoelectric point），以 pI 表示。在等电点时，氨基酸溶液的 pH＝pI，氨基酸主要以电中性的两性离子存在，在电场中不向任何电极移动；当溶液的 pH＜pI 时，氨基酸带正电荷，在电场中向负极移动；而当溶液的 pH＞pI 时，氨基酸带负电荷，在电场中向正极移动。

各种氨基酸由于组成和结构不同，具有不同的等电点。等电点是氨基酸的一个特征常数，常见氨基酸的等电点见表 22 - 1，在等电点时氨基酸的溶解度最小，可以利用调节溶液 pH 的方法分离、提纯不同的氨基酸。

（二）与亚硝酸反应

除亚氨基酸（脯氨酸等）外，α-氨基酸分子中的氨基具有伯胺的性质，能与亚硝酸反应定量放出氮气，利用该反应可测定蛋白质分子中游离氨基或氨基酸分子中氨基的含量。

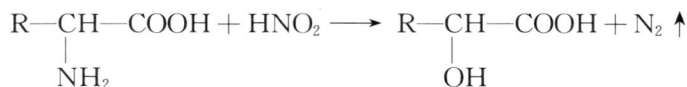

$$R—\underset{|}{\underset{NH_2}{CH}}—COOH + HNO_2 \longrightarrow R—\underset{|}{\underset{OH}{CH}}—COOH + N_2\uparrow$$

（三）脱羧反应

α-氨基酸与氢氧化钡共热或在高沸点溶剂中回流，可脱羧生成相应的胺类物质。

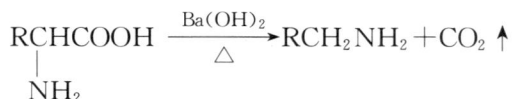

$$\underset{|}{\underset{NH_2}{RCHCOOH}} \xrightarrow[\triangle]{Ba(OH)_2} RCH_2NH_2 + CO_2\uparrow$$

生物体内脱羧反应可在酶的催化作用下发生，如蛋白质腐败时，精氨酸与鸟氨酸可发生脱羧反应生成腐胺，赖氨酸脱羧可得尸胺，而肌球蛋白中的组氨酸在脱羧酶的作用下可转变为组胺，过量的组胺在肌体内易引起变态反应。

（四）脱水成肽

在适当条件下，两分子氨基酸分子间氨基与羧基相互脱水缩合生成二肽。

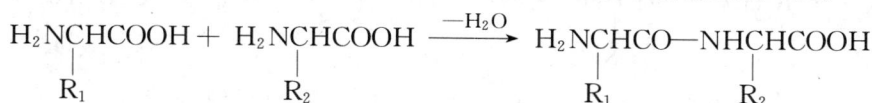

$$H_2NCHCOOH + H_2NCHCOOH \xrightarrow{-H_2O} H_2NCHCO-NHCHCOOH$$
$$\qquad | \qquad\qquad\qquad | \qquad\qquad\qquad\qquad\quad | \qquad\qquad | $$
$$\qquad R_1 \qquad\qquad\qquad R_2 \qquad\qquad\qquad\qquad R_1 \qquad\quad R_2$$

肽分子中的酰胺键（—CO—NH—）常称做肽键（peptide bond）。二肽分子中仍含有自由的羧基和氨基，因此可以继续与氨基酸缩合成为三肽、四肽……多肽、蛋白质等。

（五）与茚三酮的显色反应

α-氨基酸与水合茚三酮溶液共热，能生成蓝紫色的罗曼氏紫（Rubeman's purple），其溶液在 570 nm 有强吸收峰，可作为 α-氨基酸定量分析的依据，该显色反应也常用于氨基酸和蛋白质的定性鉴定及标记。

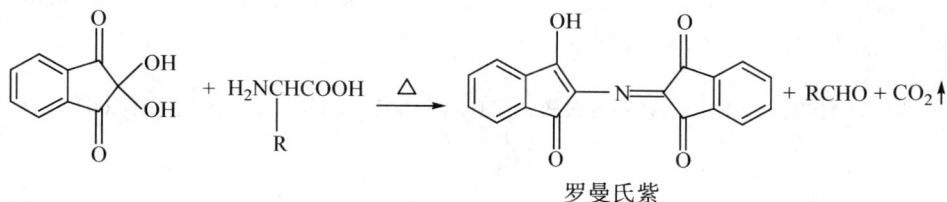

罗曼氏紫

重要的氨基酸

氨基酸对维持机体蛋白质的动态平衡有着极其重要的意义。生命活动中，人及动物通过消化道吸收氨基酸并通过体内转化而维持其动态平衡，若其动态平衡失调，则机体代谢紊乱，甚至引起病变。许多氨基酸还参与代谢作用，对免疫器官、淋巴组织、单核吞噬系统功能及抗感染能力都有一定作用，不少已用来治疗疾病。如甘氨酸是体内合成磷酸肌酸、血红素等的成分，并能对芳香族物质起解毒作用；丝氨酸在合成嘌呤、胸腺嘧啶和胆碱中供给碳链；酪氨酸为合成甲状腺素和肾上腺素的前体；精氨酸参与鸟氨酸循环，具有促使血氨转变为尿素的作用，是专用于因血氨升高引起的肝昏迷药物；谷氨酸与谷胺酰胺可用于改善脑出血后遗症的记忆障碍；谷胺酰胺和组氨酸用于治疗消化道溃疡；甘氨酸和谷氨酸可调节胃液酸度；亮氨酸能加速皮肤和骨头创伤的愈合，亦用作降血糖及头晕治疗药。谷氨酸、色氨酸等能作用于神经系统，天冬氨酸、半胱氨酸、精氨酸、苯丙氨酸、组氨酸、赖氨酸等能提高免疫功能，而半胱氨酸、精氨酸、谷氨酸等具有解毒功能。医药上氨基酸可用于复合氨基酸输液，由必需氨基酸等混合配成，作为高营养剂供病人注射用。氨基酸混合粉可作为运动员、高空工作者的补品。

非编码氨基酸 γ-氨基丁酸和 L-多巴是重要的神经传导递质，其中 γ-氨基丁酸存在于脑组织中，具有抑制中枢神经兴奋作用，由谷氨酸经谷氨酸脱羧酶作用形成；当 γ-氨基丁酸含量降低时，可影响脑细胞代谢而影响其机能活动。L-瓜氨酸与 L-鸟氨酸是氨基酸代谢（尿素循环）的中间体等；L-甲状腺素存在于甲状腺球蛋白中，为甲状腺的主要激素，控制氧消耗和总代谢率。

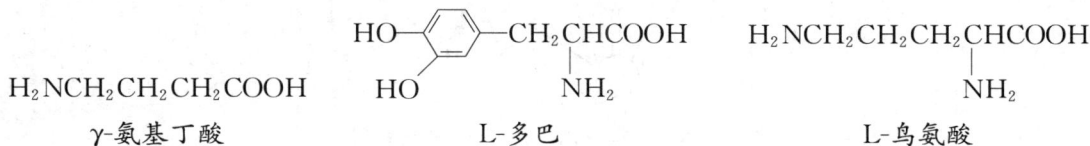

$$H_2NCH_2CH_2CH_2COOH \qquad\qquad\qquad HO-\!\!\!\diagdown\!\!\!-CH_2CHCOOH \qquad\qquad H_2NCH_2CH_2CH_2CHCOOH$$

γ-氨基丁酸　　　　　　　　　L-多巴　　　　　　　　　　　L-鸟氨酸

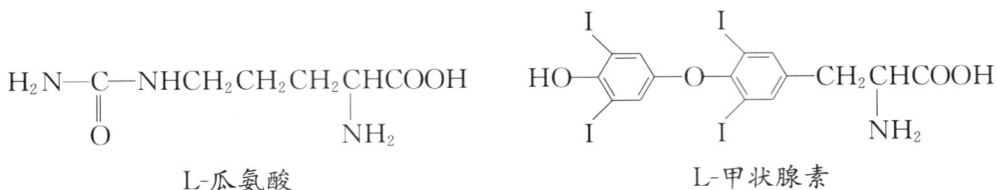

$$H_2N-\overset{\displaystyle |}{\underset{\displaystyle O}{C}}-NHCH_2CH_2CH_2\overset{\displaystyle CHCOOH}{\underset{\displaystyle NH_2}{|}}$$

L-瓜氨酸

L-甲状腺素

第二节 肽

一、肽的结构和命名

肽是氨基酸分子间通过肽键连接的一类化合物。虽然存在着环肽,但绝大多数多肽为链状分子,以两性离子的形式存在:

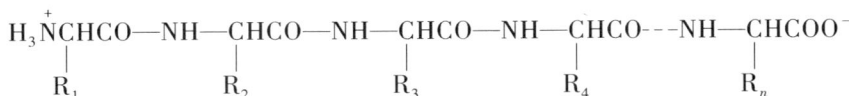

$$H_3\overset{+}{N}CHCO—NH—CHCO—NH—CHCO—NH—CHCO---NH—CHCOO^-$$
$$\quad R_1 \qquad\qquad R_2 \qquad\qquad R_3 \qquad\qquad R_4 \qquad\qquad R_n$$

多肽链中的每个氨基酸单元称为氨基酸残基(amino acid residue)。

在多肽链的一端保留着未结合的—NH_3^+,称为氨基酸的 N-端,通常写在左边;在多肽链的另一端保留着未结合的—COO^-,称为氨基酸的 C-端,通常写在右边。

肽的命名方法是以含 C-端的氨基酸为母体,把肽链中其他氨基酸残基从 N-端开始依次称为某氨酰,写在母体名称前。

肽的结构不仅取决于组成肽链的氨基酸种类和数目,而且也与肽链中各氨基酸残基的排列顺序有关。氨基酸残基按不同的排列顺序可形成大量的异构体,它们构成了自然界中种类繁多的多肽和蛋白质。

二、肽键的结构

肽键是构成多肽和蛋白质的基本化学键,肽键与相邻的两个 α-碳原子所组成的基团(—C_α—CO—NH—C_α—)称为肽单位(peptide unit)。多肽链就是由许多重复的肽单位连接而成,它们构成多肽链的主链骨架。各种多肽链的主链骨架都是相同的,仅侧链 R 的结构和顺序不同。

根据对一些简单的多肽和蛋白质中的肽键进行精细结构测定分析,得到常见的反式构型肽键的键长和键角等参数,如图 22-1 所示:

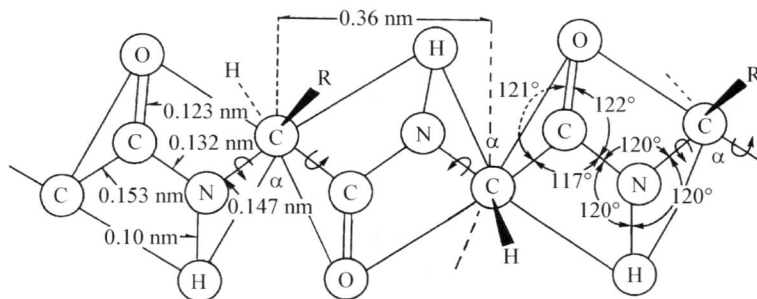

图 22-1 肽键平面及各键长、键角数据

肽键具有以下特征：

（1）肽键中的 C—N 键长为 0.132 nm，较相邻的 C_α—N 单键的键长（0.147 nm）短，但比一般的 C＝N 双键的键长（0.127 nm）长，表明肽键中的 C—N 键具有部分双键性质，因此肽键中的 C—N 之间的旋转受到一定的阻碍。

（2）肽键的 C 及 N 周围的 3 个键角和均为 360°，说明与 C—N 相连的 6 个原子处于同一平面上，这个平面称为肽键平面。

（3）由于肽键不能自由旋转，肽键平面上各原子可出现顺反异构现象，顺式肽键因大基团间的相互作用处于高能态，所以多肽和蛋白质中的肽键主要是以反式肽键存在，即与 C—N 键相连的 O 与 H 或两个 C_α 原子之间呈较稳定的反式分布。

肽键平面中除 C—N 键不能旋转外，两侧的 C_α—N 和 C—C_α 键均为 σ 键，相邻的肽键平面可围绕 C_α 旋转。因此，可把多肽链的主链看成是由一系列通过 C_α 原子衔接的刚性肽键平面所组成。肽键平面的旋转所产生的立体结构可呈多种状态，从而导致蛋白质和多肽呈现不同的构象。

三、生物活性肽

生物体内有许多以游离态存在的肽类，往往具有特殊的生物学功能，人们称之为内源性生物活性肽，如谷胱甘肽、神经肽、催产素、加压素、心房肽等等。此外，人们从微生物、动植物蛋白中也可分离出具有潜在生物活性的肽类，这些特殊肽在消化酶的作用下释放出来，以肽的形式被吸收后，参与摄食、消化、代谢及内分泌的调节，这种非机体自身产生的却具有生物活性的肽类物质称为外源性生物活性肽。饲料和食物是外源性生物活性肽的重要来源，目前研究的主要外源性生物活性肽有外啡肽、免疫调节肽、抗微生物肽、抗凝血肽、抗应激肽、抗氧化肽等等。

无论是从结构或从功能来说，生物活性肽是自然界中种类、功能较为复杂的一类化合物。生物活性肽在生物的生长、发育、细胞分化、大脑活动、肿瘤病变、免疫防御、生殖控制、抗衰老及分子进化等方面起着重要的作用，具有涉及神经、激素和免疫调节、抗血栓、抗高血压、抗胆固醇、抗细菌病毒、抗癌、抗氧化、清除自由基等多重功效。它们在体内一般含量较低，但生物功能极其微妙，结构相同或极为相似的活性肽，由于产生于不同器官，功能也有所不同。

<h2 align="center">重 要 的 肽</h2>

谷胱甘肽（glutathione）学名为 γ-谷氨酰半胱氨酰甘氨酸，其结构中的谷氨酸是通过它的 γ-羧基与半胱氨酸的 α-氨基之间脱水形成 γ-肽键：

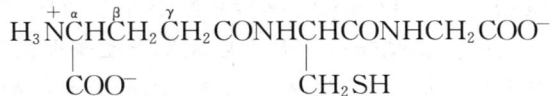

$$\overset{+}{H_3}N\overset{\alpha}{C}HCH_2\overset{\beta}{C}H_2\overset{\gamma}{C}ONHCHCONHCH_2COO^-$$
$$| \qquad\qquad\qquad\qquad |$$
$$COO^- \qquad\qquad\qquad CH_2SH$$

还原型谷胱甘肽

谷胱甘肽分子中含有巯基，故称为还原型谷胱甘肽，通过巯基的氧化可使两肽链间形成二硫键，即成为氧化型谷胱甘肽。谷胱甘肽在生物体内以两种形式存在，但以还原型为主（占 99％以上），两者可以相互转化。

谷胱甘肽广泛存在于生物细胞中，参与细胞的氧化还原，具有抗氧化性，是维持机体内环境稳定不可缺少的物质。它是机体代谢中许多酶的辅酶，并可通过其还原性巯基参与体内重要的氧化还原反应,如巯基与体内的自由基结合转化成容易代谢的酸类物质,从而加速自由基的排泄,减轻自由基对细胞膜、DNA 的损伤;也可保护细胞内含巯基酶的活性(如 ATP 酶),防止因巯基氧化而导致的蛋白质变性。谷胱甘肽另一重要功能是解毒,目前临床上已将谷胱甘肽用于肝炎的辅助治疗、有机物及重金属的解毒、癌症辐射和化疗的保护等。

催产素(oxytocin)和加压素(vasopressin)是最早从脑下垂体分离、鉴定的垂体后叶激素,美国科学家 V. du Vigneaud 于 1954 年完成了这两个激素的分离、纯化、结构测定及化学合成,并于 1955 年获得 Nobel 化学奖。这两种激素在结构上较为相似,都是由 9 个氨基酸残基组成的,肽链中的两个半胱氨酸通过二硫键形成部分环肽,其 C-端不是游离的羧基而是酰胺。二者只是残基 3 和 8 不同,其余氨基酸顺序一样:

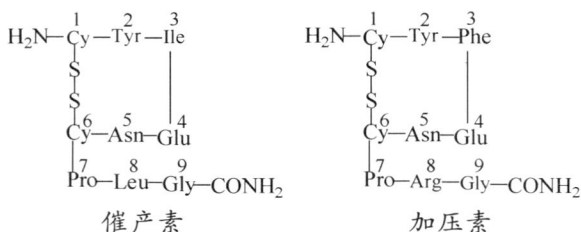

$$
\begin{array}{l}
\underset{1}{H_2N-Cy}-\underset{}{Tyr}-\underset{3}{Ile} \\
\ \ \ \ \ \ |\ \ \ \ \ \ \ \ \ \ \ \ \ \ \ | \\
\ \ \ \ \ \ S\ \ \ \ \ \ \ \ \ \ \ \ \ \ \ | \\
\ \ \ \ \ \ S\ \ \ \ \ \ \ \ \ \ \ \ \ \ \ | \\
\underset{6}{Cy}-\underset{5}{Asn}-\underset{4}{Glu} \\
\underset{7}{Pro}-\underset{8}{Leu}-\underset{9}{Gly}-CONH_2
\end{array}
\qquad
\begin{array}{l}
\underset{1}{H_2N-Cy}-\underset{}{Tyr}-\underset{3}{Phe} \\
\ \ \ \ \ \ |\ \ \ \ \ \ \ \ \ \ \ \ \ \ \ | \\
\ \ \ \ \ \ S\ \ \ \ \ \ \ \ \ \ \ \ \ \ \ | \\
\ \ \ \ \ \ S\ \ \ \ \ \ \ \ \ \ \ \ \ \ \ | \\
\underset{6}{Cy}-\underset{5}{Asn}-\underset{4}{Glu} \\
\underset{7}{Pro}-\underset{8}{Arg}-\underset{9}{Gly}-CONH_2
\end{array}
$$

催产素　　　　　　　　　　加压素

催产素能促使子宫平滑肌收缩,具有催产及排乳作用;加压素能使小动脉收缩,从而增高血压,并有减少排尿作用,也称为抗利尿激素,对于保持细胞外液的容积和渗透压有重要的作用,是调节水代谢的重要激素。近年来有资料表明加压素还参与记忆过程,分子中的环状部分参与学习记忆的巩固过程,分子中的直线部分则参与记忆的恢复过程;催产素正好与加压素相反,是促进遗忘的。

Delta-诱眠肽(Delta Sleep-Inducing Peptide,DSIP)是 1977 年 M. Monnier 等从被剥夺睡眠的兔脑脊液中分离纯化得到的一个具有促睡眠活性的肽类化合物,其主要的生理活性是促进兔的慢波睡眠,并能特异性地增强兔脑电图中的 δ 波,它是氨基 N-端为色氨酸的九肽,结构为:

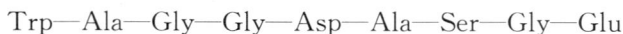

Trp—Ala—Gly—Gly—Asp—Ala—Ser—Gly—Glu

该九肽在兔体内含量极微,但活性很强。作为第一个阐明化学结构的睡眠物质,引起了化学工作者的浓厚兴趣,已有 DSIP 及其类似物的合成报道。目前 DSIP 在临床上已用于调节睡眠障碍,也可用于预防中风,还有可能作为良好的抗癫痫剂及抗心律不齐的药物。

神经肽(neuropeptide)为中枢神经系统中的一组小分子的肽,它们有非常特殊的生物化学功能,对人的情绪、痛觉、记忆和行为等生理现象产生较大的作用。神经肽既能起递质或调质的作用,又能起激素的作用,使神经和内分泌两大系统的功能有机结合,共同调节机体各器官的活动。

内源性阿片肽包括脑啡肽(5 肽)、β-内啡肽(31 肽)、强啡肽 A(17 肽)、强啡肽 B(13 肽)、孤啡肽(17 肽)和内吗啡肽(4 肽)等,它们具有不同的氨基酸序列,在人体内有广泛的分布和多种生物学效应,参与痛觉信息调制和免疫功能的调节,还参与应激反应,并在摄食饮水、肾脏、胃肠道、心血管、呼吸体温等生理活动的调节中发挥重要作用,阿片肽还与学习记忆、精神情绪的调节有关。

第三节　蛋白质

元素分析表明,组成蛋白质的元素主要是 C、H、O、N 四种;此外大多数含有 S,少数含有 P、Fe、Cu、Mn、Zn,个别蛋白质还含有 I 或其他元素。蛋白质的种类繁多、结构复杂、功能各异,一般根据蛋白质的分子形状、化学组成和功能等对蛋白质进行分类。

一、蛋白质的结构

各种蛋白质的特殊功能和生理活性不仅取决于氨基酸的种类、数量和排列顺序,还与其特定的空间构象密切相关。为了表示蛋白质不同层次的结构,通常将蛋白质结构分为一级、二级、三级和四级结构;其中一级结构又称为初级结构或基本结构,二级以上的结构属于构象范畴,称为高级结构。

(一)一级结构

蛋白质分子的一级结构(primary structure)是指多肽链中氨基酸残基的连接方式和排列顺序以及二硫键的数目与位置。有些蛋白质分子中只有一条多肽链,而有些则有两条或多条多肽链。在一级结构中肽键是其主要的化学键,另外在两条肽链之间或一条肽链的不同位置之间也存在其他类型的化学键,如二硫键、酯键等。任何特定的蛋白质都有其特定的氨基酸残基顺序,如牛胰岛素分子的一级结构见图 22-2 所示:

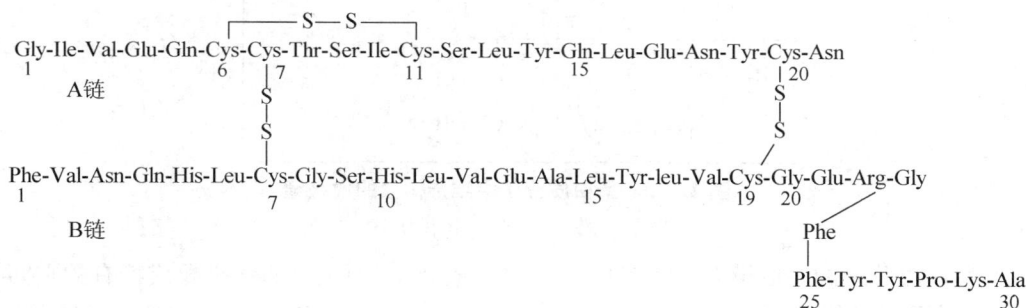

图 22-2　牛胰岛素的一级结构

蛋白质分子的一级结构是其生物活性和特异空间结构的基础,它包含着结构的全部信息,并决定了蛋白质分子构象的所有层次及其生物学功能的多样性和种属的特异性。蛋白质的一级结构是由基因上的遗传密码的排列顺序决定的,体内某些蛋白质分子由于遗传基因的突变而引起其一级结构的改变,使蛋白质的功能丧失,从而引起病变,这就是分子病(molecular disease)。镰刀型血红蛋白贫血症是一种典型的遗传性分子病,它是由于正常血红蛋白的多肽链中 N-端第 6 位的谷氨酸被缬氨酸替代,使血红蛋白分子不能正常聚合,溶解度降低,导致红细胞变形,呈镰刀状并易于破裂,这种变形的红细胞寿命缩短,从而严重影响其运载 O_2 的功能,导致出现溶血性贫血。

蛋白质的一级结构是其空间构象的基础,因此测定蛋白质的氨基酸顺序有重要意义,目前主要使用氨基酸自动分析仪和肽链氨基酸顺序自动测定仪来进行测定。

(二)蛋白质的空间结构

一条任意形状的多肽链是不具有生物活性的。蛋白质分子有特定的三维结构,在主链之间、侧链之间和主链与侧链之间存在着复杂的相互作用,使蛋白质分子在三维水平上形成一个有机整体。蛋白质的构象又称空间结构、高级结构、立体结构、三维结构等,指的是蛋白质分子中所有原子在三维空间的排布,主要包括蛋白质的二级结构、超二级结构、结构域、三级结构和四级结构。肽键为蛋白质分子的主键,除肽键外,还有各种副键维持着蛋白质的高级结构。这些副键包括氢键、二硫键、盐键、疏水作用力、酯键、范德华力、配位键(图22-3)。以上这些副键中氢键、疏水作用力、范德华力是维持蛋白质空间结构的主要作用力,虽然它们的键能较小,稳定性不高,但数量多,故在维持蛋白质分子的空间构象中起着重要的作用;盐键、二硫键或配位键虽然作用力强,但数量少,也共同参与维持蛋白质空间结构。

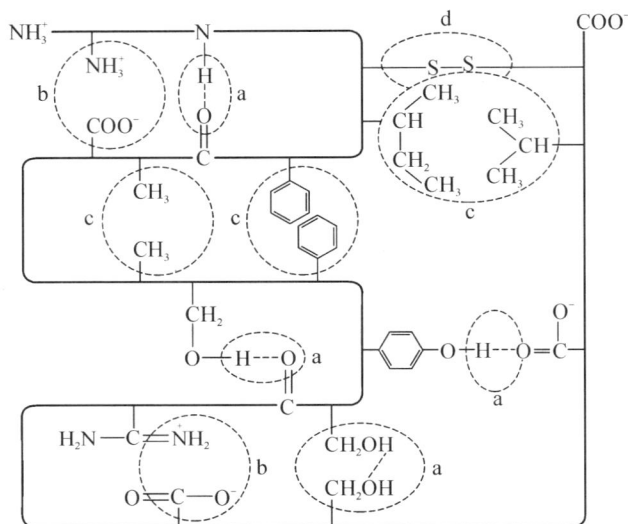

图 22-3　蛋白质分子中维持构象的次级键
a. 氢键;b. 盐键;c. 疏水作用力;d. 二硫键

　　蛋白质分子的多肽链并不是走向随机的松散结构,而是盘曲和折叠成特有的空间构象。蛋白质的二级结构(secondary structure)是指蛋白质分子多肽链本身的盘旋卷曲或折叠所形成的空间结构。二级结构主要包括 α-螺旋、β-折叠、β-转角和无规卷曲等基本类型。二级结构是依靠肽链间的亚氨基与羰基之间所形成的氢键而得到稳定的蛋白质的基本构象。

　　蛋白质分子的三级结构(tertiary structure)是指一条多肽链在二级结构的基础上进一步卷曲、折叠所形成的一种不规则的、特定的、更复杂的三维空间结构。

　　许多有生物活性的蛋白质是由两条或多条肽链构成;每条肽链都有各自的一、二、三级结构,相互以非共价键连接,这些肽链称为蛋白质亚单位(subunit)。由亚单位构成的蛋白质称为寡聚蛋白质。蛋白质分子的四级结构(quaternary structure)就是各个亚单位在寡聚蛋白质的天然构象中的排列方式,四级结构依靠氢键、盐键、疏水作用力、范德华力等维持。

　　有关蛋白质空间结构的详细讨论将在生物化学中继续学习。

　　二、蛋白质的性质

　　蛋白质往往既具有某些与氨基酸相似的性质,又具有一些高分子化合物的性质。

（一）胶体性质

蛋白质分子是高分子化合物，相对分子质量很大，其分子直径一般在 1～100 nm，在水中形成胶体溶液，具有布朗运动、丁铎尔效应、电泳现象、不能透过半透膜等特点。

蛋白质的水溶液是一种比较稳定的亲水溶胶，蛋白质分子表面的极性基团可吸引水分子在它的表面定向排列形成一层水化膜。蛋白质分子表面的可解离基团，在适当的pH 条件下，都带有相同的净电荷，与周围的反离子构成稳定的双电层结构。蛋白质溶液由于具有水化层与双电层两方面的稳定因素，能在水溶液中使蛋白质分子颗粒相互隔开而不致下沉。

（二）两性解离和等电点

蛋白质分子末端和侧链 R 基团中仍存在着未结合的氨基和羧基，另外还有胍基、咪唑基等极性基团。因此，蛋白质和氨基酸一样，也具有两性解离和等电点的性质。在等电点时，因蛋白质不带电荷，不存在电荷的相互排斥作用，蛋白质易沉淀析出；此时蛋白质的溶解度、黏度、渗透压和膨胀性等最小。

（三）变性

某些物理或化学因素的作用可以破坏蛋白质分子中的副键，从而使蛋白质分子的构象发生改变，引起蛋白质生物活性和理化性质的改变，这种现象称为蛋白质的变性（denaturation）。物理因素包括加热、高压、紫外线、X-射线、超声波、剧烈搅拌等；化学因素包括强酸、强碱、胍、尿素、重金属盐、生物碱试剂和有机溶剂等。

蛋白质变性后，分子从原来有规则的空间结构变为松散紊乱的结构，形状发生改变，原来藏在分子内部的疏水基团暴露在分子表面，分子表面的亲水基团减少，使蛋白质水化作用减弱。变性蛋白质与天然蛋白质最明显的区别是生物活性丧失，此外还表现出各种理化性质的改变，如溶解度降低、黏度增加、易被蛋白酶水解等。蛋白质变性时，蛋白质中的肽键未被破坏，仍保持原有的一级结构。

（四）沉淀

不同类型的蛋白质在水溶液中的溶解度有很大差异，如果用物理或化学方法破坏蛋白质胶体溶液的稳定因素，则蛋白质分子将发生凝聚而沉淀。使蛋白质沉淀的方法主要有盐析法、有机溶剂沉淀法、重金属盐沉淀法及某些酸类沉淀法等。

蛋白质的变性作用在实际生活中的应用很多，如蛋白质的变性与凝固已有许多实际应用。如豆腐就是大豆蛋白质的浓溶液加热加盐而成的变性蛋白凝固体。临床分析化验血清中非蛋白质成分，常常加三氯醋酸或钨酸使血液中蛋白质变性沉淀而去掉。为鉴定尿中是否有蛋白质常用加热法来检验。在急救重金属盐中毒（如氯化汞）时，可给患者吃大量乳品或蛋清，其目的就是使乳品或蛋清中的蛋白质在消化道中与重金属离子结合成不溶解的变性蛋白质，从而阻止重金属离子被吸收进入体内，最后设法将沉淀从肠胃中洗出。又如临床工作中经常用高温、紫外线或酒精进行消毒，使细菌或病毒的蛋白质变性而失去其致病性及繁殖能力；用放射线同位素杀死癌细胞等。又如制备具有生物活性的蛋白质制品（疫苗、酶制剂）时，既要避免变性因素（高温、重金属离子和剧烈搅拌等）在操作过程中引起的变性作用，同时也可以利用变性作用来专一地除去不需要的杂蛋白，通常用加热、加变性剂等使杂蛋白变性沉淀。生物体中的许多现象与蛋白质的变性有关，例如人体衰老、皮肤粗糙干燥，是因为蛋白质逐渐变性，亲水性相应减弱；紫外照射引起眼睛白内障，主要是由于眼球晶体蛋白的变性凝固。

（五）蛋白质的显色反应

蛋白质分子中的肽键以及某些氨基酸残基侧链上的特殊基团能与一些试剂反应显色，这些反应可以用于氨基酸、多肽和蛋白质的定性及定量分析（表 22－2）。

表 22－2　一些特殊结构氨基酸（多肽及蛋白质）的显色反应

反应名称	试剂	颜色	阳性反应物
缩二脲反应	$CuSO_4$ 的碱性溶液	紫红色至蓝紫色	所有蛋白质
茚三酮反应	茚三酮	蓝紫色	α-氨基酸、多肽、蛋白质
米伦反应	汞和硝酸	红色	酪氨酸
蛋白黄反应	浓硝酸	黄色至橙黄色	苯丙氨酸、酪氨酸、色氨酸
乙醛酸反应	乙醛酸和浓硫酸	紫红色	色氨酸
坂口反应	α-萘酚和次氯酸钠	红色	精氨酸

阅读材料

蛋白质构象病

蛋白质分子有非常特定的复杂的空间结构。每一种蛋白质分子都有自己特有的氨基酸的组成和排列顺序，这种氨基酸排列顺序决定了它的特定的空间结构。蛋白质分子只有处于它自己特定的三维空间结构情况下，才能获得它特定的生物活性；三维空间结构稍有破坏，就很可能会导致蛋白质生物活性的降低甚至丧失。目前发现某些蛋白质分子的氨基酸序列没有改变，只是其结构或者说构象有所改变也能引起疾病，这就是所谓的"构象病"或称"折叠病"。疯牛病、老年性痴呆症、囊性纤维病变、家族性高胆固醇症、家族性淀粉样蛋白症、某些肿瘤、白内障等都是"折叠病"，致病蛋白质分子与正常蛋白质分子的组成完全相同，只是空间结构不同。如疯牛病，它是由一种称为 Prion 的蛋白质的感染引起的，这种蛋白质也可以感染人而引起神经系统疾病。在正常机体中，Prion 是正常神经活动所需要的蛋白质，而致病 Prion 与正常 Prion 的一级结构完全相同，只是空间结构不同，即分子中 α-螺旋含量减少而 β-折叠的含量增加。在结构变化的同时还伴有蛋白质性质的深刻变化，导致分子聚集，产生了淀粉状纤维沉淀，对蛋白水解酶的抗性增大。临床和病理特征表现为脑组织的海绵体化、空泡化、星形胶质细胞和微小胶质细胞的形成以及致病蛋白的积累，使动物和人产生认知和运动功能的严重衰退直至死亡。蛋白质构象病是由于生理蛋白质发生构象改变所致，因此，如果能够抑制或逆转此过程，不让病理性蛋白质构象生成，或许能够防治和缓解某些疾病。目前人们正尝试利用 β-折叠形成阻断肽、分子伴侣等方法来抑制或逆转功能蛋白质病理构象的形成以防治蛋白质构象病。

习　题

1. 组成天然蛋白质的氨基酸有多少种？它们在结构上有何共同点？
2. 何谓氨基酸的等电点？
3. 写出丙氨酸与下列试剂反应的产物。

（1）HCl　　　　　　　（2）NaOH　　　　　　（3）$NaNO_2＋HCl$

（4）CH_3CH_2OH/H^+　　（5）CH_3COCl

4. 写出在下列介质中各氨基酸的主要荷电形式。

(1) 谷氨酸(pI＝3.22)在 pH＝3.22 的溶液中

(2) 甘氨酸(pI＝5.97)在 pH＝2.00 的溶液中

(3) 丝氨酸(pI＝5.68)在 pH＝7.00 的溶液中

(4) 赖氨酸(pI＝9.74)在 pH＝12.00 的溶液中

5. 什么是肽单位？它有哪些基本特征？

6. 什么是蛋白质结构中的主键和副键？

7. 人血清白蛋白的等电点 pI＝4.64,其水溶液呈酸性还是碱性？为什么？怎样调节该溶液的 pH 才能使白蛋白处于等点状态？在生理条件下其电泳方向是什么？

(姜慧君)

第二十三章 核 酸

学习要求

掌握：核酸的化学组成。

熟悉：DNA 的结构。

了解：核酸的性质。

核酸(nucleic acid)于 1869 年由瑞士生理学家 F. Miescher 首先发现。核酸是一类具有重要生物功能和生理活性的生物大分子,存在于所有的生物体中,包括细菌、病毒等。核酸是遗传的物质基础,又称为"遗传大分子"。核酸以核蛋白形式存在,是细胞和病毒的重要组分,它在生物体的生长、繁殖、遗传、变异等生命现象中,起着决定性的作用。

无论 DNA 还是 RNA 功能的实现,都是以化学结构为基础,所以掌握核酸的化学组成和分子结构十分重要。

第一节 核酸的分类

核酸依据分子中含有戊糖种类的不同,可分为核糖核酸(ribonucleic acid,RNA)和脱氧核糖核酸(deoxyribonucleic acid,DNA),DNA 比 RNA 分子大且结构复杂。

DNA 是生物遗传的主要物质基础,承担体内遗传信息的贮存和发布,主要存在于细胞核的染色体内,线粒体和叶绿体中也有少量存在。

RNA 的 90%存在于细胞质中,微粒体内含量最多,线粒体内含量较少。RNA 分为三类:第一类是核蛋白体 RNA(ribosomal RNA,rRNA),又叫核糖体 RNA;第二类是信使 RNA(messenger RNA,mRNA);第三类是转运 RNA(transfer RNA,tRNA)。上述三类中以 rRNA 居多,可占 RNA 的 80%以上。

第二节 核酸的化学组成

一、核酸的水解

核酸经部分水解生成(单)核苷酸。核苷酸再经水解后可得到核苷和磷酸。核苷本身是一种糖苷,经水解得到的糖是核糖或脱氧核糖,非糖部分则是碱基,即嘌呤碱和嘧啶碱。

核酸的水解过程可表示如下：

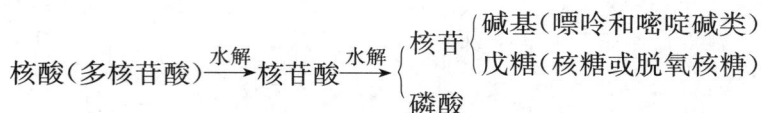

RNA 和 DNA 的区别，除了戊糖种类不同，它们所含的嘧啶碱种类也有区别。在 RNA 中有尿嘧啶，但在 DNA 中则是胸腺嘧啶（表 23-1）。

表 23-1 核酸水解的最终产物

水解产物类别	RNA	DNA
酸	磷酸	磷酸
戊糖	核糖	脱氧核糖
嘌呤碱	腺嘌呤(A)，鸟嘌呤(G)	腺嘌呤，鸟嘌呤
嘧啶碱	胞嘧啶(C)，尿嘧啶(U)	胞嘧啶，胸腺嘧啶(T)

二、核酸的化学组成

（一）核苷

核苷（nucleoside）是由核糖或脱氧核糖以 C1 上的半缩醛羟基与嘌呤碱的 9 位或嘧啶碱 1 位氮原子上的氢原子脱水缩合而生成的糖苷。不论是核糖还是脱氧核糖都是以 β-半缩醛羟基形成苷键，所以称为 β-氮苷键。在 RNA 中常见的四种核糖核苷的结构式如下：

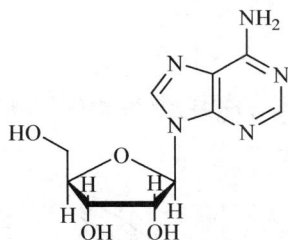

腺嘌呤核苷

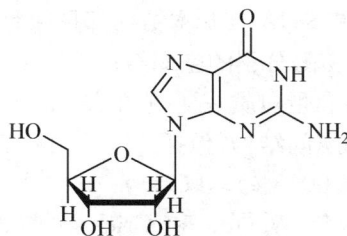

鸟嘌呤核苷

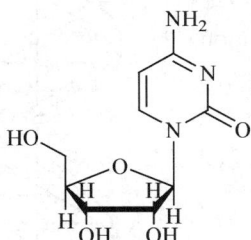

胞嘧啶核苷

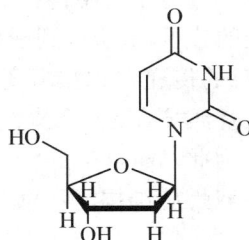

尿嘧啶核苷

（二）核苷酸

核苷酸（nucleotide）是核苷的磷酸酯。核苷中的核糖或脱氧核糖上的一个或几个羟基可与磷酸酯化生成核苷酸。核苷酸是核酸的基本组成单位，又叫单核苷酸。组成 RNA 的核苷酸有腺苷酸、鸟苷酸、胞苷酸和尿苷酸。组成 DNA 的有脱氧腺苷酸、脱氧鸟苷酸、脱氧胞苷酸和脱氧胸苷酸。以腺苷酸和脱氧胸苷酸为例，其结构式表示如下：

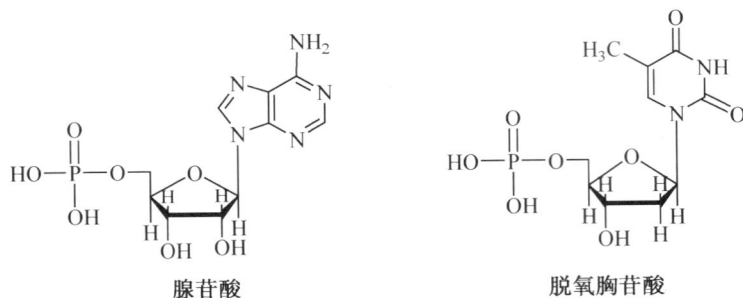

腺苷酸　　　　　　　　　　　　　　脱氧胸苷酸

核苷酸的命名要把糖基、碱基的名称包括在内,此外还要指明磷酸化的位置。例如,腺苷酸又叫 5′-腺嘌呤核苷酸或腺嘌呤核苷-5′-磷酸或腺苷磷酸(adenosine monophosphate,AMP)。

第三节　核酸的结构

核酸和蛋白质一样,结构可分为一级结构和空间结构。空间结构是核苷酸通过链内或链间氢键折叠、卷曲而成的空间构象。

一、核酸的一级结构

核酸的一级结构是指组成核酸的各核苷酸之间按照一定的种类、数量和排列顺序彼此相连而形成的长链分子。两个核苷酸之间是通过 3′,5′-磷酸二酯键连接的。无论 DNA 还是 RNA 其基本结构都是如此,且无支链结构。

二、核酸分子的空间结构

核酸和蛋白质一样,它的结构不但涉及核苷酸的碱基的种类、数目和排列顺序,也存在分子的空间结构,包括二级结构和三级结构两部分内容。

（一）DNA 的二级结构

1953 年 Waston 和 Crick 在前人研究的基础上提出了 DNA 双螺旋(double helix)结构模型学说。双螺旋结构学说的提出,阐明了 DNA 分子的结构特征,而且提出了 DNA 作为执行生物遗传功能的分子,从亲代到子代的 DNA 复制(replication)过程中,遗传信息的传递方式和高度保真性。DNA 双螺旋结构模型的确立,为遗传学进入分子水平奠定了基础,是现代分子生物学的里程碑。为此,Waston 和 Crick 获得了 1962 年诺贝尔生理学或医学奖。双螺旋结构的示意图如图 23-1 所示。

1. 主链

主链(back bone)由脱氧核糖和磷酸基通过 3′,5′-磷酸二酯键交替连接而成。主链有两条,它们围绕一个共同轴心以右手方向盘旋,方向平行且走向相反(习惯上是以 3′-5′为正方向),形成双螺旋构型,主链处于螺旋的外侧。

2. 碱基对

碱基对(base pair)位于螺旋的内侧,垂直于螺旋轴,通过糖苷键与主链糖基相连。同

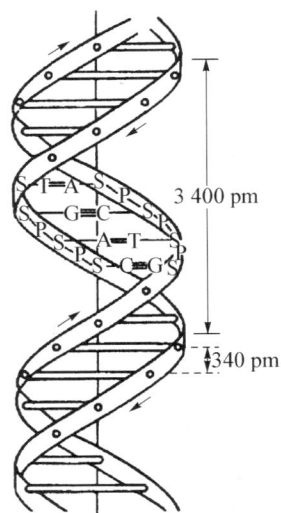

图 23-1　DNA 双螺旋结构示意图

一平面的碱基在两条主链之间形成碱基对,配对碱基总是腺嘌呤(A)与胸腺嘧啶(T)和鸟嘌呤(G)与胞嘧啶(C)相接合。碱基对靠氢键维系(图 23 - 2)且 A 与 T 间形成两个氢键,G 与 C 之间形成三个氢键。这些碱基间互相匹配的现象叫碱基互补规律(base complementry)或碱基配对规律。

由碱基互补规律可知,当一条多核苷酸的碱基序列确定以后,即可推知另一条互补多核苷酸链的碱基序列。这就决定了 DNA 在控制遗传信息,从母代传到子代的高度保真性。生物界中,各种遗传信息都包含在组成 DNA 的 A、G、C、T 这四种核苷酸的排列顺序中。

3. 双螺旋结构的稳定因素

横向稳定性是靠碱基对形成的氢键,而纵向(从上到下)则主要依靠碱基堆积力(stacking force)。

4. 结构参数

双螺旋直径为 2.0 nm,螺旋周期为 10 个核苷酸(即 10 组碱基对),螺距 3.4 nm,相邻碱基对平面间的距离为 0.34 nm。

DNA 的二级结构除上述的右手螺旋(主要形式)的 B-DNA 外,还存在左手螺旋的 Z-DNA 等。多年来,DNA 结构的研究手段主要靠 X 射线衍射技术,此法的缺点在于它只能获得多个 DNA 分子有关结构参数的平均值,与被测 DNA 分子的天然状态相差甚远。1989 年应用扫描隧道显微镜研究 DNA 结构,不仅能将被测物放大 500 万倍,使人们能直接观测到近似自然环境中的单个 DNA 分子的结构细节,同时通过观测数据的计算机处理图像,在原子水平上精确度量出 DNA 分子的构型、旋转周期等,为 DNA 分子的双螺旋结构模型的真实性提供了最直接而可靠的证明。

(二) RNA 的二级结构

RNA 和 DNA 的一级结构形式基本相同,但二级结构差别较大。RNA 的二级结构不像 DNA 那样,有比较规律性的双螺旋结构。除一些病毒外,RNA 分子大多是一条单链,链的许多区域可以发生自身回折,回折区内的多核苷酸链呈螺旋结构。在螺旋区内,A 与 U、G 与 C 成对,配对的碱基之间可以形成氢键,不能配对的碱基则形成颈环(loop),见图 23 - 2 所示:

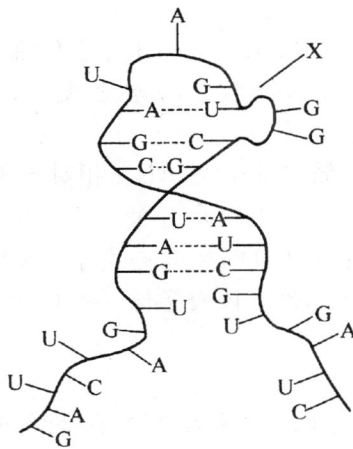

图 23 - 2 RNA 的二级结构

tRNA 二级结构形状如三叶草,因此称为三叶草形结构(图 23 - 3)。tRNA 的二级结构一般分五个部分,除与氨基酸相连接的氨基酸臂外,还可分成 I、II、III、IV 四个颈环,其中Ⅱ环是带有反密码子的环,环上用实心方块表示反密码子的位置。图23-4即是表示酵母丙氨酸 tRNA 的结构的示意图。

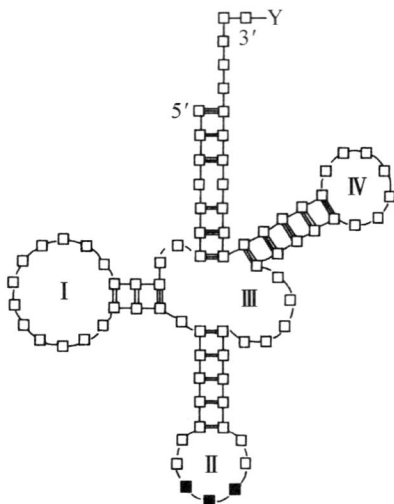

图 23-3 酪氨酸转移 RNA 的
三叶草形二级结构示意图

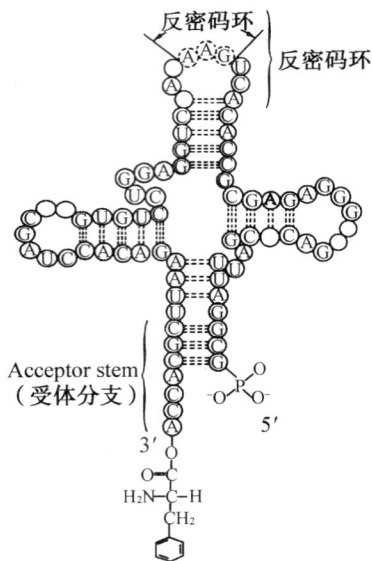

图 23-4 酵母丙氨酸 tRNA
二级结构示意图

在 tRNA 中,碱基配对的关系不像在 DNA 中那样严格,有时 G 与 U 可以配位,但其结合力不如 G 与 C 那样牢固。此外,在 tRNA 中还有稀有碱基存在。

第四节 核酸的一般性质和功能

一、一般性质

DNA 为白色纤维状固体,RNA 为白色粉末。它们都微溶于水,但易溶于稀碱中,其钠盐在水中溶解度较大。二者均不溶于乙醇、乙醚、氯仿和三氯乙酸等一般的有机溶剂。

DNA 和 RNA 的相对分子质量都很大,RNA 相对分子质量大约在几万到几百万,DNA 的相对分子质量在 $1.6×10^6～2×10^9$ 之间。

核酸溶液的黏度比较大,特别是 DNA,这是由于 DNA 分子的不对称性而引起的。核酸是两性化合物,但酸性强于碱性。核酸能与一些染料结合,可用来观察细胞内的各种细微结构中的核酸成分。

二、核酸的变性与复性

变性和复性是双链核酸分子的两个重要性质,在核酸的研究中起着重要的作用。

（一）DNA 的变性

DNA 的变性是指 DNA 分子由稳定的双螺旋结构松解为无规则线性结构的现象。在变性过程中,维持双螺旋稳定性的氢键和碱基间堆积力受到破坏而断裂,但 DNA 的变性不涉及一级结构的改变。加热、强酸、强碱、有机溶剂（甲醇、乙醇）、尿素等都能促进

DNA 变性。变性可使 DNA 的一些理化性质发生改变,例如溶液的黏度下降、旋光性改变等。同时,变性也可以使 DNA 分子的生物功能发生改变或丧失。

(二) DNA 的复性

复性是指变性 DNA 在适当的条件下,两条互补链全部或部分恢复到天然双螺旋结构的现象。它是变性的一种逆转过程。热变性的 DNA,一般经缓慢冷却后,即可复性。

(三) 核酸分子的杂交

核酸分子的杂交(hybridization)是核酸研究中应用最广泛的一种基本实验手段。其基本原理就是应用核酸分子的变性和复性的性质,使来源不同的 DNA(或 RNA)片段,按碱基互补关系形成杂交双链(heteroduplex)分子。杂交的本质就是使互补核酸链实现复性。天然 DNA 是以双螺旋结构存在的,进行杂交时,先要通过其变性,使双螺旋结构解开,变成单链结构,然后再与其他互补片段杂交。核酸分子杂交的基本过程见图 23-5 所示:

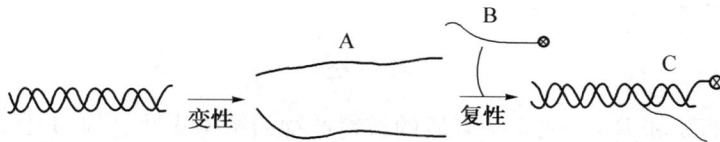

图 23-5 核酸分子杂交示意图

探针(probe)可以识别靶细胞 DNA 中的特异性核酸序列。探针是指带有某些标记物(如放射性同位素^{32}P、荧光物质如异硫氰酸荧光素等)的特异性核酸序列的片段。如图 23-5 中 B 链上标上^{32}P,那么它与靶细胞核酸序列互补后,形成的杂交双链 C 就会具有放射性,然后接受来自杂交双链中的放射信号,即可把靶细胞核酸序列的存在及分子大小加以鉴别。

核酸分子的杂交作为一项基本技术,广泛应用于核酸的结构与功能研究的各个方面。在医学上,目前已应用于多种遗传性疾病的基因诊断(gene diagnosis)、恶性肿瘤的基因分析、传染病病原体的检测等领域中,促进了现代医学的进步和发展。

阅读材料
DNA 指纹图谱分析(DNA Fingerprinting)

1984 年英国莱斯特大学的遗传学家 Jefferys 及其合作者首次将分离的人源小卫星 DNA 用作基因探针,同人体 DNA 的酶切片段杂交,获得了由多个位点上的等位基因组成的长度不等的杂交带图纹,这种图纹极少有两个人完全相同,故称为"DNA 指纹"。DNA 指纹的图像在 X 光胶片中呈一系列条纹,很像商品上的条形码。DNA 指纹图谱开创了检测 DNA 多态性的新手段,如 RFLP(限制性内切酶酶切片段长度多态性)分析、串联重复序列分析、RAPD(随机扩增多态性 DNA)分析等。各种分析方法均以 DNA 的多态性为基础,产生具有高度个体特异性的 DNA 指纹图谱,由于 DNA 指纹图谱具有高度的变异性和稳定的遗传性,且仍按简单的孟德尔方式遗传,成为目前最具吸引力的遗传标记。

DNA 指纹具有下述特点:①高度的特异性:研究表明,两个随机个体具有相同

DNA 图形的概率仅 3×10^{-11}，除非是同卵双生子女，否则几乎不可能有两个人的 DNA 指纹的图形完全相同。②稳定的遗传性：DNA 是人的遗传物质，其特征是由父母遗传的。分析发现，DNA 指纹图谱中几乎每一条带纹都能在其双亲之一的图谱中找到，这种带纹符合经典的孟德尔遗传规律，即双方的特征平均传递 50% 给子代。③体细胞稳定性：即同一个人的不同组织如血液、肌肉、毛发、精液等产生的 DNA 指纹图形完全一致。

1985 年 Jefferys 博士首先将 DNA 指纹技术应用于法医鉴定。1989 年该技术获美国国会批准作为正式法庭物证手段。我国警方利用 DNA 指纹技术已侦破了数千例疑难案件。DNA 指纹技术具有许多传统法医检查方法不具备的优点，如它从四年前的精斑、血迹样品中仍能提取出 DNA 来作分析。

此外，它在人类医学中被用于个体鉴别、确定亲缘关系、医学诊断及寻找与疾病连锁的遗传标记；在动物进化学中可用于探明动物种群的起源及进化过程；在物种分类中，可用于区分不同物种，也有区分同一物种不同品系的潜力。在作物的基因定位及育种上也有非常广泛的应用。

习 题

1. 写出 DNA 和 RNA 完全水解后的最终产物的结构式及名称，并比较两者在结构和组成上的差异。

2. 临床上常用 5-氟尿嘧啶和 6-巯基嘌呤以治疗白血病等，试写出它们的结构式。

3. 简述 DNA 双螺旋结构的要点。

（何广武）

附　录

附录Ⅰ　一些物理和化学的基本常数和单位换算

表Ⅰ-Ⅰ　常用物理、化学常数

量的名称	符号	数值	单位	备注
电磁波在真空中的速度	c, c_0	299 792 458	$m \cdot s^{-1}$	准确值
真空磁导率	μ_0	$4\pi \times 10^{-7}$ $1.256\ 637 \times 10^{-6}$	$H \cdot m^{-1}$	准确值
真空介电常数 $\varepsilon_0 = 1/\mu_0 c_0^2$	ε_0	$10^7/(4\pi \times 299\ 792\ 458^2)$ $8.854\ 188 \times 10^{-12}$	$F \cdot m^{-1}$	准确值
引力常量 $F = Gm_1 m_2/r^2$	G	$(6.672\ 59 \pm 0.000\ 85) \times 10^{-11}$	$N \cdot m^2 \cdot kg^{-2}$	
普朗克常量 $\hbar = h/2\pi$	h $\hbar$	$(6.626\ 075\ 5 \pm 0.000\ 004\ 0) \times 10^{-34}$ $(1.054\ 572\ 66 \pm 0.000\ 000\ 63) \times 10^{-34}$	$J \cdot s$ $J \cdot s$	
元电荷	e	$(1.602\ 177\ 33 \pm 0.000\ 000\ 49) \times 10^{-19}$	C	
电子[静]质量	m_e	$(9.109\ 389\ 7 \pm 0.000\ 005\ 4) \times 10^{-31}$ $(5.485\ 799\ 03 \pm 0.000\ 000\ 13) \times 10^{-4}$	kg u	
质子[静]质量	m_p	$(1.672\ 623\ 1 \pm 0.000\ 001\ 0) \times 10^{-27}$ $1.007\ 276\ 470 \pm 0.000\ 000\ 012$	kg u	
精细结构常数 $\alpha = \dfrac{e^2}{4\pi\varepsilon_0 \hbar c}$	α	$(7.297\ 353\ 08 \pm 0.000\ 000\ 33) \times 10^{-3}$	l	
里德伯常量 $R_\infty = \dfrac{e^2}{8\pi\varepsilon_0 a_0 \hbar c}$	R_∞	$(1.097\ 373\ 153\ 4 \pm 0.000\ 000\ 001\ 3)$ $\times 10^7$	m^{-1}	
阿伏加德罗常数 $L = N/n$	L, N_A	$(6.022\ 136\ 7 \pm 0.000\ 003\ 6) \times 10^{23}$	mol^{-1}	
法拉第常数 $F = Le$	F	$(9.648\ 530\ 9 \pm 0.000\ 002\ 9) \times 10^4$	$C \cdot mol^{-1}$	
摩尔气体常数 $pV_m = RT$	R	$8.314\ 510 \pm 0.000\ 070$	$J \cdot mol^{-1} \cdot K^{-1}$ $kPa \cdot L \cdot mol^{-1} \cdot$ K^{-1}	
玻耳兹曼常数 $k = R/T$	k	$(1.380\ 658 \pm 0.000\ 012) \times 10^{-23}$	$J \cdot K^{-1}$	
斯特藩-玻耳兹曼常量 $\sigma = \dfrac{2\pi^5 k^4}{15h^3 c^2}$	σ	$(5.670\ 51 \pm 0.000\ 19) \times 10^{-8}$	$W \cdot m^{-2} \cdot K^{-4}$	
质子质量常量	m_u	$(1.660\ 540\ 2 \pm 0.000\ 001\ 0) \times 10^{-27}$ [原子质量单位 $1u = (1.660\ 540\ 2 \pm$ $0.000\ 001\ 0) \times 10^{-27}$ kg]	kg	

表 I-II 常用单位换算

1 米(m)＝100 厘米(cm)＝10^3 毫米(mm)＝10^6 微米(μm)＝10^9 纳米(nm)＝10^{12} 皮米(pm) [10^{10}埃(Å)] 1 大气压(atm)＝1.013 25 巴(bars)＝1.013 25×10^5 帕(Pa)＝760 毫米汞柱(mmHg)(4 ℃)＝103 3.26厘米水柱(cmH$_2$O)(4 ℃) 1 大气压·升＝101.33 焦耳(J)＝24.202 卡(cal) 1 卡(cal)＝4.184 0 焦耳(J)＝4.184 0×10^7 尔格(erg) 1 电子伏特(eV)＝1.602×10^{-19}焦(J)＝23.06 千卡·摩$^{-1}$(kcal·mol^{-1}) 0 ℃＝273.15 K

附录 II 弱电解质在水中的解离常数

酸化合物	温度/℃	分步	$K_a^{\ominus}$	p$K_a^{\ominus}$
砷酸	25	1	$5.5×10^{-3}$	2.26
	25	2	$1.74×10^{-7}$	6.76
	25	3	$5.13×10^{-12}$	11.29
亚砷酸	25		$5.1×10^{-10}$	9.29
硼酸	20	1	$5.37×10^{-10}$	9.27
碳酸	25	1	$4.47×10^{-7}$	6.35
	25	2	$4.68×10^{-11}$	10.33
铬酸	25	1	$1.8×10^{-1}$	0.74
	25	2	$3.2×10^{-7}$	6.49
氢氟酸	25	—	$6.31×10^{-4}$	3.20
氢氰酸	25	—	$6.16×10^{-10}$	9.21
氢硫酸	25	1	$8.91×10^{-8}$	7.05
	25	2	$1.20×10^{-13}$	12.92
过氧化氢	25	—	$2.4×10^{-12}$	11.62
次溴酸	25	—	$2.8×10^{-9}$	8.55
次氯酸	25	—	$4.0×10^{-8}$	7.40
次碘酸	25	—	$3.2×10^{-11}$	10.50
碘酸	25	—	$1.7×10^{-1}$	0.78
亚硝酸	25	—	$5.6×10^{-4}$	3.25
高碘酸	25	—	$2.3×10^{-2}$	1.64
磷酸	25	1	$6.92×10^{-3}$	2.16
	25	2	$6.23×10^{-8}$	7.21
	25	3	$4.79×10^{-13}$	12.32

酸化合物	温度/℃	分步	$K_a^{\ominus}$	p$K_a^{\ominus}$
正硅酸	30	1	1.3×10^{-10}	9.90
	30	2	1.6×10^{-12}	11.80
	30	3	1.0×10^{-12}	12.00
硫酸	25	2	1.0×10^{-2}	1.99
亚硫酸	25	1	1.4×10^{-2}	1.85
	25	2	6.3×10^{-8}	7.20
铵离子	25	—	5.62×10^{-10}	9.25
甲酸	25	1	1.78×10^{-4}	3.75
乙（醋）酸	25	1	1.75×10^{-5}	4.756
丙酸	25	1	1.35×10^{-5}	4.87
一氯乙酸	25	1	1.35×10^{-3}	2.87
草酸	25	1	5.9×10^{-2}	1.23
	25	2	6.5×10^{-5}	4.19
柠檬酸	25	1	7.41×10^{-4}	3.13
	25	2	1.74×10^{-5}	4.76
	25	3	3.98×10^{-7}	6.40
巴比土酸	25	1	9.8×10^{-5}	4.01
甲胺盐酸盐	25	1	2.3×10^{-11}	10.63
二甲胺盐酸盐	25	1	1.86×10^{-11}	10.73
乳酸	25	1	1.4×10^{-4}	3.86
乙胺盐酸盐	25	1	2.24×10^{-11}	10.65
苯甲酸	25	1	6.25×10^{-5}	4.204
苯酚	25	1	1.02×10^{-10}	9.99
邻苯二甲酸	25	1	1.14×10^{-3}	2.943
	25	2	3.70×10^{-6}	5.432
Tris-HCl	37	1	1.4×10^{-8}	7.85
氨基乙酸盐酸盐	25	1	4.5×10^{-3}	2.35
	25	2	1.7×10^{-10}	9.78

本表数据主要录自 Lide D R. CRC Handbook of Chemistry and Physics. 90th ed. New York：CRC Press，2010.

氢硫酸的 K_{a1}、K_{a2} 引自 Lange's Handbook of chemistry. 16th ed. 2005：1.330.

附录 Ⅲ　一些难溶化合物的溶度积常数（298. 15 K）

化合物	$K_{sp}^{\ominus}$	$pK_{sp}^{\ominus}$	化合物	$K_{sp}^{\ominus}$	$pK_{sp}^{\ominus}$	化合物	$K_{sp}^{\ominus}$	$pK_{sp}^{\ominus}$
AgAc	1.94×10^{-3}	2.71	CdF_2	6.44×10^{-3}	2.19	MgF_2	5.16×10^{-11}	10.29
AgBr	5.35×10^{-13}	12.27	$Cd(IO_3)_2$	2.50×10^{-8}	7.60	$Mg(OH)_2$	5.61×10^{-12}	11.25
$AgBrO_3$	5.38×10^{-5}	4.27	$Cd(OH)_2$	7.20×10^{-15}	14.14	$Mg_3(PO_4)_2$	1.04×10^{-24}	23.98
AgCN	5.97×10^{-17}	16.22	CdS	8.0×10^{-27}	26.10	$MnCO_3$	2.24×10^{-11}	10.65
AgCl	1.77×10^{-10}	9.75	$Cd_3(PO_4)_2$	2.53×10^{-33}	32.60	$Mn(IO_3)_2$	4.37×10^{-7}	6.36
AgI	8.52×10^{-17}	16.07	$Co_3(PO_4)_2$	2.05×10^{-35}	34.69	$Mn(OH)_2$	2.06×10^{-13}	12.69
$AgIO_3$	3.17×10^{-8}	7.50	CuBr	6.27×10^{-9}	8.20	MnS	2.5×10^{-13}	12.60
AgSCN	1.03×10^{-12}	11.99	CuC_2O_4	4.43×10^{-10}	9.35	$NiCO_3$	1.42×10^{-7}	6.85
Ag_2CO_3	8.46×10^{-12}	11.07	CuCl	1.72×10^{-7}	6.76	$Ni(IO_3)_2$	4.71×10^{-5}	4.33
$Ag_2C_2O_4$	5.40×10^{-12}	11.27	CuI	1.27×10^{-12}	11.90	$Ni(OH)_2$	5.48×10^{-16}	15.26
Ag_2CrO_4	1.12×10^{-12}	11.95	CuS	6.3×10^{-36}	35.20	α-NiS	3.2×10^{-19}	18.50
Ag_2S	6.3×10^{-50}	49.20	CuSCN	1.77×10^{-13}	12.75	$Ni_3(PO_4)_2$	4.73×10^{-32}	31.33
Ag_2SO_3	1.50×10^{-14}	13.82	Cu_2S	2.26×10^{-48}	47.64	$PbCO_3$	7.40×10^{-14}	13.13
Ag_2SO_4	1.20×10^{-5}	4.92	$Cu_3(PO_4)_2$	1.40×10^{-37}	36.86	$PbCl_2$	1.70×10^{-5}	4.77
Ag_3AsO_4	1.03×10^{-22}	21.99	$FeCO_3$	3.13×10^{-11}	10.50	PbF_2	3.30×10^{-8}	7.48
Ag_3PO_4	8.89×10^{-17}	16.05	FeF_2	2.36×10^{-6}	5.63	PbI_2	9.80×10^{-9}	8.01
$Al(OH)_3$	1.1×10^{-33}	32.97	$Fe(OH)_2$	4.87×10^{-17}	16.31	$PbSO_4$	2.53×10^{-8}	7.60
$AlPO_4$	9.84×10^{-21}	20.01	$Fe(OH)_3$	2.79×10^{-39}	38.55	PbS	8.0×10^{-28}	27.10
$BaCO_3$	2.58×10^{-9}	8.59	FeS	6.3×10^{-18}	17.20	$Pb(OH)_2$	1.43×10^{-20}	19.84
$BaCrO_4$	1.17×10^{-10}	9.93	HgI_2	2.90×10^{-29}	28.54	$Sn(OH)_2$	5.45×10^{-27}	26.26
BaF_2	1.84×10^{-7}	6.74	$Hg(OH)_2$	3.13×10^{-26}	25.50	SnS	1.0×10^{-25}	25
$Ba(IO_3)_2$	4.01×10^{-9}	8.40	HgS(黑)	1.6×10^{-52}	51.8	$SrCO_3$	5.60×10^{-10}	9.25
$BaSO_4$	1.08×10^{-10}	9.97	Hg_2Br_2	6.40×10^{-23}	22.19	SrF_2	4.33×10^{-9}	8.36
$BiAsO_4$	4.43×10^{-10}	9.35	Hg_2CO_3	3.60×10^{-17}	16.44	$Sr(IO_3)_2$	1.14×10^{-7}	6.94
Bi_2S_3	1.0×10^{-97}	97	$Hg_2C_2O_4$	1.75×10^{-13}	12.76	$SrSO_4$	3.44×10^{-7}	6.46
CaC_2O_4	2.32×10^{-9}	8.63	Hg_2Cl_2	1.43×10^{-18}	17.84	$Sr_3(AsO_4)_2$	4.29×10^{-19}	18.37
$CaCO_3$	3.36×10^{-9}	8.47	Hg_2F_2	3.10×10^{-6}	5.51	$ZnCO_3$	1.46×10^{-10}	9.83
CaF_2	3.45×10^{-10}	9.46	Hg_2I_2	5.20×10^{-29}	28.28	ZnF_2	3.04×10^{-2}	1.52
$Ca(IO_3)_2$	6.47×10^{-6}	5.19	Hg_2SO_4	6.50×10^{-7}	6.18	$Zn(OH)_2$	3.10×10^{-17}	16.51
$Ca(OH)_2$	5.02×10^{-6}	5.30	$KClO_4$	1.05×10^{-2}	1.98	$Zn(IO_3)_2$	4.29×10^{-6}	5.37

（续表）

化合物	$K_{sp}^{\ominus}$	$pK_{sp}^{\ominus}$	化合物	$K_{sp}^{\ominus}$	$pK_{sp}^{\ominus}$	化合物	$K_{sp}^{\ominus}$	$pK_{sp}^{\ominus}$
$CaSO_4$	4.93×10^{-5}	4.31	$K_2[PtCl_6]$	7.48×10^{-6}	5.13	$\alpha\text{-}ZnS$	1.6×10^{-24}	23.8
$Ca_3(PO_4)_2$	2.07×10^{-33}	32.68	Li_2CO_3	8.15×10^{-4}	3.09			
$CdCO_3$	1.00×10^{-12}	12.00	$MgCO_3$	6.82×10^{-6}	5.17			

本表数据主要录自 Lide D R. CRC Handbook of Chemistry and Physics. 90th ed. New York：CRC Press，2010.

硫化物的 K_s 引自 Lange's Handbook of chemistry. 16th ed. 2005：1.331 - 1.342.

附录Ⅳ　标准电极电位表（298.15 K）

1. 在酸性溶液中

半反应	$\varphi_A^{\ominus}/V$	半反应	$\varphi_A^{\ominus}/V$
$Li^+ + e^- \rightleftharpoons Li$	-3.0401	$Cu^{2+} + e^- \rightleftharpoons Cu^+$	0.153
$K^+ + e^- \rightleftharpoons K$	-2.931	$SO_4^{2-} + 4H^+ + 2e^- \rightleftharpoons H_2SO_3 + H_2O$	0.172
$Ba^{2+} + 2e^- \rightleftharpoons Ba$	-2.912	$AgCl + e^- \rightleftharpoons Ag + Cl^-$	0.22233
$Ca^{2+} + 2e^- \rightleftharpoons Ca$	-2.868	$Hg_2Cl_2 + 2e^- \rightleftharpoons 2Hg + 2Cl^-$	0.26808
$Na^+ + e^- \rightleftharpoons Na$	-2.71	$Cu^{2+} + 2e^- \rightleftharpoons Cu$	0.3419
$Mg^{2+} + 2e^- \rightleftharpoons Mg$	-2.70	$[Ag(NH_3)_2]^+ + e^- \rightleftharpoons Ag + 2NH_3$	0.373
$Al^{3+} + 3e^- \rightleftharpoons Al$	-1.662	$O_2 + 2H_2O + 4e^- \rightleftharpoons 4OH^-$	0.401
$Mn^{2+} + 2e^- \rightleftharpoons Mn$	-1.185	$I_2 + 2e^- \rightleftharpoons 2I^-$	0.5355
$2H_2O + 2e^- \rightleftharpoons H_2 + 2OH^-$	-0.8277	$MnO_4^- + e^- \rightleftharpoons MnO_4^{2-}$	0.558
$Zn^{2+} + 2e^- \rightleftharpoons Zn$	-0.7618	$AsO_4^{3-} + 2H^+ + 2e^- \rightleftharpoons AsO_3^{2-} + H_2O$	0.559
$Cr^{3+} + 3e^- \rightleftharpoons Cr$	-0.744	$H_3AsO_4 + 2H^+ + 2e^- \rightleftharpoons HAsO_2 + 2H_2O$	0.560
$AsO_4^{3-} + 2H_2O + 2e^- \rightleftharpoons AsO_2^- + 4OH^-$	-0.71	$MnO_4^- + 2H_2O + 3e^- \rightleftharpoons MnO_2 + 4OH^-$	0.595
$2CO_2 + 2H^+ + 2e^- \rightleftharpoons H_2C_2O_4$	-0.49	$O_2 + 2H^+ + 2e^- \rightleftharpoons H_2O_2$	0.695
$S + 2e^- \rightleftharpoons S^{2-}$	-0.47627	$Fe^{3+} + e^- \rightleftharpoons Fe^{2+}$	0.771
$Cr^{3+} + e^- \rightleftharpoons Cr^{2+}$	-0.407	$Ag^+ + e^- \rightleftharpoons Ag$	0.7996
$Fe^{2+} + 2e^- \rightleftharpoons Fe$	-0.447	$Hg^{2+} + 2e^- \rightleftharpoons Hg$	0.851
$Cd^{2+} + 2e^- \rightleftharpoons Cd$	-0.4030	$2Hg^{2+} + 2e^- \rightleftharpoons Hg_2^{2+}$	0.920
$Tl^+ + e^- \rightleftharpoons Tl$	-0.336	$Br_2(l) + 2e^- \rightleftharpoons 2Br^-$	1.066
$[Ag(CN)_2]^- + e^- \rightleftharpoons Ag + 2CN^-$	-0.31	$2IO_3^- + 12H^+ + 10e^- \rightleftharpoons I_2 + 6H_2O$	1.195
$Co^{2+} + 2e^- \rightleftharpoons Co$	-0.28	$O_2 + 4H^+ + 4e^- \rightleftharpoons 2H_2O$	1.229
$Ni^{2+} + 2e^- \rightleftharpoons Ni$	-0.257	$Cr_2O_7^{2-} + 14H^+ + 6e^- \rightleftharpoons 2Cr^{3+} + 7H_2O$	1.232
$V^{3+} + e^- \rightleftharpoons V^{2+}$	-0.255	$Tl^{3+} + 2e^- \rightleftharpoons Tl^+$	1.252

(续表)

半反应	$\varphi_A^{\ominus}/V$	半反应	$\varphi_A^{\ominus}/V$
$AgI+e^-\rightleftharpoons Ag+I^-$	$-0.152\ 24$	$Cl_2(g)+2e^-\rightleftharpoons 2Cl^-$	$1.358\ 27$
$Sn^{2+}+2e^-\rightleftharpoons Sn$	$-0.137\ 5$	$MnO_4^-+8H^++5e^-\rightleftharpoons Mn^{2+}+4H_2O$	1.507
$Pb^{2+}+2e^-\rightleftharpoons Pb$	$-0.126\ 2$	$MnO_4^-+4H^++3e^-\rightleftharpoons MnO_2+2H_2O$	1.679
$Fe^{3+}+3e^-\rightleftharpoons Fe$	-0.037	$Au^++e^-\rightleftharpoons Au$	1.692
$Ag_2S+2H^++2e^-\rightleftharpoons 2Ag+H_2S$	$-0.036\ 6$	$Ce^{4+}+e^-\rightleftharpoons Ce^{3+}$	1.72
$2H^++2e^-\rightleftharpoons H_2$	$0.000\ 00$	$H_2O_2+2H^++2e^-\rightleftharpoons 2H_2O$	1.776
$AgBr+e^-\rightleftharpoons Ag+Br^-$	$0.071\ 33$	$Co^{3+}+e^-\rightleftharpoons Co^{2+}$	1.92
$S_4O_6^{2-}+2e^-\rightleftharpoons 2S_2O_3^{2-}$	0.08	$S_2O_8^{2-}+2e^-\rightleftharpoons 2SO_4^{2-}$	2.010
$Sn^{4+}+2e^-\rightleftharpoons Sn^{2+}$	0.151	$F_2+2e^-\rightleftharpoons 2F^-$	2.866

2. 在碱性溶液中

半反应	$\varphi_B^{\ominus}/V$	半反应	$\varphi_B^{\ominus}/V$
$Ca(OH)_2+2e^-\rightleftharpoons Ca+2OH^-$	-3.02	$[Co(NH_3)_6]^{2+}+2e^-\rightleftharpoons Co+6NH_3$	-0.422
$Ba(OH)_2+2e^-\rightleftharpoons Ba+2OH^-$	-2.99	$Cu_2O+H_2O+2e^-\rightleftharpoons 2Cu+2OH^-$	-0.360
$La(OH)_3+3e^-\rightleftharpoons La+3OH^-$	-2.90	$Tl(OH)+e^-\rightleftharpoons Tl+OH^-$	-0.34
$Sr(OH)_2\cdot8H_2O+2e^-\rightleftharpoons Sr+2OH^-+8H_2O$	-2.88	$[Ag(CN)_2]^-+e^-\rightleftharpoons Ag+2CN^-$	-0.31
$Mg(OH)_2+2e^-\rightleftharpoons Mg+2OH^-$	-2.690	$Cu(OH)_2+2e^-\rightleftharpoons Cu+2OH^-$	-0.222
$H_2AlO_3^-+H_2O+3e^-\rightleftharpoons Al+OH^-$	-2.33	$CrO_4^{2-}+4H_2O+3e^-\rightleftharpoons Cr(OH)_3+5OH^-$	-0.13
$H_2BO_3^-+H_2O+3e^-\rightleftharpoons B+4OH^-$	-1.79	$[Cu(NH_3)_2]^++e^-\rightleftharpoons Cu+2NH_3$	-0.12
$SiO_3^{2-}+3H_2O+4e^-\rightleftharpoons Si+6OH^-$	-1.697	$O_2+H_2O+2e^-\rightleftharpoons HO_2^-+OH^-$	-0.076
$HPO_3^{2-}+2H_2O+2e^-\rightleftharpoons H_2PO_2^-+3OH^-$	-1.65	$AgCN+e^-\rightleftharpoons Ag+CN^-$	-0.017
$Mn(OH)_2+2e^-\rightleftharpoons Mn+2OH^-$	-1.56	$NO_3^-+H_2O+2e^-\rightleftharpoons NO_2^-+2OH^-$	0.01
$Cr(OH)_3+3e^-\rightleftharpoons Cr+3OH^-$	-1.48	$S_4O_6^{2-}+2e^-\rightleftharpoons 2S_2O_3^{2-}$	0.08
$[Zn(CN)_4]^{2-}+2e^-\rightleftharpoons Zn+4CN^-$	-1.26	$[Co(NH_3)_6]^{3+}+e^-\rightleftharpoons [Co(NH_3)_6]^{2+}$	0.108
$Zn(OH)_2+2e^-\rightleftharpoons Zn+2OH^-$	-1.249	$Pt(OH)_2+2e^-\rightleftharpoons Pt+2OH^-$	0.14
$CrO_2^-+2H_2O+3e^-\rightleftharpoons Cr+4OH^-$	-1.2	$Co(OH)_3+e^-\rightleftharpoons Co(OH)_2+OH^-$	0.17
$Te+2e^-\rightleftharpoons Te^{2-}$	-1.143	$PbO_2+H_2O+2e^-\rightleftharpoons PbO+2OH^-$	0.247
$PO_4^{3-}+2H_2O+2e^-\rightleftharpoons HPO_3^{2-}+3OH^-$	-1.05	$IO_3^-+3H_2O+6e^-\rightleftharpoons I^-+6OH^-$	0.26
$[Zn(NH_3)_4]^{2+}+2e^-\rightleftharpoons Zn+4NH_3$	-1.04	$ClO_3^-+H_2O+2e^-\rightleftharpoons ClO_2^-+2OH^-$	0.33
$SO_4^{2-}+H_2O+2e^-\rightleftharpoons SO_3^{2-}+2OH^-$	-0.93	$Ag_2O+H_2O+2e^-\rightleftharpoons 2Ag+2OH^-$	0.342
$Se+2e^-\rightleftharpoons Se^{2-}$	-0.924	$[Fe(CN)_6]^{3-}+e^-\rightleftharpoons [Fe(CN)_6]^{4-}$	0.358
$2H_2O+2e^-\rightleftharpoons H_2+2OH^-$	$-0.827\ 7$	$ClO_4^-+H_2O+2e^-\rightleftharpoons ClO_3^-+2OH^-$	0.36
$Co(OH)_2+2e^-\rightleftharpoons Co+2OH^-$	-0.73	$[Ag(NH_3)_2]^++e^-\rightleftharpoons Ag+2NH_3$	0.373

半反应	$\varphi_B^{\ominus}/V$	半反应	$\varphi_B^{\ominus}/V$
$Ni(OH)_2+2e^-\rightleftharpoons Ni+2OH^-$	-0.72	$O_2+2H_2O+4e^-\rightleftharpoons 4OH^-$	0.401
$AsO_4^{3-}+2H_2O+2e^-\rightleftharpoons AsO_2^-+4OH^-$	-0.71	$MnO_4^-+e^-\rightleftharpoons MnO_4^{2-}$	0.558
$Ag_2S+2e^-\rightleftharpoons 2Ag+S^{2-}$	-0.691	$MnO_4^-+2H_2O+3e^-\rightleftharpoons MnO_2+4OH^-$	0.595
$2SO_3^{2-}+3H_2O+4e^-\rightleftharpoons S_2O_3^{2-}+6OH^-$	-0.58	$2AgO+H_2O+2e^-\rightleftharpoons Ag_2O+2OH^-$	0.607
$Fe(OH)_3+e^-\rightleftharpoons Fe(OH)_2+OH^-$	-0.56	$BrO_3^-+3H_2O+6e^-\rightleftharpoons Br^-+6OH^-$	0.61
$S+2e^-\rightleftharpoons S^{2-}$	$-0.476\,27$	$ClO_3^-+3H_2O+6e^-\rightleftharpoons Cl^-+6OH^-$	0.62
$Bi_2O_3+3H_2O+6e^-\rightleftharpoons 2Bi+6OH^-$	-0.46	$BrO^-+H_2O+2e^-\rightleftharpoons Br^-+2OH^-$	0.761
$NO_2^-+H_2O+e^-\rightleftharpoons NO+2OH^-$	-0.46	$ClO^-+H_2O+2e^-\rightleftharpoons Cl^-+2OH^-$	0.841

本表数据主要录自 Lide D R. CRC Handbook of Chemistry and Physics. 90th ed. New York：CRC Press，2010.

附录Ⅴ　金属配合物的稳定常数

配体及金属离子	$\lg K_{s1}$	$\lg K_{s2}$	$\lg K_{s3}$	$\lg K_{s4}$	$\lg K_{s5}$	$\lg K_{s6}$
氨（NH_3）						
Co^{2+}	2.11	3.74	4.79	5.55	5.73	5.11
Co^{3+}	6.7	14.0	20.1	25.7	30.8	35.2
Cu^{2+}	4.31	7.98	11.02	13.32	12.86	
Hg^{2+}	8.8	17.5	18.5	19.28		
Ni^{2+}	2.80	5.04	6.77	7.96	8.71	8.74
Ag^+	3.24	7.05				
Zn^{2+}	2.37	4.81	7.31	9.46		
Cd^{2+}	2.65	4.75	6.19	7.12	6.80	5.14
氯离子（Cl^-）						
Sb^{3+}	2.26	3.49	4.18	4.72		
Bi^{3+}	2.44	4.7	5.0	5.6		
Cu^+		5.5	5.7			
Pt^{2+}		11.5	14.5	16.0		
Hg^{2+}	6.74	13.22	14.07	15.07		
Au^{3+}		9.8				
Ag^+	3.04	5.04				
氰离子（CN^-）						
Au^+		38.3				
Cd^{2+}	5.48	10.60	15.23	18.78		
Cu^+		24.0	28.59	30.30		

配体及金属离子	$\lg K_{s1}$	$\lg K_{s2}$	$\lg K_{s3}$	$\lg K_{s4}$	$\lg K_{s5}$	$\lg K_{s6}$
Fe^{2+}						35
Fe^{3+}						42
Hg^{2+}				41.4		
Ni^{2+}				31.3		
Ag^+		21.1	21.7	20.6		
Zn^{2+}				16.7		
氟离子（F^-）						
Al^{3+}	6.10	11.15	15.00	17.75	19.37	19.84
Fe^{3+}	5.28	9.30	12.06			
碘离子（I^-）						
Bi^{3+}	3.63			14.95	16.80	18.80
Hg^{2+}	12.87	23.82	27.60	29.83		
Ag^+	6.58	11.74	13.68			
硫氰酸根（SCN^-）						
Fe^{3+}	2.95	3.36				
Hg^{2+}		17.47		21.23		
Au^+		23		42		
Ag^+		7.57	9.08	10.08		
硫代硫酸根（$S_2O_3^{2-}$）						
Ag^+	8.82	13.46				
Hg^{2+}		29.44	31.90	33.24		
Cu^+	10.27	12.22	13.84			
醋酸根（CH_3COO^-）						
Fe^{3+}	3.2					
Hg^{2+}		8.43				
Pb^{2+}	2.52	4.0	6.4	8.5		
枸橼酸根（按 L^{3-} 配体）						
Al^{3+}	20.0					
Co^{2+}	12.5					
Cd^{2+}	11.3					
Cu^{2+}	14.2					
Fe^{2+}	15.5					
Fe^{3+}	25.0					

配体及金属离子	$\lg K_{s1}$	$\lg K_{s2}$	$\lg K_{s3}$	$\lg K_{s4}$	$\lg K_{s5}$	$\lg K_{s6}$
Ni^{2+}	14.3					
Zn^{2+}	11.4					
乙二胺（$H_2NCH_2CH_2NH_2$）						
Co^{3+}	18.7	34.9	48.69			
Co^{2+}	5.91	10.64	13.94			
Cu^{2+}	10.67	20.00	21.0			
Zn^{2+}	5.77	10.83	14.11			
Ni^{2+}	7.52	13.84	18.33			
Fe^{2+}			9.70			
Cd^{2+}	5.47	10.09				
Hg^{2+}	14.3	23.3				
乙二胺四乙酸二钠						
Fe^{3+}	24.23					
Fe^{2+}	14.33					
Co^{3+}	36					
Co^{2+}	16.31					
Cu^{2+}	18.7					
Zn^{2+}	16.4					
Ca^{2+}	11.0					
Mg^{2+}	8.64					
Pb^{2+}	18.3					
Cd^{2+}	16.4					
Hg^{2+}	21.80					
草酸根（$C_2O_4^{2-}$）						
Cu^{2+}	6.16	8.5				
Fe^{2+}	2.9	4.52	5.22			
Fe^{3+}	9.4	16.2	20.2			
Hg^{2+}		6.98				
Zn^{2+}	4.89	7.60	8.15			
Ni^{2+}	5.3	7.64	~8.5			

录自 Lange's Handbook of Chemistry. 16th ed. 2005：1.358－1.379.

附录Ⅵ 常见官能团的优先次序

序　号	官能团结构	官能团名称	母体名称
1	—COOH	羧基	羧酸
2	—SO₃H	磺酸基	磺酸
3	—COCR (O, O)	酰氧羰基	酸酐
4	—COR (O)	酯基	酯
5	—CX (O)	卤代甲酰基	酰卤
6	—CNH₂ (O)	氨甲酰基	酰胺
7	—CN	氰基	腈
8	—CHO	醛基	醛
9	C=O	羰基	酮
10	—OH	羟基	醇或酚
11	—NH₂	氨基	胺
12	—OR	烃氧基	醚
13	C=C	烯基	烯
14	—C≡C—	炔基	炔

注:在多官能团的有机化合物的系统命名中,序号在前面的作为母体,—X(卤素)和—NO₂(硝基)一般只作为取代基。

附录Ⅶ　希腊字母表

大写	小写	名　称	读　音	大写	小写	名　称	读　音
A	α	alpha	［ˈælfə］	N	ν	nu	［njuː］
B	β	beta	［ˈbiːtə；ˈbeitə］	Ξ	ξ	xi	［ksai；zai；gzai］
Γ	γ	gamma	［ˈgæmə］	O	o	omicron	［ouˈmaikrən］
Δ	δ	delta	［ˈdeltə］	Π	π	pi	［pai］
E	ε	epsilon	［epˈsailnən；ˈepsilən］	P	ρ	rho	［rəu］
Z	ζ	zeta	［ˈziːtə］	Σ	σ,s	sigma	［ˈsigmə］
H	η	eta	［ˈiːtə；ˈeitə］	T	τ	tau	［tɔː］
Θ	θ	theta	［ˈθiːtə］	Υ	υ	upsilon	［juːpsˈailən；ˈjuːpsilən］
I	ι	iota	［aiˈəutə］	Φ	ϕ	phi	［fai］
K	κ	kappa	［ˈkæpə］	X	χ	chi	［kai］
Λ	λ	lambda	［ˈlæmdə］	Ψ	ψ	psi	［psai］
M	μ	mu	［mjuː］	Ω	ω	pmega	［ˈəumigə］

主要参考文献

［1］张天蓝,姜凤超. 无机化学［M］. 5 版. 北京:人民卫生出版社,2007.

［2］胡琴,祁嘉义. 基础化学［M］. 3 版. 北京:高等教育出版社,2014.

［3］武汉大学,吉林大学,等. 无机化学(上册)［M］. 3 版. 北京:高等教育出版社,1992.

［4］北京师范大学,华中师范大学,南京师范大学无机化学教研室. 无机化学(上册)［M］. 4 版. 北京:高等教育出版社,2002.

［5］魏祖期,刘德育. 基础化学［M］. 8 版. 北京:人民卫生出版社,2013.

［6］谢吉民,于丽. 无机化学［M］. 北京:人民卫生出版社,2015.

［7］刘君. 无机化学［M］. 北京:人民卫生出版社,2013.

［8］傅献彩,沈文霞,姚天扬,等. 物理化学［M］. 5 版,北京:高等教育出版社,2005.

［9］卢薇,祁嘉义. 医用化学［M］. 南京:东南大学出版社,2006.

［10］胡琴,黄庆华. 分析化学［M］. 北京:科学出版社,2009.

［11］陆阳,刘俊义. 有机化学［M］. 8 版. 北京:人民卫生出版社,2013.

［12］魏百琪,彭运开. 有机化学［M］. 南京:东南大学出版社,2000.

［13］胡琴,祁嘉义. 基础化学学习指导与习题解析［M］. 3 版. 北京:高等教育出版社,2014.

［14］魏祖期,刘德育. 基础化学学习指导与习题集［M］. 2 版. 北京:人民卫生出版社,2013.

［15］陈敏. 无机化学学习指导［M］. 北京:人民卫生出版社,2015.

［16］卢薇,祁嘉义. 医用化学学习指导［M］. 南京:东南大学出版社,2001.

［17］魏百琪,彭运开. 有机化学学习指导［M］. 南京:东南大学出版社,2000.

［18］姜慧君,张振琴. 有机化学学习指导［M］. 南京:东南大学出版社,2016.

元素周期表

图例说明

- 原子序数
- 元素符号(红色为放射性元素)
- 元素名称(注 * 的为人造元素)
- 价层电子构型
- 电负性
- 以 ¹²C=12 为基准的相对原子质量(注 • 的是半衰期最长同位素相对原子质量)

示例:
电负性	原子序数
2.20	85
At 砹	
6s²6p⁵	209.99

区块分类:
- s区元素　p区元素
- d区元素　ds区元素
- f区元素　稀有气体

- $\emptyset$ 必须常量元素
- 💊 必须微量元素
- ☣ 有害元素

主表(按周期)

电子层 / 周期

周期	IA	IIA	IIIB	IVB	VB	VIB	VIIB	VIII			IB	IIB	IIIA	IVA	VA	VIA	VIIA	0
1	2.18 1 H 氢 1s¹ 1.0079																	2 He 氦 1s² 4.0026
2	0.98 3 Li 锂 2s¹ 6.941	1.57 4 Be 铍 2s² 9.0122											2.04 5 B 硼 2s²2p¹ 10.811	2.55 6 C 碳 2s²2p² 12.011	3.04 7 N 氮 2s²2p³ 14.007	3.44 8 O 氧 2s²2p⁴ 15.999	3.98 9 F 氟 2s²2p⁵ 18.998	10 Ne 氖 2s²2p⁶ 20.180
3	0.93 11 Na 钠 3s¹ 22.990	1.31 12 Mg 镁 3s² 24.305											1.61 13 Al 铝 3s²3p¹ 26.982	1.90 14 Si 硅 3s²3p² 28.086	2.19 15 P 磷 3s²3p³ 30.974	2.58 16 S 硫 3s²3p⁴ 32.066	3.16 17 Cl 氯 3s²3p⁵ 35.453	18 Ar 氩 3s²3p⁶ 39.948
4	0.82 19 K 钾 4s¹ 39.098	1.00 20 Ca 钙 4s² 40.078	1.36 21 Sc 钪 3d¹4s² 44.956	1.54 22 Ti 钛 3d²4s² 47.867	1.63 23 V 钒 3d³4s² 50.942	1.66 24 Cr 铬 3d⁵4s¹ 51.996	1.55 25 Mn 锰 3d⁵4s² 54.938	1.80 26 Fe 铁 3d⁶4s² 55.845	1.88 27 Co 钴 3d⁷4s² 58.933	1.91 28 Ni 镍 3d⁸4s² 58.693	1.90 29 Cu 铜 3d¹⁰4s¹ 63.546	1.65 30 Zn 锌 3d¹⁰4s² 65.39	1.81 31 Ga 镓 4s²4p¹ 69.723	2.01 32 Ge 锗 4s²4p² 72.61	2.18 33 As 砷 4s²4p³ 74.922	2.55 34 Se 硒 4s²4p⁴ 78.96	2.96 35 Br 溴 4s²4p⁵ 79.904	36 Kr 氪 4s²4p⁶ 83.80
5	0.82 37 Rb 铷 5s¹ 85.468	0.95 38 Sr 锶 5s² 87.62	1.22 39 Y 钇 4d¹5s² 88.906	1.33 40 Zr 锆 4d²5s² 91.224	1.60 41 Nb 铌 4d⁴5s¹ 92.906	2.16 42 Mo 钼 4d⁵5s¹ 95.94	1.90 43 Tc 锝 4d⁵5s² 97.907	2.28 44 Ru 钌 4d⁷5s¹ 101.07	2.20 45 Rh 铑 4d⁸5s¹ 102.91	2.20 46 Pd 钯 4d¹⁰ 106.42	1.93 47 Ag 银 4d¹⁰5s¹ 107.87	1.69 48 Cd 镉 4d¹⁰5s² 112.41	1.78 49 In 铟 5s²5p¹ 114.82	1.96 50 Sn 锡 5s²5p² 118.71	2.05 51 Sb 锑 5s²5p³ 121.76	2.10 52 Te 碲 5s²5p⁴ 127.60	2.66 53 I 碘 5s²5p⁵ 126.90	54 Xe 氙 5s²5p⁶ 131.29
6	0.79 55 Cs 铯 6s¹ 132.91	0.89 56 Ba 钡 6s² 137.33	57—71 La-Lu 镧系	1.30 72 Hf 铪 5d²6s² 178.49	1.50 73 Ta 钽 5d³6s² 180.95	2.36 74 W 钨 5d⁴6s² 183.84	1.90 75 Re 铼 5d⁵6s² 186.21	2.20 76 Os 锇 5d⁶6s² 190.23	2.20 77 Ir 铱 5d⁷6s² 192.22	2.28 78 Pt 铂 5d⁹6s¹ 195.08	2.54 79 Au 金 5d¹⁰6s¹ 196.97	2.00 80 Hg 汞 5d¹⁰6s² 200.59	2.04 81 Tl 铊 6s²6p¹ 204.38	2.33 82 Pb 铅 6s²6p² 207.2	2.02 83 Bi 铋 6s²6p³ 208.98	2.00 84 Po 钋 6s²6p⁴ 210	2.20 85 At 砹 6s²6p⁵ 210	86 Rn 氡 6s²6p⁶ 222
7	0.79 87 Fr 钫 7s¹ 223.02	0.89 88 Ra 镭 7s² 226.03	89—103 Ac-Lr 锕系	104 Rf 𬬻 6d²7s² 261.11	105 Db 𬭊 6d³7s² 262.11	106 Sg 𬭳 6d⁴7s² 263.12	107 Bh 𬭚 6d⁵7s² 264.12	108 Hs 𬭛 6d⁶7s² 265.13	109 Mt 鿏 6d⁷7s² 268	110 Ds 𫟼 6d⁸7s² 269	111 Rg 𬬭 6d¹⁰7s¹ 272	112 Cn 鿔 6d¹⁰7s² 277	113 Nh 鿭 7s²7p¹ 286	114 Fl 𫓧 7s²7p² 289	115 Mc 镆 7s²7p³ 288	116 Lv 𫟷 7s²7p⁴ 293	117 Ts 鿬 7s²7p⁵ 291	118 Og 鿫 7s²7p⁶ 294

镧系 ★

57 La 镧 5d¹6s² 138.91	58 Ce 铈 4f¹5d¹6s² 140.12	59 Pr 镨 4f³6s² 140.91	60 Nd 钕 4f⁴6s² 144.24	61 Pm 钷 4f⁵6s² 144.91	62 Sm 钐 4f⁶6s² 150.36	63 Eu 铕 4f⁷6s² 151.96	64 Gd 钆 4f⁷5d¹6s² 157.25	65 Tb 铽 4f⁹6s² 158.93	66 Dy 镝 4f¹⁰6s² 162.50	67 Ho 钬 4f¹¹6s² 164.93	68 Er 铒 4f¹²6s² 167.26	69 Tm 铥 4f¹³6s² 168.93	70 Yb 镱 4f¹⁴6s² 173.04	71 Lu 镥 4f¹⁴5d¹6s² 174.97

锕系 ★

89 Ac 锕 6d¹7s² 227.03	90 Th 钍 6d²7s² 232.04	91 Pa 镤 5f²6d¹7s² 231.04	92 U 铀 5f³6d¹7s² 238.03	93 Np 镎 5f⁴6d¹7s² 237.05	94 Pu 钚 5f⁶7s² 244.06	95 Am 镅 5f⁷7s² 243.06	96 Cm 锔 5f⁷6d¹7s² 247.07	97 Bk 锫 5f⁹7s² 247.07	98 Cf 锎 5f¹⁰7s² 251.08	99 Es 锿 5f¹¹7s² 252.08	100 Fm 镄 5f¹²7s² 257.10	101 Md 钔 5f¹³7s² 258.10	102 No 锘 5f¹⁴7s² 259.10	103 Lr 铹 5f¹⁴6d¹7s² 262.11

说明

根据 IUPAC 1995年氢提供的五位有效数字相对原子质量数据以及2017年通过的新元素名称
第7周期部分元素的价层电子构型为推测构型
制图　南京医科大学　祁嘉义　许贯虹　周卉